WORLD HISTORY OF POISON

世界毒物全史

61—70卷

毒物利用史

History of the Use of Poison

主编 史志诚

"十三五"国家重点图书出版规划项目

西北大学出版社

图书在版编目（CIP）数据

毒物利用史 / 史志诚主编. —西安：西北大学出版社，2016.8

（世界毒物全史：第七册）

ISBN 978-7-5604-3869-6

Ⅰ.①毒… Ⅱ.①史… Ⅲ.①毒物—利用—历史—世界 Ⅳ.①R99-091

中国版本图书馆CIP数据核字 (2016) 第110670号

世界毒物全史
毒物利用史

主　　编	史志诚
出版发行	西北大学出版社
地　　址	西安市太白北路229号
邮　　编	710069
电　　话	029-88303059
经　　销	全国新华书店
印　　装	陕西博文印务有限责任公司
开　　本	787毫米×1092毫米　1/16
印　　张	24.75
字　　数	511千
版　　次	2016年8月第1版
印　　次	2016年8月第1次印刷
书　　号	ISBN　978-7-5604-3869-6
定　　价	168.00元

献
DEDICATED
给

为人类健康做出贡献的伟大的毒物学家和从事相关职业的人们！

To the great toxicologists and people in related occupations who have contributed to human health

世界毒物
全史

WORLD
HISTORY
OF POISON

序
PREFACE

毒物具有两重性。中世纪瑞士著名医师帕拉塞尔苏斯关于"剂量区分毒物还是药物"的论断和哲学家黑格尔关于"每一种事物都蕴含着它的对立面"的辩证法观点，从哲学的高度证实了一条定理：世界上的一切事物无不具有两重性，毒物也不例外。食物、药物与毒物的同源性意味着三者之间没有严格界限，在一定条件下可以相互转化。自古以来，砷及其化合物是那些投毒者用以谋杀与下毒的第一选择，然而，今天微量的砷却是治疗白血病及某些癌症的良药。世界上坚硬的东西也怕毒物。黄金的熔点很高（1064.4℃），但遇到氰化物就会变成液体，于是有了氰化浸出黄金的工艺；玻璃的硬度人所共知，但遇到氢氟酸就可以变软，于是有了氟化氢雕刻玻璃花纹的工艺。正是这些奇妙的现象，启示科学家利用毒物造福人类。

在世界文明史上，当人们普遍掌握了毒物的两重性这个规律后，就能正确判断毒物的功与过，自如地防止毒物毒性的发生，并能化毒为利，为人类的生产生活服务。当科学家认识到某种毒物的两重性的时候，便产生了利用毒物的想法，于是谱写了发现和使用毒物的光辉篇章。基于对毒物利弊的矛盾性、同一性和统一性的认识，历史上发现的许多"以毒攻毒"的成果，既是科学进步的成就，更反映了科学家的辩证思维。

毒物的科学利用促进了相关产业的形成与发展。有毒植物和有毒动物的利用成为中国的传统医药学的重要组成部分，造就了世界药物产业的大发展。蛇毒制备的抗蛇毒血清和抗血栓制剂，挽救了无数需要救治的生命；蜂毒疗法、蜂蜇疗法、蜂针疗法和蜂毒注射疗法已经在世界各地普遍应用；青霉素在治疗传染病和在战争中救死扶伤所取得的成就，使弗莱明等三位科学家共同获得了诺贝尔奖；肉毒毒素用于美容成为现今社会的一种时尚。所有这些事业的发展，不仅为人类的健康与食品安全做出了贡献，而且有力地带动了医药产业、卫生保健产业以及相关产业的发展。20世纪80年代以来，在生态环境保护问题日益突出的新形势下，曾一统天下的化学农药被逐步限产和淘汰，取而代之的是低毒、低残留化学农药和迅速崛起的生物农药。为了适应市场的需求，食用昆虫的人工养殖业应运而生，昆虫养殖产业逐步形成规模。20世纪末，生物毒素的成功研发，推进了一批高新技术产业的发展。一些企业采取现代经营策略，在投入大量资金，高薪聘请研究人员进行毒素研究和新药开发的同时，依靠领先技术开发国际市场，实现了生物毒素开发的产业化、国际化。在世界能源结构从石油为主转向非油能源扩展的调整时期，核能发电、煤层气（瓦斯）发电产业兴起；有毒植物蓖麻成为航天工业用油的原料；二氧化碳驱油技术的突破，成为利用二氧化碳减少温室效应的成功典范。所有这些事例，一次又一次展示了人类的智慧。

《世界毒物全史》第七册《毒物利用史》共10卷，分别介绍毒物利用的哲学观、有毒植物的利用与开发、药用有毒植物及其产业发展、有毒动物利用史、有毒动物养殖产业的发展、生物毒素利用史、生物毒素产业的发展、核能与有毒元素的利用、有毒化学品的应用和毒害气体与废物的利用，以此彰显现代毒理科学与相关学科在毒物利用方面所做出的贡献，展示科学家、企业家和管理专家的丰功伟绩。

毒物的科学利用标志着世界历史上化毒为利、变废为宝造福人类的事业发展到了一个新阶段。我们期待有更多的用于医药卫生的研发成果面世，有更多的毒物能够为人类健康、经济建设和社会的繁荣所利用，以独特的方式显示科学利用毒物的卓越贡献，为人类的未来再创辉煌！

史志诚

2015年6月

目 录
CONTENTS

序

第61卷　毒物利用的哲学观

卷首语

1　毒物的两重性　003
　　1.1　关于"毒"的对立统一观　003
　　1.2　麻醉、享受与死亡之间　004
　　1.3　药物与毒物的相互转化　006

2　有毒药物的发现和使用　008
　　2.1　人类发现和使用毒药的历史　008
　　2.2　有毒植物药的发现和使用　009
　　2.3　有毒中药的"姜制"技术　011
　　2.4　药物的两重性及其特别启示　012

3　发现毒物功与过的历程　014
　　3.1　马钱子的三种性能　014
　　3.2　氟对人类的功与过　015
　　3.3　生物毒素的功与过　016
　　3.4　毒物的应激效应和生物寿命　017

4　以毒攻毒：哲学的胜利　019
　　4.1　"以毒攻毒"之说及其影响　019
　　4.2　化学物：以毒攻毒　020
　　4.3　生物毒素制新药：以毒攻毒　021
　　4.4　"免疫"与"以毒攻毒"　022
　　4.5　以多毒攻剧毒　023

第62卷　有毒植物的利用与开发

卷首语

1　人类食用有毒植物的历史　027
　　1.1　有毒植物的食用历史　027
　　1.2　历史上的可食用有毒植物　031
　　1.3　现代的可食用有毒植物　032

2　有毒植物用作箭毒　033
　　2.1　狩猎时代使用的有毒植物　033
　　2.2　作为箭毒的有毒植物　034

3　蓖麻及其产业的发展　036
　　3.1　蓖麻与蓖麻产业链　036
　　3.2　蓖麻油产业开发简史　037
　　3.3　蓖麻种植业的发展　038
　　3.4　蓖麻的综合利用　040
　　3.5　蓖麻产业及其未来　041

4　有毒植物的工业用途　043
　　4.1　大麻的工业用途　043
　　4.2　狼毒制作藏纸　045
　　4.3　醉马芨芨草用于造纸　046
　　4.4　蕨的工业用途　047
　　4.5　麻疯树提炼生物柴油　047

5　有毒植物用于环境绿化与观赏　050
　　5.1　用于绿化观赏的有毒植物　050
　　5.2　改善生态环境的有毒植物　052
　　5.3　展示观赏有毒植物的植物园　052

6　有毒植物用于农牧业　054
　　6.1　有毒植物用作饲料　054
　　6.2　有毒植物用作肥料　054

7　有毒植物用于灭鼠　055
　　7.1　探索有毒植物灭鼠的历史　055
　　7.2　中国的有毒灭鼠植物　056

    7.3   有毒植物用于灭鼠的研究专著   058

8   利用有毒植物治理污染   059
    8.1   利用有毒植物修复重金属污染   059
    8.2   有毒蕨类植物除砷   059

第 63 卷　药用有毒植物及其产业发展

卷首语

1   乌头：人类最早利用的药用有毒植物   063
    1.1   乌头制作箭毒和毒烟球   063
    1.2   乌头的药用   064

2   茄科有毒植物应用史   066
    2.1   神秘的茄科有毒植物   066
    2.2   古代茄科有毒植物的应用   067
    2.3   近现代茄科有毒植物的应用   069

3   重要有毒植物的药用历史记载   071
    3.1   烟草的早期药用   071
    3.2   大麻的药用   073
    3.3   印度的神树：苦楝树   074
    3.4   中国古代医书中记载的"狼毒丸"   074
    3.5   洋地黄用于治疗心力衰竭   075
    3.6   其他有毒植物的药用价值   077

4   药用植物栽培与新技术应用   079
    4.1   中国药用植物栽培历史   079
    4.2   欧美与日本药用植物种植状况   080
    4.3   现代技术在药用植物栽培上的应用   083
    4.4   药用植物栽培学及其专著   084
    4.5   药用植物规范化生产的发展方向   085

5   有毒植物药用产业的开发   087
    5.1   中国中药产业发展历程   087
    5.2   有毒植物药用研究成就   090
    5.3   科学利用药用有毒植物研究的专著   091
    5.4   植物药产业与国际市场   092

第 64 卷　有毒动物利用史

卷首语

1   河豚的食用   095
    1.1   中国食用河豚的历史   095
    1.2   日本食用河豚的历史   096

2   蛇的利用   098
    2.1   蛇的食用   098
    2.2   蛇的药用   099
    2.3   最刺激的蛇疗   101
    2.4   毒蛇用于灭鼠   102

3   蟾蜍的利用   103
    3.1   蟾蜍的药用   103
    3.2   蟾酥的药用   104
    3.3   蟾衣和蟾皮的药用   105

4   蜘蛛的利用   106
    4.1   蜘蛛的食用   106
    4.2   蜘蛛的药用   107
    4.3   宠物蜘蛛   107
    4.4   蜘蛛丝的特殊用途   109

5   蝎子的利用   112
    5.1   蝎子的食用   112
    5.2   蝎子的药用历史   113

6   蜈蚣的利用   115
    6.1   重要的蜈蚣药用品种   115
    6.2   蜈蚣的药用价值   116

7   蜜蜂与蜂产品的利用   117
    7.1   蜂产品与传统饮食文化   117
    7.2   蜂蜜疗法用于医疗保健   118
    7.3   利用蜜蜂探雷   122
    7.4   利用蜜蜂探测有毒物质   123
    7.5   利用蜜蜂监测机场空气质量   124

8   蚂蚁的利用   125
    8.1   蚂蚁的食用   125
    8.2   蚂蚁的药用   128
    8.3   蚂蚁的妙用   130

9   斑蝥的利用   132
    9.1   国外斑蝥的药用历史   132
    9.2   中国斑蝥入药   133
    9.3   斑蝥用于生物治蝗   134

10   有毒动物的特殊用途   135
    10.1   有毒动物用作箭毒   135
    10.2   用于研发新药的有毒动物   137

第 65 卷　有毒动物养殖产业的发展

卷首语

1   蜂的养殖与蜂产业的发展   141
    1.1   世界蜜蜂养殖的历程   141
    1.2   蜂胶产业的发展   146

	1.3	蜂学院校与科学研究机构	148
	1.4	养蜂业的社团组织	153
	1.5	大型蜂产品企业与企业家	156
2	蚂蚁养殖与产业发展		159
	2.1	蚂蚁的人工养殖	159
	2.2	蚂蚁养殖场与研发企业	161
	2.3	蚂蚁人工养殖的前景	161
3	斑蝥产业的发展		163
	3.1	斑蝥的自然采集	163
	3.2	斑蝥的市场需求与人工养殖	163
4	蜘蛛的养殖与产业发展		165
	4.1	蜘蛛的人工养殖	165
	4.2	蜘蛛养殖朝阳产业的兴起	167
5	蝎子养殖与产业发展		170
	5.1	蝎子养殖的历史	170
	5.2	中国养蝎技术的革新	171
	5.3	人工养蝎的市场前景	172
6	蜈蚣养殖产业的发展		174
	6.1	蜈蚣的养殖	174
	6.2	药用蜈蚣的品种与加工	175
	6.3	蜈蚣的产地与市场前景	177
7	蛇的养殖与产业发展		178
	7.1	蛇的养殖与技术推广	178
	7.2	蛇的养殖企业	180
	7.3	蛇的养殖研究机构	181
	7.4	养蛇产业的市场前景	183
8	蟾蜍养殖与产业发展		184
	8.1	蟾蜍的养殖	184
	8.2	蟾蜍养殖的市场前景	185
9	河豚产业发展简史		186
	9.1	中国河豚产业的发展	186
	9.2	日本河豚产业的发展	188
	9.3	食用河豚的安全开发	188
	9.4	河豚的养殖与河豚毒素的提取	189

第66卷 生物毒素利用史

卷首语

1	植物毒素用于医药		193
	1.1	植物毒素的早期应用	193
	1.2	茛菪药物成分的研发与应用	195
	1.3	龙葵素的药用研究	196
	1.4	棉酚的利用	197
2	水生动物毒素的利用		200
	2.1	河豚毒素的利用	200
	2.2	海葵毒素的利用	201
	2.3	海蜇毒素的利用	202
	2.4	海螺毒素的利用	202
	2.5	其他海洋动物毒素的利用	202
3	蛇毒的利用		203
	3.1	蛇毒治病的历史记载	203
	3.2	抗蛇毒血清	205
	3.3	蛇毒抗血栓制剂的研发	206
	3.4	蛇毒的其他用途	208
4	蜂毒的利用		210
	4.1	蜂毒与蜂毒疗法	210
	4.2	蜂蜇疗法	211
	4.3	蜂针疗法	212
	4.4	蜂毒注射疗法	214
	4.5	蜂毒的其他疗法	215
	4.6	蜂毒对专科疾病的奇效	217
5	霉菌毒素：青霉素用于抗菌		219
	5.1	1928年：弗莱明发现青霉素	219
	5.2	1939年：确定青霉素的医疗价值	220
	5.3	1941年：青霉素的工业化生产	221
	5.4	1945年：三人共同获得诺贝尔奖	222
6	肉毒毒素的利用		224
	6.1	肉毒毒素用于美容	224
	6.2	肉毒毒素用于"症状性治疗"	226
	6.3	肉毒梭菌毒素灭鼠	227
7	生物毒素用作农药		229
	7.1	植物毒素用作农药	229
	7.2	苏云金芽孢杆菌农药	230
	7.3	植物病原菌毒素用作农药	232
8	生物毒素用作战争毒剂		233
	8.1	最为棘手的毒素武器	233
	8.2	重要的生物毒素战剂	233
	8.3	毒素战剂的发展趋势	235
9	其他生物毒素的利用		236
	9.1	斑蝥毒素的利用	236
	9.2	蜘蛛毒素的利用	236
	9.3	蝎毒的利用	237

9.4	植物单宁作为絮凝剂	237
9.5	蓖麻毒素的利用	238
9.6	生物毒素用于灭鼠	238
9.7	毒蕈毒素的利用	239

第67卷 生物毒素产业的发展

卷首语

1 现代生物毒素的研发及其开发途径 243
- 1.1 生物毒素研发与毒素学的诞生 243
- 1.2 生物毒素的地位与作用 245
- 1.3 有毒生物资源的开发途径 246

2 美国研发生物毒素的企业 248
- 2.1 美国爱力根公司 248
- 2.2 孟山都公司 249
- 2.3 相关生物毒素研发公司 250

3 欧洲研发生物毒素的企业 252
- 3.1 法国兰陶克斯公司 252
- 3.2 瑞士亚历克西斯生化公司 253
- 3.3 相关生物毒素研发公司 254

4 中国研发生物毒素的企业 255
- 4.1 中国青海省兽医生物药品厂 255
- 4.2 中科院昆明动物研究所动物毒素蛇资源开发中心 255
- 4.3 兰州生物制品研究所 256
- 4.4 德通国际集团 256
- 4.5 相关生物毒素研发公司 257

5 其他国家研发生物毒素的企业 258
- 5.1 加拿大 Wex 技术公司 258
- 5.2 巴西布坦坦研究所 258
- 5.3 泰国毒蛇研究中心 259
- 5.4 南澳大利亚毒素供应公司 260

6 生物毒素新药研发与产业前景 261
- 6.1 生物毒素与医药产业的发展 261
- 6.2 生物毒素与生物农药产业的发展 263
- 6.3 生物毒素新药研发动向及其商机 266

第68卷 核能与有毒元素的利用

卷首语

1 核能的利用 273
- 1.1 核能的释放与利用 273
- 1.2 核技术用于发电 274
- 1.3 核电站的发展简史 276

2 放射性同位素的应用 280
- 2.1 在医学上的应用 280
- 2.2 在工业上的应用 281
- 2.3 在农业上的应用 283
- 2.4 在食品加工中的应用 284
- 2.5 在考古中的应用 285

3 砷的应用 286
- 3.1 砷及其化合物的医疗价值 286
- 3.2 含砷矿物中药雄黄与雌黄的应用 289
- 3.2 砷在工农业领域的用途 289

4 铅的应用 291
- 4.1 铅在古代的应用 291
- 4.2 铅的现代用途 291

5 汞的应用 293
- 5.1 汞用于医药 293
- 5.2 汞的工业用途 294
- 5.3 汞的其他用途 295

6 硒的用途 296
- 6.1 硒的医疗价值 296
- 6.2 硒的保健作用 297
- 6.3 硒的工业用途 298

7 氟的用途 299
- 7.1 加氟防龋 299
- 7.2 氟的工业用途 299

8 其他有毒矿物元素的利用 301
- 8.1 钼的用途 301
- 8.2 铊的用途 301
- 8.3 硼的用途 302
- 8.4 镉的用途 303
- 8.5 磷的用途 303
- 8.6 锑的用途 304
- 8.7 溴的用途 305
- 8.8 锂的用途 306
- 8.9 铝的用途 307
- 8.10 镓的用途 309

第69卷 有毒化学品的应用

卷首语

1 化学毒物用于医疗 313
- 1.1 化学麻醉剂的发明 313

1.2	微量毒物的医疗价值	316
1.3	化学毒物用于医疗的探索	317

2　化学毒物用作农药　319

2.1	古代天然化学毒物用作农药	319
2.2	化学毒物在近代农药中的应用	320
2.3	化学毒物在现代农药中的应用	321

3　化学毒物用于灭鼠　325

3.1	化学杀鼠剂的发展历程	325
3.2	化学急性灭鼠剂	327
3.3	化学慢性灭鼠剂	328

4　氰化物用于提金工艺　331

4.1	氰化物：浸金溶剂	331
4.2	氰化物制造企业	332

5　甲醇替代汽油　334

5.1	甲醇替代汽油技术	334
5.2	甲醇燃料产业化推广	336

6　化学毒物用于行刑　337

6.1	化学毒物用于注射死刑	337
6.2	实行注射死刑的国家	338

7　化学毒物的其他用途　341

7.1	尿素的科学应用	341
7.2	从有毒黄磷到无硫火柴	342
7.3	化学毒剂控制毒草灾害	344

8　世界主要精细化工企业　346

8.1	德国巴斯夫公司	346
8.2	德国拜耳公司	347
8.3	德国德固赛公司	348
8.4	美国杜邦公司	348
8.5	美国联合碳化物公司	351
8.6	美国陶氏化学公司	352

第70卷　毒害气体与废物的利用

卷首语

1　煤层气（瓦斯）的利用　355

1.1	煤炭共伴生能源：煤层气	355
1.2	煤层气的资源化利用	355
1.3	瓦斯发电及其贡献	359

2　焦炉煤气制造甲醇　361

2.1	有毒易爆气体：焦炉煤气	361
2.2	焦炉煤气制甲醇的技术进展	361
2.3	焦炉煤气制甲醇产业及其未来	362

3　二氧化碳的用途　364

3.1	二氧化碳的获取与利用	364
3.2	二氧化碳用于医药食品工业	365
3.3	二氧化碳的工业用途	366
3.4	二氧化碳干冰的用途	367
3.5	二氧化碳作为气体肥料	369
3.6	二氧化碳驱油技术的应用	369
3.7	二氧化碳的其他用途	371
3.8	二氧化碳的市场前景	372

4　有毒有害垃圾的利用　374

4.1	垃圾：被忽视的公害与资源	374
4.2	利用垃圾提供能源	376
4.3	利用垃圾发展沼气和发电	377

5　利用废物修复土壤污染　382

5.1	利用家畜粪便和废纸清理土壤中的杀虫剂	382
5.2	利用工业铁废料治理含氯溶剂污染的土壤	382

6　毒害气体与废物的其他用途　383

6.1	从含硫天然气中回收硫黄	383
6.2	从含汞废品中回收水银	383

第61卷

毒物利用的哲学观

本卷主编 史志诚

卷首语

  中世纪瑞士著名医师帕拉塞尔苏斯关于"剂量区分毒物还是药物"的论断和哲学家黑格尔关于"每一种事物都蕴含着它的对立面"的辩证法观点，从哲学的高度证实了一条定理：世界上的一切事物无不具有两重性，毒物也不例外。

  哲学既是各门科学的抽象和概括，又为具体科学的研究与应用提供方法论指导。当科学家认识到某种毒物的两重性的时候，便产生了利用毒物的想法，于是谱写了发现和使用毒物的历史。当人们普遍掌握了毒物的两重性这个规律后，就可以正确判断毒物的功与过，自如地防止毒物毒性的发生，同时利用毒物为人类的生产生活服务。

  本卷记述了关于"毒"的对立统一观，药物与毒物相互转化的历史史实；人类发现与使用某些毒药的历史记载；那些"以毒攻毒"的创造发明，既是科学进步的成就，更反映了科学家的哲学思维，归根结底是哲学的胜利！

1

毒物的两重性

1.1 关于"毒"的对立统一观

从古希腊到近代对"毒"的认识

在古希腊,毒和药只有一个名称,即"药物"(Pharmakon)。古代文明鼎盛时期的人们在战俘、奴隶和死刑犯身上进行试验,确定了某种"药物"治疗剂量和毒性剂量之间的联系。在那个时期,人们将苦杏仁的水浸提物(含氢氰酸)作为治疗痉挛性咳嗽、哮喘和绞痛的药物,在医学上得到广泛应用。

中世纪后期,瑞士著名医师帕拉塞尔苏斯①最先认识到毒物的对立关系。他在1603年撰写的《第三防御》(Third Defense)一书中指出:"所有的东西都是有毒的,没有毒性的物质是不存在的,只是剂量区分它是毒物还是药物。"他明确指出化学物质的剂量和它的毒性之间的关系是毒理学的中心问题。然而,在帕拉塞尔苏斯之前,人们已把这个在古希腊就非常流行的认识忘记很长时间了。

近代的哲学家黑格尔②说过,"每一种事物都蕴含着它的对立面"。黑格尔的辩证法的真正"合理内核"是吸收了培根、洛克等归纳派的思想,并用于修正唯理派的思想,表现了他的"正题—反题—合题"的辩证发展思想。

毒物的两重性

中世纪毒理学家帕拉塞尔苏斯的论断和哲学家黑格尔的辩证法观点,从哲学的高度证实了一条定理:世界上的一切事物无不具有两重性,毒物也不例外。例如,毒物有两重性,大剂量可以致命,小剂量可以利用作为药物。核反应同样如此,放射性核素既有大规模杀伤破坏效应和辐射毒性危害的一面,又是人类可利用的清洁能源。人们一旦掌握了这个规律,就可以自如地防止毒物毒性的发生,同时利用毒物为人类的生产生活服务。

从文化的层面来观察,蛇通常是一种危害人类、人人望而生畏的有毒动物,然

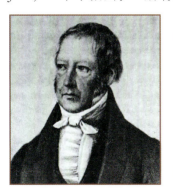

图1 格奥尔格·威廉·弗里德里希·黑格尔

---

① 帕拉塞尔苏斯(Paracelsus,1493—1541),瑞士科学家、医生、炼金术士。对药理学、毒理学、治疗学等诸多领域都做出了前所未有的重要贡献,被学术界誉为毒理学之父。

② 格奥尔格·威廉·弗里德里希·黑格尔(Georg Wilhelm Friedrich Hegel,1770—1831),德国哲学家、思想家。毕业于杜宾根大学。曾任耶拿大学编外讲师、副教授,海德堡大学哲学教授,柏林大学哲学教授。1829年任柏林大学校长。著有《哲学全书》《法哲学原理》等。

而，从世界蛇文化的角度审视，我们至少可以得到这样一个启发，即任何事物都有其两重性乃至多面性的特点，它们因而就具有丰富的内涵和多重的文化意义。于是蛇的崇拜与蛇文化现象便一直流传到今天。

1.2 麻醉、享受与死亡之间

自古以来，有许多让人们迷惑不解的故事。当人们接触或者食入、吸入一些有毒药物和麻醉性提取物的一瞬间，便会处于麻醉、享受与死亡之间而不能自拔。这就是那些迷药和毒品的作用。

欣快、致幻与中毒

历史上能以这种或那种方式对人的心灵（精神）产生影响，进而对人的行为产生影响的物质，我们称之为"亲精神物质"（德文：Psychotrope Stoffe）。这类物质有好多种，最主要的是欣快剂和致幻剂两种。欣快剂包括那些使人产生一种事实上即客观上毫无根据的幸福感的物质，而致幻剂则是使人产生在现实中没有相似情况的视觉和听觉表型的物质。人们把亲精神物质按各自引起的主要表型，划分为不同的类。亲精神物质普遍总称为麻醉毒品，即麻醉品。

天然麻醉品大都来自植物界。当以引起麻醉状态的量使用时，大多数麻醉品会导致可逆性意识变化状态。当用量过大时就会产生真正的毒性作用，或是由于慢性（即数月、数年，甚至数十年）服用引起的中毒。古希腊和古罗马文化鼎盛时期和中世纪时期，正是茄科植物（Solanaceae）扮演了这个神秘的角色。它们是：生长在南欧的曼德拉草（*Mandragora Officinarum*），在中欧地区生长的颠茄（*Altropa Belladonna*）、天仙子（*Semen Hyoscyami*）和曼陀罗（*Datura Stramonium*）。

这些茄科植物药，一方面会引起明显的麻醉状态，另一方面会产生极其有毒的副作用，在人们认识到茄科植物药两重性的今天，它们已完全从市场上消失了。

麻醉与享受之间

直到今天，魔膏（Hexensalben）的确切成分仍无法得知。魔膏仍是科学家面对的一个谜。1954年，费克尔（Siegbert Fercker）非常生动地描述了他用一种所谓的魔膏在自己身上做的不无危险的试验。费克尔在自己的胸部，特别是在心脏部位涂上这种魔膏后，很快就感觉到它的作用。他这样写道："过了不到五分钟，我的心脏开始飞快地跳动，我感到一阵强烈眩晕的感觉……我的面部完全变形，瞳孔几乎和整个眼睛一样大，嘴唇发紫变厚，整个脸苍白，墙壁和房顶开始呈波形运动并大声啪啪相撞……黑暗中有面孔向我冲来……慢慢地，我的周围完全黑了下来，我快速向前飘动。周围又重新亮了起来，透过一层粉红色纱布似的东西，我模模糊糊发觉自己在城市上空飘动。在房间里使我感到压抑的形状，伴我飞过云端……"

费克尔的描述与13世纪到18世纪对巫婆审判的审讯记录中记录的情况极为相

似。现代药物学和毒理学研究认为：这样的表象出现，是由于几种"魔膏"含有欧乌头（Aconitum Napellus）添加物，因而含有生物碱——乌头碱。这种乌头碱首先刺激皮肤敏感的神经末梢，然后使之瘫痪。这样——尤其是在麻醉状态下——就会产生身上长羽毛或长皮毛的感觉。

从今天的角度看，中世纪的魔膏是最穷人群的麻醉品和享受品。他们把飞行幻觉、人变动物、丰盛的宴席、跳舞及性爱当作实际经历，来试图逃避绝望的生活。今天，社会边缘人群中的吸毒者就是相应的现实现象。在这些人群当中麻醉与享受之间已经无从选择。

享受与死亡之间

早在 14 世纪，迈根伯格（Konrad von Megenberg）在他的著作中写道："不应给人吃天仙子的种子，因为它能使人死亡，使人出现长久不愈的遗忘症，只想睡觉，忘掉很多东西。"1664 年，泰伯尼默塔斯（Jakob Theodor Tabernaemontanus）在巴塞尔出版的《草药典》中告诫人们："掺有天仙子籽的啤酒谁都不能喝，因为那些喝了这种啤酒的人就这样丧失了生命；天仙子籽会引起脑狂獗，无理智，偶尔还导致突然死亡。"

1770 年，哈萨克人把曼陀罗籽放到啤酒中，以增强它醉人的效果。在古代的中国及亚洲地区的一些民族，人们已经知道这种"增强"酒类作用的办法。自中世纪开始，欧洲人已经普遍认识到饮用放有曼陀罗籽的啤酒会对人体健康造成危害。因为在产生麻醉状态所需要的剂量范围内，已经导致人体产生各种中毒症状，表现为口干直到心脏狂跳及长时间持续的视觉障碍。一旦较大量地使用，会因呼吸困难而导致死亡。

1507 年，为了减少出现中毒现象，德国拜恩州弗兰肯地区艾希施泰特（Eichstätt）的警察局就发布命令，不允许酿酒者在啤酒中掺入天仙子籽，否则罚款 5 古尔登①。

调料与毒性作用之间

早在公元前 700 年左右，肉豆蔻（Myristica fragrans）在印度和阿拉伯地区不仅用作调料，而且用作药物和以之提高性欲。20 世纪初，肉豆蔻浸剂常常用作堕胎药，结果出现大量的中毒现象。第二次世界大战后，肉豆蔻在美国用作麻醉品。在监狱中，囚犯有时也把这种在监狱厨房中容易得到的调料作为印度大麻的替代品吸食，以求得某种解脱。后来发现肉豆蔻的致幻作用是由肉豆蔻醚（Myristicin）和榄香素（Elemicin）所致。肉豆蔻醚的毒副作用很大，当出现头痛、口干等表现时，正是肉豆蔻中毒的症状。

饮酒与酒精中毒

饮酒是人类生活习俗的一种，几乎每个民族的历史、文化、宗教信仰及生活习惯甚至性格特色，都可在酒俗中得到反映，并形成了各具特色的酒文化。饮酒本来是一个良好的民风民俗，但一些国家的许多人却嗜酒成癖，甚至酿成酒精中毒。

酒精中毒（Alcoholism）的最高程度——醇毒性谵妄，是一种有生命危险的疾病，伴有最严重的意识障碍、强烈的恐

---

① 古尔登（Gulden），是 14—19 世纪德国使用的金币。后来也有银币。

怖状态、高度兴奋、失去辨别方位的能力和各种各样的视觉错乱以及手、臂颤抖或震颤。如果妇女在怀孕期饮酒，会对胎儿造成身心伤害。因此，酒精中毒往往造成慢性疾病与人际、家庭和工作关系上的破坏。患者即使知道它的害处，但仍然有一股冲动想重拾酒杯。酒精中毒者在未治疗的情况下可能会产生持续性脑和肝脏疾病，丧失工作，离婚，或有犯罪行为，甚至痛苦地死亡。

1.3 药物与毒物的相互转化

药理学与毒理学的研究表明：药物与毒物之间不仅没有明显的界限，而且可以互相转化。

药物应用不当，可引起中毒；毒物应用得当，可成为良药。滥用药物不但不能治病救人，反而会给患者带来痛苦和灾难，甚至会影响下一代的健康。因此，用药时要慎之又慎，合理用药才能达到治病的目的。

药物转变成毒物的历史教训

美国曾报道了一种叫"人参滥用综合征"的病例，就是正常人长期服用人参所致的恶果，其临床表现为兴奋、慢性失眠、精神过敏、高血压、皮疹、水肿、欣快感或忧郁、低血压、食欲减退、闭经等症状。其中一例因突然停服人参而引起低血压、全身虚弱和两手震颤。中国传统医学认为，正常人阴阳气血处于平衡状态，无故进补，必然导致阴阳气血失调，正常平衡状态遭到破坏，因而形成疾病。对于西药如丙种球蛋白、胎盘球蛋白及维生素等，也有人认为是"补针"而滥用，结果只是得到打针的痛苦、药物的浪费，甚至是过敏反应。

北极的爱斯基摩人曾因服用熊肝过多而引起剧烈头痛、眩晕、恶心、呕吐、毛发脱落、皮肤剥脱以及肝脾大等，经实验证明是维生素中毒所致。维生素是维持机体健康所必需的一类低分子有机化合物，在调节机体物质代谢过程中有着十分重要的作用，维生素缺乏时会产生各种不同的疾病。它主要应用于摄入不足、吸收不良、消耗过多等情况。因此，适当地服用维生素，作为对症补充治疗是必要的。但有的人却认为凡是维生素都对身体有益无害，无论生什么病，都要服用维生素，甚至无病闲时也服上几粒，于是物极必反，产生严重的恶果。

20世纪50年代末，原西德市场上供应一种可治疗早孕反应的药物"反应停"，此药广泛使用后，医生们发现仅原西德地区分娩的四肢短缺的海豹状怪胎就有2000多例，给母亲们造成极大的痛苦。"反应停灾难"震惊世界，之后"反应停"被取缔。

毒物转变成药物的研发成果

在药学史上由毒物转变成药物的事例不胜枚举。如雷公藤是有名的毒药，医家望而生畏，民间多用作杀虫剂。《本草纲目拾遗》记载，雷公藤"采之毒鱼，凡蚌螺之属亦死，其性最烈"。近代亦有吃了雷公藤花蜜中毒及吃了几片雷公藤嫩芽发生中毒的报道。但医学研究表明雷公藤有抗炎、杀菌、活血化瘀、调整机体免疫的功能，动物实验发现雷公藤有抗癌作用。目前它已被广泛应用于临床治疗类风湿关节炎、红斑狼疮、肾炎、麻风反应等，疗效较好，医生们称它为"中药激素"。

一定量的蛇毒一经注入人体即可致人死亡。然而，蛇毒又是研发新药的宝库。20世纪50年代，中国的蛇毒专家从蛇毒中分离提纯出其中的酶及各种碱性小分子多肽，利用蛇神经毒素的镇痛和镇静作用来治疗小儿麻痹后遗症、风湿性关节炎和神经衰弱等疾病。原东德的专家利用蛇毒治疗癫痫病。在进一步开发研究中一些国家的专家发现蛇神经毒素对三叉神经痛、坐骨神经痛、晚期癌症、麻风反应等顽固性疼痛有较好的镇痛效果；对高血压、瘫痪也有一定的疗效；蝮蛇毒液中的细胞毒对肿瘤细胞具有破坏作用，可用于治疗早期消化道癌肿。利用蛇毒中提取的精氨酸酯水解酶所具有的促凝血作用，可治疗血友病等。

科学家的责任

哲学告诉人们，在一定的条件下，坏的东西可以得出好的结果。药与毒是一对不可分割的矛盾体，在一定条件下，这对矛盾又是可以互相转化的，药可转变成毒，毒亦可以转变成药。毒与药的界限除了部分取决于其固有的本质、化学结构、粗制剂中的杂质、药物缺乏的选择性作用之外，相当部分是由使用的剂量所决定的。掌握一些药物的毒性的同时，采取各种技术化毒为药，或者去毒成药，这正是医药学家和毒理学家的责任之一。

2

有毒药物的发现和使用

2.1 人类发现和使用毒药的历史

早期

人类发现毒药是一种偶然。具有毒药知识的人在那个时候都被尊为部落的术士。

第一个下毒杀人的记录出现在公元4世纪的古罗马帝国,但在那之前,印度人、中国人、希腊人、埃及人早已开始使用毒药。

埃及艳后就用奴隶来试验天仙子、颠茄和亚萨普蛇(最后其自杀所选用的蛇)的毒性。甚至在很多国家有人一点一点地增加毒药的食用量,以达到对它们的免疫,例如在大仲马写的《基督山伯爵》中就有类似的描写。

中世纪

很多15、16、17世纪的毒药已经消失了。那个时期最常见的是在酒中或食物中下毒,因为那一时期的食物加入大量的香料,以至于无法品尝出毒药的味道,所以专门的试毒者也出现了。

15世纪意大利的波吉亚家族①是最出名的下毒家族,家族中几乎人人都掌握了这种杀人方法。自从一位名为凯瑟琳·梅迪西②的意大利公主嫁往法国成为法国王后,神秘的死亡便开始出现,之后砒霜开始盛行起来。这位公主还擅长使用在新大陆发现的尼古丁谋杀家族的政敌,或是把砒霜喂给蟾蜍,再从其尸体上提取毒素。

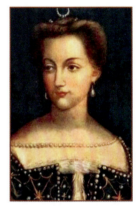

图2 凯瑟琳·梅迪西

还有几位著名的用毒专家:安东尼·伊西里,可以用毒药控制被害者的死亡时间;拉芳欣,路易十四的宫廷香水师,宫廷众多的贵族死于她的手上;玛丽·多培亚,利用下毒取得家产,并在医院的患者身上做试验,最后死于试验中。

近代

毒药的正式研究开始于19世纪早期,

---

① 波吉亚家族(Borgia Family),1455年从西班牙移民到意大利。他们用磷和砷联合用药。磷最初是一个秘密,由一个西班牙修道士泄露给波吉亚家族,他知道磷和砷的解毒剂。

② 凯瑟琳·梅迪西(Catherine Medici,1519—1589),意大利公主,生于佛罗伦萨。1547年,她嫁往法国,成为法国国王亨利二世(Henry Ⅱ)王后。1559年亨利二世去世,因15岁的国王弗朗西斯二世体弱,于1560年死亡,她10岁的儿子查尔斯九世执政,她开始摄政,获得广泛的权力。1589年1月5日去世,享年69岁。

标志是生理学家克劳德·伯纳德研究马钱子的药效。被公认的现代毒药学奠基人奥尔菲拉所写的《毒药的特性》于1814年出版。到了1830年，几乎所有的无机化学物的成分都能通过化学分析的方式而得知，但是用这种方法不能分析出有机毒药。比利时化学家让·塞尔维斯塔1851年在调查杀人案时提取出生物碱，打破了这一结论。检查毒药的方法增加了以后，毒杀的方式也随之衰落了。

现代

20世纪以后，工业大发展，化学药品增多了，人工毒药纷纷出现。根据分析，下毒用得最多的是外用药、清洁剂和其他家用产品，其次是杀虫剂、生物碱，用得最少的是煤气和浓烟。

过去人们往往将注意力集中在使用者身上，而忽视了毒药的解毒。因此解毒的技巧并不高超，只留下了一些不靠谱的说法。例如认为牛奶是万能解药，其实牛奶只有稀释作用而已；认为盐水是急救药，但是用盐水解毒是很危险的，因为它只能起到一定的稀释作用，而注入过量的氯化钠会导致心脏病，对虚弱者更危险。任何解毒药都必须小心使用，否则会比毒药更危险，甚至会成为杀人阴谋的一部分。

世界上并不存在万能的解毒药，使用解毒药取决于毒药的类型、用量、用法及时间等等。也就是说，解毒的唯一途径就是静观症状，再施以相应的疗法。

就学科而言，现代毒药学与法医学是交叉学科，不可分割。

2.2 有毒植物药的发现和使用

神农氏尝百草而始有医药的传说故事，流传久远。《淮南子·修务训》中说："神农……尝百草之滋味，水泉之甘苦，令民知所避就，当此之时，一日而遇七十毒。"《通鉴外记》[①]有，"民有疾病，未知药石，炎帝始味草木之滋，尝一日而遇七十毒，神而化之，遂作方书，以疗民疾，而医道立矣"。晋朝干宝《搜神记》有："神农以赭鞭鞭百草，尽知其平毒寒温之性，臭味所主。"《史记·补三皇本纪》也有，"神农氏以赭鞭鞭草木，始尝百草，始有医药"。

中国植物药的最早发现和使用，在古代无不归功于神农。研究者认为，中国历史上的神农氏，不是专指某一个人，而是指整个以炎帝为首领的氏族部落。对于植物药的相关认识，是来自这个群体漫长认识过程中无数次的实践经验的积累。

人们对药物特性的认识随着生产技术的改进而不断提高。畜牧过程中动物中毒、疾病等知识的不断总结，农业技术的不断丰富和人们对植物性味、作用经验的不断认识和总结，都给药物的栽培打下了技术基础。

原始人类对植物药的应用，开始当以

---

① 刘恕. 通鉴外记. 刊本. 苏州：江苏书局，1871（清同治十年）.

单味药为主，也可能是少数几味药合用。鄂伦春族用"八股牛"草根、"那拉塔"小树熬水搽患处，或用"乌道光"树皮包患处，用来消肿。普米族用"挖耳草"泡酒，治疗疮；用黄芩研细加水包患处，治痛；用羌活、独活、木通泡酒口服，治腰肌劳损和风湿性关节炎。佤族用独子叶治肠胃病和便秘，用桂树皮健胃。景颇族用"嘴抱七"根含口内治牙痛。彝族用石尾草治疟疾。所有这些运用植物药的朴素经验，在各自民族的口耳相传中，早已成为各民族共同所有的知识，这些经验一直流传至今。虽然在其发展过程中会有无数次改变、改进，但却如实反映了各自民族或其他民族在原始社会植物药用药经验的积累。这些经验的积累虽然十分零星，但为研究原始人类发现和使用植物药的早期史实提供了很好的启发。

后来的科学实验证明，毒芹钩吻（*Conium Maculatum*）含有危险的毒芹碱（Coniine），但对哮喘、心绞痛以及癌症患者身上出现的剧烈疼痛是有效的。毒芹（*Cicuta virosa*）的毒芹素（Cicutoxin）有助于治疗癫痫病。欧乌头（*Aconitum Napellus*）的乌头碱（Aconitine）用来治疗剧烈神经痛和慢性关节炎。秋水仙（*Colchicum Autumnale*）中的秋水仙碱（Colchicine）被看作是治疗痛风的药。亚热带的金鸡纳树（*Cinchona*）有重要的药用价值，例如在南美的金鸡纳树（*Cinchona sp.*）（西草科，红树）中，有大约30种生物碱，其中最重要的是辛可宁（Cinchonine）和奎宁（Chinine，于1820年由卡旺图①发现）。1742年，瑞典博物学家卡尔·冯·林奈②根据秘鲁一位王妃的名字选了金鸡纳碱（Cinchona）这个名称。据说，1638年，王妃食用金鸡纳树皮退了烧。17世纪以来，金鸡纳树皮在欧洲被用作退热药，以及治疗疟疾的特效药，它能快速杀死疟原虫。尽管较高的剂量会引起中毒症状（眩晕、头痛、短暂失明），但人们还是把这种生物碱当作特别的药物。

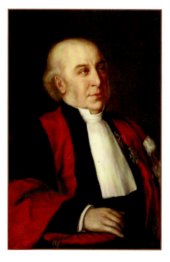

图3　法国化学家卡旺图

---

① 卡旺图（Caventou, Joseph Bienaimé, 1795—1877），法国化学家。
② 卡尔·冯·林奈（Carl von Linné, 1707—1778），瑞典著名博物学家、植物分类学家，动植物双名命名法的创立者。1707年5月23日生于瑞典斯莫兰，毕业于隆德大学。自幼喜爱花卉。曾游历欧洲各国，拜访著名的植物学家，搜集大量植物标本。归国后任乌普萨拉大学教授。1778年1月10日去世。著有《自然系统》（1735）、《植物属志》（1737）和《植物种志》（1753）。为纪念林奈，1788年在伦敦建立了林奈学会，他的手稿和搜集的动植物标本都保存在学会。

2.3 有毒中药的"姜制"技术

姜制法的起源

中国最早记载用姜汁制药的医药著作是南北朝时南齐的《刘涓子鬼遗方》①，其中记载了半夏的炮制方法："汤洗七遍，生姜浸一宿，熬过。"即多次漂洗处理后，用姜汁浸炒。晋代葛洪著《肘后备急方》记载，中半夏毒，以生姜汁、干姜并解之。汉代张仲景《金匮要略方论》，方中用半夏的共计 31 方，其中配伍生姜的有 16 方，配干姜的有 8 方，其余 7 方虽不配姜用，但使用别的方法炮制。由此可知，当姜制方法未形成以前，主要是通过与姜配伍应用达到制止半夏毒性的目的。

姜制法的发展

用姜汁炮制药物是传统中医药物炮制方法的一部分。随着中医药的发展，药物的种类逐渐扩大，医方与日俱增，姜制法在中药炮制中具有重要的地位和作用。据文献资料统计，中国历代姜制的药物合计 97 种，其中在宋代发展最快，姜制药物的品种也相应增多，为姜制法的形成奠定了基础。

唐代姜制的药物有 8 种，即草乌、白姜蚕、南星、鹟、石蜜、生狼毒、厚朴和骨碎补。

宋代姜制的药物计有 40 种。主要是凝水石、白附子、牵牛子、大戟、附子、黄连、杜仲、龙胆、大黄、蜈蚣、枇杷叶、腊茶、乳香、陈粳米、槲白皮、皂荚英、连皮大腹、桔梗、罂粟壳、薯蓣、远志、前胡、白扁豆、五加皮、生地、干蟾、肉豆蔻、陈粟米、黄芩、官桂、贝母、川贝、全蝎、何首乌、香附子、草豆蔻、虎骨、薄橘、栀子仁、熟地等。

金元时期姜制的药物计有 2 种：五灵脂、白矾。

明代姜制的药物计有 24 种：益智仁、天雄、麻黄、乌头、当归、干漆、香薷、白术、芍药、苍术、黄芪、菖蒲、紫菀、天花粉、天门冬、麦门冬、萝卜子、青礞石、枳实、知母、绿矾、胡黄连、甘草、铜青。

清代姜制的药物计有 21 种：杏仁、荆沥、五加皮、山楂、陈皮、薏苡仁、黄柏、砂仁、明天麻、白云苓、草果仁、松香、川芎、旱莲草、天仙藤、西洋参、巴豆霜、木瓜、枣仁、吴茱萸、大枣。

1995 年版《中国药典》第一部收载姜制的药物计有 7 种，包括竹茹、厚朴、黄连、草果仁、半夏、南星、白附子。对姜制药物的方法给予了肯定。

姜制理论及其意义

中国历代文献资料强调姜制有毒药物的重要意义。如梁代陶弘景著《本草经集注》："半夏，有毒，用之必须生姜，此是取其所畏，以相制耳。"明代陈嘉谟著

---

① 龚庆宣著，共五卷，是现存最早的外科专书。

《本草蒙荃》："姜制发散。"明代李延著《医学入门》："入脾姜制。"清代张仲岩著《修事指南》："姜制温散。"

由上可见，姜制药物的理论主要形成于明代。从姜制理论形成的先后顺序考察，姜制开始主要是制止药物的毒性，消除药物的副作用。这就是以半夏、厚朴为代表的一类药物的姜制。其后，由于药性有寒热温凉、升降浮沉、补泻的不同，故重视药物的偏性。"姜制发散"正是调整药物偏性的经验总结。如对竹茹、黄连、草果仁为代表的一类药物的姜制，就是对其寒凉之性、沉降之性、攻泻之性等药物作用偏性的调节，是对药物偏性的制约。因此，姜制具有助长或协同药物的疗效，或使药物的治疗作用能够更好发挥的功效。

2.4 药物的两重性及其特别启示

药物的两重性

药物是人类用来与疾病做斗争的物质。例如，兽药就是用于预防、治疗和诊断动物疾病，促进动物生长繁殖及提高生产效能的药料。

药物的两重性表现在药物的治疗作用和药物在防治疾病过程中可能出现的不良反应上。不良反应包括药物产生的副作用、毒性反应、变态反应、后遗作用、停药反应、特异质反应、药物依赖性，以及造成的药源性疾病。这些不良反应是药物两重性的反映。

凡"药"都有利、弊两重性，这是药物最本质的特点。中国古代传统医药学有"无毒不成药"的说法，说的是药物和毒物之间并无明显的界限。也就是说，药物与"毒物"没有本质区别，两者之间无绝对界限，关键是剂量。小剂量的"毒物"（砒霜、蛇毒、蜂毒等）只要对症适量、方法得当，亦可治病。英国医生威廉·威瑟林①在首先明确洋地黄对心脏病的用途后，于1787年写道："小剂量毒物是最好的药物，过大剂量的有用药物是有毒的。"

现代医学研究认为，尼古丁对中枢神经系统的作用具有两重性，即先兴奋后抑制。所以，长期大量吸烟的人，大脑皮质的兴奋与抑制过程失去平衡，反而呈现疲劳、失眠、记忆力减退、注意力分散、工作效率下降等症状。许多与吸烟有关的疾病的潜伏期都是很长的，不像吃了剧毒物反应那么快。所以在短时间内，人们往往看不出吸烟的危害。有时，从开始吸烟到导致死亡，要经过几十年的时间。这也是一般人对吸烟危害性认识不足的主要原因。

动物来源的抗毒素血清②，对人体也具有两重性。一方面给患者提供了特异性抗毒素抗体，可中和体内相应的外毒素，

---

① 威廉·威瑟林（William Withering，1741—1799），英国医生，洋地黄的发现者。
② 在免疫治疗中，常用细菌的外毒素、类毒素或其他毒物（如蛇毒等）对马进行免疫注射，使马产生抗毒素，然后取其血清，经浓缩提纯制成抗毒素，这不仅可以提高效价，而且可以减轻副作用。

起到防治疾病的作用；另一方面抗毒素血清是具有抗原性的异种蛋白，能刺激人体产生抗马血清蛋白的抗体，以后再次接受马的免疫血清时，有可能发生超敏反应。

药物两重性的特别启示

——认识药物具有两重性是至关重要的，药物既可产生有益的治疗作用（Therapeutic Action），也可产生有害的不良反应（Adverse Reaction）。

——使用药物应当注意药物的两重性，用药时充分发挥药物的治疗作用，同时应当避免或减少不良反应的发生。

——熟悉药品的利害两重性，启示人们药物不能滥用，滥用可致严重后果。不合理地使用药品也会引起有害反应。长期用药尚需考虑间歇停药和更换相同作用的另一药品交替使用的问题。

3

发现毒物功与过的历程

3.1 马钱子的三种性能

马钱子是马钱科马钱子属（Strychnos）乔木植物马钱（Strychnos Nux-vomica）的成熟种子，别名番木鳖。主产地在印度、越南、缅甸、斯里兰卡和中国福建、台湾、广东、广西、云南等地。有毒成分为番木鳖碱（Strychnine，士的宁）和马钱子碱（Brucine）。科学家在长期的探索研究中，发现它具有药物、毒物和兴奋剂三种不同的性能[1]。

砂制马钱子：治疗药物

马钱子属剧毒药，为减少毒性，用"砂制法"炮制马钱子，即取砂子置锅内，用武火将砂炒热，加入马钱子翻炒，炒至表面棕褐色，内部棕黄色，呈鼓起状时，取出放凉，筛去砂子，打碎或研粉入药。也有采用"油制法"炮制马钱子的，即将马钱子用水煮沸，略浸漂，剥去皮毛，微凉，切成0.2厘米均匀薄片，晾干，然后才能入药。

中国传统医学认为，马钱子味苦，性寒，有大毒，入肝、脾经。具有解毒散结、通络止痛之功效。可用于各种肿瘤、喉痹肿痛、痈肿疮毒、肢体麻木、小儿麻痹症后期、四肢瘫痪或痿软无力、跌打损伤等病症。

牵机药：扮演毒药的角色

中国五代南唐最后一个皇帝李煜，世称"李后主"。在历代帝王中，他是最有文学才华的一个，但又是结局最为悲惨的一个。

公元975年，中国五代南唐最后一个皇帝李煜被俘降宋。囚禁中，他常思忆宫阙往事。在一个中秋之夜，他仰望空中明月，触景生情，勾起了满腹的丧权之耻和亡国之恨，提笔写下了"春花秋月何时了，往事知多少？小楼昨夜又东风，故国

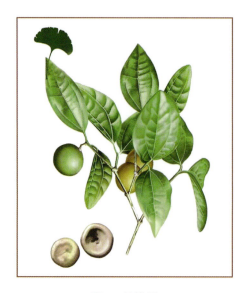

图4 马钱子

---

[1] 大肚. 马钱子的三个身份. 现代养生，2012（5）：13.

不堪回首月明中！雕栏玉砌应犹在，只是朱颜改。问君能有几多愁？恰似一江春水向东流"这首词。宋太宗赵光义知道后大为恼火，认为他想要复辟，于是赐他"牵机药"自毙。李煜服了此药，腰直不起，头足相蹴，状如牵机而死。

赵光义所赐"牵机药"就是中药马钱子。马钱子在此处扮演了毒药的角色。

马钱子：用作兴奋剂

1904 年在美国第三届奥运会上，托马斯·希克斯参加了马拉松比赛。比赛时他体力不支，难以继续，几乎要退出赛场。这时他的教练立刻拿出早已准备好的混有马钱子碱的白兰地酒，让他喝下去，于是"奇迹"出现了，他不仅跑完了全程，而且还登上了冠军的宝座。只是他冲过终点后倒地不起，经紧急抢救才苏醒过来，最后在众人搀扶下走上领奖台，成为奥运史上一大奇闻。事后一些国家的代表对如此做法提出抗议，但当时国际奥委会对禁药没有任何规定，抗议自然毫无效果，希克斯堂而皇之地夺得冠军。

1992 年的巴塞罗那奥运会上中国女排运动员巫丹被查出服用了马钱子碱，结果被取消奥运会比赛资格。事后发现巫丹服用了治疗感冒的中药，药中含有马钱子碱。

目前，世界体育运动组织将马钱子列入兴奋剂名单，禁止运动员使用。

3.2 氟对人类的功与过

在 20 世纪，科学家发现氟是人类所需要的有毒元素。氟元素曾经对工农业的发展和人类的健康生活做出了贡献。氟是人体骨骼和牙齿的正常成分，微量的氟有助于骨骼和牙齿的发育，有明显的预防龋齿的作用。氟化物被广泛应用于工农业、日常生活及高科技产品之中。冶金、农药、化肥、玻璃、电镀、塑料、人造革、橡胶、航空航天都需要含氟的原料，氟利昂曾经是制冷系列和灭火器不可缺少的化合物。

然而，科学家又发现过量的氟会造成地方性氟中毒，给人类带来深重的灾难。工业生产中的氟化物，更是破坏大自然生态平衡的罪魁祸首。因为过量的氟会导致氟中毒，不仅影响骨骼和牙齿，而且还会引起心血管、中枢神经、消化等系统乃至全身性疾病。在中国地方性氟病区，中国政府投入巨资，用于防病改水工程建设。全世界大量的氟利昂排到大空气中，造成全球生态失衡，使北极上空臭氧层遭到破坏，地球温度升高，南北极冰山融化，造成全球性气候异常，洪水、干旱、森林火灾从未间断。因此，许多国家现在不容许生产使用氟利昂制冷。此外，随着含氟工业的发展，氟伴随"三废"播散污染环境，一座年产 100 万吨富铁矿的冶炼厂，每年排出的氟高达 9600 吨。

高昂的代价，换来了人们头脑的清醒。权衡氟对人类的利弊，可谓功过各半。今天，无氟电冰箱的问世，就是一个好的开端。只要增强环保意识，把人类的健康放在首位，兴利除弊，氟的利用空间仍十分广阔。

3.3 生物毒素的功与过

自然界中有毒植物、有毒动物和有毒微生物体内都含有毒素或毒液，对人类有致命的危害。然而，随着现代科学技术的发展，这些生物毒素成为科学家、药剂师眼中的宠物，经过反复的实验研究开始应用于疾病的治疗。生物毒素可以致病，也可以治病，体现了生物毒素所具有的独特的两重性。

人类发现生物毒素进而利用生物毒素已有久远的历史，目前临床应用的药物中约有三分之一直接或间接来自生物，部分药物就是利用生物毒素治病。在已经深入研究的生物毒素中，科学家总是在关注其毒性作用的同时，更为关切对生物毒素的利用价值的研究，可谓功过分明。这种对生物毒素作用的矛盾性、同一性和统一性的认识，既体现了自然科学家所具有的科学精神，又反映了科学家的哲学思维。

植物毒素的功与过

世界上40多万种植物中，仅有8%经过了化学分析，其中证实有毒的植物仅2000多种，许多植物有毒成分研发为现代临床使用的新药。如抗疟药奎宁、青蒿素；镇痛药吗啡；强心药洋地黄，神经系统药物乌头碱、阿托品；抗癌药物长春碱、喜树碱、三尖杉酯碱、鬼臼毒素等。特别是高毒性细胞类毒素——蓖麻毒素，正在作为"生物导弹"用于治疗某些特定的癌症。还有大量的可能含有医疗价值的有毒植物成分有待未来进一步的研究和开发。

在植物毒素的研究中，有许多值得回顾的成就。例如，曼陀罗中含有莨菪碱、东莨菪碱和阿托品等有毒成分，对人的神经末梢及中枢都具有麻醉作用，服食之后会引起感觉、思维、情绪和行为的变态，对人体造成伤害。但在中国传统医药学中，曼陀罗却是外科手术十分理想的麻醉剂。现代医学将东莨菪碱用作麻醉前给药，用来治疗晕动病、帕金森病；缓解平滑肌痉挛（尤指胃肠道）和扩瞳；解救有机磷农药中毒；特别是用于对阿托品过敏的患者，用于支气管哮喘和哮喘样支气管炎。阿托品作为有机磷农药中毒的必备解毒药，同时也用于抢救感染性休克、缓解内脏绞痛、麻醉前给药及减少支气管黏液分泌。夹竹桃科的长春花（*Catharanthus Roseus*）的根、叶含大量吲哚生物碱——长春碱(Vinblastine)和长春新碱（Vincristine），对鼠类及大多数动物有毒。虽然误食后有造成人畜中毒的危险，但双吲哚生物碱的提炼物却有很强的抗癌作用。因此，20世纪60年代初长春碱就进入了抗癌药物的行列，用于治疗白血病、绒毛膜腺癌、淋巴瘤、头颈部鳞状细胞癌以及晚期癌症。

烟草的毒素有戕害人类健康的恶名，但经过基因改造的烟草却可用于医学研究。据美联社2000年7月23日报道，改造烟草基因有助于从香烟中提取抗癌物质[1]。加拿大沙斯卡顿的大草原植物系统

---

[1] 陈铁源. 烟草祸福. 中国青年报，2000-07-26.

公司宣布了一项计划。该公司在一个温度、照明、湿度均得到悉心调节的环境中栽培基因改造后的烟草，这种烟草的种子将被用来生产一种科学家希望能用来研制抗骨髓癌药物的蛋白质。该公司在地下废矿坑内种植这种烟草，这里独特的二氧化碳含量偏高的环境可加速植物成长，生产时间可以减半。

将植物毒素作为医药的研究虽然并非始自今日，科学家将人类的遗传物质移入植物细胞内，植物能把这些物质化作蛋白质，科学家再从其种子中提取蛋白质制成药物，这正是今天仍在探索的转基因技术。

动物毒素的功与过

从陆地到海洋有无数的动物能分泌出剧毒的动物毒素。毒蛇、蝎子、毒蜘蛛、毒蛙、蟾蜍、毒蜗牛、河豚、海葵等动物毒素，虽毒性有强有弱，但它们基本上都是蛋白质-多肽类物质。

1948年，席尔瓦①从美洲矛头蝮蛇的毒液中发现了缓激肽②。研究表明蝮蛇、蝰蛇的毒液可使血清中形成缓激肽，而非洲眼镜蛇、印度眼镜蛇的毒液则不能形成缓激肽。后来缓激肽成为一种有效的血管扩张药物，用于控制高血压。在此基础上，科学家模拟蝰蛇蛇毒中一种小分子多肽物质的结构研发成功一类新型降压药——卡托普利（甲巯丙脯酸）。后来，科学家又模拟蛇毒分子结构合成了另一种降血压良药——赖诺普利。

美国纽约大学的科学家从智利狼蛛的毒液中提取出一种小分子肽类物质，有望开发出治疗心律失常的新药。专家们还利用生物工程技术，成功地用蝎毒蛋白生产出能抑制神经递质乙酰胆碱的一种新型药物，在临床上用作无抑制呼吸副作用的新型麻醉药物。

蝎毒的研究受到各国科学家的关注，欧美一些国家已把蝎毒制剂用于临床。研究表明，蝎毒分为神经毒素和细胞毒素两大类，在神经分子、分子免疫、分子进化、蛋白质的结构与功能研究方面有着广阔的应用前景。蝎毒对神经系统、消化系统、心脑血管系统疾病，癌症，皮肤病等多种疾病，以及对人类危害极大的各种病毒均有预防和抑制作用。可以预料，蝎毒将会为人类医疗保健事业发挥巨大作用。

3.4 毒物的应激效应和生物寿命

自古以来，人们都在梦想探寻"长生不老""老而不衰"和"老而神清"的抗衰老药。为了追求长生不老，人们付出了惨重的代价。古代中国在秦始皇统一六国之后，曾派人到海上求仙人不死之药。雄才大略的汉武帝刘彻长期服食丹药导致慢

---

① 莫里斯·罗奇·席尔瓦（Mauricio Rochae Silva, 1910—1983），1910年9月19日出生于巴西的里约热内卢。是一位医生，药剂师，化学家，药理学教授。著有《科技的思索》一书。1983年9月19日逝世。
② 缓激肽（Bradykinin），也译为迟延奇诺素，是蛇毒作用于血浆球蛋白而释放出来的物质。

性中毒于公元前87年早逝①。魏晋时期的200多年间，上流名士形成服食含有毒性药物的丹药和五石散②的风潮。贞观二十一年（647），唐太宗李世民患中风，瘫痪在床，经御医诊治，半年后病体稍愈，只能三天上一次朝。此时的李世民却迷恋上了方士们炼制的金石丹药，希望自己长生不老，但并不见效。贞观二十二年（648），大臣王玄策在对外作战中，俘虏了一名印度和尚，名叫那罗迩娑婆。他吹嘘自己掌握长生不老之术，开出一大串稀奇古怪的药名。李世民号令天下按此方采集诸药异石。一年之后，药配制好了，李世民非常高兴，毫不迟疑地将药全吃了下去，结果七窍流血，中毒暴亡，时年52岁，是中国历史上被"长生药"毒死的第一个皇帝③。唐代医药学家孙思邈指出："宁食野葛，不服五石，明其大大猛毒，不可不慎也。"即"五石"有毒，不可能有长生不老的奇效，劝人不可服用，于是，服石之风盛行约300年后开始衰落了。近现代的医学和药理学研究表明，"五石散"中含有无机砷化合物，长期小量服用会引起慢性砷中毒。

然而，历史上很多民族都曾利用温和的"毒物"或"刺激物"来提高生命效率，如海参、海蜇、蛤蚧、马鬃蛇等都含毒素，但又是常用的补品。印度人常用苦味极强的刺激剂（胆汁）作为增寿药。西藏《四部医典》中甚至用醇酒泡大蒜这样颇为刺激的饮料作为抗衰老药。含氰化物的杏仁是毒物，常有因食用过量杏仁中毒死亡的报告，但中国宋代翰林学士辛士逊每日生嚼杏仁七枚，持之以恒，竟"老而健壮，心力不倦"。这是历史上适量毒物刺激提高生命效率的一个实例。

今天，在抗衰老机制的探索中，医学哲学界和老年医学最为感兴趣的就是毒物的应激效应和生物寿命的关系的研究。

毒物应激效应的意义在于本来具有毒性或刺激性的物质，当以适当的剂量或温和的刺激方式施予生物时，非但没有毒害，反而能使生物达到其潜在的最高寿命，即起到延年益寿的作用。前苏联科学家曾用一种结构类似维生素B_6的低毒剂饲小鼠，结果使其生命平均延长了10个月。美国哈曼教授的研究组给实验动物一些最简单的低毒剂，就能使它们的生命延长30%左右。美国《科学》杂志报道："低剂量的长期辐射能引起染色体更大的修复能力，从而使生命处于有益的状态之中。"科学家对英国核工业部门的近40万工人的死因进行调查之后发现，受核辐射低剂量危害雇员的平均死亡率大大低于英格兰和威尔士的一般公民，甚至某些癌症的死亡率还低于全国平均水平，说明适当的辐射刺激有延长人类自然寿命的作用。

现在，人们正在期待按照毒物应激效应的观点去寻找新型的抗衰老药，从而使人类的最高寿命得到新的突破。

---

① 郁杰. 漫话求仙服石的皇帝. 体育文史，1994（4）．
② 丹药是以朱砂炼制的汞制剂，流行于宫廷，最奢侈；五石散为砷制剂，流行于士林，是次一等。
③ 兰克辉. 中国历史上被"长生药"毒死的第一个皇帝. 国际在线综合，2007-06-11.

4

以毒攻毒：哲学的胜利

4.1 "以毒攻毒"之说及其影响

在医药学领域，"以毒攻毒"的原理，最早是中国先民们的聪明智慧在传统医药学上的应用。现存最早的医学典籍《黄帝内经》中，已有应用这一方法的间接论述。指出：治病要用"毒药"，药没有"毒"性就治不了病。最早的药物学专著《神农本草经》里，则更详细地阐释了用毒药疗疾的原理。

"以毒攻毒"一词，最早出自中国宋代周密①的《云烟过眼录》："骨咄犀，乃蛇角也。"之后，明代陶宗仪著《辍耕录》②卷二十九也记载："骨咄犀，蛇角也，其性至毒，而能解毒，盖以毒攻毒也。"

中国传统医药学历来有"以毒攻毒"之说，指使用有毒的药物来治疗毒疮等因毒而起的疾病，即在保证用药安全的前提下，可适量地用有毒药物来治疗恶疮肿毒、疥癣、瘰疬瘿瘤、癌肿症瘕等病情较重、顽固难愈的疾病。

中国历代医家及民间流传治疗癌症的方药大多属于这一类。如喜用蝎子、蜈蚣、蟾蜍等有毒动物治疗癌症。毒陷邪深，非攻不克，以药物治之，可直达病所，起到攻坚蚀疮、破瘀散结、消肿除块之效。故民间称此为"以毒攻毒"。唐代典籍中就有了运用"以毒攻毒"方法的实例。如柳宗元在《捕蛇者说》一文中就记有"腊之以为饵，可以已大风、挛踠、瘘疬，去死肌，杀三虫"的事，是对永州毒蛇具有治疗多种疾病功能的记载。唐代另一位官吏张鷟③在他的《朝野佥载》中记载了用毒蛇治病的故事："商州有人患大疯，家人恶之，山中为起茅舍。有乌蛇坠酒罂中，病人不知，饮酒渐差，罂底见蛇骨，方知其由也。"此外，以抗肿瘤中药为例，抗肿瘤中药中就有一类药性峻猛、毒性剧烈，用以治疗肿瘤邪毒壅盛的药物。

现代医学关于"以毒攻毒"的典型事例和长期实践让人们有机会更深刻地了解化学、生物学和毒理学。如今，"以毒攻毒"疗法已成为世界范围内医学界共同关注的方法，并且被广泛运用于一些中毒病、大病、危病、急病、重病、难病、顽固性疾病的治疗中，显示出明显的疗效与可贵的价值。

---

① 周密（1232—1298），南宋著名词人，笔记大家。
② 陶宗仪的《辍耕录》，是有关元朝史事的札记。作者陶宗仪（1321—约1412），是元末明初人，生于浙江黄岩。自从应试失败后，就视官禄为粪土，矢志终身不仕。在泗泾南村前后隐居了几十年，一生勤于读书写作，为发展当地文化做出了贡献。
③ 张鷟，生卒年不详，深州陆泽（今河北深县北）人。约在武则天时到唐玄宗朝前期，以辞章知名，下笔神速，当时在新罗、日本等国也颇闻其名。今存著述还有《龙筋凤髓判》和《游仙窟》等。

利用毒物，化毒为利是毒理学的一个重要研究领域，"以毒攻毒"不仅是毒理学取得的伟大成果，更是辩证法与哲学的胜利！

4.2 化学物：以毒攻毒

砒霜：福勒溶液

砒霜是毒中之王、王者之毒。它一旦侵入人体细胞，会与蛋白质联结，在分子层级造成巨大的混乱。只要摄取一点点，就会出现急性砷中毒的典型症状：恶心、呕吐、腹泻、低血压，然后死亡。由于砒霜无色、无味、无臭，所以在意大利文艺复兴时期为下毒者提供了方便。基于同样的原因，17世纪罗马企业家赫洛尼玛·斯帕拉则开办了一所学校，教导那些年轻的贵妇人如何打发掉她们的丈夫，成为有钱的年轻寡妇。砒霜还曾被称为"继承之粉"，帮助那些野心勃勃的王子获得王位——让奶妈每次吃少量砒霜，毒性就会渗入乳汁，毒死还在襁褓中的王位竞争者。

尽管如此，砒霜也能使人从死到生。公元前5世纪，希波克拉底曾用砒霜来治疗溃疡。1780年发明的福勒溶液（亦称福勒氏溶液、砷酒，Fowler's Solution）是一种补药，含有白砷，并且用薰衣草来着色，具有催情的春药效果，能够刺激食欲，可以用来治疗发热、气喘和一般的神经官能症。有些牙医也用它来杀死牙齿的神经。后来，这种含有砷的"福勒溶液"，被收录进1809年的《英国药典》和1820年的《美国药典》，在其后的150多年里用于治疗从哮喘到癌症的所有疾病。1878年美国波士顿一家医院发现福勒溶液能够使患者的白细胞数量减少，具有治疗白血病的潜力。因此，在化疗发明之前，福勒溶液还被用于治疗白血病，但只能治标不能治本。在整个19世纪，福勒溶液还被用于治疗梅毒和锥虫病。这一点间接地启发了后来的特效药新胂凡纳明的发明。许多医生还用这种"万金油"医治过多种其他疾病，如皮肤癌、乳腺癌、高血压、胃出血、心绞痛等。进入20世纪，特别是第二次世界大战之后，随着青霉素和更安全有效的治疗方法的问世，福勒溶液也慢慢地成为历史。

砒霜治疗白血病

早在1890年，现代医学教育的奠基人威廉·奥斯勒[①]就宣称"砒霜是治疗白血病的最佳药物"。今天，科学家和医生们仍然使用砒霜作为几种急性白血病的有效化学治疗剂。

中国哈尔滨医科大学附一院经过20年的临床实践，最终确定砒霜对急性早幼粒细胞白血病有非常显著的疗效，总缓解

---

① 威廉·奥斯勒（William Osler，1849—1919），医师，历任美国麦吉尔大学、宾夕法尼亚大学及约翰·霍普金斯大学医学教授（1888—1905），牛津大学的钦定讲座教授（1905—1919）。他是20世纪医学领域的大师，开创了现代医学新观念与新里程，是现代医学教育的鼻祖、临床医学的泰斗，尤其强调医学的人文与教养。著有《生活之道》和《宁静》。

率达到90%。在1994年的一次学术会议上,哈尔滨医科大学附一院的研究人员遇见了来自上海瑞金医院王振义[①]研究组的同行。于是,两个研究组在1986年体外试验取得成功的基础上,首次用全反式维A酸治疗急性早幼粒细胞白血病,取得十分满意的效果。两个研究组发现,砒霜不仅能终止癌细胞的分裂,杀死癌细胞,还能诱导癌细胞"改恶从善"转变为正常细胞。维A酸和砷剂是通过不同的途径,靶向作用于该型白血病的同一关键致病基因编码的蛋白质。在两药共用的"协同靶向治疗"临床试验中,90%以上的患者长期无病生存[②]。

2000年用亚砷酸静脉注射液治疗急性早幼粒细胞白血病获得了美国食品药品监督管理局(FDA)的许可,亚砷酸注射液也以商品名"Trisenox"在美国市场上销售。更重要的是,砒霜抗白血病的研究打开了一扇新的大门,开阔了抗癌研究的思路和视野,激发了对其他含砷化合物,如雄黄、雌黄和美拉砷醇等的抗癌作用的探索。

γ射线分解氟利昂的功效

玻璃固化物和氟利昂都是很难分解的。1998年,日本动力炉、核燃料开发事业团经实验证明,在小型玻璃固化物的实验中,使用放射量为实际千分之一即可以明显看出氟利昂已有70%被分解。由此可见,高辐射性核废料的玻璃固化物所辐射的γ射线具有分解氟利昂的功效,这种"以毒攻毒"的方法成为分解氟利昂的新技术,同时,还达到了废物利用的目的。[③]

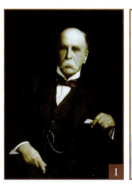 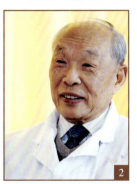

图5 应用砒霜治疗白血病的医学家 (1.威廉·奥斯勒;2.王振义)

4.3 生物毒素制新药:以毒攻毒

蛇毒、蓖麻毒素、河豚毒素、海葵毒素和肉毒杆菌毒素等生物毒素都是剧毒物质。1克肉毒毒素可以毒杀100万只小白鼠。但因为这些生物毒素的两重性,只要人们使用得当,它们也可以成为一种有效药物。现在,蛇毒作为抗血栓药物的重要来源,成为脑中风或心肌梗死患者的救星;蓖麻毒素可与单克隆抗体结合成为专

---

① 王振义(1924—),江苏兴化人,内科血液学专家,中国工程院院士,法国科学院外籍院士,上海交通大学医学院附属瑞金医院终身教授。2011年获得中国国家最高科学技术奖。

② 无病生存,是统计癌症患者存活率的一项统计指标。如某人得癌症接受治疗后继续生存了十年,其中前四年没有发过病,那么这整个十年称为实际存活,没有发病的四年称为无病生存。

③ 日本研究发现核废料可分解氟利昂,中国环境报,1998-06-20。

攻肿瘤的"生物导弹"制剂；河豚毒素可帮助海洛因、吗啡等鸦片成瘾者戒除毒瘾；海葵利用毒素来麻痹猎物，但其毒素当中的一种成分，却可能用来改善人类多发性硬化造成的瘫痪；剧毒的A型肉毒杆菌毒素有令人意想不到的美容作用，已成为国际市场上的畅销药物。

据科学家研究，肉毒毒素分为7个亚型，其中只有A型肉毒毒素可供药用。早在20世纪70年代德国临床医学研究人员便已发现，注射极微量（即几微克）的A型肉毒毒素可以医治儿童斜视和成人眼睑下垂等常见病。在治疗过程中医生意外发现：有些女性患者在注射1~2次肉毒毒素之后脸部皱纹竟然全部消失从而显得更年轻。这一发现促进了A型肉毒毒素的研究和除皱技术的推广。

4.4 "免疫"与"以毒攻毒"

在中国医学历史上，很早就有"免疫"的思想，这就是"以毒攻毒"的治病方法。东晋道教学者葛洪的《肘后备急方》中记载了一种狂犬咬人引起的病症：人被疯狗咬了，非常痛苦，受不得一点刺激，只要听见一点声音，就会抽搐痉挛，甚至听到倒水的响声也会抽风，所以有人把狂犬病又叫作"恐水病"。古代对这种病无法治疗。葛洪想到"以毒攻毒"的办法。疯狗咬人，一定是狗嘴里有毒物，从伤口侵入人体，使人中了毒。能不能用疯狗身上的毒物来治这种病呢？他把疯狗捕来杀死，取出脑子，敷在被咬伤的人的伤口上。虽然没有显示效果，但这种做法含有免疫思想的萌芽。

近代医学科学证明，在人被狂犬咬伤后，狂犬病毒便通过伤口侵入了人体。由于它与神经组织有特殊的亲和力，所以导致狂犬病的发作。狂犬的脑髓和唾液中，均有大量的狂犬病毒存在。法国著名的生物学家巴斯德便是从狂犬的脑组织中分离出狂犬病毒，并把它加以培养，制成病毒疫苗，来预防和医治狂犬病的。很显然，巴斯德所用的方法其原理同葛洪使用的方法基本相似，只不过比葛洪更为科学，但从时间上来看，巴斯德的发明晚于葛洪1000多年。由此可见，"免疫"理论的产生与"以毒攻毒"的启示有密切的关联。

诞生于公元16世纪的天花"痘接种法"，是"以毒攻毒"这一方法运用上的一个里程碑，开人类预防接种、抗生素研制和现代免疫学发展的先河。

成名于18世纪的"抗毒素免疫疗法"的发明人贝林，之所以能够成功地从动物身上提取出抗毒素血清，正是在通晓中国"以毒攻毒"理论的日本友人北里柴三郎的明确提示下才得以完成的。从1891年12月他在德国勃里格医院第一次以"以毒攻毒"的方法成功试用于人体开始，白喉的死亡率就出现了显著的下降，以致后来成为能使儿童产生自动免疫能力的有效制剂，使儿童终身不得此病。

抗蛇毒血清的研究有近百年的历史。目前，世界上有20多个国家30多个企业和科研院校利用60多种毒蛇的毒液生产或研制出单价、双价和多价抗蛇毒血清近百种。据新加坡大学统计，全世界抗动物毒素已有 180 多种，其中抗蛇毒毒素 12 种，抗蝎毒毒素 2 种，抗有毒鱼类毒素 1 种，抗水母毒素 3 种，抗蜘蛛毒素 6 种，其他抗毒素 159 种。

4.5 以多毒攻剧毒

毒物学家麦克·加洛对这个"剂量"原理了解得一清二楚，他是美国新泽西癌症研究所的副主任。2004 年 2 月，也就是他 64 岁的那一年，被诊断出患有"非霍奇金淋巴瘤"。于是，他不只是癌症研究所的毒物学家，又成了研究所的癌症患者。负责治疗肿瘤的专家对他进行了 4 个月的静脉毒素输液（亦称化疗），他就在他办公室四层楼下的门诊部中开始接受治疗。静脉毒素输液的成分包括环磷酰胺、阿霉素、长春新碱、泼尼松和美罗华——这些成分的毒性足以导致各种副作用：从呕吐、腹泻、体重下降到肝脏、心脏和膀胱受损，甚至会由于免疫系统受到抑制造成大规模感染而导致死亡。

加洛认为："几乎所有的抗癌药物就其本质而言都是具有致癌性的。"同时，他又告诉人们，在医生"将针头插入我的静脉那一刻，我觉得轻松多了。我想，这些药物能抓住那些该死的癌细胞"。加洛很幸运。尽管疲劳和化疗中常见的血红细胞下降随之而来，但他在接受化疗期间还是继续工作。

毒理学救了麦克·加洛的命。在经历了六个月数千毫克的毒性药物注射之后，加洛的医生认为他已经不再受癌症威胁。淋巴瘤开始缓解，加洛靠毒药获得新生。他感慨地说，"这就是以多毒攻剧毒"，"否则我已经是一个死人了，感谢上帝使这有毒性的东西存在"①。

---

① 纽曼. 毒是双刃剑：量大是毒，量小是药. 华夏人文地理，2005（5）.

第62卷

有毒植物的利用与开发

本卷主编 史志诚 尉亚辉

卷首语

  人类的祖先在尝试各种植物性食物时显然是付出了巨大的代价，但终于学会了区别可食用植物与有毒植物。与此同时，在采集植物性食物的过程中逐渐由被动转为主动，不仅积累了大量辨别有毒植物的知识，而且开始在食用、渔猎（用于箭毒和毒鱼饵）、医药方面，利用有毒植物为人类的生产、生活和健康水平的提高服务。

  在现代社会，有毒植物蓖麻成为航天工业用油的重要原料，有毒植物大麻成为纺织与造纸的工业原料。不仅如此，一些有毒植物被用于环境绿化，在改善生态环境方面显示了一定的独特优势，并在治理污染方面发挥了重要作用，有效地推进了相关产业的发展。

  本卷就人类食用有毒植物的历史，历史上和现代的可食用有毒植物，有毒植物用作箭毒，蓖麻和大麻的利用及其产业的发展，有毒植物用于环境绿化与观赏，有毒植物用于农牧业和灭鼠，以及利用有毒植物治理污染的历史诸方面进行一番回顾，以启示人们继续进行研发，将有毒植物这个天然资源更加科学而充分地利用起来，化毒为利，为人类的未来做出贡献。

1

人类食用有毒植物的历史

1.1 有毒植物的食用历史

人类早期付出的代价

人类的祖先在尝试各种植物性食物时显然是付出了巨大的代价。当有毒植物引起急性中毒死亡时,人们就立即知道了某种植物性食物有毒,于是就记住以后不能吃这种食物。

在辨别绿色植物有毒无毒的过程中,人类不仅付出了艰辛的汗水,而且付出了健康甚至是生命的代价。据中国傣族传说,远古狩猎时代,有一位勇敢的傣族猎人,率众外出狩猎,碰到一只老虎,猎人一箭射向老虎,老虎未死,反被箭伤的疼痛激怒,疯狂地扑向猎人。机警的猎人急忙爬上身边的一棵大树,折断一根树枝使劲儿向老虎嘴巴扎去,不料老虎竟倒地死了。为证实老虎的死因,猎人对周围的人说,我想亲口尝尝这个树枝,看它究竟有没有剧毒。说完他便咬了一口树枝,结果顷刻身亡。[1]从此,人们就认识了这种剧毒植物——见血封喉,并将其广泛用作箭毒狩猎。

考古专家认为,人类发现有毒植物是一种偶然,可能是在做饭的时候发现了某些植物含有剧毒。因此,具有毒药知识的人在那个时候被尊为部落的术士。

有毒植物是自然界客观存在的一部分,最初它只是人类的"敌人",但一代代人的生命的代价,终于使人类在人与毒的关系中逐渐由被动转为主动,不仅积累了大量辨别有毒植物的知识,而且开始在食用、渔猎(用于箭毒和毒鱼饵)、医药和宗教(用作迷幻剂,主要集中在大麻和毒蕈类)等领域利用有毒植物。[2]

从有毒植物到食用作物

在上万年的人类历史中,人类恰恰选择了能产生剧毒的生氰物质的植物作为自己的主要食物进行驯化栽培。在目前人类消耗前22类作物中,至少有14类起源于能合成生氰物质的植物,有5类至少有部分能合成生氰物质,只有番茄、白菜和椰子3类与生氰物质无关(第28页表62-1-1)。

人类的祖先选择能合成生氰物质的植物作为主要食物的原因,一是可能处在采猎与耕作时代的过渡期间;二是这些生氰植物的茎叶对昆虫取食有防御作用,能够普遍种植和旺盛生长,人类主要取食它们的果实并可通过摄入大量肉类蛋白来解毒。

许多含有生氰物质的植物经数千年的驯化,毒性逐渐消失或减弱。现代品种再

---

[1] 裴树平,刘仲苓. 中国保护植物. 上海:上海科技教育出版社,1995:226.
[2] 俞为洁. 有毒植物的食用历史. 农业考古,2007(4).

表 62-1-1　人类食物与生氰物质作用的关系

作物	生氰物质作用	作物	生氰物质作用
玉米	+	香蕉	+/-
小麦	+	苹果	+
水稻	+	豆类植物	+
马铃薯	+/-	白菜	-
木薯	+	西瓜	
大麦	+	椰子	
甘薯	+	洋葱	+/-
大豆	+/-	燕麦	
番茄	-	油菜	+
高粱	+	花生	+
橙	+/-	谷子	+

注：+ 表示全部种属合成生氰物质；+/- 表示部分种属合成生氰物质；- 表示全部种属不合成生氰物质

加上烹调方法的改进，许多有毒成分被浸洗溶去或在烹调中被破坏。如小麦、玉米等粮食作物在幼苗期含有有毒的氰苷，但成熟时均无毒或只有含量极低的微毒，可安全食用。

自从发明农业以来，人类栽培经过选育的植物，逐渐减少它们的毒素，克服它们在自然选择中演化出来的防御机制。

荞麦是中国古代重要的粮食作物之一，谷实无毒，但开花时有毒，历史上曾因春荒饥食荞麦花而屡酿惨祸。清代魏源《北上杂诗七首同邓湘皋孝廉》一诗，对此就有详细的记述。诗中写道："中野种荞麦，春风吹麦新。二月麦花秀，三月花如银。麦秋不及待，人饥已奈何！明知麦花毒，急那择其他。食鸠止渴饥，僵者如乱麻。冀此顷刻延，偿以百年嗟。投之北邙坑，聚土遂成坟。明年土依然，春风吹麦新。勿食荞麦花，复作坑中人。"[①]

马铃薯是首先得到栽培种植的植物，这与它不同寻常的发展历史有关。人类是在首次发现野生马铃薯的地方——安第斯山脉高海拔地区开始马铃薯的培植的[②]。科学家研究证实：野生的马铃薯是有毒的，现代栽培的马铃薯是安第斯的农夫花费几百年的时间驯化改良的成果。尽管如此，栽培的马铃薯仍然全株各部都含有有毒化合物——龙葵碱，只是不同部位和不同生长时期含量不同而已。新鲜的马铃薯茎、叶含龙葵碱的量以开花至结有绿果期

---

① 魏源. 魏源全集：第12册. 长沙：岳麓书社，2004：495.
② 马铃薯（*Solanum Tuberosum*），英文名：Potato，印加人称 Papa，瑞典人称土梨。科学家们认为，马铃薯的首次栽培是在大约8000年前，由游猎和采集者部落进行。他们居住在秘鲁和玻利维亚交界的安第斯山区的喀喀湖（Lake Titicaca）附近。这些最初的农民通过驯化大量生长在湖区的野生马铃薯植物获得了栽培马铃薯。在随后的数千年中，安第斯山区的人民培育了可在不同高度和不同气候条件下生长的马铃薯品种。在秘鲁的国际马铃薯中心已经鉴定出种植在安第斯山地区的大约4300个不同的马铃薯品种。

为最高，而干燥的茎、叶无毒。一般绿叶中含0.25%，花内含0.7%，马铃薯皮内含0.01%，而成熟的马铃薯块根内只含0.004%，不致引起中毒。但发芽的马铃薯块中龙葵碱的含量可增加到0.08%，芽内可高达4.76%。由此可见，无论是野生的还是栽培的马铃薯都或多或少具有毒性。毒理学专家告诫人们，马铃薯既可当粮食，又可当蔬菜。每100克马铃薯中约含20毫克龙葵素，加热后即被破坏。食用马铃薯必须削皮，尤其是储存了几个月的马铃薯，皮要削得厚一些，然后煮熟吃，以确保安全。

马铃薯的传播有很长的历史。16世纪中叶，西班牙人征服了秘鲁，1537年在安第斯山脉的村庄里发现了马铃薯，并于1565年带回西班牙的加那利群岛栽培，将马铃薯从秘鲁引种到欧洲，又引种到英国，但当时是将它当作奇花异草看待的。直到1663年，政府鼓励栽培，马铃薯才由供人观赏而跻身餐桌。法国有位药剂师，把马铃薯从美国带回法国。后来经法国国王路易十六亲自提倡才使它在法国获得落脚生根繁衍后代的权利。17世纪初马铃薯

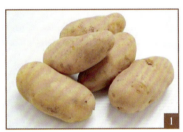 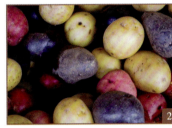 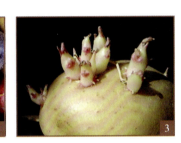

图6　马铃薯（1. 栽培育成的马铃薯；2. 种类繁多的马铃薯；3. 发芽马铃薯的芽和表皮变绿的部分含有毒化合物——龙葵碱）

传入印度、中国、日本等国家。

许多植物经栽培驯化后，毒性会减弱。例如，野生苦杏仁中所含的苦杏仁苷达1%~5%，最高可达7.9%，栽培甜杏仁中所含的苦杏仁苷只有0.11%左右[①]。栽培植物因为有人为的干预，从而更适合人类食用。

随着农耕的兴起，农业的结构也不断地进行调整。食品的历史告诉人们，在小麦成为粮食之王以前，世界上的许多农耕社会中，居民吃的不是面包，而是以植物的根茎、块茎为基本的主食。大多数的食用根茎、块茎作物似乎无力挑战谷物的主食地位，但马铃薯是其中的例外，在世界的粮食消耗排名中，它排在小麦、水稻及玉米之后名列第四，并在各个文化领域都受到青睐。

人类对有毒植物的识别

人类在生产、生活过程中学会了识别有毒植物。当人和动物食用后会引起中毒现象，严重者导致死亡的那些植物，我们称之为有毒植物。

现代生物科学家按照生物学系统分类，将绿色植物分为菌、苔藓、蕨、裸子植物和被子植物五大类群。菌类植物真菌

---

① 陈冀胜，郑硕. 中国有毒植物. 北京：科学出版社，1987：502-503.

门下的蕈类（俗称蘑菇），有毒者约有100种，大约占蕈类的10%。苔藓植物有2.5万种左右，蕨类有1.2万种左右，虽然数量巨大，但有关它们的毒性研究却非常薄弱，目前只知凤尾蕨等几种是有毒的。裸子植物多为常绿树木，常组成大面积的森林，包括4纲70属700种，但仅有东北红豆杉等少数几种有毒。东北红豆杉的果、茎皮、叶含紫杉碱，食后可致死。被子植物即有花植物，包括乔木、灌木、藤本、草本，是现代植物中最繁茂和分布最广的一个类群，有300余科25万种，占植物物种的一半以上，绝大部分的有毒植物均属于被子植物。然而世界上到底有多少有毒植物，至今没有确切的统计数据。杜克（Duke）说世界上约有1000种植物含有毒成分；加德（Gadd）记录了分布在世界各地的1938种有毒植物；陈冀胜、郑硕所著的中国第一部比较系统地论述中国有毒植物的专著中，收集了约1300种分布于中国的有毒植物[1]。

有毒植物去毒技术的发明

对野生植物的采食几乎贯穿于整个人类的历史，只是越早期的人类对其依赖性越强而已。中国古籍《淮南子·修务训》对神农"尝百草之滋味，水泉之甘苦，令民知所避就，当此之时，一日而遇七十毒"[2]的追忆，就是一个经典的历史概括。

当然，人类也想了很多办法以尽可能地减少牺牲。起初，人们通过观察动物的食物来扩展自己的食谱。传说西盟佤族的祖先分别从蛇窝、野牛粪堆中发现了早稻和小红米（鸡爪粟），一些种子未被动物的肠胃消化，随粪便排出后，又会在粪堆中发芽生长出新的植株。从一只猎到的野鸽子（斑鸠）的嗉囊里发现了小豆，从而知道了这些植物是可食之物。[3]但这种方法并不绝对保险，有些植物某些动物吃了没关系，但人吃了就会中毒甚至死亡。例如，明代谢肇淛《五杂组》中就讲过"人食巴豆则泻，鼠食巴豆则肥"的事。巴豆用量稍多，人就可能腹泻而死。

随着历史的演进和科技的进步，人类在与有毒植物的较量中逐渐发现，有些有毒植物，直接吃会中毒，但经过一定的加工处理后，毒性会减弱甚至彻底消失，人、畜食用后就不会再中毒。最常用的去毒方法，一是用清水、草木灰水、石灰水等浸泡；二是用清水、草木灰水、石灰水、豆叶（亦可用豆子）、泥土等蒸或煮；三是水浸发酵。实际操作中，这些方法往往混合并用，以加强去毒的效果。

---

[1] 陈冀胜，郑硕. 中国有毒植物. 北京：科学出版社，1987：3-4.
[2] 刘安，等. 淮南子. 高诱，注. 上海：上海古籍出版社，1990：208.
[3] 李根蟠，卢勋. 中国南方少数民族原始农业形态. 北京：农业出版社，1987：115-116.

1.2 历史上的可食用有毒植物

历史上最常见的具有代表意义的可食用有毒植物是木薯、魔芋和黄独。

木薯

大戟科木薯属的木薯（*Manihot Esculenta*），别名木落、木番薯、树薯、臭薯、葛薯、树番薯，原产南美洲，是一年生或多年生块根植物，为世界三大薯（马铃薯、甘薯、木薯）之一。

木薯已有4000年的栽培历史，是南美印第安人的主粮之一。人们食用的是其含有淀粉、蛋白质、脂肪和维生素的块根。但木薯全株有毒，新鲜块根毒性较大，其表皮、内皮、薯肉及薯心均含有不同量的氰苷。当氰苷遇水或胃液时，可以析出游离的氢氰酸，从而使人中毒。南美印第安人很早就摸索出了木薯去毒的方法。妇女们先把含毒量最高又没有食用价值的块根皮剥除，放入水中浸泡1~2天后，再煮熟或加工成木薯粉，就可以放心食用了。①

魔芋

天南星科约有10属38种有毒，主要集中在花叶万年青、海芋和天南星等属中。中国的《神农本草经》《本草纲目》将其中的天南星（一把伞南星）、海芋、魔芋列为大毒植物。魔芋（*Amorphophallus Konjac*），是天南星科有名的有毒食用植物。主产热带、亚热带和温带地区，以热带最多。一般认为魔芋全株有毒，块茎毒性较大，但用石灰水处理后，可磨粉制成魔芋豆腐以供食用，这种技术首见于中国宋代的《开宝本草》，"捣碎以灰汁煮成饼，五味调食"②。中国明朝时，魔芋的种植和食用技术已经成熟，一直延续到今天仍然很实用。

黄独

黄独（*Dioscorea Bulbifera*），为薯蓣科植物，别名黄药子、零余薯、雷公薯、金钱吊蛤蟆等。主要分布在中国的陕西和华东、华中、华南及西南，日本及亚洲东南部也有。其块茎呈卵圆形或梨形，表面长满须根，误食和服用过量，可引起口、舌、喉等处烧灼痛，出现流涎、恶心、呕吐、腹泻、腹痛、瞳孔缩小等中毒症状，严重者会导致昏迷、呼吸困难甚至心脏停搏而死亡。黄独含有的毒素为二萜类化合物黄独素。中国浙江民间食用黄独前先将其切成薄片，涂以草木灰，再浸于池水中2~3天，取出晒干，然后煮熟食用。③明代徐光启《农政全书》曰："土芋：一名土豆，一名黄独，蔓生，叶如豆，根圆如鸡卵，肉白皮黄，可灰汁煮食，亦可蒸食。"④

---

① 孙友富，等.动物毒素与有害植物.北京：化学工业出版社，2000：81.
② 闵宗殿.魔芋史迹琐碎录.古今农业，1987（1）.
③ 浙江省科学工作委员会.浙江习见有毒植物（内部资料）.1960：26.
④ 徐光启.农政全书：上册.陈焕良，罗文华，校注.长沙：岳麓书社，2002：416.

1.3 现代的可食用有毒植物

蕨

尽管欧洲蕨含有生氰苷、维生素 B_1、"再生障碍性贫血"因子、血尿因子以及致癌物等多种有毒有害因素，会引起动物中毒，但用蕨的嫩叶（蕨菜）及根状茎作为人类的食物已有几个世纪的历史。

在幼嫩时可作为菜蔬食用的蕨类植物有蕨菜（*Pteridium Aquilinum*）、毛蕨（*Pteridium Revolutum*）、菜蕨（*Callipteris Esculenta*）、紫萁（*Osmunda Japonica*）、西南凤尾蕨（*Pteris Wallichiana*）、水蕨（*Ceratopteris Thalictroides*）等，不但鲜时可以做菜用，亦可加工成干菜。日本、加拿大、巴西、美国及西伯利亚部分地区的人民有食用蕨菜的习惯。日本为满足其国民的需求，每年从国外进口蕨菜。中国不少地区的人长期以来将蕨菜作为一种美味菜肴。

蕨的根状茎富含淀粉，一些国家的人曾用蕨根状茎加工淀粉并进一步制作面包及其他淀粉制品。特别是在战争年代及饥荒食物匮乏时，蕨根淀粉甚至成为人们赖以生存的重要食物来源。美洲印第安人将其根茎煮熟，然后去皮吃或捣烂制成面粉。在日本，人们从根茎中提取淀粉用来做甜点，叶片和根茎被用来酿造啤酒，根茎淀粉代替葛粉。

萱草

萱草是萱草属植物，原产于亚洲及欧洲温暖地带，中国自汉代起种植萱草，到唐、宋以后栽培萱草已相当普遍，因而中国萱草属植物的种类较多，分布较广，而且最早作为蔬菜栽培。中国还是世界上最大的金针菜产销国，大量制品出口，具有较高的经济价值。

萱草花蕾的干制品呈黄色或黄褐色，俗称金针菜或黄花菜，其中优良的金针菜主要是由黄花菜花蕾制成。萱草含有大量维生素、矿物质和糖等营养物质，味鲜质细，除用作汤菜外，常与木耳、蘑菇等炒成素什锦，或与肉丝、鸡蛋等做成木樨肉，属于滋补性佐餐佳品，是中国特有的传统名贵食品之一。

据报道，黄花菜是新鲜的萱草花蕾经蒸煮烘（晒）干制成。未经蒸煮的新鲜黄花菜中含有一定量的秋水仙碱（本身无毒），人食用后在胃内可被氧化分解生成有毒的氧化二秋水仙碱，引起恶心、呕吐、腹痛、腹泻、头痛、口渴和喉干等症状，故不可一次食用过多未经干制的新鲜黄花菜。此外，萱草属有 12 个种和几个变种，其中有 5 个种有毒，含有萱草根素[1]，具有毒性，不宜用来制作黄花菜。

---

[1] 目前已确定含萱草根素的有毒种 5 个，即：野黄花菜（*H. altissima*）、北黄花菜（*H. lilioasphodelus*）、北萱草（*H. esculenta*）、小黄花菜（*H. minor*）和童氏萱草（*H. thunbergh*）。确定不含萱草根素的无毒种 3 个，即：黄花菜（*H. citrina*）、萱草（*H. fulva*）和千叶萱草（*H. fulva L. var. kwanso Regel*）。

2 有毒植物用作箭毒

2.1 狩猎时代使用的有毒植物

人类在狩猎时代使用弓箭作为狩猎的重要武器，同时给箭镞①敷上毒药使之成为毒箭。

植物毒曾被不同的部族以不同的方式利用，以提高他们狩猎的效力。许多植物毒被用来涂在吹筒箭和弓箭的箭头上使其成为毒箭。例如，亚洲的马来亚（Malaya）半岛，使用的就是从马钱属植物（*Strychnos*）中提取的士的宁（Strychnine）。在马来群岛，含鱼藤酮（Rotenone）的毛鱼藤（*Derris Elliptica*）的根，被用作鱼毒和箭毒。用旋花羊角拗的浸提物可以杀死大象。

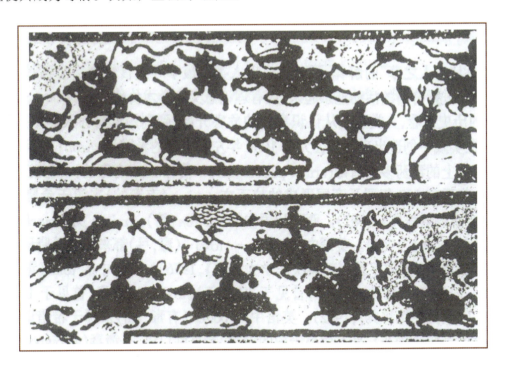

图7　射猎图（中国陕西绥德县汉代画像石，猎者射罟鸟兽）

---

① 箭又名矢，由箭镞、箭杆、箭羽组成。箭镞用于射击目标，箭杆用于撑弦承力，箭羽使箭在飞行中保持稳定。

2.2 作为箭毒的有毒植物

乌头

毛茛科乌头属（*Aconitum*）的乌头（*A. Carmichaelii*）是多年生植物，其根内含有乌头碱。公元 2 世纪中国古代的《神农本草经》在"乌头"项下就有"其汁煎之，名射罔，杀禽兽"的记载。公元 6 世纪梁代陶弘景的《本草经集注》"乌头"条下详述了箭毒的制作过程："四月至八月采，捣榨茎叶，日煎为射罔，猎人以敷箭，射禽兽十步即倒，中人亦死。"《北史·匈奴宇文莫槐传》记载："秋收乌头为毒药，以射禽兽。"李时珍《本草纲目》记载："草乌头取汁晒为毒药，射禽兽，固有射罔之称。"《本草纲目拾遗》转引《白猿经》中以草乌为原料，制造"射图膏"的方法，这种砂糖样药膏挑起即用，上箭最快，到身，走数步即死。《魏书》中有辽东塞外秋收乌头为毒药杀禽兽的记载。

据考证，东亚各国狩猎的主要箭毒原料也是乌头。根据古彝文经书《毒的起源经》的记载，彝族先民使用川、草乌类毒草，熬水、浓缩，制成箭毒用于射猎。

见血封喉

桑科见血封喉属（*Antiaris*）的见血封喉（箭毒木，*A. Toxicaria*）是落叶乔木，分布于中国云南、印度、印度尼西亚、马来西亚、斯里兰卡及北非的热带地区。爪哇土著人称之为见血封喉（Upas），取树皮乳液制箭毒，主要成分是一种强心苷箭毒灵（Antiarin）。

箭毒藤

箭毒藤（*Chondrodendron Tomentosum*）是防己科的有毒植物，分布于热带南美洲。土著人称其为帕雷亦拉（Pareira）。从其根茎中提取的液体可用来制作箭毒，主要成分是生物碱 D-筒箭毒碱（D-tubocuraine）。

相思子

豆科相思子属（*Abrus*）的相思子（*A. Precatorius*，鸡母珠）分布于中国云南、印度、印度尼西亚、马来西亚、斯里兰卡等热带地区。其种子在印度曾被用作试罪刑毒，在马来西亚用于制箭毒，主要成分相思子毒素（Abrin）是一种蛋白毒，虽为剧毒，但速效性比较差。

马钱子

马钱科马钱属（*Strychnos*）的马钱子（*S. Nux-vomica*，番木鳖）分布于印度东部、泰国、越南、澳大利亚北部及中国的云南、西藏、台湾等地。其种子被土著人制成浸膏，可作为箭毒。

其他箭毒植物

加勒比的印第安人用毒番石榴（*Hippomane Mancinella*）的树液浸制毒箭。非洲、拉丁美洲人用几种大戟属有毒植物似乳汁的浆液制成箭毒。印度至马六甲海峡诸岛的土著人采集马蹄花属有毒植物红色种子制作箭毒。菲律宾的土著人用卫矛科

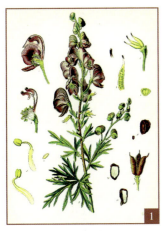
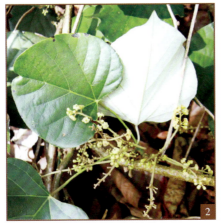
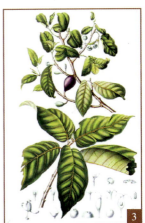
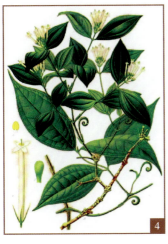
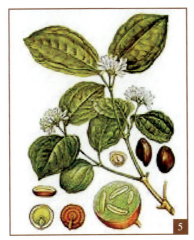
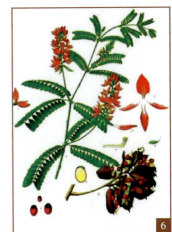

图 8　重要箭毒植物（1.欧乌头〔*Aconitum Napellus*〕；2.箭毒藤〔*Chondrodendron Tomentosum*〕；3.见血封喉〔*Antiaris Toxicaria*〕；4.毒马钱子〔*Strychnos Toxifera*〕；5.马钱子〔*Strychnos Nux-vomica*〕；6.相思豆〔*Abrus Precatorius*〕）

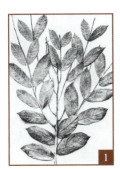
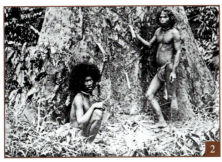
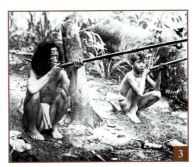

图 9　见血封喉（1.见血封喉〔Upas〕的树叶；2.从见血封喉树上抽取毒液；3.用吹管发射毒箭）

的有毒植物制作箭毒。居住在大峡谷地区的中国西藏的珞巴族的先民采集生长在海拔 5000 米以上高山上的一枝蒿，用它的茎来制毒，然后制成毒箭，可以长时间存放而毒效不减。此外，夹竹桃科羊角拗属（*Strophanthus*）和毒毛旋花（*Strophanthus Kombe*），分布于非洲东部，茎木部提取液也能制作箭毒。

3

蓖麻及其产业的发展

3.1 蓖麻与蓖麻产业链

蓖麻（*Ricinus Communis*），属大戟科多年生木质草本植物，别名红麻、草麻、八麻子、牛蓖等。由于蓖麻全株有毒，含有蓖麻毒蛋白（蓖麻毒素）、蓖麻碱、变应原和红细胞凝集素等四种有毒成分，而且全球许多国家和地区都有种植，因此，蓖麻成为随处可见的"毒药"。

尽管蓖麻有毒，但蓖麻的利用价值很高。蓖麻的种子含油量达50%左右，是现代工业必需的高级润滑油。在医药上蓖麻可作为缓泻剂，蓖麻毒素是重要的抗癌物质。此外，蓖麻的叶子可用于养蚕，蓖麻茎秆可以制板和造纸，蓖麻粕营养丰富，是优质有机肥，脱毒后的蓖麻籽饼是一种高蛋白饲料。蓖麻众多的用途及其相关产品形成了一个产业链和新兴的蓖麻产业。

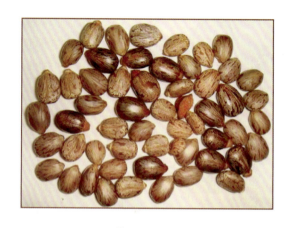

图 10 蓖麻的种子：蓖麻籽

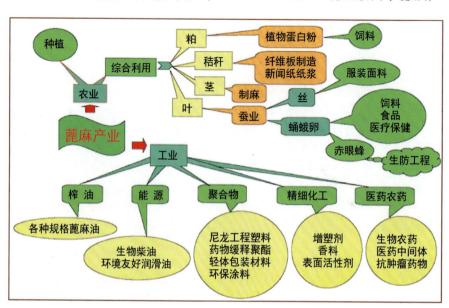

图 11 蓖麻产业链示意图

3.2 蓖麻油产业开发简史

奇妙的蓖麻油

蓖麻油具有其他植物油难以比拟的良好特性,它具有黏度大、燃烧点高、凝固点低、比重大等特点。它在500℃~600℃的高温下不变质、不燃烧,在-18℃仍保持流动性,-40℃不会硬化,是良好的不干性油,广泛用于医药、化工、航空、航海、电子及机械制造等诸多领域,已被世界公认为"油中之王"。

——蓖麻油可作为航天、航空和一切精密仪器的高级润滑油,以及刹车油、防护油。据报道,蓖麻油与乙醇按一定的比例混合,在-40℃下也可作为刹车油。美国、德国专利报道,蓖麻油与醇、水混合,可作为低污染的燃料油代替汽油、柴油,制成半固体复合油基燃油,还可作为火箭复合固体燃料。

——蓖麻油通过水解、酯化、环氧化、裂解、聚合、衍生等手段,可生产出氢化蓖麻油、脱水蓖麻油、癸二酸、聚氨酯、十二羟基硬脂酸等上百种高附加值的精细化工产品。蓖麻油通过催化剂的作用,在240℃~260℃温度下,可脱水成干性脱水蓖麻油。用脱水蓖麻油制成的表面涂料,性能优异。

——蓖麻油可聚合成尼龙-11。尼龙-11是聚酰胺类工程塑料中的一个重要品种,它具有良好的特性,熔点低(185℃),加工容易,吸湿率小(1.85%),电性能优良。由于它具有独特的耐低温性、耐光、耐氧化和耐热等良好的抗老化性能,被广泛用于汽车、船舶、机床、建筑、军工、医疗卫生等行业制品中,成为当前国际市场上的走俏产品。

——蓖麻油衍生出来的12-羟基-Δ9-18碳烯酸与蜂王浆中的10-羟基2-癸烯酸结构相似,小白鼠实验表明,对癌症的抑制率达58%以上。

——蓖麻是提取蓖麻油酸的唯一原料。从石油中得到的系列产品,多数也都可从蓖麻油酸深加工中获取。美国、西欧等工业发达国家和地区,利用蓖麻油生成的化学衍生物已达300多种,经脂化生成的甲脂、丁脂,是生产润滑剂、塑料、化妆品、洗涤剂等的主要原料。

——蓖麻油脂肪酸组分中,近90%为蓖麻醇酸,若经脱毒处理,可生产保健色拉油。

尽管如此,专家们特别提示:蓖麻油有毒,严禁食用。

蓖麻油产业的兴起与发展

20世纪初,由于航空工业的发展,需要不冻结的润滑油。因此,蓖麻油的需求量急剧增加,推动了蓖麻生产,蓖麻成为大田广为栽培的作物。1933年之前俄国还没有种植蓖麻,当时需要的蓖麻籽和蓖麻油全部依靠进口。第一次世界大战前几年蓖麻籽进口额500万卢布左右。十月革命后,前苏联蓖麻生产有了较大发展,成为世界上蓖麻的主要生产国之一。

第二次世界大战前,全世界种植蓖麻8740平方千米,其中亚洲有6250平方千米。到20世纪60年代末，世界蓖麻籽总产量为84万吨。1989—1990年，蓖麻主要生产国印度、巴西、中国、泰国、菲律宾、巴基斯坦、前苏联等国的蓖麻籽产量为99.4万吨，占世界蓖麻籽总产量的95%，其中印度40万吨，占世界总产量的38.2%；中国27.5万吨，占世界总产量的26.3%；巴西17.5万吨，占世界总产量的16.7%。印度、中国、巴西三国合计占世界总产量的81.2%。

20世纪60年代开始，蓖麻油产业得到迅速发展。据统计，1969年世界蓖麻油出口量为25.3万吨，其中巴西出口18.1万吨，占世界出口总量的71.5%。印度蓖麻油总产量16万～26万吨，其中用于制皂的1.6万～1.8万吨，纺织工业和化学工业各2000～3000吨，润滑油5000～6000吨，其余出口。日本用于乳胶涂料、润滑剂、增塑剂的约占一半。

法国的阿托公司（ATOCHEM，产品以尼龙-11为代表）和中国（产品以癸二酸和尼龙1010为代表）、日本（精制癸二酸）、巴西（生物柴油、生物降解聚合物材料）的一些蓖麻油深加工企业不断发展壮大，推动了世界蓖麻油产业的稳定发展。

3.3 蓖麻种植业的发展

蓖麻：世界性十大油料作物之一

蓖麻作为世界性十大油料作物之一，广泛分布在非洲、南美洲、亚洲和欧洲。目前，种植蓖麻的国家和地区主要有安哥拉、肯尼亚、苏丹、坦桑尼亚、巴西、厄瓜多尔、巴拉圭、中国、印度、印度尼西亚、伊朗、泰国、俄罗斯和罗马尼亚。

世界蓖麻籽的主产国为印度、中国、巴西、泰国、菲律宾、巴基斯坦、俄罗斯等8个国家。这些国家的总产量1985—1986年为112.68万吨，1987—1988年为86万吨，1988—1989年为80.3万吨。

1989—1990年世界蓖麻籽总产量为104.6万吨。其中印度40万吨，占38.2%；中国27.5万吨，占26.3%；巴西17.5万吨，占16.7%；前苏联6.2万吨，占5.9%；乌拉圭4.5万吨，占4.3%；泰国2.4万吨，占2.3%；巴基斯坦1.3万吨，占1.3%；其他国家和地区5.2万吨，占5%。印度、中国、巴西三国蓖麻籽合计占世界总量的81.2%。

目前，印度、中国、巴西等国，产量约占全世界产量的95%（其中印度72%，中国20%，巴西8%）。而法国、美国、俄罗斯、日本、德国、英国、荷兰等国家基本上不生产蓖麻籽，而是直接从印度、中国、巴基斯坦、泰国、印度尼西亚、巴西等国进口蓖麻籽和毛油，加工后产品投放市场，其中有相当一部分产品再返销上述原料生产国，赚取高额利润。

据有关资料显示，全世界蓖麻种植面积约为1.6万平方千米，蓖麻籽产量120万吨左右，中国蓖麻种植面积2000～2667平方千米，蓖麻籽产量30万吨，年产蓖麻油15万吨左右。

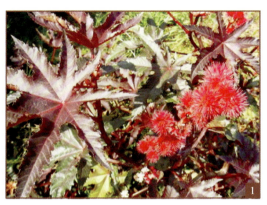 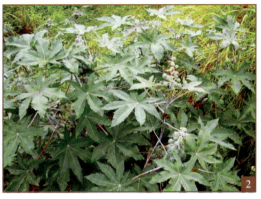

图12 工业用蓖麻的大田生产（1.红茎型；2.青茎型）

蓖麻产业的科技创新与发展

工业用蓖麻按照茎的颜色分为红茎型与青茎型，以果实上肉刺的有无又分为有刺型与无刺型，根据种子的大小分为大粒型和小粒型。

在蓖麻良种的研发方面，有法国杂交种CSR-6.181、CSR-6.190、CSR-63.268，泰国202和中国培育的蓖麻品种油蓖4号、油蓖5号、晋蓖2号、通蓖5号、通蓖6号和淄蓖5号等。

蓖麻油的榨油方法因用途不同而异。工业用蓖麻油是用螺旋榨油机直接压榨，或者采用预榨——浸出所得到的蓖麻油，只能作为工业用油。用冷榨所得的油称为1号蓖麻油。其饼粉碎后进行再次压榨或浸出以制取3号蓖麻油（无2号），供工业用。

药用蓖麻油用作泻剂，榨油方法是用水压机冷榨，温度不超过50℃，否则部分杂质会溶入油中而不能做药用。

蓖麻产业的战略思考

随着石油资源的日渐减少，寻找替代能源已成为世界各国亟待解决的课题。蓖麻属可再生资源，从石油中得到的系列产品多数可以从蓖麻油深加工中获得。因此，蓖麻产业已受到各国政府、化学家、化工学家、生物学家、医学家和企业家的瞩目。

蓖麻油被有关专家视为很有开发潜力又可再生的"石油"资源。美国将蓖麻产业列为八大战略物资之一，法国将生产尼龙-11技术列为国家一级机密，巴西实施以蓖麻为主要原料之一的国家能源替代计划，印度将蓖麻列入了期货产品，率先实现了蓖麻的市场化。

中国将蓖麻作为重要的非粮能源作物。推广蓖麻种植，既能有效地利用边际性土地，如盐碱地、沙化地、山坡地，还可以加快实现生物质能源产业向非粮能源作物为主要原料的转型，对于推动生物产业健康发展、调整农业种植结构、促进农民增收、发展农村经济具有重要作用。特别是中国西部干旱和半干旱生态区发展能源作物蓖麻产业潜力巨大。这一地区具有广袤的土地资源，发展别具一格的蓖麻产业，不仅可以有效缓解该地区生态环境日益恶化的趋势，也是振兴区域经济的重要抓手。因此，推广蓖麻种植，是一种具有战略意义的选择。

目前，中国蓖麻主要产区分布在内蒙古通辽地区、吉林省白城地区，以及山东、山西等地，占全国蓖麻种植的80%。

其他产区有辽宁、云南、河南、河北、新疆、宁夏、青海、陕西等省（区）。中国正常生产年份蓖麻种植面积约2000平方千米。此外，发展蓖麻产业，进一步提升蓖麻在生物能源中的地位，对于缓解对石油的依赖也具有重大意义。

3.4 蓖麻的综合利用

蓖麻叶用于饲养蓖麻蚕

蓖麻叶营养丰富，可做蓖麻蚕的饲料，用来喂养蓖麻蚕。蓖麻蚕①是大蚕蛾科樗蚕的一个亚种，原产印度，1938年前后引入中国台湾省高雄，1940年后引入中国东北、华东、华南等地。每0.01平方千米蓖麻可采叶6000千克，养蚕收茧250～300千克。

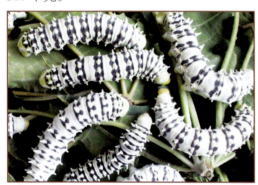

图 13　蓖麻蚕

蓖麻蚕丝作为绢纺原料

蓖麻蚕茧呈洁白色，茧衣又厚又多，约占茧层量的1/3，虽光泽不如桑蚕茧明亮，不能缫丝，但蓖麻蚕丝的性质基本与家蚕相似，是优良的绢纺原料，可用来纺织高级的织物。

蓖麻蚕丝纤维具有弹性好、吸湿性强、可纺性佳等优点，经梳理后可得1～4级的长纤维60.9%，短纤维35.3%，损耗仅3.8%。制成的面料在国际市场上极其畅销。

蓖麻蚕及其产品的多种用途

蓖麻蚕干蛹含蛋白质60%，脂肪25%，以及多种人体所必需的氨基酸和矿物质，可直接食用或进一步深加工，是人类很好的保健食品。

蓖麻蚕的粪便可以喂鱼及用作沼气原料，经过堆沤发酵后的蚕粪还是优良的有机肥，对果树和其他的农作物都有显著的增产和提高品质的作用。

也可将蓖麻蚕蛹加工成保健食品或提取蚕蛹中的有用成分作为食品和药品的添加剂。如蚕蛾制作保健药品，蚕沙提取叶绿素，蚕卵繁育寄生蜂用于作物的生物防治等。

蓖麻油渣饼用作饲料

蓖麻油渣饼经过脱毒制成的蓖麻粕可作为高级饲料蛋白粉。其特点是：第一，脱毒蓖麻粕的粗蛋白含量为47%～49%，高于一般粮食、谷物和豆粕（豆粕的粗蛋白含量在40%～44%）。第二，在氨基酸

---

① 蓖麻蚕（Eri-silkworm），又称印度蚕，是蚕的一个品种。它原是野外生长的野蚕，食蓖麻叶，也食木薯叶、鹤木叶、臭椿叶、马松叶和山乌桕叶，是一种适应性很强的多食性蚕。现在是在野外生长，由人工放养，也有在室内由人工放养的。

构成中，蓖麻粕的蛋氨酸含量为 0.72%，高于豆粕（豆粕的蛋氨酸含量为 0.52%），接近肉粉的蛋氨酸含量（肉粉的蛋氨酸含量为 0.73%）。第三，无毒。通过采用先进工艺，已将蓖麻粕原有的毒蛋白、血球凝集素、变应原、蓖麻碱等四种毒素完全脱净。由此可见，蓖麻粕饼是优良的蛋白质资源。

蓖麻用作有机肥料

以蓖麻为原料制作的植物有机肥料，一是含有 20% 左右的蛋白质；二是含 6% 以上的氮、磷和钾；三是含有钙、铁、铝、锌等多种微量元素；四是具有高效性、缓释性；五是具有疏松土壤、改良土壤的功效。

蓖麻有机肥料适用于蔬菜、果木、花卉的施肥，具有花期长、多结果、促生长的效果。

蓖麻的其他用途

蓖麻秆的纤维质量好，是造纸、制绳、制纤维板、加工中密度板的原料。蓖麻壳还是活性炭的原料。

如果将蓖麻的叶、根、秆、种子、壳中含有的蓖麻碱和毒蛋白提取出来，可作为生物杀虫剂。未经脱毒的蓖麻粕饼晒干粉碎，也可作为农田防治地下害虫的生物防虫剂。

种植蓖麻还可改善生态环境。蓖麻叶能吸收空气中的二氧化碳、汽车排放的氮氧化物有害气体。它还可将铜、铅、砷等蓄积于根部，消除污染源，净化周边环境。

综上所述，蓖麻全身都是宝，可以综合利用。目前已研究和开发的产品有 200 多种，蓖麻的开发利用不但具有明显的经济价值，而且具有社会生态效益，有着无限广泛的开发前景。

3.5 蓖麻产业及其未来

蓖麻产品的市场需求

蓖麻的主要产品是蓖麻油。从国际市场看，蓖麻油的需求量在急剧增长。世界蓖麻油的主要进口国是工业发达国家，如法国、美国、德国、英国、荷兰等五国占

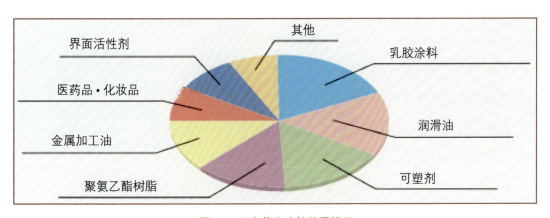

图 14　日本蓖麻油的使用情况

年耗量的 61%。美国生产塑料和树脂耗用的蓖麻油占 25.9%，涂料占 23.7%，脂肪酸占 12.7%，润滑油占 6.3%，化妆品占 2.1%，其他如作油墨、表面活性剂共占 29.1%，其原料主要从外国进口。日本蓖麻油用量，涂料占 28.6%，硬化油占 17.8%，皮脂油占 12.9%，表面活性剂占 12.3%，化妆品占 8.2%，树脂占 5.7%，其他占 14.5%。日本每年需大量蓖麻籽，多从中国、菲律宾、巴基斯坦等国进口。

据统计[1]，虽然蓖麻的种植面积在缩小，蓖麻籽产量比前几年有所下降，然而世界对蓖麻油的需求却在增加，出口量也在增加（表 62-3-1）。

世界上进口蓖麻油最多的国家是美国、法国、德国等一些发达国家（表 62-3-2）。

1994 年国际蓖麻油需求量为 30.3 万

表 62-3-1　世界蓖麻籽和蓖麻油的总出口量

年份	1995	1996	1997	1998	1999
蓖麻籽总出口量(万吨)	3.20	4.40	3.80	3.50	—
蓖麻油总出口量(万吨)	30.30	20.40	23.60	23.90	24.80
印度蓖麻籽出口量(万吨)	2.20	3.90	2.60	1.80	—
印度蓖麻油出口量(万吨)	27.00	21.90	19.90	21.20	21.80

(据北京秀禾种子有限公司资料，2012 年 7 月)

表 62-3-2　蓖麻油的主要进口国及进口数量

年份	1994	1995	1996	1997	1998	1999
美国(万吨)*	4.40	4.10	4.00	4.10	3.90	4.10
法国(万吨)	3.70	6.70	6.30	5.40	5.80	6.20
德国(万吨)	1.80	2.50	2.40	2.60	1.80	2.00
欧洲(万吨)*	—	6.80	5.37	5.63	6.31	6.23

*指从印度进口的数量(据北京秀禾种子有限公司资料，2012 年 7 月)

吨，1999 年上升到 57 万吨。目前估计全世界蓖麻油的需要量为 100 万吨，而蓖麻油产量仅 50 万~55 万吨，供给能力不足。

蓖麻产品及其产业开发前景

目前，全世界每年对蓖麻油的需求量大，而可供能力存在不足。由于蓖麻资源本身的优势和高新技术的利用，世界各国对蓖麻原料的需求将呈上升趋势。专家们认为，蓖麻是一种可再生的"石油"资源和较为理想的替代石油的农作物，蓖麻产业的发展前景良好，蓖麻的种植和加工产业将大有可为。

---

[1] 北京秀禾种子有限公司. 蓖麻产品及其开发前景. 2012-07-13.

4

有毒植物的工业用途

4.1 大麻的工业用途

大麻科大麻属的大麻（*Cannabis Sativa*），也称寻常大麻，又名线麻、白麻，中国古称汉麻、火麻，为一年生草本植物。主要生长在亚洲的吉尔吉斯斯坦、阿富汗、中国部分地区、印度和尼泊尔，以及欧洲的匈牙利、波兰、保加利亚等地。

大麻耐贫瘠、抗逆性强、适生性广，具有喜光照（尤其是短日照）、光合作用效率较高的生物学特性。由于大麻植株花枝的顶端、叶、种子及茎中含有四氢大麻酚（THC），在吸食或口服后会产生精神和生理的活性作用，并具有致幻作用。

人类吸食大麻的历史长达千余年，直至 20 世纪在毒品和宗教方面的使用仍有增加的倾向。科学家在发现大麻毒害作用的同时，也发现了它的工业以及医药方面的用途。

工业用大麻的界定

欧美等国家在发展大麻工业的过程中，为防止大麻被利用为毒品，对工业用大麻进行了明确的界定，并按照四氢大麻酚（THC）的含量将大麻分为药用型、中间型和纤维型，其中纤维型大麻又被称为工业大麻。工业大麻已经不具备提取毒性成分 THC 的价值，也不能直接作为毒品吸食，只能用作专供工业用途的原料，界定 THC 小于 0.3%、专供工业用途的原料大麻称为"工业大麻"，可以进行规模化种植与工业化利用。

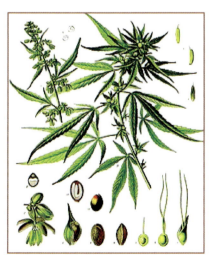
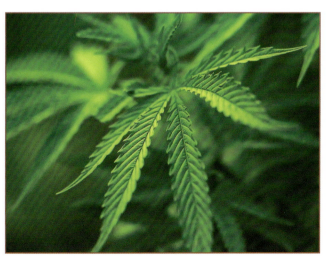

图 15　大麻

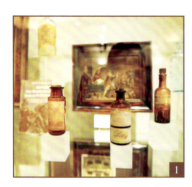 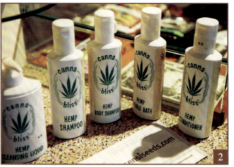 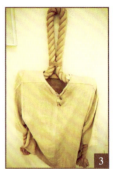

图16 大麻的利用（1.以大麻为原料的药品；2.用大麻制成的香波；3.用大麻制作的衣服和绳索。荷兰大麻博物馆）

大麻作为纺织品原料

与棉纺织品相比，大麻纺织产品具有更耐磨、吸湿透气爽身、排汗性更好、能阻挡更多的紫外线且不易发霉、屏蔽辐射、柔软适体、隔热绝缘、抗霉抑菌、消散音波、防止静电、坚固耐用、风格粗犷等特点，适宜于穿、戴、包、挂、垫、盖等多种用途。近些年麻原料开发了麻纱、麻布、麻棉、麻凉席、床单、床罩、台布、沙发布、窗帘布、抽纱绣品、麻服装用布、色织布、抽纱绣品用布、画布、麻T恤衫、麻袜、汽车座套等麻保健系列产品。

中国是麻纺织大国，大麻纤维的纺织应用，可追溯到商代前期。中国原麻种植、纺织加工和技术开发等均处于世界先进水平。据统计，2001年中国麻纺工业实现产值达76亿元，其中出口值达4.73亿美元。

大麻制浆用于造纸

1957年，中国山西的一个古墓里发现了公元前140年到公元前87年用捣碎的大麻纤维制成的纸，大约10平方厘米大小。中国的造纸术先传到阿拉伯地区和北非，而后才传到欧洲，欧洲最早的造纸出现于16世纪上半叶。在19世纪前，用来造纸的唯一原料是破衣服的布，那时候的衣服是用大麻、亚麻做的，有时也用棉花制作，因此差不多所有的纸都是用大麻与亚麻纤维制成。随着工业革命的开始，大麻和亚麻纤维已不能满足迅速增长的造纸工业的需要，人们开始开发新的技术工艺以利用另外一种又多又便宜的自然纤维资源来造纸——森林。目前，世界上的纸由一年生植物制成的仅有大约5%。这些植物包括大麻、亚麻、棉花、甘蔗渣、稻草、麦秆、芦苇、剑麻、马尼拉麻、香蕉叶、菠萝叶等。据联合国粮农组织1991年的估计，全世界每年大麻纸浆产量约为12万吨，为世界纸浆年产量的0.05%，大麻浆通常与木浆混合后造纸，目前很少有由100%纯大麻浆造的纸。工业大麻纸浆和纸是绿色环保产品，在世界各地备受青睐。

工业大麻用以生产生物柴油

在印度大麻的所有用途中，又增加了另一种"绿色"用途，即用于混合燃料。康涅狄格大学（UCONN）研究人员发现，纤维作物印度大麻可用于生产生物柴油，这是一种可持续柴油燃料，来自可持续的植物原料。鉴于目前主要的生物柴油植物包括粮食作物，如大豆、橄榄、花生、菜籽，"同等重要的是使用非粮食作物制造燃料，这样也不需要高质量的土地"。

研究表明，用初榨大麻籽油生产生物柴油，显示了高效率的转化——97%的大麻油可转换为生物柴油——并通过了实验室的所有测试。

在美国种植大麻是不合法的，但专家认为利用工业大麻生产生物柴油的技术，可以在世界其他地方进行推广。

4.2 狼毒制作藏纸

狼毒的茎和根纤维细而柔软，是生产高级纸的原料。中国藏族人民有史以来使用的"藏经"纸，就是以狼毒为主要原料的，仍流传至今。

藏纸，曾是西藏独有的古老造纸工艺。千百年来，西藏所有寺院里那些浩如烟海、成卷累牍的经书都是选用鼠虫不侵的藏纸印制的。许多用藏纸印制的文史经典，保存已千余年，至今仍完好无损，为西藏留下了宝贵的文化遗产。

相传，唐朝文成公主远嫁西藏（古称吐蕃）时，带来大批酿酒、碾米、制墨、造纸的汉族工匠，时值吐蕃文字创造不久，松赞干布急于吸收外来文化。在汉族工匠的帮助下，西藏造出第一批纸，也就是藏纸的前身。西藏的僧人用这批藏纸抄写了从梵文翻译的《马头金刚修行法》，迄今已有1300年历史。

西藏当地产的瑞香狼毒（*Stellera Chamaejasme*），藏语叫"日加"。"日加"的意思是一种极富纤维含有毒性的植物。也正因为有毒，藏纸不怕虫蛀鼠咬，久藏不坏。具有质地坚韧、耐折叠、耐磨的特点，使藏纸成为制作经文的最佳纸张。

目前，西藏自治区仍保存着传统的手工制造藏纸工艺，在尼泊尔、不丹等国也有许多类似的造纸作坊。好的藏纸在阳光下隐约可见丝丝缕缕草根的纹路，拿在手中摇动时，能发出风的声音，更确切地说，这种纸是一种艺术品，尤其是绘有图画的纸。西藏各大寺院的藏经阁中，都有这样的藏纸。

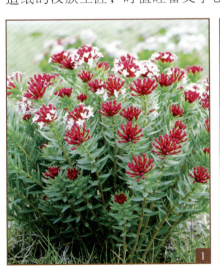
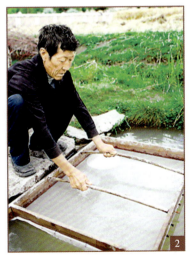

图17 狼毒制纸（1.狼毒；2.工人正在制作藏纸）

4.3 醉马芨芨草用于造纸

禾本科芨芨草属（Achnatherum）的醉马芨芨草（A.inebrians）是多年生草本植物，又名禾本科醉马草。马类家畜在放牧时误食常会引起中毒。

醉马芨芨草用于造纸

1979年，新疆维吾尔自治区畜牧科学院利用醉马草造纸获得成功，称为"醉马草纸"，这项发明开辟了醉马芨芨草的新用途，为有毒植物的综合开发利用，化毒为利、变废为宝，减少草原毒害草的危害，开辟了新途径。

醉马芨芨草造纸的制作工艺为：原料→地中衡→切料→预浸→蒸煮→洗涤→筛选→漂白→打浆→抄纸。由醉马芨芨草制成的纸张具有成本低、柔性好、原料损失少、易切断、装球时间短、木质素易脱除、溶出速度快、纤维损失小、纤维强度高、成浆质量好、易筛选和打浆时间短的优点。

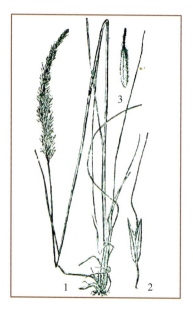

图18 醉马芨芨草（1.植株；2.小穗；3.小花，去芒）

醉马芨芨草制作笤帚

醉马芨芨草是扎笤帚的好材料。每年的秋天扎几把笤帚，细心一点，就可以用到下一年秋天。

醉马芨芨草生长在阳光直射、地势比较高峻的地方。它们是一簇一簇生长的，比较稠密，容易收集。扎笤帚的醉马芨芨草必须得晒，但不能太干。首先，把晒过的醉马草整整齐齐，用细绳子和细钢丝把它们扎成小把，小把之间错开一定的距离，使笤帚的外沿构成一条弧线。然后，把扎好的小把再扎在一起，即制作成一把完整的笤帚。

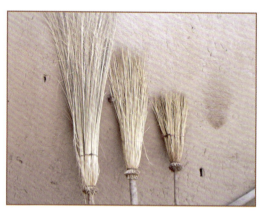

图19 用醉马芨芨草制作的笤帚

4.4 蕨的工业用途

有毒植物蕨曾被用于制皂、制玻璃、制革及造纸等多种工业。利用蕨烧灰后浸取的钾碱作为制皂及制玻璃的原料在英国历史上可追溯到 10 世纪。蕨根状茎可提取淀粉用于浆布、浆纱及做酿酒原料。蕨尚可用于造纸，制作纸浆板、人造棉及人造纤维板。蕨中的鞣酸可用于提取栲胶，用于皮革工业及渔网制造业。

干蕨叶可充当建筑材料，用于盖屋顶，也可以做床垫。在苏格兰，人们将蕨与黏土混合在一起盖房子，如果盖得好可用 15~30 年之久。干蕨叶也可用作运输水果及易碎货物的垫子。干蕨叶作为燃料也曾被用于制砖业。

4.5 麻疯树提炼生物柴油

大戟科麻疯树属（*Jatropha*）麻疯树（*Jatropha Curcas*），别名羔桐、臭油桐、黄肿树、小桐子、假白榄、假花生。为灌木或小乔木，树皮平滑；叶叶互生，卵状圆形或近圆形，雌雄同株；聚伞花序；蒴果近球形，熟时黄色。原产热带美洲。分布于印度及中国广东、广西、四川、贵州、云南等地。麻疯树多为栽培，生于平地、路旁和灌木丛中。

麻疯树种子含毒蛋白——麻疯树毒素、脂肪油。另外含黄酮类化合物牡荆黄素（Vitexin）和异牡荆素（Isovitexin）及芹黄素（Apigenin）。

麻疯树种子毒性最大，枝叶次之。食入种仁 2~3 粒即可引起中毒，表现为头昏、呕吐、腹痛、腹泻，多食症状加重，有呼吸困难、皮肤青紫、循环衰竭，并有尿少、血尿及明显溶血现象，最后虚脱死亡。给小鼠腹腔注射麻疯树皮的乙醇提取物，小鼠会出现活动减少、抖动、安静、闭眼，最后衰竭而死。

麻疯树的果实含油率高达 60%，超过油菜和大豆等常见油料作物。将麻疯树作为开发绿色能源的树种，利用荒山荒地进行种植，因为麻疯树的果实可以提炼出不含硫、无污染、符合欧四排放标

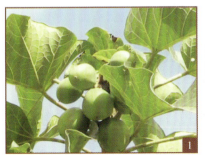 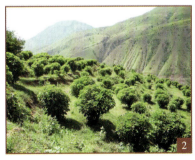

图 20　麻疯树（1. 麻疯树种子；2. 麻疯树小桐子造林工程）

准[1]的生物柴油[2]，供工业应用。

麻疯树提炼生物柴油

早在1950年，就有关于麻疯树种子油作为发动机的替代燃油的报道。20世纪70年代，自人们逐渐认识到石油资源的有限以来，麻疯树种子油在发动机中的应用技术就开始受到国际关注。1995年，凯德帕尔（Kandpal）等报道了以甲醇钠为催化剂，用麻疯树种子油与甲醇进行均相酯交换反应，用所得的生物柴油与柴油混合，在四冲程柴油发动机上试验，结果表明混合油与柴油的燃烧性能相近，而且混合油燃烧几乎不产生二氧化硫，有望成为化石柴油的清洁替代品。1996年，佛伊德（Foidl）等以氢氧化钾为催化剂，进行麻疯树种子油与甲醇、乙醇的均相酯交换反应来制取生物柴油，此种生物柴油具有较好的流动性，易于与柴油、汽油、酒精混合。2003年，科学家将麻疯树种子油与柴油按不同的比例混合，测定相应的黏稠度，进行了柴油内燃机刹车马力的最低油耗、热效率及空气消耗量的实验。结果发现以20%~30%麻疯树油与柴油混合时，可达到与纯柴油相近的黏稠度。而动力实验表明：添加了50%的麻疯树油的混合油达到了与纯柴油相近的燃烧性能。2004年到2005年的研究表明，麻疯树油符合美国、德国、欧洲等国生物柴油燃烧标准。

发展麻疯树生物柴油产业的前景

麻疯树作为一种新兴的资源植物，因其生物柴油用途和综合利用潜力，受到世界各国及科学家的高度关注。[3]野生麻疯树种仁的含油量高达60%，高于油菜、大豆等油料作物。1996年海勒（Heller）等研究表明，每亩地平均可产麻疯树干果650千克，可提取加工生物柴油约180千克，尤为重要的是，麻疯树具有较强的抗旱性，能在贫瘠的土地上生长，因而不会与粮食作物竞争土地，同时它具有改善土壤结构、减少水土流失的作用，具有很好的经济价值和环境价值，因此，联合国工业发展组织（UINDO）在马里、印度、洪都拉斯、埃及、加纳、印度尼西亚、纳米比亚、苏丹、南非等十多个第三世界国家推广种植麻疯树，以推进这些国家的农村经济发展和生态环境建设，欧盟也在非洲东部大力推广麻疯树种植项目。[4]

印度基于其能源供需形势严峻和人口众多、食用油短缺的国情，将麻疯树定为其发展生物柴油和生态环境治理的重要植物资源。印度的焦尔瓦德附近种植有毒植物麻疯树，其果实中含油量高达80%，人们将麻疯树籽油转化成替代柴油的燃料。印度在麻疯树的种植、加工和政策扶持等方面进行了卓有成效的工作。在麻疯树的研究方面，包括了种子筛选、育苗、无性繁殖、种植和加工技术等。在麻疯树生物

---

[1] 欧四排放标准，是欧盟制定的从2005年年底起实施的限制汽车废气排放的限量值。欧四比2000年实施的欧三要求废气中污染物含量更少，其中HC（碳氢化合物）0.46%，NO_x（氮氧化物）3.5%，CO（一氧化碳）1.5%，PM（微粒）0.02%。

[2] 生物柴油（Biodiesel），是用含有油类的植物通过生物技术提炼加工而成的植物油。通常用大豆、油菜、葵花籽、麻疯树种子、木材和农业废料等来提炼。

[3] 何璐，虞泓，范源洪，等．麻疯树植物学研究进展．长江流域资源与环境，2010（1）．

[4] 宋宝安，金林红，杨松．以麻疯树为原料生产燃料国内外现状及展望．工业生物技术研发及生产生物质能和生物基化学品技术交流与发展研讨会论文集，2007．

柴油产业化开发方面，德国戴姆勒-克莱斯勒公司与印度相关企业合作，在印度进行麻疯树种植与生物柴油制备研究，建立了1万吨示范装置。印度普加比（Punjab）农业大学和其他高等院校、印度石油研究院、印度石油公司等，都积极参与生物柴油生产技术和生产工艺的开发、生物柴油添加剂的研制、发动机性能测试等工作。目前已开发了三种生产技术，并建立了相应的中试装置。印度科学与工业研究理事会开发出催化剂用于柴油的间歇生产，并正在进行连续工艺开发工作。油饼利用、甘油精制、废水处理技术和资源综合利用等相关工作也正在进行，研究内容涉及麻疯树生物柴油产业链的各个环节。

1995年，洛克菲勒基金和德国政府技术支持计划，在巴西、尼泊尔和津巴布韦三国开始进行麻疯树油用作燃料技术的研发。

中国四川省长江造林局自2002年以来，在凉山、攀枝花一带与农民签订协议，种植了10万亩麻疯树。麻疯树每亩地平均可产干果660千克、叶900千克，每千克干果价值0.6元，每千克叶价值0.3元，每亩地将给农民带来经济效益666元，10万亩将给农民带来6600多万元收入。而每亩可提取加工出约180千克燃油，带来巨大的经济效益。长江科技有限公司将进行麻疯树系列产品开发，生产生物医药、生物饲料、生物肥料等，帮助贫困地区农民脱贫致富。与此同时，该公司经过一系列实验，成功提取了"生物柴油"。对这种柴油的动力性、行车油耗、烟度排放、汽车加速噪音、发动机运行等五个项目进行测试，结果表明，生物柴油可适用于各种柴油发动机，并在闪点、凝固点、硫含量、一氧化碳排放量、颗粒值等关键技术指标上均优于国内零号柴油。与传统柴油相比，这种"生物柴油"除更加清洁和高效外，还具有加工成本低廉以及可再生的优势，可在农村地区进行推广，使之成为农民增收致富的产业。

未来需要研究的重点，一是麻疯树规模化种植关键技术的研究，以及建立生物柴油发展的原料基地；二是加强麻疯树生物柴油生产技术的工业示范和油品质量维护以及应用技术的开发。

5

有毒植物用于环境绿化与观赏

5.1 用于绿化与观赏的有毒植物

有毒植物用于绿化观赏

一些野生的有毒植物由于适应性强、抗寒、耐旱、抗热、耐瘠薄，因此，常在丘陵荒坡地带形成优势种，在保持水土、荒山绿化及城市园林建设中起到了不可替代的作用。

这些野生的有毒植物有：白头翁（*Pulsatilla Chinensis*）、牵牛（*Pharbitis Nil*）、铃兰（*Convallaria Keiskei*）、石蒜（*Lycoris Radiata*）、夹竹桃（*Nerium Indicum*）、银杏（*Ginkgo Biloba*）、相思子（*Abrus Precatorius*）、牵牛花（*Pharbitis Nil*）、苦楝（*Melia Azedarach*）、欧洲七叶树（*Aesculus Hippocastanum*）等，它们花色艳丽、形态优美，具有较高的观赏价值，常被当作园林观赏植物而广为栽植，是城市园林绿化的重要资源。

杜鹃花

杜鹃花以色艳、色泽丰富而闻名于世，有"花中之王"的美称，是一种高级观赏花卉。杜鹃花不仅可栽培于庭园，也可栽培于公园、城市道路及公路两旁作为风景树。

杜鹃花耐阴，是极好的林下花灌木，既可单株种植、丛植，也可成林成片种植，以形成杜鹃花的海洋。若仿高山自然景观，则可布置成岩石园；若制作成盆景，放置室内，为案头清供，也颇有风趣。

生长在高山的杜鹃花，植株较矮小，枝条密集，根系发达，常丛生成密不可入的灌木林，对保持高山土壤，防止冲刷和砾石滚落，特别是对由于高山风化作用强烈而形成的流石滩，可起到固定作用。因此，杜鹃花是高山地区最优良的水土保持植物。

夹竹桃

夹竹桃原产印度和伊朗，15世纪作为一种高雅的观赏植物传入中国，很受人们的喜爱。夹竹桃是著名的观赏植物。它冬夏常青，叶子很像竹叶。花色除桃色外，还有乳白、黄色、深红、红白相间等，形态很像桃花，所以叫"夹竹桃"。

夹竹桃是各国庭园广泛栽培的作为绿化和观赏的有毒植物[1]。夹竹桃花期长，花色粉红或白色，适应性强，抗空气污染。庭园常用作丛植、片植，或用作基础种植、隔离范围种植，也常用于四旁绿化或工矿绿化。

---

[1] 夹竹桃的叶及茎皮含有强心毒苷，有强毒，人畜误食可致命。

夹竹桃被日本广岛奉为市花，据说在这块原子弹烧灼过的焦土废墟上，就是夹竹桃率先开出了鲜艳的花朵，为市民们带来了复兴之光和希望。每每沿街而行，人们总在心里向两侧的夹竹桃和广玉兰默默致敬！

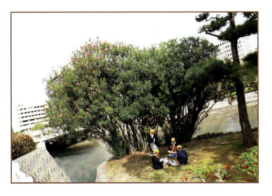

图21 在广岛市的市花——夹竹桃下，孩子们在安静地休假

夹竹桃的叶面有蜡质，既有很强的抗旱能力，又有很强的抗污能力。夹竹桃对二氧化硫、氯气等有毒气体也有较强的抗性。在二氧化硫污染很严重的环境中，别的植物都会枯萎，而夹竹桃依然枝繁叶茂，碧绿苍翠。它对灰尘的吸附能力也很强，被誉为"绿色吸尘器"。

在西班牙马德里市满城都是栽培的夹竹桃，马路中间的街心花园，路边松树、槐树、梧桐树间，乃至居民的小庭院里，处处都闪现着夹竹桃的身影。

在中国南方，人们喜将夹竹桃植于庭院、路旁、池畔；北方还常用盆栽。其花朵艳丽繁茂，花期甚长，是深受人们喜爱的绿化和观赏植物。

蜡梅花

蜡梅花呈鲜黄色，富芳香，各地的公园、寺庙、庭院多有栽植，为早春观赏花木，具有鲜明的观赏特点。

萱草

萱草自古就是良好的观赏植物，尤其是千叶萱草，花瓣稠密，红黄鲜艳，讨人喜爱。在庭院、路旁、溪边或岩石园中丛植点缀，可使环境更加优美。历代诗人曾为它写下不少赞美的诗篇。

萱草为多年生植物，根系发达，可拦淤固土，防止水土流失。因此，在中国农区，特别是西北黄土高原上的农民常将它种植在梯田埂、沟坡头、窑背子等处，既可保持水土，又能增加经济收入。

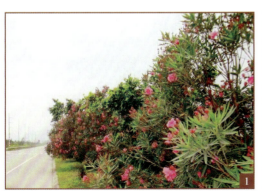 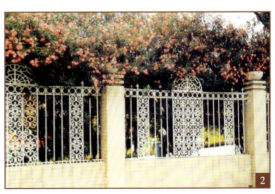

图22 绿化和观赏植物夹竹桃（1.道路旁边栽培的夹竹桃；2.典雅的白色通花围栏与"出墙"的夹竹桃交相辉映，突出表现了各自最美的部分，真是"满园春色关不住"）

5.2 改善生态环境的有毒植物

大多数有毒植物根系发达，抗逆性强，主要生长在水土流失严重的干旱半干旱及荒漠半荒漠地区，是这些地区保持水土、防止风沙侵害的重要植被。如棘豆植物、牛心朴子（老瓜头）、苦豆子、狼毒等。

牛心朴子根系发达，耐寒，抗风沙，且繁殖力强，自我保护能力强，即使在干旱环境中也可保持较高的吸水和持水能力，在半沙漠化地区显示了抗风固沙的优良特性，为该环境中的优势植种。据陈绍淑等测试，一丛牛心朴子平均固沙 0.057 平方千米，在中国的鄂尔多斯高原，牛心朴子的固沙面积达 7000 平方千米。

苦豆子生长于沙漠的边缘，由于根系发达，表现出较强的耐旱、耐盐碱和抗风沙性能，在中国西北地区的环境保护中起到了重要作用。

草麻黄的根茎繁殖能力很强，种子也可以繁殖，植物体持水能力非常强，蒸腾作用弱，水分消耗少，耐旱能力强，是山前冲积扇沙砾石草场的优势种植物，具有良好的抗旱、抗寒、耐瘠薄等能力，在防风固沙、防止水土流失、改善生态环境等方面具有其他植物无法替代的作用。

5.3 展示观赏有毒植物的植物园

在英国诺森伯兰郡有一个"有毒植物园"，2005 年 3 月 1 日开园迎客。"有毒植物园"坐落在阿尔威克城堡，花园内种植了 50 多种危险植物，有大麻、罂粟以及用来制造可卡因的古柯植物，还有毒蘑菇、有毒的洋地黄、具有致命毒性的茄属植物、烟草植物、野生的莴苣。

"有毒植物园"的主人是诺森伯兰郡公爵[①]夫人简·珀希，她在获得英国内务部批准，并得到查尔斯王子基金、欧洲地区发展基金和诺森伯兰郡当地机构的慷慨资助后，出资 40 万英镑建造了这个花园。其目的，一是借有毒植物园的危险性使教师和家人可以用它来教育年轻人提高对毒品危害性的认识。二是把阿尔威克城堡改建成英国园艺爱好者的胜地，让游人在观赏有毒植物的同时学习有关防毒的知识。

参观者在参观花园时有专人护卫，那些最具危险性的植物被放在安全栏的后面，供游人观赏。当专门的引领员将你带入花园后，只要你遵循园内规定——"不要随便触摸园内的植物"，就可以开始

---

① 诺森伯兰公爵，是位外交家和植物收集者。1996 年，公爵从去世的兄长那里继承到大笔家产，其中包括祖传的阿尔威克城堡。他从世界各地带回了各种植物和种子，在阿尔威克城堡花园种植稀奇的水果和植物。而公爵夫人简·珀希则根据自己的爱好，逐渐将这个"果园"改造成一个有毒植物花园。

"自学"了。每一种植物都有标牌,说明其名称和毒性,从而帮助游人学到关于有毒植物的众多知识。此外,该植物园还与企业合作,设有"有毒植物园网站"(The Poison Garden Website),面向社会提供各种植物中毒的资料,开展咨询服务活动。

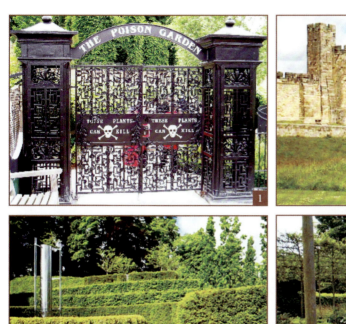
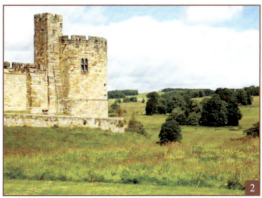
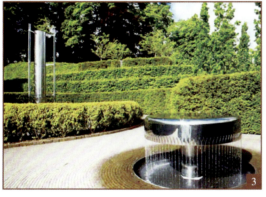
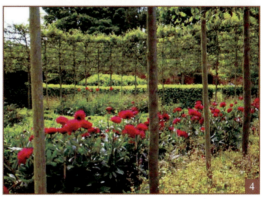

图23 英国有毒植物植物园 (1.有毒植物植物园大门;2.阿尔威克城堡;3—4.花园内部参观点)

6 有毒植物用于农牧业

6.1 有毒植物用作饲料

有毒棘豆用作饲料

经测定，有毒棘豆的粗蛋白质含量达 13%～16%，并含有较丰富的钙、磷等动物必需的矿物质元素，其必需氨基酸组成种类齐全，微量元素的含量较其他牧草略高，富含铁，生物学价值接近优质苜蓿蛋白，因此，利用青贮的方法用乳酸菌中和分解有毒棘豆所含的生物碱后可饲喂牛羊。

醉马茇茇草用作饲料

醉马茇茇草虽然对家畜具有毒害作用，但其粗蛋白质含量高达 15.07%，是一种潜在的牧草资源，如能对其合理利用，将会变害为利。据报道，用青贮醉马茇茇草饲喂牛羊未发生中毒现象[1]；贾纳提等用风干醉马草进行饲喂绵羊试验，结果绵羊无明显中毒迹象[2]；邓凯东等用尿素对醉马茇茇草进行氨化处理后其麦角新碱含量显著降低，粗蛋白质含量显著提高，用其饲喂绵羊未出现任何中毒表现[3]。因此醉马茇茇草在适当加工后可以作为饲草或混合饲料。

6.2 有毒植物用作肥料

蕨可被用作堆肥，或撒于稻田内沤制肥料，或充当牲畜的垫草后沤制成厩肥。施用后可改善土壤结构及土壤的营养状态、排水状态，从而促进农作物的生长。干蕨叶还被用于制作农作物的遮阴棚等。

---

[1] 于振田. 醉马草的防治及开发利用. 新疆畜牧业, 1993 (4)：20-25.
[2] 贾纳提, 霍曼, 努尔兰. 醉马草饲喂试验研究. 新疆畜牧业, 1998 (4)：31.
[3] 邓凯东, 彭海宏, 李文蓉. 尿素氨化醉马草的麦角新碱含量及其营养价值. 草业科学, 1998, 15 (4)：10-13.

7

有毒植物用于灭鼠

7.1 探索有毒植物灭鼠的历史

历史上的有毒植物灭鼠

世界上有许多植物都有毒，在科学不发达的时期，曾有过用有毒植物灭鼠的历史。在第二次世界大战前曾用过士的宁、红海葱等植物防治鼠害。士的宁（Strychnine），是从植物马钱子的种子中提取的生物碱；红海葱（Red Sguill）也叫海葱，用其球茎，切碎晒干，研成粉末后，呈红色，即是红海葱灭鼠剂。

虽然有毒植物灭鼠的历史非常久远，但真正有效的却很少。因为植物中有毒成分含量较低，一般只有万分之几或千分之几，毒性往往不够；同时，其余的无毒成分常常有明显的气味，鼠类不易接受；有时，有毒成分本身也具有较大的气味，会使鼠类拒食。

中国历史上用于驱鼠和治鼠的植物种类很多，驱鼠植物有稠李、"鼠见愁"、接骨木等；治鼠植物有闹羊花、玲珑草、天南星、黄花蒿等。

有毒植物驱鼠治鼠各有高招。叫"鼠见愁"的植物，经太阳照晒以后，能散发出一种很难闻的气味，老鼠对这种气味十分厌烦，闻到这种气味转身就逃。只要在农田周围和房前房后种上它，老鼠就会远远地避开。还有一种叫"芫荽"（俗称香菜）的植物，它有一股极其强烈足以使老鼠生畏的气味。中国北方生长的接骨木的挥发性气体对老鼠则有剧毒。而"老鼠筋"更有一番特殊的驱鼠本领，它的茎叶上有锐利的硬刺，如在鼠洞多的地方布放一些"老鼠筋"的枝条，老鼠便会逃之夭夭。

能毒杀老鼠的有毒植物，如玲珑草，把它连草带根捣碎，与食物拌匀，投放在老鼠经常出没的地方，老鼠吃后即会中毒死亡。又如将黄皮树的根、枝、叶切碎，加入泥后拌和均匀，做成拳头大小的泥块，塞入老鼠洞穴，老鼠咬食后也会中毒丧命。闹羊花加工制成毒饵，或配制成烟熏剂来毒杀老鼠，也有奇效。

采用植物驱鼠效果好，对人畜又安全，而在植物王国里，能够驱鼠灭鼠的植物又很多，只要充分利用和发掘，"植物猫"一定会发挥出更大的威力。

灭鼠植物的现代认识

现在，人们将众多的有毒植物中具有灭鼠作用的植物，称为灭鼠植物。根据现代的研究，科学家将灭鼠植物分为两大类型：

第一类是鼠类动物取食后，发生毒性反应，最终导致鼠类动物死亡的植物，也称为杀鼠植物。如苦参（*Sophora Flavescens*）、皂荚（*Gleditsia Sinensis*）、马钱（*Strychnos Nux-vomica*）、铁棒锤（*Aconitum Pendulum*）等。

第二类是鼠类动物取食后，产生不育效应，不能正常生育繁殖后代，最终可导致鼠类动物种群数量减少的植物。如昆明山海棠、猫眼草、白屈菜、穿心莲、牛膝等。

此外，在当代实验技术快速发展的今天，科学家发现有一些有毒植物，因其所含的毒性成分量很少，或其毒性成分的毒性较小，即使鼠类动物取食相当大的量，也很难引起动物的死亡，但将该植物的提取液或毒性成分采取灌胃或注射的方法给予后，却会引起鼠类动物发生毒性反应，并导致其死亡。这类植物如海芋（*Alocasia Macrorrhiza*）、青蛇藤（*Periploca Calophylla*）、叶底珠（*Securinega Suffruticosa*）、三叶木通（*Akebia Trifoliata*）等，也被称为杀鼠植物。这些实验研究成果的重要意义在于将为开发新型的灭鼠药物奠定科学的基础。

7.2 中国的有毒灭鼠植物

据西北农林科技大学张宏利等研究，中国有 50 多科 200 多种有毒植物具有灭鼠作用[①]。主要集中在伞形科、瑞香科、茄科、虎耳草科、毛茛科、罂粟科、百合科、豆科、大戟科、杜鹃花科、菊科、萝摩科和天南星科（表 62-7-1）。

表 62-7-1 中国的有毒灭鼠植物

科	主要种	科	主要种
荨麻科	圆基火麻树	伞形科	川芎、毒参、峨眉当归、毒芹、大叶柴胡
瑞香科	了哥王、荛花、白瑞香、毛瑞香、黄瑞香、芫花、瑞香狼毒、直立百部	茄科	马尿泡、西藏泡囊草、烟草、天仙子、洋金花、颠茄、山莨菪、搜山虎、铃铛子、曼陀罗
玄参科	草本威灵仙、长果婆婆纳、紫花洋地黄	虎耳草科	黄常山、野花椒、峨眉黄皮树、九里香、白鲜、臭节草、山油柑
蒺藜科	蒺藜、骆驼蓬	马鞭草科	马鞭草、海州常山、三台红化

---

① 张宏利，韩崇选，潘宏阳，等. 中国灭鼠植物及其研究方法. 咸阳：西北农林科技大学出版社，2009.

续表1

科	主要种	科	主要种
茜草科	钩藤、鸡尿藤、金鸡纳树	蔷薇科	杏树
毛茛科	箭头唐松草、网脉唐松草、石龙芮、茴茴蒜、裂瓣翠雀、翠雀、短距翠雀花、兴安升麻、升麻、小白撑、多根乌头、爪盔膝瓣乌头、铁棒锤、叉苞乌头、黄花乌头、察瓦龙乌头、北乌头、短柄乌头、白头翁	豆科	小花棘豆、黄花棘豆、披针叶黄华、苦豆子、刺毛黎豆、无刺含羞草、苦檀子、朝鲜槐、刺桐、麻里麻、毛鱼藤、美丽猪屎豆、凹叶野百合、望江南、杭子梢、湖北羊蹄甲、蒙自合欢、相思豆、皂荚
蓝雪科	白花丹、角柱花	商陆科	花商陆
罂粟科	深山黄堇、罂粟、地丁草、白屈菜、蓟罂粟、博落回	桑科	大麻、见血封喉
桃金娘科	岗松、丁香	楝科	海木、川楝、苦楝
萝藦科	催吐鲫鱼藤、青蛇藤、通光散、萝藦、喙柱牛奶菜、苦绳、朱砂藤、大理白薇、马利筋、牛心朴、鹅绒藤、竹灵消、牛皮消、杠柳	杜鹃花科	乌鸦果、羊踯躅、照山白、大白花杜鹃、小果米饭花、尾叶白珠、金叶子、广东金叶子、草灵芝
防己科	青风藤、粉防己、蝙蝠葛、青藤、锡生藤	百合科	藜芦、毛叶藜芦、绵枣儿、玉竹、丽江山慈菇、山管兰、铃兰
锦葵科	陆地棉	木兰科	莽草
马钱科	尾叶马钱、钩吻、醉鱼草	木通科	串果藤、三叶木通
大戟科	巴豆、叶底珠、蓖麻、麻疯树、林狼毒、狼毒大戟、甘遂、乳浆大戟	菊科	苍耳、千里光、苦地胆、天名精、关苍术、东北蛔蒿、艾蒿、菁草
七叶树科	天师栗、欧洲七叶树	禾本科	毒麦、醉马茇茇草
银杏科	银杏	麻黄科	麻黄
薯蓣科	薯蓣、黄独	苏铁科	苏铁
柏科	侧柏	葫芦科	木鳖、罗锅底、苦瓜、甜瓜
马桑科	马桑、日本马桑	旋花科	牵牛
小檗科	桃儿七、八角莲、红毛七、豪猪刺	卫矛科	雷公藤、昆明山海棠、灯油藤、南蛇藤

续表 2

科	主要种	科	主要种
石竹科	金铁锁、麦仙翁	白花菜科	薄叶山柑、文山山柑
桔梗科	西南山梗菜、半边莲	黄杨科	黄杨
藜科	无叶假木贼	马兜铃科	马兜铃、三筒管
忍冬科	接骨	夹竹桃科	黄花夹竹桃、长春花
五加科	常春藤、东北土当归、虎刺楤木、无梗五加	天南星科	半夏、花叶万年青、野芋、海芋、石菖蒲、天南星
苋科	牛膝	石蒜科	水仙、忽地笑
泽泻科	泽泻	爵床科	穿心莲

7.3 有毒植物用于灭鼠的研究专著

张宏利[①]、韩崇选、潘宏阳等编著的《中国灭鼠植物及其研究方法》（西北农林科技大学出版社，2009），介绍了中国的灭鼠植物。全书共收集中国灭鼠植物233种，所收集的灭鼠植物是文献资料介绍的能引起鼠类动物中毒死亡，或对鼠类动物具有不育作用的植物。收集范围限于中国野外分布的野生植物及国内广泛引种栽培的植物品种。

书中所介绍的具有灭鼠作用的植物，包括植物名称（通用名称，若干别名）；植物形态、分布与生境；植物活性成分研究方法；灭鼠植物中含有的杀鼠活性成分的毒性及毒性成分的作用机制，化学成分结构式，以及其次生代谢产物的化学成分；灭鼠植物的研究方法。

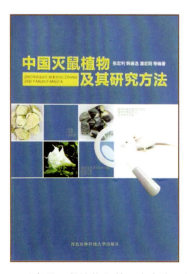

图 24 《中国灭鼠植物及其研究方法》封面

---

① 张宏利（1962— ），西北农林科技大学林学院副研究员。1984 年毕业于北京农业大学农学系，之后在西北植物研究所从事植物化学研究。1999 年与西北农林科技大学无公害农药研究服务中心合作进行植物性农药的研发，承担鼠植物筛选及植物源灭鼠药剂的研制。参与编著《中国农林啮齿动物与科学管理》《农林啮齿动物灾害环境修复与安全诊断》。

8 利用有毒植物治理污染

8.1 利用有毒植物修复重金属污染

世界上土壤重金属污染具有普遍性，一些发达国家尤为严重，因此，一些发达国家较早地实施了土壤修复计划。荷兰早在20世纪80年代即已花费约15亿美元进行土壤修复。德国于1995年投资约60亿美元用于净化土壤。1994年，美国发起并成立"全球土壤修复网络"（Global Soil Remediation Network），美国联邦政府当时拟投资数百亿到上千亿美元制订并实施土壤和地下水修复计划。之后，美国在植物修复领域申请了300多项技术专利并且已经开始进入产业化初期阶段。然而，就植物修复技术应用方面，尚处于初创阶段。

中国受重金属污染的耕地占全国总耕地面积的20%，每年因土壤污染而损失粮食产量达1000万吨，直接经济损失100亿元。科学家在研究一种绿色环保技术，利用一些特殊植物吸收土壤中的高浓度的重金属，以达到净化环境和土壤的目的。

迄今为止，全世界共发现约500种超富集植物[1]，其中有金银花、蜈蚣草、鱼腥草、薰衣草、杠板归、凤眼莲、香蒲等，还包括一些有毒植物，它们都是对重金属离子具有吸附作用的超富集草本植物。

对人和动物有毒的蕨类植物对土壤中的砷具有很强的超富集能力。蕨类植物像海绵一样从土壤中吸收砷，其叶片含砷量高达8‰，大大超过植物体内的氮、磷养分含量。提供蕨类植物的承包商认为蕨类植物去除土壤上层中的砷最为有效。

8.2 有毒蕨类植物除砷

据报道，位于新泽西州多佛市的美国陆军皮卡汀尼军火研究中心曾在一个废弃的苹果园使用蕨类植物除砷。那里由于大量使用杀虫剂而导致土壤中的砷含量升高。在两年的研究中，蕨类植物使土壤中的砷含量降低了25%。[2]

目前，有毒的蕨类植物修复技术以其安全、廉价的特点正成为全世界研究和开发的热点，国际植物修复市场规模将达到20亿美元。美国、加拿大的植物修复公司已开始盈利。

---

[1] 超富集植物，指可以超量累积某些化学元素的植物。这些植物的地上部组织对该化学元素的吸收量，可超过普通植物的100倍以上，且不影响正常生命活动。不过，大部分超富集植物生物量较少，或者专一性较强，有的较难繁殖，难以大面积推广应用。

[2] 费尔南德斯. 用自然方法清除有毒物质. 华盛顿邮报，2004-08-26.

第63卷

药用有毒植物及其产业发展

本卷主编
史志诚

卷首语

　　人类在寻找食物、药物的过程中积累了大量关于有毒植物用于药物的知识，并记载于古今中外历代出版的本草学、有毒植物学、药物学和毒理学的著作之中，流传至今。

　　历史经验的积累，不仅使人们对有毒植物的数量和分布有了一个基本的认识，而且将有毒植物的应用不断地扩大和延伸，从食品到药品，从农药到灭鼠，从工业加工到环境保护。特别是有毒植物的药用价值，不仅丰富了中国的传统医药学，而且促进了世界植物药产业的大发展。

　　本卷记述了人类最早利用的药用有毒植物——乌头药用的历史，神秘的茄科有毒植物应用的历史，以及烟草、大麻、楝树、洋地黄等重要有毒植物的药用历史。

　　鉴于药用有毒植物栽培与新技术应用成为当今世界的重要医药产业的组成部分，本卷就中国药用有毒植物栽培历史、欧美与日本药用植物种植状况、有毒植物栽培与现代技术的应用以及药用植物规范化生产的发展方向、有毒植物药用产业的开发成就与国际市场做了简要的评述。

1

乌头：人类最早利用的药用有毒植物

1.1 乌头制作箭毒和毒烟球

乌头（*Aconitum Carmichaeli*），是毛茛科乌头属（*Aconitum*）著名的有毒植物，其干燥母根入药。中国古代传统医药学发现它具有祛风寒、回阳逐冷之功效，因此，乌头成为一味著名的有毒的中药，这是世界上对有毒植物利用最早的成就之一。

乌头的古今名称

乌头是历史上最早记载的有毒植物。中国本草著作诞生以前，乌头是以"堇"的名称出现的。《诗经·大雅·绵》中有："周原膴膴，堇茶如饴。"《国语》记载，"置堇于肉，用以毒人"，堇就是乌头。《吴普本草》指出："乌头，一名茛。"《尔雅》中又说："芨，堇草也。"唐《新修本草》中云，"建堇同音，三建即指三堇"，又云，"世以乌头、天雄、附子为三建者，以此三物旧皆出建平故也"。晋葛洪所著《肘后方》中有三建汤，是由乌头、附子、天雄三味药加姜片煎制而成。附子、天雄等药在李时珍《本草纲目》里记述得很清楚："乌头苗，一名茛、芨、堇，附子是乌头所生，如子附母；天雄乃种附子生出或变出，其长而不生附子，长而尖者谓之天锥，象形；侧子生于附子之侧，故名漏篮子，此乃附子琐细未成者，小而漏篮。"而乌头之名是由于其块根呈倒圆锥形，似乌鸦之首（乌鸟便指乌鸦），但是其块根如鸟开口两歧者则称乌喙，或称两头尖。西汉刘安编著的《淮南子》则更明确地指出，"天下之凶药，莫凶于鸡毒"，鸡毒就是乌头。乌头之根是有毒的，故有毒公、羡毒、五毒根等名称。

除此之外，由于乌头8—9月开花，淡紫娇艳，常与菊花同放，也有人将其栽于园中观赏，又以花形色而名鹦鹉菊、双莺菊、鸳鸯菊、僧鞋菊等。

乌头：最早的箭毒

世界上记载最早使用的箭毒植物是中国的乌头，用于狩猎，有野兽"中者立仆"的效果。

在古代中国神农氏时期，长江流域以狩猎为生的少数民族就已经知道把草乌头的汁液抹在弩弓上狩猎。毒箭射到狗熊身上，狗熊踉跄几步，便中毒而倒，可见其毒力之大。中国现存最早的本草著作、公元2世纪出现的《神农本草经》中"乌头"项下记载："其汁煎之，名射罔，射禽兽。"南朝陶弘景的《本草经集注》中说："今多以四月至八月采，捣榨茎叶，日煎为射罔，猎人以傅箭，射禽兽十步即倒，中人亦死。"《北史·匈奴宇文莫槐传》曰："秋收乌头为毒药，以射禽兽。"《大明本草》记载："附子去皮捣，沥汁澄清，旋添晒干后取膏，名为射罔。"李时珍《本草纲目》记载："草乌头取汁晒为毒药，射禽兽，固有射罔之称。"《魏书》中有辽东塞外秋收乌头为毒药，杀禽兽的记载。陈藏器所引《后汉书·五行志》之言："西国独自草煎为药，敷箭射人即死者，皆此乌头，非川乌头也。""飞鸟触之坠，走兽遇之僵。"

名著《三国演义》中有"刮骨疗毒"的故事。说的是中国东汉末年，关羽攻打樊城时，被毒箭射中右臂。将士们取出箭头一看，毒已渗入骨头。后来，箭伤逐渐加重，华佗前来给关羽治伤，发现乃乌头箭毒所致，须行刮骨治疗。关公饮了几杯酒，华佗遂下刀割开皮肉用刀刮骨，沙沙有声，帐内见者皆掩面失色。而关公饮酒食肉，谈笑弈棋，全无痛苦之色。华佗刮去骨上之毒，敷上疮药，进行缝合。术后关公即觉右臂伸舒自如。

乌头：制作毒药烟球

在古代中国，乌头除了被用作毒药涂抹兵器，还被用来配置火药。北宋军火家曾公亮①于1040—1044年历时四年编写的军事著作《武经总要》里，记载了当时的一种专用来对付由地道入侵者的毒药烟球，草乌头在其中扮演了重要的角色。这种烟球的火药配方中除了硫黄、焰硝，就是草乌头、砒霜、巴豆等，有点像毒气弹的雏形，里面装的砒霜、草乌头之类毒物，在燃烧后成烟四散，能使敌方中毒而削弱其战斗力。

1.2　乌头的药用

乌头既是毒物，又是药物。中国古代人们就认识了这一辩证关系。《淮南子》中记载："良医得毒。""天下之物莫凶于奚毒，良医橐而藏之，有所用也。""天雄、天锥、乌喙，药之雄毒者也，良医以活人。"

中国汉代成书的《神农本草经》记载乌头主治"中风、恶风，洗洗出汗，除寒湿痹，咳逆上气，破积聚寒热"。

汉代时的中国古代医圣张仲景是善用附子治病的第一人。张仲景对附子、乌头的用法是：凡属亡阳急证宜温经回阳者，多用生附子，如《伤寒论》中四逆汤、通脉四逆汤、四逆人参汤等方中对附子的使用（生用、去皮、破八片）；若风寒湿着于肌表筋骨，需温经助阳者，多用炮附子，如《痉湿暍病》篇之桂枝汤、白术附子汤等方中附子的使用（炮、去皮、破八片）；若痛剧而又有肢冷汗出、证属沉寒痼冷的，则用乌头，因其止痛作用比附子更强，如《金匮要略》中乌头煎方、乌头桂枝汤方中之蜜煎乌头②。《金匮要略》的"中风历节病脉证并治第五"中："病历节，不可屈伸，疼痛，乌头汤主之。"

---

① 曾公亮（998—1078），北宋著名政治家、军事家、军火家、思想家。泉州晋江（今福建泉州市）人。仁宗天圣二年（1024）进士，仕仁宗、英宗、神宗三朝，历官知县、知州、知府、知制诰、翰林学士、端明殿学士、参知政事、枢密使和同中书门下平章事等。封鲁国公、鲁国公，卒赠太师、中书令，配享英宗庙廷，赐谥宣靖。曾公亮与丁度承旨编撰《武经总要》，为中国古代第一部官方编纂的军事科学百科全书。

② 杨百茀.金匮集释（上册）.武汉：湖北科学技术出版社，1984：314.

历节病即指周身关节疼痛。

明代李时珍著《本草纲目》中记载："乌头主大风顽痹。"

古代使用的乌头方剂很多，但总的看来是用在三个方面：一是去脏腑内的寒，二是补阳气不足，三是温暖脾胃。

上海名医祝味菊①以长期大量使用乌头附子治疗伤寒而著名。广州中医谭次仲②在《中药性类概说》一书中说："中药补脑，首推黄芪及附子二味，二十年来，用附子骤服一二两，渐加至二十两，亦未尝见有中毒症状。"

《中国药典》③中将乌头命名为"川乌"。附子为乌头的子根。两药中所含的主要成分乌头碱毒性极强。但乌头碱性质不稳定，遇水、加热则容易水解成毒性较小的生物碱④。因此现代附子、乌头内服用药必须是其炮制品，如黑附片、白附片、淡附片、炮附片、制川乌等。据医学史专家考证，张仲景应用生附子而没引起中毒的原因，一是方中甘草、干姜降低了附子的毒性；二是长时间煎煮（以水三升，煮取一升）降低了附子的毒性。⑤

现代中国传统医学使用的乌头附子是经过炮制的，减低了毒性，再配伍使用，进一步减少了毒副作用。如毒性较大的乌头碱在煎煮过程中大部分变成了毒性较小的乌头原碱，中药使用的盐附子则因长期泡在盐水中，大部分乌头碱溶于水中而除去了部分毒性。

国际市场上常见的欧乌头（A. Nepallus），原产于中欧及西非，现在东欧及中亚也有出产。乌头的主要成分是二萜双酯类生物碱，如乌头碱和乌头次碱等20余种生物碱。乌头碱的毒性很大，但在临床上可以用来治疗心动过速、高血压，还可用于局部麻醉。日本学者证实日本乌头（A. Japonicum）提取物可以使衰弱的心脏复苏，并持续长时间稳定的跳动。

现代药理研究证实，大多数乌头类药材都具有抗炎、免疫抑制、麻醉止痛、抗肿瘤等作用，对心血管系统则表现为强心、降血压、扩血管等作用。

值得指出的是，虽然在临床上乌头可用于治疗心动过速、高血压，还用于局部麻醉，但由于对生物碱等成分还未充分认识，乌头种类不同，其生物碱成分的种类和含量都有差异，加之使用剂量难以精确掌握，特别是对乌头治疗心脏疾病的有效成分仍不清楚，因此近些年来较少使用乌头。

---

① 祝味菊（1884—1951），浙江山阴（今绍兴）人。先祖世代业医。1917年进入四川军医学校，攻读两年，后随该校日籍教师石田东渡日本考察医学，翌年回国。曾任成都市政公所卫生科长，四川省立医院医务主任等职。1926年由四川到上海后，曾任中国医学院生理学教授、新中国医院院长等职。祝味菊擅用附子一类温阳药物，卓然自成一派。著有《祝味菊医书四种》，由《病理发挥》《诊断提纲》《伤寒新义》和《伤寒方解》四书组成，均刊于1931年，成为《祝氏医学丛书》之一。

② 谭次仲，佛山市张槎镇人，生于1887年，是佛山的名中医和医学理论家。著有《中医与科学》《中药性类概说》《伤寒论评注》《金匮削繁》等。

③ 国家药典委员会. 中国药典: 第1部. 北京: 化学工业出版社, 2005.

④ 徐楚江. 中药炮制学. 上海：上海科技出版社, 1985: 154.

⑤ 现代用附子、川乌内服必须是制附子、制川乌，且都要先煎煮0.5~1小时，且随着剂量的增大，要相应延长煎煮时间，直至口尝无麻辣感为度。只有外用才可以用生附子、生川乌。

2

茄科有毒植物应用史

2.1 神秘的茄科有毒植物

茄科有毒植物主要有：曼陀罗、莨菪、颠茄、龙葵、毒参茄、东莨菪、山莨菪、矮莨菪、华山参等。现代的研究表明，所有野生的茄科植物和大多数栽培的茄属植物或都具有毒性。其主要有毒成分是阿托品、龙葵碱、东莨菪碱、烟碱等生物碱，以及皂苷、类固醇等多种成分。

自古以来，茄科有毒植物都被用作催眠、迷幻、止痛、催情药物及巫师的药具，在世界上几乎每个文化历史中都有记载，对医学和文化有着深远的影响。特别是一些茄科有毒植物与巫医、巫术直接相关，由于达到中毒剂量的茄科植物会使人出现幻觉等精神症状，在早期宗教仪式和占卜中均有应用，因此，茄科有毒植物有"神秘之草"之称。

茄科植物的词源与神话

茄科植物的颠茄称为 *Atropa*，源于希腊神话，Atropos 是"命运三女神"之一——地狱女神，她能斩断生命之脉，可见其毒性非同一般。颠茄的分泌物滴到眼睛可使瞳孔扩张，姑娘变得俊俏，因此颠茄又称为 *Belladonna*，在意大利语中，"Bella"是美丽的意思，"Donna"是女郎。毒参茄（Mandrake）的拉丁文是 *Mandragora of Ficinarum*，源自古希腊文"Male Drug of Namtar"，为"男人爱欲之药"的意思，其根茎与人参相似，古希腊、埃及和犹太人甚至认为它有雄雌之分，并分别称为 Mandrake 和 Womandrake。毒参茄果在希伯来文中读 Dudhaim，就是由"爱情"（Didi）一词演变而来，它又叫"爱欲果"（Apple of Love）。

茄科植物的神秘故事

中国《水浒传》中有"智取生辰纲"的故事。说的是晁盖、吴用等好汉在黄泥岗下了"蒙汗药"的酒，麻翻了杨志和众军士，夺取了生辰纲。"蒙汗药"的主要成分是曼陀罗。"蒙汗"二字是描述人服食以曼陀罗（花）为主要成分的"蒙汗药"后，人体汗腺受到抑制，汗蒙而不发这种生理现象。

1676年，一支英国军队被派往北美的一个殖民地——美国弗吉尼亚州的詹姆斯镇（Jimson Town）镇压叛乱。为抵御外敌，当地印第安人教英国士兵以曼陀罗的嫩叶拌沙拉吃，结果吃过这种生菜沙拉的士兵都中了毒，产生了幻觉。士兵们脱光了衣服，有的在地上打滚，有的手舞足蹈，口中念着莫名其妙的奇语。与此同时，他们都彼此抚摸、微笑或发呆。这种状态一直持续了11天。之后，这些士兵无人记起当时发生了什么事情。英国军队本来是以严肃、善战和服装整齐而闻名于世的，这次事件使英军威名扫地。此后，殖民地人民便将引起中毒的曼陀罗称为"詹姆斯镇草"（Jimsonweed）。

2.2 古代茄科有毒植物的应用[①]

古代中国的应用

公元 2 世纪，中国最早的一部本草书《神农本草经》记载了莨菪（天仙子）"有毒，多食令人狂走"；曼陀罗花"有毒，此花浸酒治风，少顷昏昏如醉"。三国时期的名医华佗用于外科手术麻醉的"麻沸汤"中有洋金花。在宋代周去非的《岭南代答》中，有"广西曼陀罗花遍生原野，大叶白花，结实如茄子而遍生小刺，乃药人草也。盗贼采，干而末之，以置人饮食，使之醉闷，则挈箧而趋"的记载。宋代窦材曾用山茄花、火麻花二味组成"睡圣散"，"每服三钱，小儿只一钱，茶酒任下，一服即昏睡"，说明曼陀罗具有麻醉作用，而且也为盗贼所利用。元代外科医家危亦林在《世医得效方》中记载了"草乌散"的正骨麻醉，书中写道："服后麻不得，可加曼陀罗花及草乌五钱，用好酒少些与服。"[②]

公元 16 世纪，明李时珍的《本草纲目》中详细介绍了莨菪和曼陀罗的毒性。指出，"（莨菪）子服之，令人狂浪放宕，故名。""误服之，冲人心，大烦闷，眼生暹火。""（根）有毒，杀虫。""（曼陀罗）花、子有毒……并入麻药。相传此花笑采酿酒饮，令人笑；舞采酿酒饮，令人舞，予尝试之，饮须半酣，更令人或笑或舞引之，乃验也。"以上不仅介绍了曼陀罗麻醉作用和毒性，而且形象地描写了服用它所引起的精神症状。[③]

在清代《宋人轶事汇编》和明代《岭南琐记》中，分别记载了统治者利用曼陀罗酒毒杀反叛百姓和将风茄末投于酒中盗取官印的事件。[④] 清代《蒙药本草图鉴》中记载了蒙古族人民对茄科植物药用价值的认识和应用情况。[⑤]

古代西方世界的应用

古代的西方人将茄科植物的毒性作用视为有益作用，在饮品中加入茄科有毒植物相当普遍，并将这种有毒饮品视为上帝的恩赐，它能使人兴奋、愉悦、迷幻。在西方的神话传说中，有的讲述用食用茄科植物后亢奋的公牛耕田，有的讲述用茄科植物药抢劫，有的讲述用浸过茄科植物毒药的婚纱使新娘死亡。在古埃及神话中，恶神 Hathor 试图灭绝人类，为阻止她的恶行，人们将掺有毒参茄汁液的饮料供奉于她，使她中毒昏迷。在古埃及，酒精含量低的啤酒要加入毒参茄以提升啤酒档次。

公元前 3000 年的巴比伦，人们就知道应用莨菪子缓解牙痛。公元前约 1500

[①] 吴永魁. 茄科有毒植物应用发展简史. 毒理学史研究文集：第 3 集. 2004：16-21.
[②] 蒲昭和. "蒙汗药"中的麻醉药——曼陀罗. 大自然，1998（5）：33.
[③] 李时珍. 本草纲目（上册）. 北京：人民卫生出版社，1982：1140-1144；1211-1212.
[④] 张宗栋. 蒙汗药初探. 中华医史杂志，1996，26（2）：84-86.
[⑤] 罗布桑，恩和琪琪格，布和.《蒙药本草图鉴》中的茄科植物考证. 中药材，1995，18（7）：366-367.

年，埃及就有关于莨菪的医学知识的记载。远古的闪米特人、古希腊人和埃及人传说吃了毒参茄果可以增强性欲，增加女性魅力，甚至还可以治疗不育。公元前400多年，有"医学之父"美称的古希腊名医希波克拉底（Hippocrates）就对毒参茄有细致的观察和研究，他指出："以不引起谵妄的小剂量毒参茄加入酒中，可缓解抑郁和焦虑症。"公元前约1世纪，有"药学之父"美誉的希腊名医迪奥斯克里德斯（Dioscorides）在其草药学专著中用整整两页论述毒参茄，他指出曼陀罗小剂量有愉悦感，较大剂量可昏迷三天，大剂量可导致中毒而死。他用毒参茄泡酒作为外科手术和治疗战伤的麻醉药和安眠药。

毒参茄还被用于战争。古罗马时期迦太基名将汉尼拔在与非洲部落叛军作战时假装败退，遗留下一些用毒参茄汁混合了的酒，诱使对方饮后嗜睡，然后杀了个回马枪，歼灭了对方。

"睡海绵"（Sleep Sponge）在公元前300年左右就被用于麻醉治疗。虽然一直存有争议①，但按某些权威说法，罂粟、毒参茄、莨菪的汁液和水芹都可用作麻醉药。将海绵用这些汁液浸过后晾干，手术前用温水蘸湿海绵，并放在仰卧患者的嘴或鼻子上，当滴下的麻醉药被吸收后就可诱导全麻。同时，人们也研究催醒的方法，并用鲜茴香汁或醋汁制成"醒海绵"②。

12世纪中叶，西方最重要的一部医药大全 The Antidotarium Nicolai Parvum 的140个方剂中，至少有29剂含有鸦片，19剂含莨菪，14剂含毒参茄，同时含有以上三种药的方剂有9个。到16世纪，许多常用制剂都含有茄科植物，做成的剂型有"睡海绵"、软膏、丸剂、散剂、栓剂等14种之多。

茄科植物用作巫师的药具

11世纪鸦片出现后茄科植物的治疗作用虽然有所减弱，但茄科有毒植物作为巫师的法宝，其应用范围仍在逐渐扩大。利用茄科植物施巫术的原因之一是它能使人致幻、激发性欲。传说一个巫师想在空中骑行，并获得和性魔一样的性欲，于是他脱去衣装，用绿色药膏涂布全身，包括肛门和生殖器，然后登上水槽，把扫帚或烧火棍放在两腿之间。不久便产生幻觉，梦中骑行就开始了。人们热衷于在节日盛宴、跳舞和做爱时将药膏涂于全身，包括腋窝、直肠，甚至阴道。当时，对无钱支付更多娱乐费用的穷人来说，巫师的药膏是使人沉醉和愉悦的"法宝"。

毒参茄是邪恶的象征，中毒后人会手舞足蹈，像鹅一样摆动臂膀，像牛一样横冲直撞。由于毒参茄的根酷似人形，所以德国人将毒参茄称为"小绞刑犯"。巫师和神职人员把人形毒参茄的根茎作为道具，用来施法术和举行宗教仪式，以达到各种目的；马贩子把曼陀罗的叶子团成一团塞入马的直肠内，多数可怜的劣质马就会变得像纯种马一样暴烈。

莨菪也是巫师的法宝，他们给莨菪制成的催情饮剂赋予魔力。但自13世纪以来，这种饮剂的应用受到了强烈的抨击，

---

① PRIORESCHI P. Medieval anesthesia——the spongia somnifera. Med Hypotheses, 2003, 61 (2): 213-219.
② KEIL G. Spongia somnifera. Medieval milestones on the way to general and local anesthesial. Anaesthesist, 1989, 38 (12): 643-648.

甚至皇帝都要签署禁用公文。1507年，德国艾希施泰特①规定对施啤酒中加入莨菪籽和其他致幻植物的酿酒者施以罚款。中世纪欧洲某些地方对应用毒参茄搞巫术者予以严惩。1630年在德国洪堡曾有过一起烧死三名妇女的案例，其罪名是私藏毒参茄②。

2.3 近现代茄科有毒植物的应用③

茄科植物用于医疗

19世纪后半叶，莱德伯格（Ladenberg）和谢米特（Schmidt）从茄科植物中分离出了阿托品、颠茄碱、莨菪碱、澳洲毒茄碱和东莨菪副碱等，其中主要是阿托品和莨菪碱。后来，莱德伯格又分离出了东莨菪碱，并成为重要的治疗药物，在20世纪麻醉学中发挥了重要作用④。19世纪60年代，伦敦著名的药理学家奎斯推荐用颠茄搽剂进行神经阻断试验，以达到麻醉作用。后来，弗雷哈证实阿托品有轻微局部麻醉作用，颠茄可缓解胃肠痉挛引起的绞痛。1886年，托蒂（Torty）考察了东莨菪碱对自主神经系统的作用，并将该物质成功应用于精神狂乱和精神患者，他指出东莨菪碱对正常人有麻醉作用，皮下注射0.5~1.0毫克，10~15分钟后可诱导睡眠，中毒表现为头晕、恶心、心律失常、呼吸困难、幻觉、谵妄和虚脱。清醒后感觉疲劳和头沉，但不久恢复正常，偶尔也会出现呕吐。1891年，埃德费森（Edlefsen）指出东莨菪碱有缓解疼痛的作用。但鲁道夫·格努克（Rudolf Gnauck）并没有验证到该作用，却证实了东莨菪碱的镇静和催眠作用，他先在健康人身上通过内服和皮下给药证实催眠和镇静作用，然后再用于精神错乱患者。克里培林（Kraepelin）将东莨菪碱作为药物应用多年，从未发生任何危急情况。在快速镇静和催眠时一般都应用东莨菪碱，它安全、有效，无明显副作用。较大剂量应用在某些个体上可能出现依赖性，然而症状一旦消失就不会复发。

20世纪70年代，中国医药界重新以曼陀罗为主药制成了中药麻醉剂，并成功应用于临床。到1978年，在全国十几万例外科手术中应用了中药麻醉剂⑤。在寻找更强抗胆碱药的过程中，从这类植物中首先分离出了山莨菪碱和樟柳碱，并用于治疗有机磷中毒、暴发性流脑、支气管炎、出血性肠炎等⑥。由于莨菪类药物能阻断M和α-受体在应激状态下的全部不利效应，减少细胞氧耗、节约能量，可供

---

① 艾希施泰特（Eichstatt），是德国巴伐利亚州的一个镇。
② JURGEN L M. Love potions and the ointment of witches: historical aspects of the nightshade alkaloids. Clinical Toxicology, 1998, 36 (6): 617-627.
③ 吴永魁. 茄科有毒植物应用发展简史. 毒理学史研究文集: 第3集. 2014: 16-21.
④ CARTER A J. Narcosis and nightshade. BMJ, 1996, 313 (7072): 1630-1632.
⑤ 丘山. 致幻和麻醉"神药"——曼陀罗. 科学世界, 1994 (5): 36-37.
⑥ 赵普干，刘晓平. 莨菪类成分药物临床应用发展简史. 中华医史杂志, 1999, 29 (1): 46-47.

给β-受体更多ATP，充分发挥β-受体的效应，使血管平滑肌舒张，有助于改善微循环和内脏功能，此外，尚具有钙离子拮抗作用，对肠黏膜细胞有特殊稳定作用，阻断"肠因子"的释放，因此，可用于低血容量性休克、感染性休克、心源性休克和过敏性休克等，并可在急性肺损伤、哮喘和重症糖尿病等方面应用[1]。

此外，洋金花对戒除海洛因的依赖性有效[2]。曼陀罗及其提取液对菜青虫和小鼠具有毒杀作用[3][4]。

莨菪类药物的应用

20世纪60年代，在中国，莨菪类药物在临床上得到了广泛应用。1959年钱潮等应用超中毒剂量的阿托品静脉注射，成功地抢救了中毒性痢疾。救治毒蕈中毒及有机磷中毒早已普遍应用，而且临床应用范围日渐扩大。1973年杨国栋等成功用东莨菪碱抢救重型乙脑呼吸衰竭。1975年杨国栋等用东莨菪碱抢救暴发型脑膜炎球菌败血症休克，疗效显著。1996年施维群等用山莨菪碱加疏肝活血利胆中药治疗瘀胆型肝炎，疗效明显。1987年王佩燕等成功用大剂量东莨菪碱救治急性心梗伴心源性休克。1989年任胜标等用东莨菪碱治愈顽固性室性心动过速。此外，还有用东莨菪碱成功治疗顽固性哮喘、肺性脑病、再生障碍性贫血、系统性红斑狼疮，用山莨菪碱治疗内耳性眩晕，用樟柳碱治疗血管性偏头痛等。[5]

茄科有毒植物的军事用途

茄科有毒植物在军事上也有应用，由于这类植物含阿托品和东莨菪碱，所以对神经性毒剂中毒有较好治疗作用。《防化医学》列出了七种中草药治疗神经性毒剂中毒及水煎剂用量[6]。阿托品早在1968年就成为美军士兵用于神经毒中毒急救的药品，直至今日，仍是多数国家的重要药品装备。另外，在军事行动中东莨菪碱还用于防止晕动病（晕车、晕船、晕飞机等）。这类植物及其有效成分在兽医临床也有较多应用[7][8]。

---

① "莨菪类药物在救治休克中的应用"高层专家论坛纪要. 中华急诊医学杂志, 2005, 14（2）：99.
② 靳小中, 陈勇伟. 洋金花在戒毒中的作用. 海军医学杂志, 2003, 24（1）：36-37.
③ 高红明, 王兆龙, 张彪, 等. 植物提取液对菜青虫的杀虫活性研究. 江苏农业研究, 1999, 20（4）：32-34.
④ 张宏利, 韩崇选, 杨学军, 等. 曼陀罗杀鼠活性研究初报. 西北林学院学报, 2003, 18（4）：100-103.
⑤ 赵普干, 等. 莨菪类成分药物临床应用发展简史. 中华医史杂志, 1999, 29（1）.
⑥ 中国人民解放军军事医学科学院. 防化医学. 北京：中国人民解放军总后勤部卫生部, 1979：58-76.
⑦ 冯洪钱. 民间兽医本草. 北京：科学技术文献出版社, 1984：266-268.
⑧ 李光灵. 莨菪类药的药理作用及其在兽医临床上的应用. 中兽医学杂志, 1993,（2）：37-40.

3

重要有毒植物的药用历史记载

3.1 烟草的早期药用

烟草的药用价值

早在公元前1年年初,美洲印第安人开始以不同的方式使用烟草。当时,烟草被认为可包治百病,并被用于治疗伤口,以及用作止痛药。欧洲人认为,烟草可以治疗癌症和口臭。甚至,嚼烟也被认为能够减轻牙疼的痛苦。

人类吸烟的起因主要在于烟草的药用价值。据有关史料和医药学著作记载,中国古代的吸烟,实际开始于治病和防病。据明代张景岳著《景岳全书》记载:"此物(指烟草)自古未闻……求其习服之始,则向以征滇之役,师旅深入瘴地,无不染病,独一营安然无恙,问其故,则众皆服烟。由是遍传,今则西南一方,无分老幼,朝夕不能间矣。"这就是中国南方流传很广的诸葛亮利用烟草治病的传说。明代倪朱谟编纂的《本草汇言》中也记述:"烟草,通利九窍之药也,能御霜露风雨之寒,辟山岚鬼邪之气。小儿食此能杀疳疾,妇人食此能消症痞,如气滞,食滞,痰滞,饮滞,一切寒凝不通之病,吸此即通。"

18世纪法国大革命前,在普鲁士一地流行致命的伤寒病,可是,在司达特烟厂工作的工人却免遭伤寒病的侵袭。在第一次世界大战前,有位法国人曾研究过军人吸烟对传染性脑膜炎的预防作用。他调查的健康士兵,94%是吸烟的,与此相反,已患该病的士兵,有75%是不吸烟或偶尔吸烟的。这说明,吸烟对预防脑膜炎也有一定的作用。

1571年,西班牙的医生尼古拉斯·莫纳德斯(Nicolas Monardes)[①]写了一部《世界药用植物》(History of Medicinal Plants of the New World)的历史书。他在书中提到烟草可以治疗36种健康问题。

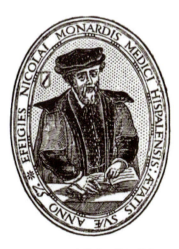

图25 尼古拉斯·莫纳德斯

---

① 尼古拉斯·莫纳德斯(1493—1588),中世纪西班牙医生、植物学家、西班牙文艺复兴时期的人文主义者。

1826年，科学家终于获得了尼古丁（Nicotine）的纯品。不久之后，科学家得出结论：尼古丁是危险的毒药。

1836年，新英格兰人塞缪尔·格林（Samuel Green）指出，烟草是一种杀虫剂、毒药，可以杀死一个人。

现代的研究也证明了烟草具有十分重要的药用价值。1996年10月，英国的《新科学家》周刊报道，一些流行病学的研究表明，吸烟者患帕金森病、阿尔茨海默病和溃疡性结肠炎的比例明显低于不吸烟者，吸烟还能预防风湿性关节炎、某些癌症和其他一些疾病。研究人员认为，烟碱的作用能阻止脑功能的恶化。

除了烟草中特有的烟碱可以用作药物外，烟草中还有许多成分可以作为药物成分使用。如日本北海道药物研究所从烟草的细胞提取液中分离出了泛醌10[①]。泛醌10是目前治疗心肌梗死等心脏病的特效药物。有报道表明，烟叶研成粉加羊脂制成油膏涂于患处，可使奇痒立刻停止。烟油更是具有止痛的效果。烟气能治疗手脚二度烧伤，能杀死亚洲型霍乱杆菌和肺炎杆菌等。

烟草解救了伦敦

1665—1666年，英格兰王国（现今英国）发生鼠疫，这是从1347年开始在欧洲流行的"黑死病"大瘟疫的继续。瘟疫造成伦敦约10万人丧生，约占伦敦人口的20%。当时，富有的商人和专业人士逃往乡下，许多企业被关闭。只有少数神职人员、医生和药剂师选择留下对付这场大瘟疫。

当时，医生们被市政府录用，由官员精心组织死者的埋葬。人们在大瘟疫面前都试图寻找保护自己的方法。教会建议人们祈祷，希望将瘟疫带走。为防止感染瘟疫，人们嘴里嚼着大蒜和芸香，吸着烟。医学院发出指令，燃烧硫黄，以避免感染。作为预防措施，人们烧硫黄、胡椒粉、蛇麻草和乳香，试图用其产生的辛辣刺激味来抵御瘟疫的侵入[②]。妇女洗头和洗衣服都洒上一些醋，并使用以醋浸湿的手帕，以保护自己。穷人们则用旧鞋子和牛羊的角来做抵挡。政府当局命令在大街上昼夜点火以净化空气。

英国伦敦鼠疫猖獗期间，人们惊异地发现那些吸烟者虽然频繁出入传染病患者的家中，或是多次参加染病而死者的葬礼，可他们却一个个安然无恙地未被感染。当鼠疫基本控制之时，人们才恍然大悟，原来吸烟还具有一定的杀毒作用。于是，伦敦居民强烈呼吁吸食烟草，大力提倡吸烟以防瘟疫，男孩子在学校必须吸烟，即使是儿童有时也被迫吸烟。

与此同时，伦敦所有的公立学校，不论男女，都要强制学童在教室中吸烟以抵御瘟疫，违反此规定者还要受到处罚。

瘟疫从1665年7月开始，一直持续到1666年9月。9月2日和3日，直到伦敦大火灾摧毁了大部分城市的中心，大批老鼠被烧死，瘟疫才慢慢消去。

[①] 泛醌10（Coenzyme Q10, Co-Enzyme Q10, Ubidecarenone），别名：癸烯醌、能气朗、泛癸利酮、辅酶Q10。为充血性心力衰竭、冠心病、高血压、心律不齐的辅助治疗药。

[②] 王旭东，孟庆龙. 世界瘟疫史. 北京：中国社会科学出版社，2005：205.

后来的历史研究表明，当时烟草对抵御瘟疫的感染提供了一定的保护。①

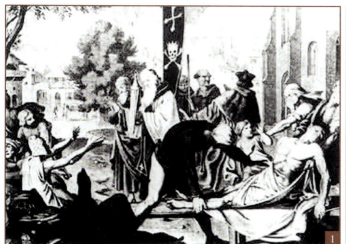
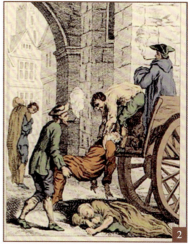

图 26　1665 年伦敦大瘟疫（1. 艺术家描绘的瘟疫；2. 伦敦大瘟疫时期收集安葬死者，车上的驭手正在吸烟。1665）

3.2　大麻的药用

大麻的药物价值

几千年前，人类种植大麻这种草本植物，主要是用于植物油脂、宗教用途以及工业纤维。传统的草药医师用大麻治疗各种疾病，从耳痛，到关节炎，到惊厥。它的种子（亦称火麻仁、大麻仁）被用来做成大麻籽油（Hemp Oil），中医使用它治疗便秘、腹泻。

医学上，大麻经常被用来辅助某些晚期绝症（癌症、艾滋病）的治疗，用来增进食欲、减轻疼痛；可用来缓解青光眼和癫痫、偏头痛等神经症状。虽然医用大麻尚有争议，医生们经常非正式地向患者推荐使用。

21 世纪大麻药物的挑战

步入 21 世纪以来，有关大麻对青光眼、化疗引起的恶心和呕吐，多发性硬化（MS），艾滋病引起的消瘦症的治疗效益引起了患者和管理部门的关注。约有 90%用过大麻的多发性硬化患者报告它能缓解痉挛、强直和疼痛。如果进一步的研究支持这种说法，则世界各国政府在使医用大麻合法化方面受到的压力会增加。然而，无论是医生还是法规管理部门，希望看到使用的是含单一有效成分的常规剂型。

此外，一类人工合成的大麻有效成分四氢大麻酚（Tetrahydrocannabinol，THC，

---

① 在 18 世纪德国的一次霍乱大流行中，唯有卷烟厂的工人很少得病。在 5000 名雪茄烟工人中仅有 8 人得病。对于这种令人惧怕的霍乱，吸烟也有一定的防疫作用。

亦称屈大麻酚，商品名：Dronabinol 或 Marinol）在一些国家是公开的处方药。四氢大麻酚还有减少动脉阻塞的效用。用大麻提取物制造的舌下喷剂 Sativex[①] 在加拿大被获准用来治疗多发性硬化引发的神经性疼痛，并可以作为处方药合法地出口到英国和西班牙。

目前，美国有 11 个州允许为了医疗目的使用大麻。但非医疗研究人员占有大麻产品则属于违犯联邦法律的行为。

3.3 印度的神树：苦楝树

在印度，印度苦楝树被称为神树，很多人家的住址附近都可以看到苦楝树。人们将苦楝树的枝叶当牙刷用，先不停地把树枝咬开，再用咬开的那一面轻轻地刷牙。印度苦楝树的汁液可以清洁牙齿、治牙痛，并有防蛀功效。

苦楝树的气味类似芝麻酱混合大蒜，喝下去则是又苦又涩的口感。有的还被加入洗发精中用来除头皮屑，或被加入肥皂中处理皮肤上的脓痘。

印度楝树油具有滋润、保湿的功能，可以止痒。出水痘、过敏的人搽印度楝树油可减轻症状，感觉清凉。

此外，印度楝树油还可以防治 200 多种农作物害虫，而且对人畜无害、无毒，安全环保。

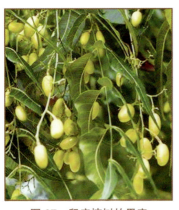

图 27 印度楝树的果实

3.4 中国古代医书中记载的"狼毒丸"

狼毒是多年生草本植物，高 30~60 厘米。狼毒根入药，有大毒，能散结、逐水、止痛、杀虫，主治水气肿胀、淋巴结核、骨结核；外用治疥癣、瘙痒、顽固性皮炎。还可杀蝇、杀蛆。

在中国古代历代医书中有许多以狼毒为君药（主药）的配方，称之为"狼毒丸"，应用于治疗不同的病症。例如：

《博济》卷四记载的狼毒丸。处方中含有天南星、狼毒、海桐皮、黑附子（炮）各等份。主治妇人血风攻注，腰脚及背膊疼痛，四肢烦倦麻痹；丈夫元脏风攻，遍身痛，筋脉拘急，腰脚无力。如有孕不可服之。

[①] Sativex 的主要成分，是四氢大麻酚（Tetrahydrocannabinol，THC）和大麻二酚（Cannabidiol）。

《太平圣惠方》卷二十八记载的狼毒丸。处方中含有狼毒、肉桂、川鸡头、京三棱、紫菀、附子、川大黄、鳖甲、槟榔等。主治虚劳积聚，腹中坚硬，气胀喘急。

《普济方》卷三九三记载的狼毒丸。处方中含有狼毒、附子、川椒、巴豆。主治消痞下食。主腹中有热胀满，不思饮食，大小便不利，及苦腹痛痞，便脓血下重，丁奚腹痛，脱肛，胁下有痞。

《济生》卷三记载的狼毒丸。处方中含有狼毒、芫花、川乌、椒红、干漆、鳖甲、三棱、没药、干姜、全蝎（去毒）。主治七疝，久而不愈，发作无时，脐腹坚硬疼痛。

《幼幼新书》卷二十六引《吉氏家传》记载的狼毒丸。处方中含有狼毒、白附子、大附子、天麻、防风、羌活、朱砂、地龙、麝香。主治小儿胆热肝风，天柱倒折。

《太平圣惠方》卷五十一记载的狼毒丸。处方中含有川狼毒、附子、半夏、芫花、木香、槟榔。主治痰冷不消，结成癖块，腹胁胀痛。

《太平圣惠方》卷二十一记载的狼毒丸。处方中含有狼毒、天南星、附子。主治风走注疼痛。

《太平圣惠方》卷四十八记载的狼毒丸。处方中含有狼毒、附子、防葵。主治积聚，心腹胀如鼓，阴疝，肿缩疼痛。

《太平圣惠方》卷四十八记载的狼毒丸。处方中含有狼毒、芫花、干漆、雄雀粪、五灵脂、鳖甲、硫黄、硼砂、腻粉。主治积聚、气结成块段，在腹胁下久不消散，发歇疼痛。

《外台》卷七引《肘后方》记载的狼毒丸。处方中含有狼毒、附子。主治心腹相连常胀痛。

方出《肘后方》卷五，名见《普济方》卷二四八记载的狼毒丸。处方中含有狼毒、防风、附子。主治阴疝。阴丸卒缩入腹，急痛欲死。

《千金方》卷十一记载的狼毒丸。处方中含有狼毒、半夏、杏仁、桂心、附子、蜀椒、细辛。主治坚癖。坚瘤久不愈，食少。

《太平圣惠方》卷四十九记载的狼毒丸。处方中含有狼毒、川乌头、槟榔、木香、干漆。主治痃气，胁肋胀痛，腹内气结，不能下食，四肢少力。

《魏氏家藏方》卷九记载的狼毒丸。处方中含有雄黄、狼毒、肉桂、大附子、汉椒、干漆、甘遂、当归、芫花、川大黄、槟榔、大戟、桃仁、干姜等。主治腹胀水肿。

3.5 洋地黄用于治疗心力衰竭

玄参科洋地黄属（*Digitalis*）的有毒植物紫花洋地黄（*D.purpurea*），又名毒药草、紫花毛地黄、吊钟花，是一年或多年生草本植物，全草有毒，种子和叶毒性大，茎、根毒性小。洋地黄是治疗多种心力衰竭的特效药。主治各种原因引起的慢性心功能不全、阵发性室上性心动过速和心房颤动、心房扑动等疾病。

威瑟林发现的家传秘方[1]

1775年，英国植物学家威廉·威瑟林[2]听说，有位农妇能用一种家传的秘方治疗水肿病（即心力衰竭性水肿），效果奇好。于是，威瑟林开始进行有系统的研究。威瑟林发现，农妇的秘方虽含20多种药物，但真正起作用的只有紫花毛地黄一种。这种药用植物早在中世纪医学家就使用过，16和17世纪，英国和德国出版的药用植物著作也都提到过此药。他将洋地黄的花、叶、蕊等不同部分，分别制成粉剂、煎剂、酊剂、丸剂，比较其疗效。结果发现，以开花前采得的叶子研成的粉剂效果最好，还确定了用药的最适剂量为1~3格兰（1格兰=64.8毫克）。他用洋地黄共治疗了163名患者，积累了大量经验。1785年，他发表了专著《关于洋池黄》，成为世界名医。

但是，直接使用洋地黄植物有许多缺点，加之其所含杂质较多，不易准确掌握剂量，不仅会直接影响疗效，而且有致死的危险。尽管威瑟林在著作中已提到了使用洋地黄可能出现的不良反应，但是仍有一些医生，因使用剂量过大，致使患者死亡，这严重影响了洋地黄的推广应用。

洋地黄的现代应用

1874年，德国药物学家施密德伯格（Oswaldd Schmiedebrg, 1838—1921）从洋地黄植物中提纯了洋地黄毒苷，并证明了这是有效的强心成分，作用迅速，对急性心力衰竭的抢救效果极佳，是急救室必备的药品。

现代临床上常用的强心药地高辛，就是从毛花洋地黄（*D. Lanata*）中提取的。

毛花洋地黄，以叶入药。毛花洋地黄茎叶布满茸毛，因而称为"毛地黄"。由于它来自欧洲，因此中国称之为"洋地黄"。其叶中含毛花洋地黄苷甲、乙、丙。毛花洋地黄苷丙经酶水解产生地毒苷（Digoxin）、葡萄糖和醋酸，地毒苷强心作用较强，因此，用作强心

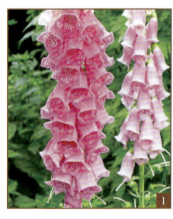 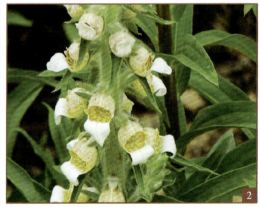

图28 洋地黄（1.紫花洋地黄；2.毛花洋地黄）

---

[1] 沈尔安. 洋地黄与爱情的故事. 医药世界，2001 (4).

[2] 威廉·威瑟林（William Withering, 1741—1799），医生、植物学家、化学家。曾在爱丁堡读书，毕业后来到斯塔福特附近的乡村当医生。他遇到的第一位患者是喜爱植物学的花卉画家海伦娜·库克（Helena Cooke），两人在相处中建立了感情，结婚后迁往伯明翰，搜集花卉的工作启发了威瑟林对植物学的科学灵感。1785年威瑟林在伯明翰加入了由自然科学家和工业企业家组成的月光社（Lunar Society），深受达尔文、瓦特等科学家的影响。

剂。主要作用是兴奋心肌，增加心肌收缩力，使收缩期的血液输出量大为增加，改善血液循环。对心脏性水肿患者有利尿作用。

3.6 其他有毒植物的药用价值

萱草根的药用

萱草根含有多种蒽醌类化合物，味甘，性凉，有清热、解毒、利尿、消肿等功能，常用于治疗大便带血、小便赤涩、吐血、红眼、鼻出血、声嘶、牙痛、肺结核、痢疾、水肿、乳腺炎等。

中国《本草求真》中记载："萱草味甘而气微凉，能去湿利水，除热通淋，止渴消烦，开胸宽膈，令人心气平和，无有忧郁。但气味清淡，服之功未即臻，不似气猛烈药，一入口而即见其效也。"

近代医学研究证明，用萱草根可治疗血吸虫病。其主要作用是可使血吸虫成虫体萎缩、生殖器官退化，但这些变化都是可逆的，停药后可迅速恢复。萱草根对人和动物血吸虫病有一定疗效，减虫率可高达80%以上。但疗效与毒性并存，随着剂量的增加，对宿主的毒性也愈加强烈，在宿主致死的情况下，尚不能杀死虫体。

夹竹桃的药用

夹竹桃的叶、茎皮、果仁和花均可入药，有强心、利尿、平喘、祛痰、催吐、发汗、镇痉等功效。外用散瘀镇痛，治疗跌打损伤。红花夹竹桃烘干研末，可治疗慢性心力衰竭等疾病。

据中药文献记载，夹竹桃味苦，性寒，有强心利水、祛痰定喘、散瘀止痛、解毒透疹之功效，可供药用，因有大毒，故应慎用，但仍不失为很有开发价值的药物资源。

苍耳的药用

苍耳的果实可供药用。具有散风、止痛、祛湿、杀虫的作用。主治风寒头痛、风湿痹痛、四肢拘挛痛、疥癞、痉挛等。临床研究中用于治疗慢性鼻炎、慢性化脓性鼻窦炎、慢性气管炎、腮腺炎、下肢溃疡、腰腿痛、疟疾等疾病，疗效较好。

麻黄的药用

草麻黄、木贼麻黄及中麻黄是重要的药用有毒植物，中医用作解表、平喘药。麻黄所含生物碱，经提纯制成麻黄碱，临床上用于治疗支气管哮喘及荨麻疹等变应性疾病，并可用以散瞳及局部治疗黏膜炎症。中国内蒙古自治区境内有多家生产麻黄碱的药厂，仅阿拉善盟每年就销售麻黄干草50多吨，供生产麻黄碱用。积极开发利用这一重要的药物资源，不但具有巨大的经济效益，而且由于大量的收割，也可减少牲畜中毒。

苦参的药用

苦参含有毒性成分苦参碱，可用于治疗各种晚期癌肿，能减轻症状，延长存活期，且不破坏正常白细胞的生成，甚至能升高白细胞，提高机体抵抗力。在诱导肿瘤细胞分化和凋亡方面，一定浓度的苦参碱对人慢性髓原白血病细胞具有一定的诱导分化效应，这一结果为临床探索中药非杀伤性治疗白血病打下了良好的基础。

棘豆的药用

棘豆属有毒植物中含有苦马豆素。美国农业部有毒植物研究所、中国兰州医学院和西北农林科技大学的研究表明，苦马豆素具有显著的抑制肿瘤、增强免疫和抗辐射作用，且毒副作用微弱，骨髓增殖效果好，在杀死癌细胞时对人体免疫系统有保护作用。2007年，苦马豆素作为一种新的抗癌药物开始进行一期临床研究。

亚麻籽可防致命辐射

2011年，美国迈阿密大学西尔维斯特癌症中心的研究表明，亚麻籽有助于防致命辐射。为了预防放疗辐射对癌症患者的副作用，以及来自恐怖分子"脏弹"的辐射物，西尔维斯特癌症中心的辐射肿瘤学家希望找到一种廉价安全的膳食补充剂，让受到辐射威胁的人群服用。他们用亚麻籽饲喂胸部接受大量辐射前和之后六周内的实验鼠（一次性接受等于1万次X线检查的辐射，相当于一个癌症患者在整个放疗过程中接受的辐射量），结果发现生存率大大提高，而且较少有肺部问题。在接受辐射四个月后，食用亚麻籽的实验鼠有88%仍然存活，而没有食用亚麻籽的实验鼠仅有40%存活[1]。

---

[1] 亚麻籽可能有助于防致命辐射.美国趣味科学网，2011-08-12//研究发现亚麻籽可能有助于防致命辐射.参考消息，2011-08-15.

4

药用植物栽培与新技术应用

4.1 中国药用植物栽培历史

中国药用植物栽培历史悠久。随着人们在生产、生活以及和疾病的斗争中，对药物的认识和需求不断提高，药用植物逐渐从野生植物采挖转为人工栽培。在长期的人工栽培生产实践中，对于药用植物的分类、品种鉴定、选育与繁殖、栽培管理，以及加工贮藏等都积累了丰富的经验，加之新技术和新的管理技术的推广应用，药用植物栽培产业逐步兴盛起来。

中药栽培的历史

约在公元前 11 世纪以前，中国还没有药用植物栽培的记载。收录公元前 11 世纪至公元前 6 世纪诗歌的《诗经》即载有枣、桃、梅的栽培，既供果用，又可入药。至汉武帝时期，药材生产已初具规模，在长安建立了引种园。张骞出使西域，引种红花、安石榴、胡桃、大蒜等有药用价值的植物到内地栽种，丰富了中草药种类。

公元 6 世纪 40 年代，北魏贾思勰的《齐民要术》中，曾记述了地黄、红花、吴茱萸、姜、栀子、桑、胡麻、莲等多种药用植物栽培法。到公元 581—618 年的隋代，在太医署下专设"主药""药园师"等职，掌管药用植物栽培，并设立药用植物引种园，"以时种莳，收采诸药"。在《隋书》中有《种植药法》的记述。

唐宋时代（7—13 世纪），医学、本草学均有长足的进步。唐初，曾在京师建立药园一所，用以栽培各种药物，占地 20 万平方米。药园隶属主管医疗和医学教育的太医署，并设置药园师职务，负责"以时种莳，收采诸药"，同时培训种植药材的专业技术人才。唐代医药学家孙思邈在其所著的《千金翼方》中收载了枸杞、牛膝、萱草、地黄等药物的栽培方法，详述了选种、耕地、灌溉、施肥、除草等一整套栽培技术。唐代苏敬等编著的《新修本草》（657—659）全书载药 850 种，为中国历史上第一部药典，也是世界上最早的一部药典。直到宋代刘翰、马志等编著的《开宝本草》（973—974）问世以后才取代了它在医药界的位置。药用植物栽培也相应发展。宋代韩彦直《橘录》（1178）等书中记述了橘类、枇杷、通脱木、黄精等数十种药用植物的栽培法。

明清时期（14—19 世纪），出现了一批本草学和农学名著。明代王象晋的《群芳谱》（1621）、徐光启（1562—1633）《农政全书》（1639），清代吴其濬（1789—1847）的《植物名实图考》（1848）、陈扶摇（1612—?）的《花镜》（1688）等都对多种药用植物的栽培法做了详细论述，特别是明代李时珍（1518—1593）在《本草纲目》（1578）中记述了 180 多种中药种植法，其中"草部"就记述了荆芥、麦冬等 62 种药用植物的人工栽培。

1949年以来，中国药用植物栽培事业得到了迅速发展。目前，中国从野生驯化栽培成功的药用植物有200多种，如天麻、罗汉果等。西洋参和番红花等20多种名贵药用植物引入中国后得到了成功栽培。

中国医学科学院和中国协和医科大学创建的药用植物研究所是中国唯一一所从事药用植物综合研究的国家级科研院所，从药用植物开发新药、药用植物资源保护和药用植物栽培三个方面，形成了相辅相成、相互配套的研究方向和体系，成为中国药用植物资源保护和栽培应用、技术创新、成果转化，开发应用天然药物和产业发展的重要力量。

乌头的栽培

古代最早使用的乌头都是野生的，后来逐渐栽培以供药用。根据考证，四川乌头栽培始见于宋代苏颂的《图经本草》。明代李时珍的《本草纲目》中明确提出了乌头有川乌和草乌两种："乌头有两种，出彰明者即附子之母，今人谓之川乌头是也。其产于江左、江南某处者乃本经所列乌头，今人谓之草乌头是也。"清代张志聪的《本草崇原》一书中说："草乌有毒，胜于川乌，盖川乌有人种，当时则采，草乌乃野生者，故其气尤为勇悍。"这种说法与中国目前市场上川乌、草乌的来源基本吻合。乌头在中国辽宁、安徽、江苏、浙江、湖南、湖北、四川、云南各省均有分布，而中国乌头的主要栽培地区是陕西和四川。杨天惠所著《彰明附子记》是中国最早的有关附子栽培的记录。

曼陀罗的栽培

曼陀罗为茄科植物白花曼陀罗（*Datura Metel*）的干燥花，药材称洋金花，习称南洋金花，别名风茄花。有平喘镇咳、止痛镇痛的作用，其种子、全草皆可药用。中国江苏、广东、福建等长江以南地区均有栽培。

曼陀罗适应性较强，喜温暖、湿润、向阳环境，怕涝，一般土壤均可种植，但以富含腐殖质和石灰质土壤为好。曼陀罗用种子繁殖，4月上旬播种。若育苗移栽，宜5月下旬移栽定植。采收加工需在花期随开随收，每天早晨采摘一次，以含苞待放时为好，连蒂摘下，阴干或晒干，也可微火烘干，扎成小把，折干率6∶1，以花大、身干、不破碎、无霉变者为佳。

4.2 欧美与日本药用植物种植状况

药用植物栽培概况

德国应用植物药治病和保健的文字记载最早见于公元460年奴隶制的西罗马帝国后期，日耳曼民族大迁徙，在战争、疾病、灾荒中，植物药保障了民族的生存和繁衍。神圣罗马帝国时期圣高尔修道院植物园公元820年种植的草药名称今天仍有案可查。1086年出版首部《药用植物志》，1513年首部植物药典问世，随后又有多种关于植物药的书刊。19世纪以来，陆续建立了许多植物药工厂，至今仍保存上百家。1815年，德国学者出版了以介绍植物药为主的著作《生药学》。1828年，日本本草学家岩崎常正出版了《本草图谱》，搜录药用植物2000多种。20世纪50年代至80年代，美国、原西德、前苏联、法国和日本在药用植物的资源调查、引种栽培、化学成分和药理作用分析、组织培养等方面取得了许多成果。

随着社会的进步和生产力的发展，人们越来越追求健康长寿。特别是现代人越来越把注意力从化学合成药转向天然药，希望从天然药中开发出更为安全有效的新药，从而减少药源性疾病的发生。在这种背景下，世界性的中医药热渐成气候，世界范围的中草药市场也在迅速增长，欧盟的植物药市场发展快于化学药。

美国的调查显示，有49%左右的疾病西医无法治疗，有20%左右的人因服西药出现毒副作用而不得不停药。有不少美国人改服中药，他们认为通过以天然植物为原料的中医药保健是安全的。

自20世纪60年代起，面对化学合成药的毒副作用和诸多疑难病症，德国出现了药学"回归大自然"的呼声。1980年，出现了开发天然植物药的热潮，至20世纪90年代，德国药用植物达900余种，生产植物药品在2万种以上，占市售药品14万种的1/7。

自1987年以来，英国植物药销售增长了70%，法国增长了50%，而美国市场每年亦以高于20%的速度递增。美国的一项调查报告显示，美国约有三分之一的患者在服用植物药和接受针灸治疗，每年用于植物药和针灸、按摩治疗的费用高达270亿美元。因此，1991年10月，美国经参众两院批准成立了替代医学实验研究办公室（Office of Alternative Medicine）。在替代医学实验研究办公室资助的研究项目中，有中医、中药，其中包括食物营养、植物药（草药）。日本也非常重视药用植物的引种、栽培与产品加工开发，开始引种中国药材，并建成3万平方米的中药材专业种植园，品种有500多种，其中栽培基地年产量可达200吨。日本一家专营中药的厂家"昭天堂"，一年的产量相当于中国中药出口的总量。

日本药用植物栽培现状

日本的生药栽培生产，不但是日本生药品种变迁过程中重要的一环，而且对中国中药，特别是生药的出口产生了一定的影响。

1986年，日本全国普查，共使用中药计390种，其中植物药占92.6%。由于这些中药80%靠进口，所以引种栽培植物药在日本受到高度重视。1986年1月在科学城筑波建造了一座耗资数百万美金的药用植物资源贮藏库，现已贮藏了国内外1500种药用植物的种子。1984年，仅黄连的栽培面积已达9平方千米。[1]

自1976年9月一部分汉方浸出物的制剂正式作为医疗用药使用以来，生药的需求量急剧增加，其生药75%~80%从中国、韩国及其他相邻国家进口。据日本厚生省发布的数据，1975年，日本从国外进口的生药为418.77万千克，1991年增加到617.98万千克[2]。

目前在日本流通的生药共有390余

---

[1] 常敏毅. 日本药用植物的栽培. 中药材, 1987 (1).
[2] 赵中振, 胡梅. 日本药用植物栽培现状考察. 中国中药杂志, 1996 (7).

种，其中来源于植物的有 361 种，占 92.6%。《日本药局方》13 版（1996）收载有 130 种生药，《药局方外生药规格》（1989）中收载有 83 种，这是日本法定的常用生药，也是研究与栽培的重点。日本由于生药资源有限和环境保护等方面的原因，目前消费的生药有 90% 依赖进口。[1]

欧盟与日本的药用植物种植规范比较[2]

20 世纪 90 年代以来，传统医药特别是植物药在世界范围内日益受到关注，使用也愈加广泛。欧洲医药评价署（European Medicines Evaluation Agency, EMEA）草药产品工作组（Herbal Medicinal Products Working Party, HMPWP）于 2002 年 5 月 2 日在伦敦颁发《优良栽培采集规范》（Good Agricultural and Collection Practices，简称"欧盟 GACP"）[3]；2003 年 9 月，日本厚生省认证的《药用植物栽培和品质控制指南》（简称"日本 GACP"）正式颁发。

欧盟和日本颁发的法律法规与中国国家食品药品监督管理局 2002 年 6 月 1 日起施行的《中华人民共和国中药材生产质量管理规范（试行）》（Good Agricultural Practice，简称"中国 GAP"）相比，其共性是在植物药栽培过程中，对土壤、水、肥、杀虫剂等做了明确的要求，例如，三个规范均要求使用充分腐熟的有机肥，禁止使用城市生活垃圾、工业垃圾、医院垃圾和粪便。其区别是，欧盟 GACP 要求"受到淤泥污染的土壤不能种草药"，"尽量避免使用杀虫剂和除草剂，若要使用，必须做到：厂家、权威部门认定的最小有效量；农残应符合《欧洲药典》《食品法典》《欧洲指令》"。日本 GACP 规定："禁止牛进入种植地区。"

在初加工方面，各规范在初加工的某些环节上有所不同。中国 GAP 规定：鲜用药材的保鲜措施最好用物理方法，在必需时方可按照国家对食品添加剂的有关规定使用化学方法；地道药材应按传统方法进行加工。欧盟和日本 GACP 强调：原药材不宜直接暴露在阳光下；在自然干燥过程中，应当将药材置于与地面隔离的晾晒架上，而不应在地面上直接干燥，干燥后的原药材应经过检查。欧盟 GACP 还规定：除自然干燥情况外，应根据药材的药用部位，如根、叶、花以及它们的活性成分特征选择合适的干燥条件；用于干燥的建筑物、正在干燥和干燥好的原药材都应当远离昆虫、家畜。

在人员与教育方面，中国 GAP 主要从生产企业技术负责人、品质管制负责人、生产人员、田间人员、加工包装检查人员的学历、专业、培训、健康方面做出规定。其次，要求患传染病、皮肤病和外伤性疾病者不得从事直接接触药材的工作，企业应配备专人负责环境卫生和个人卫生检查，从事中药材生产的有关人员应定期考核、培训。欧盟 GACP 对人员的要求包括：所有从事药材加工的人员都应高度重视个人卫生；接触有毒、致敏性药材时必须穿防护服；患有食物传播性疾病及外伤、炎症、皮肤传染病的人员不得从事直接接触药材的工作；保证所有从事种植

---

[1] 秦民坚，周荣汉. 日本药用植物栽培和品质评价研究、管理概况. 中药研究与信息，2000（10）.
[2] 杨勇，杨世民. 中国、欧盟、日本的药用植物种植规范比较. 中国药业，2005（4）.
[3] "欧盟 GACP"也译为《中草药原料的来源和采集的生产管理规范指南》。

和加工人员的福利。日本 GACP 对健康状况的要求与欧盟类似。其他要求还有：处理药用植物材料的工作人员应该具有较高程度的个人卫生保健知识，配备有合适的更衣设施和清洁设备。

在品质管制方面，中国 GAP 涉及：生产企业应设品质管制部门，品质管制部门的主要职责，品质检验部门检测专案，检验报告由检验人员和负责人签章报告、存档。还规定，不合格的中药材不得出厂和销售。欧盟 GACP 要求：生产者与购买者必须签订有关品质方面的协议，如活性成分含量、外观、化学物质残留和重金属等。日本 GACP 提出：组织厂家和买方的代表与具有种植生产品质管制规范和卫生品质管制规范知识的专家定期进行工作检查和核实。草药产品规格应由供需双方达成一致，内容与欧盟品质协定内容类似。

4.3 现代技术在药用植物栽培上的应用

现代农业技术在药用植物生产上的应用

随着现代农业的发展，现代农业新技术和管理技术逐步应用在药用有毒植物的栽培与生产管理之中。

在无公害栽培方面，采用栽培手段调节药用植物与产地环境的关系，生产无公害的优质中药。中药产地的环境应符合国家相应标准，土壤应符合土壤质量二级标准。同时，中药材产地的空气应符合大气环境质量二级标准，中药产地的灌溉应符合农田灌溉水质量标准。在施肥方面以有机肥为主，辅以其他肥料；以多元复合肥为主，单元素肥料为辅；以施基肥为主，追肥为辅。病虫害的综合防治方面，运用农业的、生物的、化学的、物理的方法及其他有效的生态手段，把病虫害的危害控制在经济阈值以下。其中以生物防治为基本手段的无污染新技术应用于药用植物病虫害的防治，并取得进展。

此外，设施农业和无土栽培技术也逐步应用到植物药材的生产之中。

现代生物技术在药用植物生产上的应用主要是：

第一，应用生物技术进行药用植物育种。自 1964 年格哈（Guaha）等获得曼陀罗花药单倍体植株以来，应用生物技术进行药用植物育种在国际上引起重视并广泛开展了这方面的研究工作。1979 年中国首先用地黄（*Rehmania Glutinosa*）花粉诱导出了绿色植株，并对获得的植株进行了染色体鉴定。1980 年用乌头（*Aconitum Carmichaeli*）的花药培养成功，获得了完整植株。

第二，利用组织培养技术诱导多倍体。药用植物多倍体一般具有根、茎、叶、花、果的巨型性、抗逆性强、药用成分含量高等特性，因此药用植物的多倍体育种具有较高的应用价值和增产潜力。日本培育出的白花曼陀罗（*Datura Stramonium*）四倍体生药重量为二倍体的 1.72 倍，总生物碱是二倍体的 1.76 倍，表现出多倍体育种的优异效果。

第三，转基因抗病育种。转基因技术建立在重组 DNA 技术基础上，通过克隆技术，由重组后的组织无性繁殖出生物个体。目前，转基因曼陀罗、红豆杉通过组织培养方法，保持了转基因目的性状的稳定性。

第四，利用发根农杆菌遗传转化获得毛状根生产次生代谢产物。与传统的细胞培养技术相比，发根农杆菌（*Agrobacterium Rhizogenes*）含有诱导生根的质粒——Ri 质粒，用它来侵染药用植物可建立起"毛状根"培养系统。毛状根培养具有生长速度快、激素自养、分化程度高以及遗传性状相对稳定等优点。目前各国正竞相开发诸如紫杉醇、长春新碱、小檗碱等一批具有重要药用价值的植物次生代谢产物。已经在长春花、烟草、曼陀罗、颠茄、甘草和青蒿等 40 多种植物中建立了毛状根培养系统。随着次生代谢物的工业化生产的研究，应用生物技术进行次生代谢物的商品化生产已成为一个有着巨大开发潜力的新领域。

4.4 药用植物栽培学及其专著

药用植物栽培学

研究药用植物生长发育、产量和品质形成规律及其与环境条件的关系的学科称为药用植物栽培学。在药用植物栽培学的指导下，采取科学的栽培技术措施就可以达到稳产、优质、高效的目的。

中国药用植物有 11000 多种，其中常用中药 500 余种，依靠栽培的主要药用植物有 250 种左右。由于药用植物的生物学特性各异，栽培方法各不相同，因此，药用植物的栽培涉及植物学、植物生理学、遗传学、土壤肥料学、植物病虫害防治学、农业气象学及微生物学等农学学科知识，也涉及中药化学等中药学学科知识。

药用植物栽培学专著

目前，中国药用植物栽培学的专著主要有王书林主编的《药用植物栽培技术》（中国中医药出版社，2006），该书是由国家中医药管理局组织编写的国家高职高专统一规划教材。全书共分总论、各论、实训、附录四个部分。总论为药用植物栽培的基本理论；各论编入 36 个具有地方特色的药材品种，包括泽泻、附子(川乌)、黄芪等的栽培技术规范；实训编入 16 个常用教学实训；附录编入一部国家重要法规。内

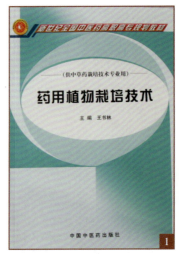 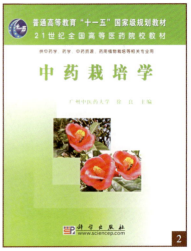

图 29 药用植物栽培学专著（1.《药用植物栽培技术》封面；2.《中药栽培学》封面）

容系统、实用，可操作性强，具有鲜明的中药材生产质量管理规范（GAP）特色，以及实用性、先进性、创新性。

徐良[①]主编的《中药栽培学》（科学出版社，2010）分为上、下篇，分别介绍了中药栽培产地生态环境、中草药生长发育与产量品质的形成、中药优良种质与繁殖；86种中药GAP栽培技术，其中有半年生中药地黄、蕺菜（鱼腥草）、穿心莲、泽泻，一年生中药天麻、半夏、乌头，两年生中药蒙古黄芪，三年生中药草麻黄，多年生中药银杏的栽培技术和要点。

4.5 药用植物规范化生产的发展方向

中药材市场的特殊性

药材市场与一般农产品的市场不同。药材生产的服务对象是医院和制药企业。目前，中国批准的药材专业市场主要有河北安国、安徽亳州、河南禹州、江西樟树、四川成都荷花池等17家。在药材市场上药用植物的品种和品质不仅决定价格，而且影响药用植物栽培产业发展的经济效益。因此，药用植物栽培应以市场为导向，随时调整栽培种类和面积的比例，以最大限度地满足医疗、制药工业和国际市场的需求，创造最大的经济效益和社会效益。

中药材GAP产生的背景

中药标准化是中药现代化和国际化的基础和先决条件。中药标准化包括中药材标准化、饮片标准化和中成药标准化。其中药材的生产是中药药品研制、生产、开发和应用整个过程的源头，只有首先抓住源头，才能从根本上解决中药的质量问题和中药标准化与现代化过程中存在的问题。目前，企业为了获得来源稳定、质量高、农药残留少的中药材，要求在中药材的产地建立中药材生产基地，制订《中药材生产质量管理规范》，实施GAP生产与管理。

中药材GAP的管理

中药材GAP是《中药材生产质量管理规范（试行）》（*Good Agricultural Practice for Chinese Crude Drugs*〔*Interim*〕）的简称，是由国家食品药品监督管理部门负责组织实施的行业管理法规。实施中药材GAP，对中药材生产全过程进行有效的质量控制，是保证中药材质量"稳定、可控"，保障中医临床用药"安全、有效"的重要措施。

中药材GAP的研究对象是生产的药用植物、药用动物及其赖以生存的环境（包括各生态因子），也包括人为的干预。

---

① 徐良，广州中医药大学教授。从事中药资源学与中药栽培学的教学与科研工作，兼任国家食品药品监督管理局中药材GAP认证专家、中国科学院华南植物研究所博士研究生导师、广东保健食品协会中药保健专业委员会主任委员。主编《中国名贵药材规范化栽培与产业化开发新技术》《中药无公害栽培加工与转基因工程学》等。

它既包括栽培物种、饲养物种（品种），也包括野生物种。所谓中药材的生产全过程，以植物药为例，即指从种子经过不同的生长发育阶段到形成商品药材（产地加工或加工的产物）的过程。此过程一般不包括饮片炮制，除非在产地连续生产中已形成饮片（如附子加工成黑顺片、白附片）。一般炮制可看作是中药制剂的前处理。

为了推进中药材GAP的顺利实施，中国于2003年9月19日颁布了《中药材生产质量管理规范认证管理办法（试行）》和《中药材GAP认证检查评定标准（试行）》，并于2003年11月1日起开始正式受理中药材GAP的认证申请工作。

目前，世界栽培药用植物正在走向规范化和产业化经营之路。中国的药用植物栽培正在经历一场革命。GAP的颁布实施，近100种药材的规范化种植技术研究的启动，为天然药物及相关产品提供了大量的标准化绿色原料。美国的植物药产业指南，欧洲的药用植物和芳香植物GAP，日本的药用植物栽培指针和汉方药制剂GMP（生产质量管理规范）也都高度重视药用植物的规范化种植和质量控制，所有这些都将保证全世界药用植物开发利用的可持续发展。

5

有毒植物药用产业的开发

5.1 中国中药产业发展历程

有毒植物药用产业的发展与中药产业的发展紧密相连。在中药产业的发展历程中可以感受到有毒植物药用产业的发展轨迹。

中药产业发展简史

鸦片战争之前，中国处于闭关自守、国门紧闭的状态，致使许多先进的科学技术不能及时传入中国，国内生产力发展缓慢，中药学也一样发展滞缓。鸦片战争之后，中国大门敞开，西医学的传入，促使传统中药学开始复苏。当时，仅辑佚、注释和研究《神农本草经》的著作就有20余种。如顾观光的《神农本草经》、蔡陆仙的《中国医药汇海》、阮其煜的《本草经新注》等辑注本。此外，近代不少医药学家十分重视对药物功效的研究，其代表性著作有屠道和的《本草汇纂》、周岩的《本草思辨录》、丁甘仁的《药性辑要》、丁福保的《中药浅说》和温敬修的《实验药物学》。在药物鉴别和炮制法方面的研究主要有曹炳章的《增订伪药条辨》和杨叔澄的《制药学大纲》。

民国时期，提倡"改良中医药""中医药科学化"和"创立新中医"。这一时期中国医学发展的特点是中西医药并存。在志士仁人的努力下，中医药学取得了一定成果。陈存仁主编的《中国药学大辞典》（1935），全书约200万字，收录词目4300条，既广罗古籍，又博采新说，且附有标本图册，受到药界推崇。在此期间，随着西方药学知识和化学、生物学、物理学等近代科学技术在中国的传播和发展，初步建立了以中药为主要研究对象的药用动物学、药用植物学、生药学、中药鉴定学、中药药理学等新的学科。

从1954年起，中国出版部门陆续影印、重刊或校点评注了《神农本草经》《新修本草》（残卷）、《证类本草》《滇南本草》《本草品汇精要》《本草纲目》等数十种重要的古代本草专著。20世纪60年代以来，出版了《中华人民共和国药典》《中药大辞典》《中药志》《全国中草药汇编》《原色中国本草图鉴》《中华本草》等新作。

随着现代自然科学的迅速发展及中药事业自身发展的需要，中药鉴定学、中药化学、中药药理学、中药炮制学、中药药剂学等分支学科都取得了很大发展。现代科学对中药做了大量化学研究工作，发现了不少抗癌药物、防治心血管疾病的药物、抗寄生虫病药物、抗菌抗病毒药物、防治肝炎的药物等。中药药理学研究在系统药理学、证候药理学（如清热解毒药、活血化瘀药、补益药等）、中药有效成分的代谢及药代动力学等方面也取得了一定进展；中药炮制方面应用化学分析、仪器分析及药理学、免疫学等多种现代科学技术，探索炮制原理，寻找并制定合理的炮制方法，改进炮制工艺，制定饮片质量标准；中药制剂的研究在工艺、剂型、药理、药效、毒理、质量控制、临床应用等方面都取得了较大成就。

从1978年起，中药的计量单位由旧制改为分制，中医处方计量改钱为克，并统一了全国中药计量单位，改变了几千年来中药的计量习惯。

1987年国家中医管理局成立后，改变了过去中医中药多年互相分离管理和中药的从属地位，有效改变了中药工作与社会不相适应的状况，推动了中医药事业的同步发展和振兴。

1986年开始对饮片实行免税5年的政策。这就使饮片生产摆脱了流通的附属地位，中药饮片工业开始进入一个新的发展时期。

而中药教育事业的振兴，结束了中医药没有正规大学的历史。1956年起，在北京、上海、广州、成都和南京等地相继建立了中医学院，将中医教育纳入了现代正规高等教育行列。1958年河南中医学院首先创办了中药专业之后，成都、北京、南京、湖南、云南等中医学院也相继增设了中药专业。自1978年恢复培养研究生制度后，全国不少高等院校及药学科研机构开始招收中药学硕士学位和博士学位研究生。中国的中药教育形成了从中专、大专、本科到硕士、博士研究生多层次培养的完整体系。为了适应中药教育的需要，各种中药教材也多次编写修订，质量不断提高。

中国科学院和高校系统也加强了天然药物的科研力量。1985年全国医药系统已有中药研究所14所，总人数近千人，中药科研队伍不断成长壮大。

中国中药材资源丰厚

全国性的药源普查基本上摸清了天然药物的种类、产区分布、生态环境、野生资源、蕴藏量、收购量和社会需要量等。在资源调查的基础上，编著出版了全国性的中药志及一大批药用植物志、药用动物志及地区性的中药志，蒙古族、藏族、维吾尔族、傣族、苗族、彝族等少数民族地区药材也得到科学整理。据1999年全国普查，已知中国中药总数达到12800余种。普查中发现的国产沉香、马钱子、安息香、阿魏、萝芙木等已经得到了开发利用。

据1985—1989年全国中药资源普查统计，中国中药资源物种数已达12772种，除其中不足1%的矿物药材外，99%以上均为可更新的生物再生资源，尤以药用植物为最，占全部种数的87%，涉及385科2312属，计11118种。植物类药材中，根及根茎类药材有200~250种，果实种子类药材有180~230种，全草类药材有160~180种，花类药材有60~70种，叶类药材有50~60种，皮类药材有30~40种，藤木类药材有40~50种，菌藻类药材有20种左右，植物类药材加工品如胆南星、青黛、竹茹等20~25种。

药用植物生产形成规模

据1998年统计，全国已有600多个中药材生产基地，药材生产专业场1.3万个，中药材专业户达34万户；种植面积约达7333平方千米，其中林木药材约3333平方千米，其他家种药材4000平方千米。民族地区药材种植面积占全国的11%，收购量占全国的20%。药用植物栽培面积最大的省份是四川省，其次为陕西、甘肃和河南省；家种药材生产量最大的省份是甘肃，主要为当归和党参等。

2002年以来，随着国家"中药现代化研究与产业化行动"的推进和中药材GAP的实施，在全国范围内已先后建立了180多种药用植物的规范化生产基地。

主要药用有毒植物的分布

据普查统计，中国北方各省、区收购的家、野药材一般为200~300种，南方各省、区收购的家、野药材一般为300~400种。人工栽培的有毒药用植物种类，因各地自然条件不同而有所差异。如华北地区栽培的黄芪、地黄，华南地区栽培的槟榔，西南地区栽培的乌头，西北地区栽培的天麻以及野生麻黄等。

中国各地适宜发展的药用有毒植物种类主要是：内蒙古的麻黄、苦参、木贼等，黑龙江的黄芪等，江苏的半夏等，浙江的乌药等，安徽的半夏等，江西的钩藤、山天南星等，河南的半夏、天南星等，湖北的半夏等，湖南的乌药等，广东的乌药等，广西的大戟等，海南的槟榔等，四川的乌头、泽泻、半夏、鱼腥草、川木通、川楝等，贵州的天麻、半夏等，云南的天麻、半夏等，西藏的莨菪、麻黄等，陕西的天麻、乌头、麻黄等，甘肃的黄芪、麻黄等，宁夏的麻黄等，新疆的麻黄等。

广西壮族自治区建立药用植物园

广西壮族自治区药用植物研究所，又名中国医学科学院药用植物研究所广西分所，创建于1959年，占地面积2.02平方千米，是广西壮族自治区卫生厅直属的进行药用植物保护利用与开发研究的专业性药用植物园。现已收集保存药用植物5000多种，被誉为"立体的《本草纲目》"和"亚洲第一药用植物园"。

药用植物园组建了药用植物栽培研究室、药用植物生态研究室、中药制剂研究室、药用动物选育与繁育研究室、药用植物保育研究室、中药材良种选育与繁育研究室、中药材标准与检测研究室等七个研究室。

建园50年以来，培育药用植物新品种21个；制定药用植物地方标准14项；取得科研成果47项，获国家和省部级科技奖近30项（次），发表论文700多篇，主编《中国药用植物栽培学》《中国本草图录》等30多部指导中国中药材栽培的

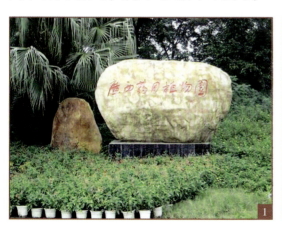
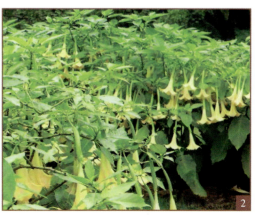

图30 广西药用植物园（1. 园区一景；2. 植物园种植的曼陀罗）

论著；先后承办了第九届国际传统药物学大会等30多项国际、国内高水平的学术论坛和研讨交流大会。

2007年，广西壮族自治区人民政府与中国工程院签订了《共建广西药用植物园》协议，希望借助中国工程院的技术与智力优势，把广西药用植物园建设成为一个集中草药资源保存、研究、开发，以及科普、教育、文化宣传于一体的大型中医药现代科技园区和国际传统医药交流中心，使之成为全球最大的药用植物保护区和药用植物开发利用技术中心。

5.2 有毒植物药用研究成就

有毒植物药的炮制减毒研究

有毒植物药用毒性问题一直是中药炮制研究中的一个主要课题，历史上科学家采取多种炮制技术，在解决有毒植物药用毒性问题方面取得了可喜的成就。

加热去毒

加热去毒即利用蒸煮、油炸、砂炒等方法去毒。马钱子，传统炮制方法有牛油炸、水浸油炸后土粉反复制、水煮黄土炒、甘草水煮后麻油炸、尿泡等，加工均较烦琐。实验证明，可用高温破坏或分解有毒成分。马钱子砂炒、油炸270℃以上时，其毒性成分士的宁（番木鳖碱）含量由1.56%降至1.15%，290℃以上则降至0.49%。在1985年版《中国药典》中统一规定为"照烫法用砂烫至鼓起并显棕褐色或深褐色"，"士的宁含量应为0.78%~0.83%（可用淀粉调节）"。这种方法节省辅料，操作方便。

历代本草关于乌头、附子的去毒方法有水漂、米泔水浸、童便浸、火制、蒸煮及掺加辅料等。现代研究表明，其毒性成分主要为亲脂性的双酯类生物碱——乌头碱，毒性极大，其有效剂量常常就是毒性剂量，口服纯乌头碱0.2毫克即可中毒，3~5毫克即可致人死亡。其分子中的酯键是产生毒性的关键。将乌头碱置中性水溶液中加热，在100℃时，可去掉一个酯键，生成苯甲酰乌头原碱，进一步加热至160℃~170℃，苯甲酰酯键也被水解，生成苯甲酸及乌头原碱，这两种氨基醇类生物碱毒性小、亲水性强，乌头中的一些其他生物碱，几乎也丧失麻辣感。

加辅料去毒

历史上半夏的炮制有汤洗、姜制、水煮、姜矾制、酒姜制等方法。半夏辛温有毒，生用能使人呕吐、咽喉肿痛、失音。传统炮制方法多采用加甘草、生姜、明矾、石灰乳长期浸泡或加热。经研究，生半夏煎制及矾制后无刺激失音及呕吐等毒性。而姜的作用，可视为具协同作用，水解后产生的葡萄糖醛酸能与毒物结合。半夏用甘草进行炮制也可以起到去毒的作用。

大戟、芫花、甘遂均属攻下泻水药，均有毒，自宋代始用醋制法炮制，其目的是减低毒性。研究证明，大戟所含的有毒成分为三萜类化合物及大戟苷等，萜类化合物有类似巴豆油及斑蝥素样的刺激作用，与醋酸作用后生成的衍生物就没有刺激性了。芫花经醋制能降低毒性，与古人炮制的作用相一致。甘遂炮制研究结果也证实，生甘遂的泻下作用较强，毒性较大，而醋制甘遂的泻下作用和毒性都较小。

压榨去毒

含毒性成分的千金子和巴豆，传统使用压榨去油取霜的制法。现代研究表明此法是切实可行的。巴豆是剧烈的泻下药，含脂肪油40%~60%。为了用药安全，巴豆向来以加热除去大部分油后制霜入药。

姜制降毒

2010年版《中国药典》第一部收载姜制的药物计有七种，包括竹茹、厚朴、黄连、草果仁、半夏、南星、白附子。

5.3 科学利用药用有毒植物研究的专著

1953年，德国成立了药用植物学会，它是国际上同类组织中最为活跃的学术团体，每年一次欧洲范围内的学术研讨会，每四年一次大型国际学术交流会议，先后出版了《具有药理性的、生物治疗活性的新天然产物和植物药》（慕尼黑，1976）、《天然药物》（法国斯特拉茨堡会议文集，1980）。该学会还定期出版《药用植物》刊物。

在中国，有杜贵友[①]、方文贤主编的《有毒中药现代研究与合理应用》（人民卫生出版社，2006），书分上、下两篇。上篇总论，论述了有毒中药的研究进展及应用前景，有毒中药的概念、分类、炮制、实验设计、作用机制、海洋生物毒素药物，有毒中药临床前安全性评价研究（GLP），中药中重金属、农药残留状况及有毒中药的合理应用等。下篇各论，收载有毒中药98种，对每种药物从基原、化学成分、炮制、药理、毒性成分、配伍、复方和制剂、临床应用研究，以及中毒诊断及救治等方面做了全面、系统、深入的介绍。书后附有有毒中药的中文药名、拉丁学名、化学成分英文名、化学结构式索引。

宋少江[②]、彭缨、王淑君等主编的《有毒中药药理与临床应用》（人民军医出版社，2008）。该书在《中华人民共和国药典》2005年版收载的72种有毒中药的基础上，又收录了其余54种常用有毒中药，并按其功效分为有毒止痛药、有毒抗癌药、有毒麻醉药、有毒解表药、有毒清热药、

---

① 杜贵友（1942—　），天津市人。1982年毕业于中医科学院，获硕士学位。历任住院医师、副研究员、研究员和博士生导师。现任中国中医研究院GLP中心副主任，中国药学会常务理事兼老年药学专业委员会主任委员，曾赴日本东京药科大学药理与毒理学教研室做高级访问学者。

② 宋少江（1970—　），辽宁省沈阳市人。1995年毕业于沈阳药科大学英语药学专业并考取硕士研究生，1997年5月直接转为博士研究生，1999—2000年在日本富山医科药科大学和汉药研究所学习。2000年6月获得药物化学专业博士学位并留校从事教学及中药与天然药物有效成分、质量控制和新药的研究与开发。现任沈阳药科大学天然药化教研室教授、博士生导师，沈阳药科大学中药学院副院长。

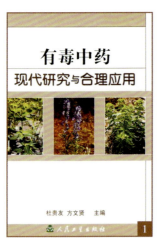 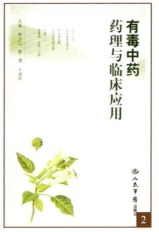

有毒祛风湿药、有毒止咳化痰药、有毒泻下药等20类中药，具体阐述了每味中药的性状、性味与归经、功效、化学成分、炮制、药理与毒理、中毒与解救及应用等。该书还叙述了"有毒中药"历史，有毒中药毒性分级，有毒中药毒副作用的现代研究，以及有毒中药的安全使用。

图31 有毒植物药用研究的专著（1.《有毒中药现代研究与合理应用》封面；2.《有毒中药药理与临床应用》封面）

5.4 植物药产业与国际市场

据2013年调查，世界植物药市场，日本、韩国所占份额达80%~90%，日本中药制剂的生产原料75%从中国进口。中国中药产业年规模达4100亿元，2012年中药类产品出口22.99亿美元。[1]

---

[1] 2013年中药材国际化市场调查. 中国商情报网，2013-12-29.

第64卷

有毒动物利用史

本卷主编 史志诚

卷首语

在动物界中，从无脊椎海洋动物、节肢动物到脊椎动物，含有生物毒素的有毒动物有数千种，遍布全球，种类繁多，数量庞大。

自有人类以来，有毒动物和人们的起居饮食、劳作活动密切相关。有毒动物与人类结下了不解之缘，直接或间接地影响到人类的生活和生命，特别是对那些在野外和山区生活的人们构成了极大的威胁，伤人、中毒、死亡的事例屡见不鲜。但同时，有毒动物造福于人类的传说故事和研发成果却也见于许多文化著作和科学文献之中。

本卷主要介绍人们甚为关注的关于河豚、蛇、蜘蛛、蝎子、蚂蚁的食用与药用的历史，蜈蚣与斑蝥的药用历史和蟾酥、蟾皮与蟾衣药用的历史。同时，介绍有毒动物其他的丰富多彩的利用领域，如蛇毒的利用、最刺激的蛇疗、毒蛇用于灭鼠、宠物蜘蛛、蜘蛛丝的特殊用途、斑蝥治蝗、有毒动物用作箭毒、蜂产品与饮食文化、蜜蜂疗法与蜂疗医学，以及利用蜜蜂探雷、探毒、监测机场空气质量的内容。

在当今科学技术迅猛发展的生命科学时代，我们期待有更多的有毒动物来为人类的健康服务，有更多用于医疗的研发成果面世，能以独特的方式显示有毒动物的卓越贡献。

1 河豚的食用

世界上最盛行吃河豚的国家是中国、日本和朝鲜。研究表明，河豚蛋白质含量高达 17.71%，脂肪含量仅 0.62%。河豚虽然有毒，但却是难得的美味佳肴，并具有一定的保健作用。在日本，吃河豚已成为消费时尚。

1.1 中国食用河豚的历史

距今 4000 多年前的中国大禹治水时代，长江下游沿岸的人们就品尝过河豚，并知道它有大毒。春秋战国时期的长江下游地区是吴越属地，民间已有品尝河豚的习俗，特别是品尝河豚精巢时，对其洁白如乳、丰腴鲜美、入口即化、美妙绝伦的感觉，不知该如何形容，有人联想起越国美女西施，于是"西施乳"就在民间传开了。

综观中国古代河豚的"美食"史，始于北宋，盛于南宋和元代，到了明代趋于衰退。从地理上，河豚在南宋、元代遍布于整个南方，而明中以后除宫廷外，逐渐局限在长江三角洲。

据史料记载，公元 3 世纪到 6 世纪末，三国东吴、东晋、宋、齐、梁、陈六朝相继建都于建康（今南京）。六朝建都南京，人流、物流促进了社会经济的发展，于是河豚的饮食文化也开始在长江下游兴起。

公元 10—12 世纪，宋代文人墨客对河豚有许多精彩的描述。据宋人马志（约 968）所撰《开宝本草》记载，当时，长江、淮河、黄河、海里面都有河豚。宋代景祐五年（1038），著名诗人梅尧臣赴范仲淹席，席上，当同僚们绘声绘色地讲述河豚时，他忍不住即兴作诗："春州生荻芽，春岸飞杨花。河豚当是时，贵不数鱼虾……"

明代李时珍在《本草纲目》中记载了当时人们煮食河豚的情景，它肉细味美，俗有"鱼中之王"的美称。李时珍还在《本草集解》中提到宋人严有翼在《艺苑雌黄》中食用河豚的相关记载："河豚，水族之奇味，世传其杀人，余守丹阳、宣城，见土人户户食之。但用荻菜、蒌蒿、荻芽三物煮之，亦未见死者。"

随着生态环境的变迁，人们在黄河、淮河中没有发现过河豚，黄河、淮河一带的人们也不会食用河豚；而长江下游苏南扬中地区的人们普遍认识河豚，至今传承着嗜食河豚的饮食文化。

1993 年以前，中国食用河豚以捕捞为主，主要品种为红鳍东方鲀和假晴东方鲀，除提供食用外，每年都有千吨左右供出口。1993 年之后，随着市场需求的增长，人工养殖河豚事业兴起。1999 年，河北、辽宁、天津、山东等地人工养殖河豚的产量达 400 吨。目前，中国河豚养殖品种 5 个，年产量约 1 万吨，产值约 10 亿元，出口创汇过亿元，带动的餐饮消费达几十亿元。

人工养殖的河豚毒素含量远低于野生河豚。以中国江苏省中洋集团生产的"家化控毒暗纹东方鲀"为例，每克有毒组织里毒素低于 2.2 微克，毒力很弱，加工时严格依照加工标准，产品就更加安全可靠。因此，在严格遵照加工标准的情况下，可以避免因食用河豚而中毒。

为了确保民众的食用安全，20 世纪 90 年代，中国的江阴、启东、扬中等主要食用河豚的地区在当地食品卫生部门及饮食行业协会的严格监督及安全指导下，开展河豚安全烹饪研究，试行河豚专营许可证和烹饪资格证书制度。

2010 年，"江阴河豚"获得国家工商局颁发的"地理标志证明商标"。中国烹饪协会先后授予江阴、泰州的靖江市和镇江的扬中市为"中国河豚美食之乡"的称号。在扬中市有一个长顺河豚馆，是扬中市江鲜菜特级名店，该店以扬中特色传统河豚结合日本韩国的河豚料理，形成全套完整的美味无比的长顺河豚宴。该店所有河豚系列均由国家级高级烹调师、江苏省烹饪名师、扬中市著名特级河豚大师周长顺亲自料理。

1.2 日本食用河豚的历史

日本食用河豚的历史十分悠久。据考古资料，2000 多年前日本绳文时代的出土文物中就有河豚（菊黄东方鲀）的鱼骨被发现，由此推定，至少在绳文时代日本民间就已食用河豚。根据历史资料记载，日本从 1200 年前的奈良与平安时代开始食用河豚。当时，丰臣秀吉出兵朝鲜，经常发生士兵食用河豚内脏造成死亡的事件。为了避免这类事件继续发生，丰臣秀吉发布"河豚食用禁止令"，在军中全面禁止食用河豚。这一禁令成为日本历史上最早的一份有关河豚的法规。

到了江户时代（1603—1867），民间已经广泛流传着许多文人墨客赞誉食用河豚的记载。之后，日本人食用河豚的历史及法规条例建设过程基本同步进行并不断完备。据报道，约在 130 年前，日本天皇家族王权复兴后的第一位部长访问下关，当地人为他精心准备了一盘河豚，他吃得高兴，于是取消了禁令[①]。

现今，日本是世界上最大的河豚消费国，每年消费的河豚总量在 2 万吨左右，其中养殖的红鳍东方鲀有 1 万吨，其余为各种野生的河豚。消费的养殖河豚中有 40%~60% 依赖进口，野生河豚中有 60%~70% 依赖进口。中国是对日河豚出口量最大的国家。

与此同时，日本全国总计有 5000 家以上的餐饮和零售单位经营河豚业务。日本很早就建立了一整套的河豚食用安全管理体系，对河豚进行专业、规范、有效的行业管理。因此，即便河豚在日本各地被

---

① 读者杂志社. 冒死吃河豚.《读者》精华：第 2 卷. 兰州：甘肃人民出版社，1996：90.

广泛消费,由河豚安全问题所造成的食物中毒或死亡事件却基本得到控制[1]。特别是自1969年以来,供应河豚的餐馆必须获得经营许可证,同时要由通过国家级考试的厨师烹制河豚。经过严格的专业培训的厨师毕业考试时,厨师要吃下自己烹饪的河豚。河豚有毒的肝、卵巢、卵和内脏都被小心地割掉,所以在这种专门的餐馆中几乎不会出现中毒事件。但即便如此,人们在享受河豚美味的同时仍免不了提心吊胆。

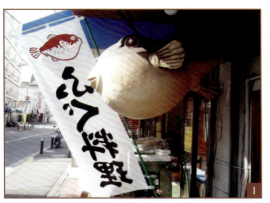
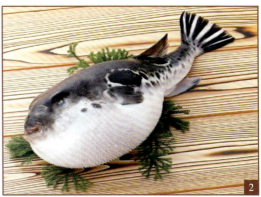
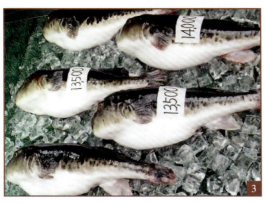
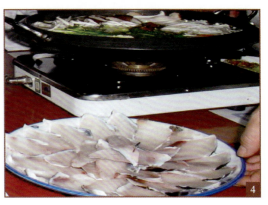

图32 美味佳肴河豚 (1.日本的河豚料理店;2.河豚;3.明码标价的河豚;4.河豚鱼片)

[1] 宋兴安,王锡昌,陶宁萍,等.日本河豚食用安全监管有关法规条例简介.水产科技情报,2011 (2).

2

蛇的利用

2.1 蛇的食用

蛇的营养价值

现代实验分析证明,蝮蛇、乌梢蛇肉中蛋白质含量为 22.2%,高于其他的任何动物,而脂肪含量仅 1.7%。蛇肉蛋白质中含有多种氨基酸,其中天门冬氨酸 5.2%,苏氨酸 2.1%,丝氨酸 2.6%,谷氨酸 8.1%,脯氨酸 2.2%,甘氨酸 5.2%,丙氨酸 3.5%,蛋氨酸 1.4%,异亮氨酸 2.2%,亮氨酸 3.9%,酪氨酸 1.7%,苯丙氨酸 2.1%,组氨酸 1.4%,赖氨酸 4.3%。经测定,蛇肉中所含的人体必需氨基酸占其整个氨基酸总含量的 1/3。据日本《产经新闻》1980 年 7 月 26 日报道,蝮蛇食品对人体最有价值的成分是其中含有的大量的氨基酸,其含量之丰富远远超过牛肉和猪肉。蛇肉中除含有大量蛋白质、脂肪、糖类外,还含有维生素 A 及维生素 B_1、B_2 和一些生物活性物质,如肌醇、肌肽、腺嘌呤、γ-氨基丁酸等。

据最新研究发现,蛇肉中还有一种能增加脑细胞活力的谷氨酸营养素,以及能帮助消除疲劳的天门冬氨酸。蛇肉中还含有维生素 B_1、维生素 B_2 和锌、铁、锰、硒、钴等微量元素。锌是人体所需的重要的微量元素,儿童缺锌可导致体弱多病、偏食、营养不良,并影响其智力发育和生长发育,甚至发育到成年时会出现男性不育症。蛇肉中还含有丰富的天然牛磺酸,对促进婴幼儿的脑组织发育和智力发展有重要作用。因此,吃蛇肉能增进健康、延年益寿,使人变得更加聪明。

中国的肥蛇美餐

以蛇肉为佳肴,在中国至少有 2000 多年的历史。蛇餐、蛇宴更是久负盛名。汉代刘安《淮南子》中有"越人得髯蛇以为上肴"的记载①。唐代的《酉阳杂俎》中也提到广东人吃蛇、用蛇肉烹制佳肴的事。北宋朱彧在《萍州可谈》中记载了苏东坡及其家人在广东吃蛇的故事。明代著名医药学家李时珍所著《本草纲目》中亦有"南人嗜蛇"之说。吴震方在《岭南杂记》中说,"岭南人喜吃蛇,易其名为茅鳝"。虽然广州地区蛇的品种有上百种,但人们吃的多为七八种。秋冬之际蛇会长肥,营养丰富,炒、烹、羹、炸、汤等都各得其适,广州的酒家都把它当名菜。据《虫类药物临床应用》一书记载,蛇有温、平、寒三性。温性蛇有蟒蛇、蝮蛇、五步蛇、银环蛇、金环蛇、眼镜蛇、眼镜王蛇、滑鼠蛇等。平性蛇有赤链蛇、王锦

---

① 高诱注释:越即古"粤"字,泛指广东、广西等地。"髯蛇,大蛇,其长数丈,俗以为上菜。"

蛇、乌梢蛇、灰鼠蛇、海蛇等。而寒性蛇主要是水蛇。因此，人们夏天选择吃寒性或平性的蛇，立冬后选择吃温性的蛇吃。

中国最早的蛇餐馆于1885年开业，设于广州市新基正中，1935年迁至浆栏路，由吴满创办，原名"蛇满王"，以经营蛇胆、陈皮米酒、三蛇酒等为特色，后来以经营"三蛇羹"为特色，1938年被焚，1939年迁址重新开业。20世纪50年代后，几经改组定名为"蛇餐馆"，以经营蛇菜风味为特色，主要名菜有"菊花龙虎凤""煎镶鲜蛇脯"和"龙凤满坛香"等。

1929年香港《华星报》刊登广告说，"广州四大酒家每年制作之菊花五蛇羹，系用巨资聘请江霞公太史之厨师传授制法，久已闻名遐迩。自分设南园、大三元、文园各酒家来港，每年于秋末冬初，三蛇已肥之际，必依法烹制应市，近已出世。曾尝试者，莫不交口称赞。"有一首叫《蛇餐》的诗："海上应酬各一筐，蛇肥偏值蟹多黄。行厨南北鱼虾艺，当道东西赤白妨。青竹蛇须防妇口，白花木不入儿肠。胆尝只合疗风痰，莫误客成做秘方。"①

蛇肉向来是广东的普通百姓逢年过节、待客迎宾的高档佳肴。广东岭南蛇餐馆的蛇肴菜式有30多种，几乎无蛇不吃，而且一条蛇从蛇肉、蛇骨、蛇内脏到蛇皮，都可以炒、炖、烩、煎成美味佳肴，并且在用料和烹调方式上都很讲究，既注意补益强身的效果，又重视色、香、味、形俱佳的特色，号称广东的"招牌菜"。

食过蛇肉的人们定难忘其美味。随着蛇文化的普及，越来越多的人了解到了其营养、保健之功效。在中国，食用蛇肉已不再是"两广人"的"专利"，大江南北的人们都以吃蛇为荣。尤其到了夏天，有条件的都要吃蛇、喝蛇汤，以防生痱子、疮疖。主要是由于蛇肉、蛇汤中含有超过30种氨基酸、维生素、微量元素和天然牛磺酸等物质。

泰国的蛇菜

在泰国，第13届亚运会期间，位于泰国曼谷郊区的亚运村附近一家颇具特色的餐馆里，就有用眼镜蛇制作的特色菜。与此同时，还少不了一杯调入了鲜蛇血和鲜蛇胆的威士忌。这里的人们相信食用眼镜蛇除了能够使人获得超常的活力外，还可使人清心明目，延年益寿。

2.2 蛇的药用

最古老的文献中，有一部出自公元前2500年的印度民间医学著作，介绍用蛇油（脂）治疗风湿病，这种方法在今天仍然在使用。蛇在中国传统医学上的应用历史悠久，距今已有3000多年的历史。在著名的医学名著《神农本草经》《本草纲目》《开宝本草》《本草求真》和《中草药大辞典》中均有详细记载。认为蛇肉具

---

① 诗中青竹、白花皆毒蛇名。

有平肝明目、养心安神、祛风除湿、通络止痛、活血化瘀、攻毒散结、免疫抗病、强骨健身、滋阴补阳、乌发固齿、降脂降糖、美容养颜的作用。据《中医药学》统计，用蛇入药的方剂有近百种，用蛇配制的中成药制剂达几十种。李时珍《本草纲目》记载："蛇，性味甘、咸、温，入肝经，通治诸风、搐搦、疥癣。"说明蛇可用于治疗风湿痛、手足麻木和湿疹、面疮、粉刺、皮炎、痱子、皮肤瘙痒等皮肤疾患。

在临床应用中，蛇主治诸风瘾疹、风寒湿痹、破伤风、肾气冷痛、肾虚耳聋、偏正头痛、诸痔发痒、诸疮毒肿、小儿风痛、高血压、心脏病、中风、偏瘫、风湿、类风湿、白血病、各种癌症、男女性病等。特别对肝癌、胃癌、肠癌、食管癌、膀胱癌、乙肝、丙肝、肝硬化、糖尿病、心脑血管病、各种皮肤病等顽症都有明显疗效。

蛇的全身都是宝。除了蛇肉外，蛇的全身和各个部位有不同的药用价值。

纯蛇粉：蛇粉内含 20 多种氨基酸和锌、铁、钙、磷等 20 余种元素及矿物质，具有广泛生理、药理和保健作用的营养素。牛磺酸含量高达 4.5%，钙含量为 6.13%，磷含量为 3.33%，锌和铁含量分别为每克 200 微克和 443 微克，可全面调节人的神经系统、内分泌系统和免疫系统。具有清热解毒、消炎止痒、镇痛除痹、祛斑护肤等功效，对皮肤不适者，如痤疮、牛皮癣、神经性皮炎、皮肤瘙痒、黄褐斑、面疮、粉刺、湿疹等，有很好的辅助疗效。

蛇胆：蛇胆虽小，但早就被奉为珍贵的中药，它具有疗疳杀虫、清热明目之功效，主治咳嗽多痰、赤眼目糊、风湿关节骨痛等症。

蛇骨蛇皮：蛇骨入药在《本草纲目》中就有记载，赤链蛇骨主治久痢、劳瘦。而蛇皮则有治疗牙痛及作为滋补品的作用。

蛇蜕：又名龙衣，有祛风定惊、消肿、杀虫功效。可入药治溃疡及皮肤顽症。据报道，用蛇蜕治疗脑囊虫病，有效率 79.2%。①

蛇血：作为一种很好的食疗物品，它不仅可以作为肿瘤辅助治疗的用药，而且有一定的强身健体、促进活力、养颜美容的作用。

蛇鞭：具有很好的补肾壮阳、温中安胎的功效，对阳痿、肾虚耳鸣、慢性睾丸炎、妇女宫冷不孕等有很好的疗效。蛇鞭是公蛇的生殖器官，公蛇有两条交配器。蛇交配持续 36 小时以上，精子能在母蛇体内存活 3 年。蛇鞭的补肾壮阳作用比鹿鞭还高。

蛇油：蛇油可以食用，其中含有人体必需的不饱和脂肪酸、亚油酸、亚麻酸等，尤其以亚麻酸的含量特别高，而亚油酸等物质有防止和缓解血管硬化的功效。蛇油还被用于化妆品护肤养颜。此外，民间利用蛇油治疗水火烫伤、冻伤等有较好的疗效。

---

① 邓冲雨. 谈谈蛇的药用价值及临床利用. 蛇志，1995 (3): 26-27.

2.3 最刺激的蛇疗

蛇疗的由来

在以色列北部一片橘林中,有一家世界上独一无二的按摩健身馆,名叫"阿达巴拉克肉食植物农场",这里的按摩服务是世界上最刺激的蛇疗,用大型蛇类给客人按摩。

传说摩西[①]领以色列人出埃及,经过旷野的试炼,百姓因为经受不住无粮无水的困窘,群起怨渎上帝和摩西,结果有火蛇进入百姓中间咬他们。摩西为众祈祷。上帝要摩西制造一条铜蛇挂在杆子上,凡被咬的,一望这蛇,就必存活。摩西铜蛇便成为神的拯救和医治的象征。

在以色列传统文化中,蛇不算是个好东西,但这个农场温泉的主人巴拉克经过

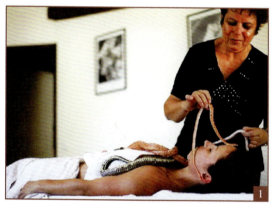 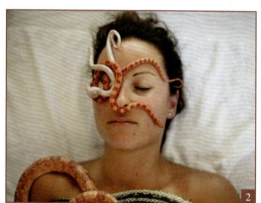

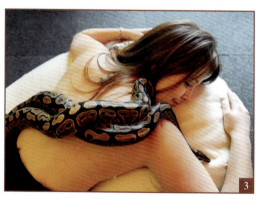 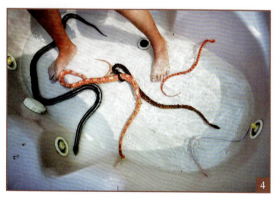

图33 蛇疗(1. 对于初次体验的顾客,温泉主人巴拉克会耐心地用一些小型蛇慢慢引导;2. 令人瞠目结舌的蛇疗,蛇缓慢地在人身上爬行;3. 英国一名来自"切辛顿冒险世界"的女员工为了宣传位于莱瑟黑德的一家主题公园,摆出姿势接受两条黄蟒的"按摩";4. 人蛇共游,也是"蛇疗"的一种方法)

---

① 摩西,是《圣经》故事中古代犹太人的领袖。

多次试验，发现蛇疗有镇静和治疗作用。她还发明了一套利用大型蛇类给客人按摩的方法：用大王蛇的重量使人产生捏合感①，同时利用小型蛇类提供令人愉悦的轻抚感。于是，"蛇疗"在以色列大受欢迎。

蛇疗的方法与效果

蛇疗时每次用蛇六条，让它们在顾客的背上缓缓爬行，达到按摩的效果。一般使用加利福尼亚王蛇、佛罗里达大王蛇、玉米蛇和乳蛇等活泼好动的无毒蛇。

初次接受蛇疗时，客人首先被带进一间有热带植物的明亮的房间，脱去衬衫长裤，平躺在按摩床上。巴拉克在客人的肚子上放下几条扭动的蛇，第一次接受蛇疗的客人第一反应基本上都是慌乱不已。不听话的蛇会四散游走，巴拉克会耐心地将它们拢回来，并将它们编织在一起以减慢其逃跑的速度。最初的惊慌过后，多数客人会专心体验蛇在皮肤上爬行的感觉。它们又凉又光滑，除了恐惧，并无不适感。

一旦人们克服了刚开始的恐惧，就会发现与蛇亲密接触会有一种安宁心灵的作用。尝试过蛇疗的顾客证实，让六条蛇在赤裸的背部缓缓爬行，是放松疲劳疼痛的肌肉和关节的最佳方法。

蛇疗服务一分钟收费80美元。尽管收费比较高，许多回头客却认为蛇疗确能缓解偏头痛，减轻肌肉酸痛。世界上有两种人，一种人对蛇有一种本能的恐惧，见了蛇就像见了鬼，会吓得灵魂出窍。这种人不适宜接受蛇疗，以免引发不测。还有一类人对蛇不仅没有恐惧感，甚至有种亲切感。也许只有这类人才会愿意，也才能真正体会到蛇疗的妙处。

2.4 毒蛇用于灭鼠

蛇是灭鼠能手，在自然界中对维持生态平衡起着重要作用。如果蛇类数量急剧减少，会导致鼠类数量迅速上升，鼠害严重，疾病流行，粮食损耗。一条黑乌蛇每年可捕食鼠类100~200只。

据路透社报道，在泰国北部的大城府，稻田里数不清的老鼠几乎吃掉了一半的收成。有数百人忍受着老鼠传播的疾病的煎熬，其中数十名农民死于老鼠传播的疾病。1998年8月，应遭受鼠害的农民们的要求，政府出资建立了一个养蛇基地，并在大城府的一些稻田里放置了约450条蛇，这些蛇每年能吃掉数万只老鼠。当地农民说，过去平均每个农民每天在稻田里可以抓到约100只老鼠。自从用蛇灭鼠以来，每天只能抓到六七只老鼠。用蛇消灭老鼠的战役已取得初步胜利。养蛇基地的一位兽医说："用蛇灭鼠是保护生态平衡的自然方法。"

---

① 捏合感，即人体被按摩的部位与蛇合在一起的感觉。

3

蟾蜍的利用

3.1 蟾蜍的药用

蟾蜍是两栖纲无尾目蟾蜍科蟾蜍属动物,别名癞蛤蟆、癞刺、大疥毒。分大蟾蜍中华亚种和黑眶蟾蜍两种。蟾蜍在中国各地均有分布。从春末至秋末,白天多潜伏在草丛和农作物间,或潜伏在住宅四周及旱地的石块下、土洞中,黄昏时常在路旁、草地上爬行觅食。行动缓慢笨拙,不善于跳跃、游泳,只能匍匐爬行。

蟾蜍是具有很高的药用价值的经济动物,蟾酥、干蟾、蟾衣、蟾头、蟾舌、蟾肝、蟾胆等均为名贵药材。据《本草纲目》记载,蟾蜍具有退热、祛湿、杀虫之功效,是治疗疳病、痈疽、诸疮之要药。现代医学分析,蟾蜍含有蟾蜍毒素、精氨酸等活性物质,以及具有强心作用的甾体类,有强心、利尿、兴奋呼吸、消肿开窍、解毒攻坚、麻醉止痛等功效。据《中医学》(上海科技出版社)介绍,蟾蜍味腥、温,有毒。归心经,具有解毒、止痛、开窍等功效。1999年经上海交通大学量子医学检测,蟾蜍对癌症、肝硬化、疼痛诸症的治疗有效含量成分超8千量价以上。

临床应用资料显示,蟾蜍对以下病症有一定的治疗作用。

白喉

每次取活蟾蜍约170克,明矾约33克,同放在石臼内舂烂,用纱布包裹成长方形(5厘米×10厘米),置于患者前颈,绷带固定。重症患者4~6小时更换1次,轻症6~10小时更换1次,经20小时后即感咽喉部湿润舒适,吞咽便利。一般重症更换5~6次、轻症3~4次即可见症状减轻

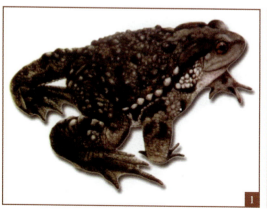 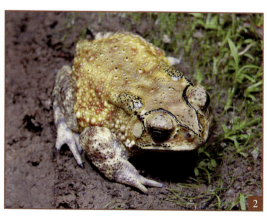

图34 蟾蜍(1. 中华大蟾蜍;2. 黑眶蟾蜍)

或痊愈。

慢性支气管炎

第一，取活蟾蜍去头、皮和内脏，焙干研末；另以猪胆汁浓缩液与面粉等量混合，低温炒松研末。按7∶3的比例将蟾蜍粉与猪胆面粉混合均匀，装入胶囊。每次约1.86克，每日3次，饭后送服。10天为一疗程，共两个疗程。观察372例（病型以单纯型为主，中医分型以虚寒型占多数），服药后止咳、祛痰、平喘的有效率达80%以上。一般在3天内开始见效。据重点病例观察，治疗前白细胞增高、肺部有干湿性啰音者，治疗后白细胞恢复正常，肺部体征明显改善。

第二，用冬眠期蟾蜍1只，白矾15克，大枣1枚。将白矾、大枣塞入蟾蜍口内，阴干焙黄，研细末，用水泛丸，如绿豆大，以代赭石末为衣，或将药末装入胶囊，每粒（或胶囊）0.5克，成人每日3~6克，1次或分次用温开水送服，连服30天。共治2364例，近期控制361例（15.3%），显效651例（27.5%），好转908例（38.4%），无效444例（18.8%）。总有效率为81.2%。冬春季服药的疗效较夏季明显，单纯型与喘息型两者无显著性差异。

炭疽病

用干蟾蜍1只，加水300毫升，煎至253毫升，冷却后顿服；或以活蟾蜍1只，去净内脏，捣成糜状，开水冲服；或用蟾蜍1只去内脏洗净，配合白菊花250克，水煎当茶喝，或将蟾蜍、白菊花药渣外敷皮肤炭疽溃疡处。亦可配合金黄散（成药），水调，经常涂抹水肿处。上述内服外敷法治疗皮肤炭疽26例，肺炭疽3例，肠炭疽1例，其中有全身中毒症状者18例，涂片查炭疽杆菌阳性者14例，均获痊愈。

恶性肿瘤

将活蟾蜍晒干后烤酥研细末，过筛，和面粉糊做成黄豆粒大的小丸。面粉与蟾蜍粉之比为1∶3。每100丸用雄黄5分为衣。成人每次5~7丸，日服三次，饭后开水送下（过量时会有恶心、头晕感）。经治22例胃癌、膀胱癌、肝癌患者，病情皆有好转。

3.2 蟾酥的药用

蟾酥是蟾蜍头部的耳后腺和皮肤腺分泌的白色乳浆，其干燥制品称为蟾酥，是中国传统的名贵药材。蟾酥含有多种生物活性成分，有解毒、消肿、止痛、强心、利尿、抗癌、麻醉、抗辐射等功效，可治疗心力衰竭、口腔炎、咽喉炎、咽喉肿痛、皮肤癌等。

在德国，已将蟾酥制剂用于临床治疗冠心病。

在日本，有以蟾酥为原料生产的"救生丹"，日本医生认为蟾酥是治疗皮肤病最有效的外用药。朝鲜则用它来治疗肿瘤。吉田诚一等人研究了10种蟾毒配基及蟾蜍毒素类化合物的表面麻醉实验，发现其局部麻醉作用要比可卡因强。

在中国，著名的六神丸、梅花点舌

丹、一粒牙痛丸、心宝、华蟾素注射液等50余种中成药中都有蟾酥成分。

在中国，兽医应用中华大蟾蜍和黑眶蟾蜍耳后腺制得的蟾酥棉条、蟾酥片和蟾酥锭治疗猪的破伤风、喘气病、高热不退和湿疹[①]。

3.3 蟾衣和蟾皮的药用

蟾衣是蟾蜍自然蜕下的角质衣膜。在野外的蟾蜍每年要蜕数十次蟾衣，可惜往往被蟾蜍自己吃掉，人们很少有机会采集得到。而只有掌握蟾衣采集技术的人员才能采集到。

蟾衣对慢性肝病、多种癌症、慢性气管炎、腹水、疔毒疮痈等有较好的疗效。据民间应用调查表明，蟾衣有清热、解毒、消肿止痛、镇静、利尿、壮阳、抗感冒病毒的功效，并对肝腹水、癌症有显著效果，可有效地增强体质和提高免疫力，促进人体代谢自然平衡。另据《中华医药全典》（华夏出版社）载，蟾衣毒较轻，主要用于疮疡肿毒及小儿疳积，现代常用来治疗肿瘤。《中草药大全》（远方出版社）中介绍，蟾衣可治癌、白血病、淋巴瘤等。

中国传统医学文献记载，蟾蜍身上的表皮称蟾皮、蟾蜕。如将蟾蜍除去内脏的干燥尸体制为干蟾皮，可用于治疗小儿疳积、慢性气管炎、咽喉肿痛、痈肿疔毒等症。据《中草药大辞典》记载，蟾皮是一种能治恶性肿瘤等疑难杂症的药物，近年来用于多种癌肿或配合化疗、放疗治癌，不仅能提高疗效，还能减轻副作用，改善血象。中国民间中医药研究开发协会编《癌症独特秘方》中载，蟾皮性味腥、凉，微毒，功能解毒、利水、消胀，主治各种癌肿。

---

① 李胜姝. 蟾酥采集加工及其在猪病上的应用. 中国兽医杂志，1993，72（3）：38-39.

4

蜘蛛的利用

蜘蛛对人类有益又有害，但就其贡献而言，主要是益虫。蜘蛛是许多农业害虫的天敌，在农田中蜘蛛捕食的大多是农作物的害虫。此外，蜘蛛可以食用，可以用于医疗，也可以作为青年人饲养的宠物。由于蜘蛛丝的强度是钢的六倍，所以蜘蛛丝还是制造人造血管、人造肌腱以及防弹衣的高档原料。

4.1 蜘蛛的食用

早在1494年，哥伦布第二次美洲探险的随队医生昌卡在日记中写道：加勒比人，"他们也吃蛇、蜥蜴、蜘蛛和蚯蚓等地面能抓到的爬虫"①。

在柬埔寨首都金边东北的一个村庄，可以看到柬埔寨妇女端着一盘烤熟的蜘蛛向顾客兜售。当地人说，相比汉堡包，烤蜘蛛别有一番风味。柬埔寨其他地方的人和外国游客看到这些蜘蛛会感到很害怕，但对柬埔寨本地人来说，它们可是美味佳肴。

法国的烤蜘蛛、德国的蜘蛛酱、美国的蜘蛛口服液等食用蜘蛛的佳品，是世界上可供选择的保健产品。

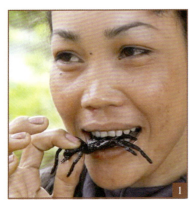 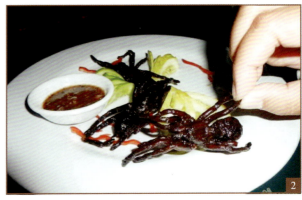

图35 柬埔寨的油炸毒蜘蛛（1.吃蜘蛛的柬埔寨人；2.金边小街上的烤毒蜘蛛）

---

① 张箭. 吃蜘蛛与食鸟卵. 农业考古，2002（1）：262-263.

4.2 蜘蛛的药用

在中国的许多中医药文献中有蜘蛛入药的记载。圆蛛科的大腹园网蛛是中国最常见的蜘蛛，多栖息于屋檐下和树丛间，张结大型车轮网，多在黄昏时结网，网丝坚韧，富黏性，以兜捕其他小虫为食，也食捕其他蜘蛛。其蛛体可以入药，一般在三四月至十月间活动，多在夏、秋季捕捉，可鲜用或置沸水中烫死后晒干或烘干备用。圆蛛全体的炮制，要去头足，炒枯存放，有解毒、消肿的功能。主治疔疮，瘰疬结核，疮疡，蜈蚣、蜂、蝎蜇伤，口噤，中风口斜，小儿惊风，疳积，阳痿等。还有的记载，蜘蛛可以治疗脱肛、腋臭、小儿口疮、小儿腹股沟斜疝、背疮、鼻息肉等。此外，大腹园网蛛的网丝，亦是治疗金创出血、吐血、毒疮的药物，可内服（炒黄研末）和外用（敷贴）。

跳蛛科的短螯蝇虎，有调血脉的功能，能治跌打损伤。蛛壳（蜘蛛蜕下的皮壳）主治虫牙，牙龈出血。

目前，医学方面的制剂有蜘蛛毒注射液、蜘蛛丸、纯蛛粉、腋臭灵、脑力再造丸、增微一号等。蜘蛛毒素对治疗脑出血等心血管疾病的效果是目前世界上任何一种药物所无法比拟的，它还可以治疗和预防癫痫、老年痴呆、脑动脉硬化、脑供血不足、中风后遗症等疾病；蜘蛛毒素能直接杀死癌细胞，辅助其他的抗癌药物使用可以取得明显的疗效。蜘蛛毒液对治疗脑出血、动脉硬化、癌症、癫病效果奇特。蜘蛛药用有解毒，消肿，治疗疮、口噤、中风口斜、毒虫咬伤、小儿惊风、阳痿等功效。采用活蜘蛛泡酒祛湿消炎解毒效果很好。用蜘蛛丝生产的蛛网口服液对神经疾病疗效显著。

4.3 宠物蜘蛛

养宠物讲究新奇趣怪，饲养蜘蛛便是一例。把蜘蛛作为宠物饲养，最早流行于美国、日本。在"蛛迷"看来，把蜘蛛当宠物很酷，而且蜘蛛也有可爱的一面[①]。常见饲养的宠物蜘蛛有：

第一，金钱活门蛛。蛛尾部呈圆形，因其类似中国古代的铜钱而得名。它是新近发现的蜘蛛新种，数量稀少，较为名贵，因此价格偏高。店家称，金钱活门蛛的饲料来源广泛，以各种昆虫或其他无脊椎动物为主，如直翅目的蚱蜢、蟋蟀、蝗虫、蝼蛄，鞘翅目的天牛、象鼻虫、金龟

---

① 专家认为，蜘蛛不能随意乱养。自然界中蜘蛛有4万多种，其中绝大多数或有剧毒或生命力极弱，不能随便把蜘蛛当宠物。

子，蜚蠊目的蟑螂、地鳖虫以及其他有翅害虫、蛾类、蝶类。猪肉、鸡肉、鸭肝、黄粉虫、蚯蚓、小鱼虾等也可作为蜘蛛的饲料。

第二，火玫瑰。原产自南美洲森林，浑身长满暗红色的绒毛。其样子吓人，但性格温顺，对环境要求不高，适应力很强，颇适合当宠物饲养。智利火玫瑰比红玫瑰要高一个等级。平时它们喜欢躲在泥洞内，但火玫瑰自己是不会挖土做洞穴的，需要饲主提供一个可隐藏的洞穴。火玫瑰吃蟋蟀、草蜢、乳鼠及小蜥蜴等，但它的食量不大，若一次喂饲过量，则会出现一段时间的停食，有时会长达四五个月以上。

第三，塔兰图拉毒蛛。生息在热带及亚热带地区，体长约8厘米，是一种大型毒蜘蛛。自从1997年以来，这种大型毒蜘蛛成了一些日本人家庭饲养的一种新宠物。喜好这种毒蜘蛛的日本人有3000多人。宠物店经营者每年要从国外进口毒蜘蛛1000~2000只，以满足毒蜘蛛爱好者的需求。但随着"新宠"的到来，危险也就成了家中的"不速之客"。据神户市的日本中毒学会西日本分会的报告，一些将这种毒蜘蛛作为宠物饲养的人被自己宠物咬伤而中毒的事件时有发生。1999年1月，一位家住大阪市的中年男性因毒蜘蛛咬伤手指而被急救车送到急救中心住院治疗。同年4月，一名13岁的男孩也因被毒蜘蛛咬伤而被送到急救中心[①]。

第四，墨西哥火脚。原产墨西哥，栖息地为沙漠灌木区洞穴，比较温顺。主要食物为蟋蟀、昆虫。饲养时可在缸内铺一层碎石及一个空心的树壳给它居住，并配备一个小水盆。

第五，墨西哥红尾。产地为贝里斯、危地马拉，栖息地为灌木林洞穴。主要食物为蟋蟀、白老鼠。饲养时需要在其居所

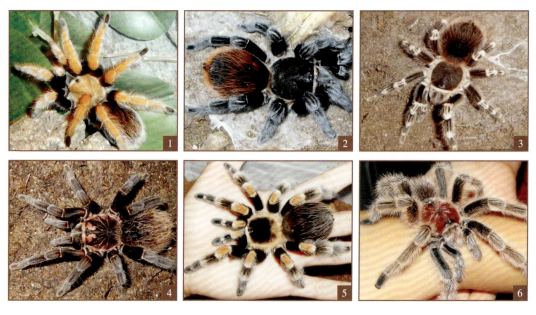

图36 宠物蜘蛛（1.墨西哥火脚；2.墨西哥红尾；3.巴西白膝头；4.粉红脚；5.墨西哥红膝头；6.红玫瑰）

---

① 林叔猛. 日本人新宠：大型毒蜘蛛. 解放日报，2000-03-13.

铺一层厚泥，方便其挖掘洞穴居住，并配备一个小水盆。

第六，巴西白膝头。产地巴西，栖息地为草原、森林区地带，稍有攻击性。主要食物为蟋蟀，也可喂初生白老鼠。饲养时可放一层少许湿润的泥及一个小水盆，同时要注意温度变化。

第七，粉红脚。产地南美洲，栖息地为雨林区，比较温顺。主要食物为蟋蟀，也可喂初生白老鼠。饲养时可放一层湿润的厚泥及一个小水盆，条件许可的话，应给它一个较高的生活空间。

第八，墨西哥红膝头。产地墨西哥，栖息地为地面，温顺。主要食物为蟋蟀。饲养时底材铺培养土，还要放一个小水盆。这种蜘蛛由于出生在热带，所以很耐高温。

第九，红玫瑰。产地智利，栖息地为沙漠灌木区。性格温和，食量小。主要食物为蟋蟀、蚂蚱、蟑螂。饲养环境无须太高的湿度，在缸内铺一层碎石并放置一个小水盆即可。

第十，日本的斗蜘蛛。斗蜘蛛是过去日本少数地方的一个地方性的民间娱乐活动，如今已成为一种民间传统文化，遍布全国。不少青年人都成为蜘蛛文化的新的带头人与推动者，他们爱蜘蛛，把蜘蛛当宠物养，玩蜘蛛，把几百年前的蜘蛛特殊竞赛推向新的高峰。参赛的"蜘蛛人"，大都是该地区的蜘蛛爱好者，他们为了参加这个传统性的民间娱乐活动，往往要提前做准备，挑选蜘蛛，认真饲养并对蜘蛛进行特殊的训练。另外，为了将斗蜘蛛进一步商业化，一些商家也开发了很多"蜘蛛商品"，如蜘蛛衣服、蜘蛛图画、蜘蛛玩具、蜘蛛饲料等，还配备了蜘蛛训练师。

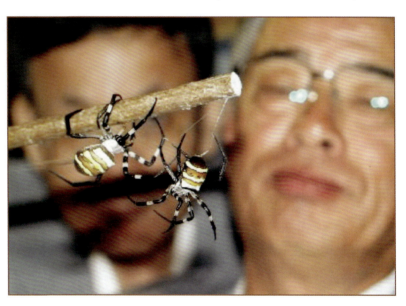

图 37 蜘蛛决斗，日本南部鹿儿岛的斗蜘蛛比赛 (自 www.cydgn.org)

4.4 蜘蛛丝的特殊用途

蜘蛛借助蜘蛛丝捕捉猎物、储存食物和繁殖后代，是蜘蛛赖以为生的"法宝"。蜘蛛丝由蜘蛛腹部的丝腺分泌而形成。丝腺分泌一种胶状丝浆，而丝浆则在喷丝口与蛋白融合反应，形成蜘蛛丝。研究表明，蜘蛛可以针对不同用途发出不同生物指令，从而合成不同种类的蛛丝，这赋予了黑寡妇蛛丝承受更大拉力和形变的能力。

人类利用蜘蛛丝始于1909年，在第二次世界大战时蜘蛛丝曾被用作望远镜、枪炮的瞄准系统中光学装置的十字准线。但对蜘蛛丝的结构和性能一直到20世纪90年代后才进行了深入的研究。现在对蜘蛛丝蛋白基因组成、结构形态、力学性能等的研究，为蜘蛛丝商业化生产提供了可能性。蜘蛛丝纤维在国防、军事（防弹衣）、建筑等领域具有广阔的应用前景，其中黑寡妇蛛丝有望制成超强护身盔甲。

研究表明，世界上最毒的黑寡妇蜘蛛的牵引丝性能出众，细细的蜘蛛丝，以其高强度、高韧性著称。黑寡妇蛛丝在拉断前可以延伸27%，强度则超过普通蜘蛛丝的两倍，超过所有其他天然纤维，甚至连以坚韧著称的钢丝和凯夫拉纤维[1]都望尘莫及。因此，黑寡妇蛛丝的强度和延展性要比普通蜘蛛丝强得多，能够承受极大力量的冲击。

美国加利福尼亚大学河滨分校谢丽尔·哈亚斯教授带领的一个研究小组成功

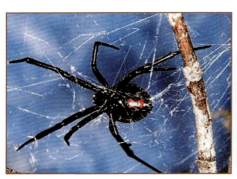 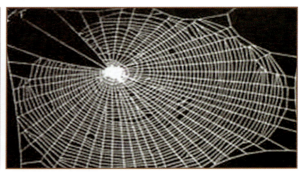

图38 黑寡妇蜘蛛及其丝网

破译了黑寡妇蛛丝的遗传密码，从而解开了神奇蛛丝的结构谜团。研究小组发现黑寡妇蛛丝中含有两种关键蛋白Masp1和Masp2，继而破译了黑寡妇蛛丝的基因构成和脱氧核糖核酸（DNA）序列[2]。蜘蛛丝遗传密码的破译有助于研究人工合成纤维。

日本长野县信州大学的一名昆虫基因研究者中垣雅雄教授培育出了一种可吐出含有蜘蛛丝成分蚕丝的蚕，并与日本奈良县冈本制袜公司合作研制出一种更坚韧、更有弹性的"蜘蛛丝"短袜。中垣雅雄从蜘蛛丝中提取基因，并将其植入蚕卵中，这样孵化出来的蚕所吐的丝中便含有10%的蜘蛛丝成分。这种丝的坚韧、柔软程度是普通蚕丝的两倍。除了袜子，这种丝还可用于制造手术缝合线和钓鱼线等产品[3]。

在黑寡妇蛛丝研究成果的启示下，后来开发形成的新一代高强度合成纤维在医

---

[1] 凯夫拉纤维，是美国杜邦公司研制的一种芳纶纤维材料，原名"聚对苯二甲酰对苯二胺"，俗称防火纤维。凯夫拉品牌产品材料坚韧耐磨、刚柔相济，具有刀枪不入的特殊本领，在军事上被称为"装甲卫士"。
[2] "黑寡妇"蛛丝可变身超强盔甲.广州日报，2007-06-16.
[3] 日本研制更具弹性的蜘蛛丝.新华网，2007-12-11.

药、工程、体育、军事等领域大显身手。新一代合成纤维可以用于制造坚固而轻便的护甲,更加坚韧的手术线、人造腱、人造韧带以及各种新型运动护具等。

美国怀俄明大学药学院的研究人员 M. 德尔沃·侯赛因曾把蜘蛛丝应用在老鼠身上,结果表明蜘蛛丝对老鼠的细胞无毒性,并且在缝入皮肤下面以及肌肉内部后,显得稳定而结实。不过,若要应用到人身上,还需复制出蜘蛛丝蛋白质的成分和生产出足够的蜘蛛丝[1]。

---

[1] 蜘蛛丝缝合伤口毒性低. 参考消息, 1995-11-13.

5

蝎子的利用

5.1 蝎子的食用

蝎子又称全蝎或全虫,是最古老的陆生节肢动物之一,是食药两用的有毒动物。广泛分布于世界除寒带以外的大部分地区,其品种繁多,有 600 多种。

在中国,蝎子有十余种之多,主要有分布于西藏和四川西部的藏蝎;分布于台湾的斑蝎;广泛分布于河南、河北、山东地区,福建、台湾等地也有分布的东亚钳蝎;分布于河南、陕西、湖北三省交界地区的十腿蝎。

20 世纪 90 年代,随着人工养蝎产业的发展,蝎子作为食品名菜进了宾馆、饭店甚至寻常百姓的餐厅,作为一种美味佳肴登上了宴席的大雅之堂。在西安、山东有专门的"蝎子宴"。蝎子制品作为良好的滋补和保健食品正兴起于大江南北。

西安的长安"蝎子宴"上,将当地人工养殖的东亚钳蝎经过名厨烹饪成为"醉蝎登塔""油炸全蝎""凤戏钳蝎""蝎子爬山"等北方名菜。据报道,食蝎子有良好的祛风、通络的功效。

产于山东沂蒙山区蒙山间的蝎子,栖息于地堰、石板下,每年秋末进入冬眠,来年春季清明前后出蛰,昼伏夜出,以昆虫类为食物,体态雄壮,性情凶猛。因蝎子全身八爪,再加一对螯钳,共十爪,故称为"蒙山全蝎"。"油炸蒙山全蝎"更为蒙山特产,成为山东"蝎子宴"上的珍品佳肴,用之下酒,酥香醇厚。

山东省《临朐县志》记载:全蝎八足,登市出售,用作药材,邑人亦喜烹食之。清初,外省有商人到临朐收购山蝎,

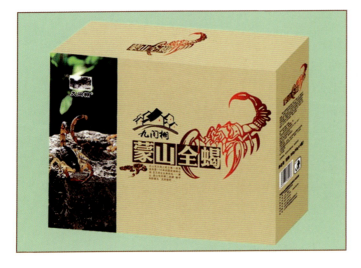

图 39 蒙山全蝎

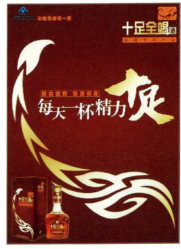

图 40 全蝎酒

故《聊斋志异》卷十二第五篇《蝎客》中记载有贩卖蝎子的商贩的故事①。

山东省蒙阴县酒厂采用"谷雨"前后捕捉的蒙山优质全蝎,佐以各种中草药,以优质白酒配制而成的"蒙山牌"全蝎酒,色泽金黄透明,药香酒香协调爽口,口味纯正,微带甘甜,具有逐湿、祛风、止痛、通络的功效。1988年获中国优质保健品金鹤奖、中国首届食品博览会银奖。

5.2 蝎子的药用历史

在中国,蝎子称为"全虫",作为传统医药中一味名贵的中药材,入药已有2000多年的历史。在著名的古籍《诗经》以及《开宝本草》《本草纲目》等许多医学专著中均有详细记载。"全虫"作为传统中药,其味甘、辛,性平,有毒,传统的疗效为息风止痉、通经活络、消肿止痛、攻毒散结,可治疗惊风抽搐、口眼歪斜、半身不遂等疾病。

《蜀本草》中记载有全蝎入药的篇章。全蝎入药的疗效为"息风止痉、通经活络、消肿止痛、攻毒散结",广泛应用于中风、半身不遂、口眼歪斜、癫痫、抽搐、风湿痹痛、偏头痛、瘰疬、疮疡、肺结核、破伤风、顽固性湿疹、皮炎、淋巴结核等病症的治疗。

中药所用的"全虫"又称全蝎,是钳蝎科动物东亚钳蝎(*Buthus Marfensii*)的干燥全体。东亚钳蝎广泛分布于中国山东、河南、河北、陕西、安徽、湖北、辽宁等地。以河南伏牛山区的南阳以及湖北的老河口一带生产的蝎子为优,市场名为会全虫,品质最佳,畅销全国并出口国外。山东昌滩生产的蝎子,称东全虫,产量较大。

历史上,中国传统中药中用蝎子配成的民间验方有近千例,以蝎子配伍的汤剂有百余种,全蝎配成的中成药有60多种。蝎子是人参再造丸、大活络丹、牵正散、止疼散、中风回春丸等30多种中成药的重要原料。

现代医学发现蝎子对于心脑血管病、性病、肿瘤、皮肤病有很好的疗效。此外,蝎子可治疗脉管炎、血栓闭塞、三叉神经痛,可抗癌解毒散结、祛风镇惊,对口眼歪斜、破伤风、半身不遂、抽搐、偏头疼、肺结核以及肝癌、食管癌等恶性肿

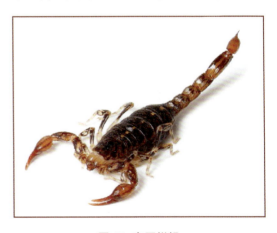

图41 东亚钳蝎

---

① 梁岩. 良药美食话全蝎. 中国特产报, 1999-03-22.

瘤都有一定疗效。

现代医学研究表明，蝎子的有效成分为蝎毒素（Buthotoxin），是一种含氧、氢、碳、氮等元素的毒蛋白。此外，还含有甜菜碱、三甲胺、牛磺酸、卵磷脂等成分，性平，味甘、辛，为医治诸风要药，具有息风镇痉、祛风攻毒之功能。

6

蜈蚣的利用

6.1 重要的蜈蚣药用品种

蜈蚣（*Scolopendra Subspinipes*），是节肢动物门多足纲蜈蚣科蠕虫形的陆生节肢动物。蜈蚣的身体是由许多体节组成的，每一节上有一对足，为多足动物。白天它们隐藏在暗处，晚上出来活动，以蚯蚓、昆虫等为食。

蜈蚣是药用历史悠久的传统中药，始载于《神农本草经》，其中称蜈蚣为天龙、百脚、吴公、百足虫、千足虫、天虫、千条腿、蝍蛆。著名的药用蜈蚣类型有少棘蜈蚣（产于长江沿岸地区）、红龙（产于广西）和雷公虫（产于四川），其中以疗效独特、形体完整、色鲜光泽的"少棘蜈蚣"在国际市场享有盛誉。

少棘蜈蚣，亦称少棘巨蜈蚣（*Scolopendra Subspinipes Mutilans*），别名金头蜈蚣，喜居于潮湿阴暗的处所，多栖息在腐木、石隙间和阴湿的草地等处。少棘蜈蚣多以其他节肢动物为食，如多汁的潮虫、体型较大的蚂蚁、蝗虫、蝉以及泽蛙。蜈蚣的大毒颚是捕食的得力工具。猎物一旦被盯上，就很难逃脱它那精、准、狠的攻击。

少棘蜈蚣主要分布于中国和日本。在中国长江中下游比较常见，产于中国陕西、河南、安徽、江苏、浙江、湖北、湖南、广东、四川等地。春夏捕捉，用两头尖的竹片插入头尾两部，绷紧，晒干，亦可用沸水烫过，晒干，生用。

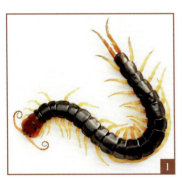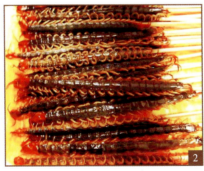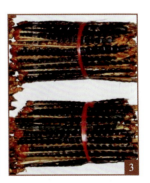

图42 少棘蜈蚣（金头蜈蚣）（1.少棘蜈蚣；2.竹片插入头尾两部，绷紧，晒干品；3.蜈蚣药材）

6.2 蜈蚣的药用价值

中国传统医学的应用

中国的《本草纲目》等许多医学专著中均有蜈蚣入药的详细历史记载。蜈蚣为常用药材，性温，味辛，有毒。具有息风镇痉、攻毒散结、通络止痛之功能。用于小儿惊风、抽搐痉挛、中风口眼歪斜、半身不遂、破伤风症、风湿顽痹、疮疡、瘰疬。蜈蚣与黄连、大黄、生甘草等同用，可治毒蛇咬伤。

蜈蚣的药用价值很高，用蜈蚣配成的中药处方多达 100 种。蜈蚣是人参再造丸、大活络丹、牵正散等 30 多种中成药的重要原料。蜈蚣可治疗脉管炎、血栓闭塞、三叉神经痛、口眼歪斜、破伤风等，还可以抗癌解毒散结、祛风镇惊。

蜈蚣的现代医学研究与应用

现代研究证明，蜈蚣含有组胺样物质、溶血性蛋白质、多种氨基酸、甲酸、脂肪油、胆甾酮，以及橙色素、黄色素和淡蓝绿色素等。其毒腺分泌的毒液取毒法有两种，一种是剪断颚肢，立即用玻璃毛细管收集毒液；另一种是电刺激，使用药理生理多用仪，连续感应电刺激取毒。

蜈蚣毒素是近年来开发研究极为活跃的一种生物毒素，尤其是活体取毒及其活性的研究与应用，大大提高了蜈蚣养殖的经济效益，促进了人工养殖蜈蚣的蓬勃发展。

在应用方面，蜈蚣对戊四氮、纯烟碱和硝酸士的宁碱引起的惊厥均有不同程度的对抗作用。对多种皮肤真菌有不同程度的抑制作用，并对结核杆菌有抑制和杀灭的能力。

7

蜜蜂与蜂产品的利用

7.1 蜂产品与传统饮食文化①

中国蜂产品饮食文化历史悠久,早在旧石器时代(距今约 300 万年至 12000 年),人类以采集和渔猎为生,他们使用石头制成的简陋工具,采集植物的根、茎、果实和捕捉一些小动物作为食物,生活极其困难,在这种困苦条件下,人类学会了采集树洞、石洞中的蜂蜜、蜂子食用。

供食用的蜂类

供食用的蜂类包括蜂蜜科(Apidae)、胡蜂科(Vespidae)、蛛蜂科(Pompilidae)等昆虫,但以蜜蜂为主。中国具有经济价值的蜜蜂有五种,即中华蜜蜂(Apis Cerana),亦称中蜂,除新疆外,全国各地均有分布;大蜜蜂(Apis Dorsata),亦称排蜂、岩蜂、热带岩蜂、巨蜂、石蜜蜂、大挂蜂,分布于海南、广西、台湾、云南南部;黑大蜜蜂(Apis Laboriosa),亦称喜马拉雅排蜂、大排蜂、滇西蜜蜂、无毛岩蜂、无毛型石蜜蜂,分布于云南、西藏南部;小蜜蜂(Apis Florea),亦称草蜂、细草蜂、小草蜂、小挂蜂、小蒿蜂,分布于广西、云南;黑小蜜蜂(Apis Andreniformis),分布于云南南部。这其中以中华蜜蜂分布最广,适应性最强,经长期驯化,产蜜量高,是中国的宝贵蜂种。

中国古代的蜂蜜食品

最早记载蜂蜜、蜂子食用的文献是公元前 3 世纪的《礼记内则》,文中记载,"爵鹦蜩范,人君燕食。子事父母,枣粟饴蜜以甘之"。"范"即蜂的幼虫和蛹,蜜即蜂蜜。即雀、鹦、蝉、蜂都是帝王的食品。《三国志·魏志·袁术传》中记载用蜂蜜做清凉饮料。北魏贾思勰《齐民要术》中有"蒸藕法:……与蜜灌孔里,使满,溲苏面,封下头,蒸熟","髓饼法:以髓脂、蜜,合和面",以及"蜜纯煎鱼法""蜜姜"等相关记载,介绍蜜制食品的制作方法。

宋代苏轼撰写的《安州老人食蜜歌》云:"安州老人心似铁,老人心肝小儿舌。不食五谷惟食蜜,笑指蜜蜂作檀越。蜜中有诗人不知,千花百草争含姿。老人咀嚼时一吐,还引民间痴小儿。小儿得诗如得蜜,蜜中有药治百疾。正当狂走捉风时,一笑看诗百忧失。东坡先生取人廉,几人相欢几人嫌。恰似饮茶甘苦杂,不知食蜜中边甜。因君寄与双龙饼,镜空一照双龙影。三吴六月水如汤,老人心似

---

① 王华夫,李微微. 蜂产品饮食文化史. 农业考古,2007 (4).

双龙井。"① 反映了当时食用蜂蜜已经相当普遍。

明代刘基在《多能鄙事》卷二饮食类中记载了蜜制食品的制作方法。如酥蜜饼、八耳塔、哈尔瓦、古剌赤、海螺厮、柿糕、造糖蜜果、蜜梅（杏）、五味酱、蜜煎金橘等。

蜂花粉食品

蜂花粉是蜜蜂从种子植物上采集花粉后加入一些花蜜和唾液形成的花粉团。花粉蜂蜜浆是古代的传统食品。花粉做糕饼曾是古代的高级食品。唐代女皇武则天令宫女用花粉和米捣碎，蒸制成糕，称"花粉糕"。元代蒙古族营养学家忽思慧的《饮膳正要》中记载的"松黄汤"和"蒲黄瓜齑"，是加入花粉制作的。

蜜蜂幼虫食品

中国古代文献中把蜜蜂的卵、幼虫、蛹统称为蜂子或蜂胎。现在称蜂王幼虫为蜂王胎、蜂皇胎。蜂子一词，最早见于《神农本草经·上经》："蜂子，味甘平，主风头，除蛊毒，补虚羸伤中，久服令人光泽、好颜色，不老。"在春秋战国时期，蜂子是帝王的食品，到了唐朝已成为民间馈赠或出售的一种土特产品。李时珍《本草纲目·虫部》第三十九卷中记载："蜂子，头足未成白蛹也，古人馔品，自古食之。"

7.2 蜂蜜疗法用于医疗保健

世界蜜蜂资源丰富，养蜂历史悠久。利用蜜蜂及其产品②供人体医疗保健的方法，称为蜜蜂疗法（Apitherpy）。蜜蜂疗法是一种自然疗法（Naturopathy），简称蜂疗。由古以来，蜂蜜、蜂王浆、蜂花粉、蜂胶、蜂蜡、蜂针液（蜂毒）等蜂产品被人们用来保健和防治疾病，蜂产品是民间养生保健的必需品，蜜蜂疗法在传统医学中占据重要地位。③

蜂蜜

世界上有着光辉灿烂历史文化的民族和国家，都有关于蜂蜜用于增进人类健康和医疗的记载。古埃及金字塔上的象形文字和古印度的有关记载，都描述了食用蜂蜜可强壮身体，永葆青春的功效。中国传统医学十分推崇蜂蜜，认为蜂蜜性甘平，是补中气、安五脏、和百药、解百毒的灵丹，在养生保健中具有举足轻重的地位。春秋战国时期的名医扁鹊擅长用蜂蜜防治疾病。汉代的《神农本草经》将蜂蜜列为上品补益药。张仲景《伤寒论》记述了蜂蜜被用于多种疾病的治疗方剂中，是他最先发明用蜂蜜栓剂治疗便秘。明代李时珍

---

① 这是苏轼赠给僧人仲殊的诗。僧仲殊，名张挥，安州人，世居钱塘，作诗敏捷精妙，有《宝月集》。他不吃五谷杂粮，以食蜂蜜菜蔬为主。苏轼曾与数人去拜访他，老人设蜜宴招待，豆腐、面筋、牛奶等都用蜂蜜泡制。诗中借介绍安州老人吃蜂蜜的习性，称誉了老人的人品和诗作。

② 蜜蜂及其产品包括：利用蜜蜂采集的蜂产品——蜂蜜、花粉和蜂胶；利用蜜蜂的分泌物——蜂针液（蜂毒）、王浆、蜂蜡和蜂巢；利用蜜蜂与蜂群——蜂子、蜂体、蜂针和养蜂场。

③ 房柱. 蜂疗概论. 蜜蜂杂志, 1991 (3): 36-38; 1991 (4): 20-21; 1991 (5): 28-29.

在《本草纲目》中论述道："蜂蜜，其入药之功有五：清热也，补中也，解毒也，润燥也，止痛也。"高度概括了蜂蜜的药用功能。

现代医学十分重视蜂蜜的医用价值。一些国家的药典和法定规范中，都对蜂蜜质量、检查办法、用途等做了明确的规定。大量研究资料显示，蜂蜜对结核病、心脏病、肠胃病、溃疡病、肝炎、高血压、动脉硬化、支气管炎、神经衰弱等多种常见疾病具有疗效。用蜂蜜治疗角膜炎、角膜溃疡等眼病及创伤、冻疮、习惯性便秘等也有显著功效。蜂蜜对风湿和类风湿病症有辅助治疗作用。蜂蜜中含有的抗菌物质，能抑制链球菌、伤寒杆菌、大肠杆菌、痢疾杆菌的繁殖与生长，能帮助人体少受和免受传染病之害。此外，蜂蜜虽甜却不伤牙齿，能消除口臭，对口腔有一定的消毒作用。

最新研究成果显示，蜂蜜中含有数量惊人的抗氧化剂，这种抗氧化剂虽不是营养物质，却可以有效清除人体内的"垃圾"——氧自由基，因而具有防癌和抗衰老之功效。

蜂王浆[1]

蜂王浆含有多种人体必需的维生素，如 B_1、B_2、B_3、B_5、B_6、B_{12}，以及生物素和叶酸等。临床经验表明，蜂王浆对衰老体虚、更年期综合征、神经官能症、失眠、厌食、贫血、高脂血症有良好疗效，还可用于糖尿病、白细胞减少、不孕、肝炎、关节炎、精神抑郁症和脑动脉硬化的综合治疗。恶性肿瘤患者接受放射线治疗或化学疗法时配合服用蜂王浆，可增强疗效，减轻放疗或化疗的副作用。鲜蜂王浆外用可以滋润皮肤，治疗皮炎、脱发等症。

中国云南少数民族早就认识到了蜂王浆的宝贵价值，流传着"蜂宝治百病"的经验。20世纪50年代，欧洲人开始重视蜂王浆的医疗效用。1956年，80高龄的罗马教皇皮奥十二世病危，他的主治医师用尽了所有办法都毫无效果。在绝望中，皮奥吃了蜂王浆，竟奇迹般地转危为安。为此，教皇出席了第16届国际养蜂会议，介绍蜂王浆使他康复的亲身体验。

蜂花粉

蜂花粉具有独特的营养价值及医疗作用。蜂花粉主要可用于治疗蛋白质缺乏症、肝病、胃肠病、贫血、神经衰弱、前列腺功能紊乱引起的前列腺炎和前列腺肥大。蜂花粉还对身心过度疲劳紧张有恢复和缓解作用，对病后产后恢复、食欲不振等均有功效，可作为老幼滋补剂，重体力劳动者和运动员可用来增强体质。此外，蜂花粉还具有抗衰老作用，能营养真皮，消除皱纹，改善皮肤外观，增强弹性，保持皮肤柔软。

蜂胶[2]

蜂胶（Propolis），是蜜蜂将采自植物的枝条、叶芽及愈伤组织等的分泌物与上颚腺、蜡腺等的分泌物同少量花粉混合后所形成的黏性物质。蜂胶是蜂蜜箱中唯一

---

[1] 蜂王浆又称蜂乳，是工蜂咽部腺体分泌的一种半透明乳浆，用于饲喂蜂王和三日龄以内的工蜂幼虫。
[2] 蜂胶，一词来源于希腊语，由两个希腊字组成，即 Pro（前）和 Polis（城市），可理解为"在城市的前方保卫城市"。

能抑制真菌、细菌、病毒和原虫生长的物质。蜜蜂的巢，因为有了蜂胶的存在，能够完全地消毒。因此，蜂胶是一种"天然的抗生物质"，是蜜蜂抵御病原微生物侵袭最重要的"秘密武器"。

3000多年以前，古埃及人发现蜂胶具有杀菌、防腐作用，便将蜂胶用于制作木乃伊，以防止尸体腐败。古希腊哲学家亚里士多德在《动物志》中记录了蜂胶可治疗各种皮肤病、刀伤、割伤和一些细菌感染症。公元11世纪，伊朗哲学家阿维森纳在《医典》中记载了蜂胶具有"自动消毒伤口及缓和肿瘤的疗效"。中国明代李时珍所著《本草纲目》中记载了蜂胶在治疗牙痛、杀菌等方面的功效。蜂胶是新西兰历史悠久的民间药物，蜜蜂采食当地的麦卢卡树产生的蜂胶具有特殊的杀菌要素，一群蜜蜂每年采收20克左右的蜂胶。1899—1902年，在英国与南非的战争中，军医用蜂胶与凡士林混合，作为手术后的外用药，防止感染。1909年，亚历山大罗夫发表《蜂胶是药》的论文，引起了人们的极大关注，这是蜂胶药用的里程碑。

1972年，首届国际蜂胶大会在前捷克斯洛伐克召开。1978年9月，被海外誉为"蜂胶之父"的中国专家房柱一篇题为《关于蜂胶医疗效用的研究》的论文被译成英、俄、德、法、西班牙、塞尔维亚等多种文字发表，这是中国的蜂胶研究成果第一次得到世界同行的认可。1995年，中国蜂产品协会蜂胶专业委员会成立。2005年蜂胶被正式列入《中华人民共和国药典》，成为一味法定的中药。

现代医学研究证明：蜂胶具有抗菌、消炎、止痒、抗氧化、增强免疫力、降血糖、降血脂、抗肿瘤等多种功能。

在抗菌作用方面，1967年，美国林登佛尔塞（Lindenfelser）的研究证明，蜂胶对25种细菌有抑制作用。1980年，中国的贺天笙等通过实验证明，蜂胶对14个菌种，包括肺炎双球菌、大肠杆菌、铜绿假单胞菌等有抑制作用。1994年，日本的松野哲也通过实验证明，蜂胶对肺炎双球菌、大肠杆菌、铜绿假单胞菌、鼠伤寒杆菌等16种细菌有抑制作用。1996年，中国的程文显等通过实验证明，蜂胶对于牙周疾病的致病菌有明显的抑制作用，此后便研制出了蜂胶牙膏。

在抗癣菌作用方面，1975年，中国的房柱等通过实验证明，蜂胶对至少10种癣菌有较强的抑菌作用。同一时期，房柱等试用蜂胶治疗牛皮癣（银屑病）160例。一般在服食蜂胶2~4个星期后开始见效，显著疗效大部分在服用蜂胶后2个月左右出现，有效率达70%。

在抗炎作用方面，英国牛津大学的考尔德博士等进行的实验显示，蜂胶的抗炎作用比传统药物阿司匹林强。1992年，日本峰下哲等进行的实验也证明，蜂胶有抗炎作用。

此外，蜂胶调制的多种外用药剂治疗带状疱疹、癣病、灼伤、冻疮皲裂、寻常痤疮、湿疹皮炎、慢性溃疡等皮肤病有效，如带状疱疹患部外用蜂胶酊止痛退疹迅速。蜂胶雾化剂吸入可治哮喘及呼吸道炎症，内服蜂胶剂可用于治疗胃及十二指肠溃疡、慢性胃炎和肠胃炎。胃及十二指肠溃疡患者服用蜂胶酊见效快、溃疡愈合率高。此外，蜂胶还具有局部麻醉、止痛止痒、降血脂、抗炎和促进创伤组织再生等效用。

极少数人使用蜂胶会产生接触性皮炎、荨麻疹、黏膜充血水肿等过敏反应，停药后过敏症状消失。

蜂蜡①

蜂蜡是工蜂腹部四对蜡腺所分泌的固体脂质，含脂类、游离酸类、游离醇类和烃类等，其中含量最多的是软脂酸蜂花酯（Myricyl Palmitate）。

中国古代的《神农本草经》中，将蜂蜡列为上品，说它"味甘、微温，主下痢脓血、补中、续绝伤金疮、益气"。《本草通玄》称其"贴疮生脂止痛"。名医姚僧恒（498—583）曾用蜂蜡、蛤粉与猪肝煮服治雀目②有效。《医学集成》记载"蜡矾丸"治诸般疮毒，初起即消，已成即溃。

现代医药用蜂蜡制造牙科模型、丸药包衣、培养基、栓剂基质等，它是各种软膏剂的赋形剂和美容膏剂的主要原料。现代理疗使用的石蜡疗法，是由法国专家萨脱福（Barthe de Sandford）于1909年首次报道的，之后逐步得到推广。

蜂巢

蜂巢是蜜蜂在蜂箱内或野外生存处用蜂蜡修筑起来的用于贮存蜂蜜与蜂粮、培育后代的场所。人们在食用巢蜜咀嚼巢房时发现鼻炎症状得到改善，于是用蜂巢提取物制成了"鼻炎灵"冲剂。在临床上，用蜂巢浸出液治疗肝炎、鼻炎、风丹和风湿性关节炎有良好效果。

蜜蜂幼虫

蜜蜂幼虫包括蜂王幼虫、雄蜂幼虫和雄蜂蜂蛹三种，均是以蜜蜂本身供人们食用和医疗保健。1982年，张立松在《蜜蜂杂志》上发表《蜂王幼虫的利用》，文中介绍在杭州市的10个医疗单位做了治疗肝炎、风湿性关节炎、神经衰弱、营养不良等疾患的辅助治疗药物的试验性临床应用，共试用蜂王胎片291例，总有效率为75%。

蜂针液（蜂毒）③

蜂针液味辛、苦，性平。具有祛风通络、化瘀止痛、抗过敏、降血压的功效。蜂针液是蜜蜂对付其他生物体的自卫性毒物。

蜂针液（蜂毒）用于蜂疗医学。科学家将研究和利用蜂针、蜂毒和蜂产品及其制剂防治疾病的学科，称为蜂疗医学。

蜂场

人们早已认识到养蜂的生活环境和工作条件对健康有十分重要的影响。来到养蜂场，呼吸着充满蜜蜡、蜂胶和百花芳香的新鲜空气，沐浴着激励万物生长的阳光，看到生机盎然的蜜蜂飞进飞出，聆听一阵一阵的嗡嗡蜂鸣声，分享新鲜甜美的多种蜂产品，令人心情愉快。因此养

---

① 蜂蜡在工业上用作防腐剂、润滑剂。在蜡染、铸造、印刷、化工、制革、纺织、造纸、油漆、化妆品等工业生产中应用广泛。

② 雀目即夜盲症，机体缺少维生素A所致。据报道，每100克蜂蜡中含有维生素A4096国际单位。

③ 蜂针液（蜂毒），是蜜蜂螫器官酸腺和碱腺分泌的具有芳香气味的透明液体，蜂刺时从贮液囊中经螫针排出。蜂针液取之不易，1克的蜂针液结晶至少需10000只工蜂才能收集完成，而且常温下的天然蜂针液不稳定，有2/3会挥发，仅残余1/3的蜂针液结晶。蜂针液是十分昂贵的药物，2001年宜兰举办的绿色博览会展出的进口蜂针液，每瓶只有0.1克，价格为3500元。

蜂人知足常乐，抗病力强，多高龄而体力健壮。

前苏联医学硕士约理什（N.Yoirish）曾调查过乌克兰390位养蜂人的健康状况，在养蜂场工作满5年至57年的273人，他们自养蜂以来没有生过任何疾病，其中22人过去患风湿病，养蜂后自愈。养蜂人施瓦列夫在蜂场工作了45年，从没生过病，他家三代人养蜂，双亲健在，祖父不知道什么叫疾病，活到105岁无疾而终。邦达连科养蜂40年里从没有生过病，其母也是养蜂人，1951年调查时她已108岁，还很健康。

在中国的调查也支持上述观点。中国当代养蜂家，生活在闽南的庄渊澄先生1988年逝世，享年96岁；冀南王博亚先生1991年逝世，享年94岁。

当今美国的城市居民热衷于业余养蜂者已达20余万人，他们在闹市区住家的庭院或阳台上安放了一只只形状各异的蜂箱。在竞争激烈、节奏快速的美国社会的各阶层中，愈来愈多的人企望在与大自然亲近的养蜂活动中放松紧张情绪，增进健康。

有人建议有条件的医疗康复机构建立康复养蜂场——别具一格的疗养区。蜂群好比一座座小型制药厂，能酿造出多种药物蜜、维生素蜜、微量元素蜜，养蜂场制备的各种蜂产品可用于人们的医疗保健。

7.3 利用蜜蜂探雷

长期的战争给人类居住的地球留下了不计其数的雷区，埋下了灾难的隐患。据统计，20世纪之前世界上埋藏的地雷多达1.1亿枚，分布在至少70个国家和地区，平均每天有50多人因地雷而伤亡或致残。

为了解决探雷的难题，一些科学家曾经采用人工测探器化解了许多危险。1998年美国军方开始研究利用蜜蜂探测地雷并定位。[1] 另外，由美国米苏拉市蒙大拿大学的蜜蜂研究专家和昆虫学家杰里·布罗门申克主持，也展开了利用蜜蜂探测生物武器的研究。

利用蜜蜂侦察少量爆炸物和杀伤性地雷的方法是，在每只蜜蜂身上放置一个微型的电子遥控器。这个遥控器能够通过无线电频率记录飞行方向、每只蜜蜂的代码和遇到的爆炸物的化学成分。在返回蜂巢时，一系列信息工具开始对蜜蜂在采集花粉时收集的数据进行分析，并将数据传送到中心电脑。这种方法可使人们冒较小的风险对射击场和过去战场上没有爆炸的弹药进行分析。[2]

杰里·布罗门申克曾对《科学新闻》采访者说："我们发现，雷区上空有微量TNT。TNT可被土壤吸收然后又被开花

---

[1] 杨晴川. 蜜蜂：未来的探雷"明星". 国防报，2004-02-10 (3)．
[2] 蜜蜂探地雷. 参考消息，1999-11-15.

植物吸收，其花粉中自然会有 TNT 成分，而蜜蜂采花时则自然'顺手牵羊'捎带回 TNT。于是，我们对带有特殊装置的返巢蜜蜂进行检测，就可发现炸药的化学物质，从而准确测定地雷位置。"蜜蜂就像会飞的"拖把"，其奇特的毛茸茸身体会把空气中的化学物质捎回蜂巢，为我们提供可靠的依据。①

杰里·布罗门申克通过研究认为，蜜蜂探雷能比通用的猎犬覆盖更大的区域，而且成千上万只蜜蜂可以一齐出动。特别是蜜蜂只需训练两天就能完成任务，而狗却需要半年以上。此外，培训探雷犬的代价很高，平均每只要花费数千美元，这使排雷的成本也跟着上涨。而使用蜜蜂执行这一任务，成本就能大大降低。

为了证明蜜蜂的探雷能力，2003 年 8 月，布罗门申克在美国中西部密苏里州一块 800 平方米的模拟地雷阵上进行了试验。结果表明，蜜蜂探雷的准确率为

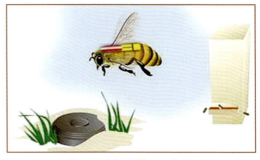

图 43 蜜蜂探雷（示意图）

90%~95%。②

2013 年，克罗地亚的科学家宣布培育出了特殊的蜜蜂种群，可探测出掩埋在 5 千米之外的地雷。20 世纪 90 年代初克罗地亚战争期间，交战双方曾在克罗地亚境内残留了约 9 万枚地雷，覆盖雷区 683.4 平方千米。专家们给蜜蜂喂服一种特殊的混有爆炸物味道的糖溶液对其进行训练，经过多年的研究和训练技巧的完善，终于使蜜蜂学会将多种爆炸物的气味与容易获得的食物联系起来，使之成为探雷的高手③。

7.4 利用蜜蜂探测有毒物质

在世界各地，蜜蜂被用来从事各种特殊任务。1986 年前苏联切尔诺贝利核电站核泄漏事故发生后，蜜蜂就被用来在邻近的克罗地亚收集有关放射性物质的数据。由于蜜蜂身上带有静电，能使分子附着在它们的体毛上，因此能帮助人们侦测空气中的生化武器物质。经过训练的蜜蜂，还可以探测出毒品或被分解的尸体，从而寻找出大屠杀现场或大规模杀伤性武器的藏匿地点。

利用蜜蜂检测空气中的化学物质和致病菌的基本原理是：由于空气分子的摩擦，运动物体的表面会产生静电电荷。这种静电电荷可以使蜜蜂的身体吸附飞行途中遇到的负载相反电荷的轻物质，比如化学物质、花粉颗粒、致病菌（如鼠疫杆

---

① 徐连宝.蜜蜂探雷.养蜂科技，2000（2）.
② 杨晴川.蜜蜂：未来的探雷"明星".国防报，2004-02-10.
③ 科学家培育出蜜蜂探雷高手.参考消息，2013-04-30.

菌、炭疽杆菌或天花病毒)。蜜蜂的身体能够吸附空气中的病菌，吸附多少要看蜜蜂身体携带的电荷有多大。据此，美国军方利用蜜蜂在弗吉尼亚州的艾吉伍德地区有毒废弃物废置区侦测化学武器可能溢出的残留物。

在真正的战场上，需要跟踪蜜蜂的飞行路线和所在位置，所以研究人员在蜜蜂的胸部安装了一个发射和接收信号的天线。这个天线可以接收一个谐波雷达发射的电波，然后再把无线电定位测速装置捕捉到的信号发送回去。这样就可以在电脑上追踪蜜蜂的飞行状况。

此外，美国佐治亚大学的昆虫学家格伦·雷恩斯开始训练胡蜂，希望用它们检测化学武器的威胁。因为胡蜂的"鼻子"比蜜蜂还要灵敏10万倍。胡蜂就是通过气味寻找毛虫、蝗虫或蜘蛛等昆虫，并将自己的卵产在这些昆虫身上的。[1]

7.5 利用蜜蜂监测机场空气质量

1999年夏天，德国汉堡机场动用约10万只蜜蜂监测机场地区的空气质量。机场将六群共8万~12万只蜜蜂安放在汉堡机场起降跑道附近，并促使其在附近的花朵上采蜜。这些蜜蜂大约需要飞15万次，访问1500万朵花。利用这种方法获得的"机场蜂蜜"供机场环境部门检验之用。其原理是空气污染会影响机场附近的植物，植物吸收的空气中的有害物质可以通过蜜蜂采得的花蜜和花粉分析检测出来。与此同时，机场获得的合格的优质"机场蜂蜜"也成了汉堡机场在一些场合送给客人的特殊礼品。

德国汉堡机场利用蜜蜂"侦探"监测机场周围的空气质量的方法，已经有10年的历史。这些蜜蜂"侦探"采得的信息表明，过去几年汉堡机场附近的空气质量是合格的。

1999年，汉堡机场是欧洲第一家用这种方式来监测空气质量的机场，其后欧洲其他国家的机场开始效仿。

---

[1] 美军培养生化"战士" 蜜蜂将成探雷高手. 新华网，2002-12-03.

8

蚂蚁的利用

8.1 蚂蚁的食用

蚂蚁：可信赖的食品

蚂蚁食品是有毒昆虫食品中最引人注目的美味佳肴。据分析，蚂蚁含蛋白质 40%~50%，蚁卵则可达 67% 以上，其中有 28 种氨基酸，里面有 8 种是人体必需氨基酸，并含维生素 B_1、B_2、B_{12}、E，矿物质钙、铁、磷等。墨西哥国立自治大学生物学院动物专业的胡列塔·拉莫斯·埃洛杜伊教授领导的研究小组分析，蚂蚁所含的主要氨基酸，如赖氨酸、苏氨酸、缬氨酸、异亮氨酸等，都超过了联合国粮农组织规定的标准。她预言："在今后人口剧增，粮食作物短缺的情况下，蚂蚁等昆虫将成为人类未来的可信赖的食品。"

中国食用蚂蚁的历史

中国人食用蚂蚁已有 3000 多年的历史。早在人类茹毛饮血的时代，中国人的祖先就发现狗熊、穿山甲因诱食大量的蚂蚁而生长得十分健壮，由此受到启发，人类便开始食用蚂蚁。

中国第一部辞书《尔雅》："蚍蜉①，大蚁，小者蚁……其子蚔"，其子就是蚁子。唐代刘恂《岭表录异》卷下记载："交广溪峒间酋长，多取蚁卵，淘择令净，卤以为酱，或云味酷似肉酱，非尊贵不可

得也。"南宋大诗人陆游《老学庵笔记》载："《北户录》云：'广人于山间掘取大蚁卵为酱，名蚁子酱。'按此即《礼》所谓蚳醢也，三代以前固以为食矣。"这说明陆游时代仍以蚁子酱为珍贵食品。今天，在壮族人家里可以尝到"蚂蚁炒苦瓜丝""蚂蚁炒瓜苗"等佳肴，还可以饮上几杯蚁酒来助兴。在西双版纳的基诺族山寨里，还有一种风味独特的"烩酸蚂蚁蛋"的待客佳肴。

在中国，从古到今人们致力长寿的研究并创立了百余种抗衰老的学说，其中把蚂蚁看作既可健身的食品，又可抗衰老的良药。在漫长的历史长河中，人们不断发现长年坚持吃蚂蚁的长寿老人。

明代永泰年间山西梁山山麓清徐县东于村 97 岁的梁阴明就是一位吃蚂蚁的长寿老人。他以在吕梁山区采集的良种蚂蚁和蚁卵为主要原料，佐以山药、枸杞、红枣、雀脑等制成"壮力长寿丸"，坚持长年食用，并将验方传授给年迈和体虚的老人及当地习武者。人们为他立碑以示纪念。

湖南四明山下有一位 50 多岁的以砍柴为生的庄姓老人，一日不慎失足从陡坡上摔了下来，次日清晨从昏迷中醒来，感到周身疼痛，饥饿难忍。中午，他爬到一

---

① 蚍蜉，即大蚂蚁。

块大石头上,见上面有一层被太阳晒死的蚂蚁,便抓起来吃了3~4把。到了第四天,他感到两腿疼痛减轻,能撑着树棍走路了。回到村里,他不忘蚂蚁的香甜,上山捕捉蚂蚁,洗净、晒干,拌上盐末细细食用。日复一日,年复一年,蚂蚁成了他每餐必吃的食物。1985年在百岁的家宴上,他兴奋地说:"蚂蚁不但香甜好吃,而且使我长命百岁。"

居住在小兴安岭脚下的黑龙江省红星农场97岁的阎中山老人,耳不聋,眼不花,头脑清晰,牙齿很好,经常干家务活,有时还骑自行车到十里八村的生产队帮助农民修房子。老人身体如此健康得益于吃蚂蚁。40年前他上山拉木材,发现蚂蚁能搬动比它本身重几十倍的东西,便联想到如果人吃蚂蚁也许能强身壮体,于是开始抓蚂蚁吃。他将采集到的蚂蚁放到铁锅里烘干炒熟,压成粉,再加上适量的鸡蛋清、蜂蜜为丸,每丸3钱(约9克重),每日吃2~3丸,一般冬天服用,这样坚持了40年。自从吃了蚂蚁后,他精力充沛,干多重的活也不会感到疲倦,73岁以后生出了新牙,后来又长出第二颗新牙。

1988年12月24日,中国科协咨询部召集由中国预防医学院、中国中医研究院、北京营养源研究所的12名营养学家、中药学和酒类学家,讨论蚂蚁营养价值的研究开发问题。专家们的鉴定表明,以良种蚂蚁配制成的食用蚂蚁粉和适量补酒对于强身壮骨、扶正祛邪、增强人体免疫功能和性功能均有明显效果。蚂蚁粉的粗蛋白质含量在42%以上,可与大豆、对虾相媲美,其热能比牛肉高4倍,它还含有19种氨基酸和相当丰富的人体需要的微量元素、维生素等,不失为一种保健佳品。

世界各国食用蚂蚁的风情

非洲

非洲一些国家和地区的居民有吃蚂蚁的习惯,一般把蚂蚁当作他们的营养食品。非洲的盐渍蚂蚁相当有名。

刚果的贡族居民,把空中飞来飞去的蚂蚁抓住便塞入口中,蚂蚁身上的蛋白质很多,其味道更是美不可言。刚果在宴请外宾时,有道名菜是"油炸蚂蚁",这道菜全是由身体肥大的蚁后做成的。

扎伊尔东北伊图里的原始雨林中,生活着俾格未姆布第人,他们是流动的民族,每当他们到达一个新地方扎营时,男人们便外出猎取蚂蚁及其他食物。

索马里一些地区的居民有捕食蚂蚁的习惯。他们吃的大多是体长3厘米左右的成蚁,或是刚刚脱翅的繁殖蚁。他们捕捉成蚁的方法简单而巧妙,即在一个小瓮里装几块牛羊骨头,倒扣在蚁穴上。过一段时间后,把倒扣的瓮翻转过来,骨头上爬满了蚂蚁,就用树枝把蚂蚁扫进口袋里或其他容器内,背回家去便成了一顿美餐。捕捉繁殖蚁一般是在四五月雨季之初。这时,长着翅膀的繁殖蚁成批地爬出它们的巢穴,振动着两对透明翅膀铺天盖地飞来飞去。有翅繁殖蚁喜欢光亮,捕蚁人就点盏灯守候在一旁,繁殖蚁的翅膀在飞翔后不久就脱落,纷纷跌进捕蚁者放置在灯下的容器中,成为"守株待兔"者的美味食物。

马里锡卡索的居民,有捕食白蚁的成蚁和幼蚁的习俗。尼亚萨湖一带的居民以蚁虫为主食,他们将蚁虫压碎放进模型板内晒干后享用。

美洲

美洲的印第安人,喜欢食用一种称为

军蚁的蚂蚁。印第安人抓到这种蚂蚁后，就马上将活蚂蚁吃掉。当捕捉的蚂蚁数量较多时，就将蚂蚁放在锅里煎透，当作炒饭来吃。北美的印第安人，把当地出产的一种蚂蚁捉来，放上一撮盐，就成了相当可口的小菜。在印第安人的部落里，蚂蚁算是一道名菜，只在贵宾到来时才上这道菜。味道鲜美的"油炸蚂蚁"是印第安部落的贵宾将会尝到的蚂蚁菜之一。

亚马孙地区有一种可以食用的蚂蚁，名叫塔纳茹蜡蚁，这种蚂蚁身长2~2.5厘米，腹部相当肥厚，当地的印第安人把它们当作美味食品。

美国的一些地区有食用蚂蚁的习惯，并把蚂蚁视为高质量的营养食品。他们经常挖掘蜜锅蚁的巢穴，把蜜锅蚁摘去脑袋，丢入口中，像吃糖果一样吃得津津有味。美国人更乐意吃经过加工的蚂蚁，如外裹巧克力、夹馅等，使人们看不出蚂蚁原形。美国的一些工厂制作蚂蚁罐头、夹心巧克力糖等食品，在专门的商店或饭馆出售。在美国的一些商店或餐馆里，也可以买到蚂蚁制成的蜜饯、油炸蚂蚁等点心和菜肴。虽然这些蚂蚁食品的价格都比较昂贵，但由于鲜美可口，且富有营养，故很受欢迎。

墨西哥素有"食虫之乡"的美誉，食用昆虫有370多种，其中"蚂蚁菜"是最著名的佳肴。墨西哥南部的几个州，很早以前就一直把蚂蚁当作美味食物。现在墨西哥有10多个州的居民常吃蚂蚁，并将其视为高级营养食品。人们先将从蚁穴中挖出的蚁卵与土、草分开，然后用水冲洗，这样蚁卵就可直接食用。传统的吃法是蚁卵同盐、洋葱和辣椒放在一起煮熟食用。在墨西哥的瓦哈卡州，人们把蚂蚁作为名菜，只有在招待贵宾时才会端出来。墨西哥人还用蚂蚁做成一种美味的馅，以它做馅的点心大受欢迎。墨西哥城有好几家餐馆以烹饪蚂蚁而出名，每当蚂蚁之类的昆虫到货时，餐馆里总是食客盈门。墨西哥政府大力提倡家庭人工养殖蚂蚁，开发蚂蚁资源，评价一个小家庭是否富裕就看蚂蚁数量的多寡。

哥伦比亚的一些地区，人们把蚂蚁作为他们的高质量的营养食品。哥伦比亚的坦德省省会布加拉曼长市素有"食蚁城"的美称。生活在哥伦比亚北部的印第安人，非常喜欢并且习惯于食用蚂蚁，他们把自己烹调的蚂蚁菜称"鸳鸯菜"。现在印第安人的后裔，传承食蚂蚁的传统文化，把"鸳鸯菜"称为"烧大蚁"。

拉美国家的昆虫加工联合企业专门附设了昆虫食品商店、昆虫饭馆及酒吧，深受顾客欢迎。在这些商店、饭馆、酒吧，人们可以买到用蚂蚁做馅的巧克力糖等点心，可以品尝到用蚂蚁烹调的菜肴。

在巴西，有很多人喜欢食用浆料拌蚂蚁。

欧洲

在欧洲，法国是利用蚂蚁等昆虫作为蛋白质食品生产较早的国家。法国一些地区的居民有吃蚂蚁的习惯，他们用蚂蚁制成酱料，作为菜肴的佐料。巴黎有专门的"昆虫餐厅"可以吃到蚂蚁狮子头。

第二次世界大战后，原西德曾经发生过严重的粮荒。为了解决国内的粮食危机，他们把蚂蚁等昆虫经过化学处理，进行工厂化生产，经调味变形制成了罐头食品。原西德的蚂蚁等昆虫联合加工企业开设了专门的商店和餐馆，出售蚂蚁等昆虫食品和菜肴，深受顾客欢迎。

其他亚洲国家

泰国有一味"咖崛蚂蚁"风味菜，是将捕捉到的黄猄蚁捕捉后研细做成酱，与咖香辣粉搅拌在一起做成的，是人们的桌上佳肴。

缅甸有一种栖居在树上的红蚂蚁，当地的居民常常将这种蚂蚁干燥后研细做成酱，以备日后享用。

印度尼西亚的苏拉威西岛，人们常常捕捉一种大树蚁，制成蚁粉作为调味用，或者将捕捉到的大树蚁成篓地背到市场上出售。当地的居民很喜欢食用这种大树蚁，这是他们的美味珍馐。

菲律宾一些地区的居民有食用蚂蚁的风俗，即将蚂蚁作为他们的高级营养品。他们把当地的一种蚂蚁晒干或烘干后，磨成粉做汤，其味道和西红柿一样。他们还喜欢用蚂蚁炒鸡蛋，用蚂蚁做馅包包子。

这些地区的居民经常食用蚂蚁，其健康状况要比其他不吃蚂蚁地区的人好得多，平均寿命也比其他地区的人要长。

大洋洲

大洋洲有一种蜜蚁，能将嗉囊撑大成为透明滚圆的蜜罐，它们是当地人的美食。澳大利亚有一种大蚂蚁，专门取食野蜂巢里的蜜汁。当地人经常捕捉这种蚂蚁，挤出腹内的蜜汁吃或整只嚼食。在澳大利亚的中部，土著居民选择一部分蚂蚁，让它们尽量去吃蜜，成为蜜蚁，然后再将其安置在洞穴里。土著居民把捉来的蜜蚁摘掉头部后吞下，认为这是无与伦比的美味佳肴。

8.2 蚂蚁的药用

蚂蚁的药用品种

可以药用的蚂蚁主要是两类，一类是隶属于膜翅目的蚂蚁，另一类是隶属于等翅目的白蚁。根据习惯用法，现统称为蚂蚁。在中国，蚁亚科的蚂蚁较为广泛地应用于食用或药用，主要有蚁属（*Formica*）、多刺蚁属（*Polyrhachis*）、弓背蚁属（*Camponotus*）、织叶蚁属（*Oecophylla*）和大白蚁属（*Macrotermes*）的一些种类。据有关文献记载，猛蚁亚科、切叶蚁亚科和臭蚁亚科的蚂蚁均带毒性，不宜食用或药用。白蚁（如家白蚁）与人类活动关系较为密切，其身体或多或少会有一定的污染，应避免食用。

现有制剂中的药用蚂蚁

第一，双齿多刺蚁（拟黑多刺蚁、鼎突多刺蚁，*Polyrhachis Dives*）；

第二，红林蚁（棕褐沙林蚁，*Formica Sinae*）；

第三，日本弓背蚁（大黑蚁，*Camponotus Japonicus*）；

第四，丝光蚁（黑蚂蚁，*Formica Fusca*）；

第五，黑翅土白蚁（含菌圃巢，*Odontotermes Formosanus*）；

第六，黄翅大白蚁（*Macrotermes Barneyi*）。

蚂蚁的药用

研究表明，蚂蚁的药理作用主要是：

第一，延年益寿，润肤驻颜，强壮筋骨。动物实验和临床观察证实，唾液腺激素对唾液缺乏症造成的间接营养异常所导致的疾病，以及由此而引起的各种老年性

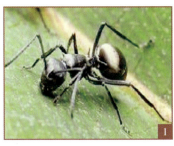 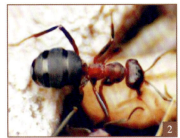 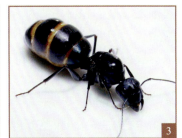
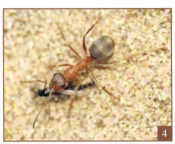 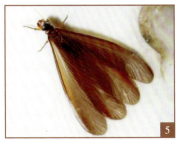 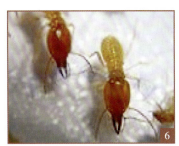

图 44　药用蚂蚁（1.双齿多刺蚁；2.红林蚁；3.日本弓背蚁；4.丝光蚁；5.台湾黑翅土白蚁；6.黄翅大白蚁）

疾病，有较好的疗效。另对实验性无唾液腺激素动物的全牙槽组织发育有促进作用。

第二，促进代谢，增强体质，提高对环境的适应力。进入老年前期的人，一般体力开始衰退，但长期食用蚂蚁，唾液腺与甲状腺、垂体、胰岛、肾上腺皮质、甲状旁腺及性腺都有所改善。因此，即使人过60岁，仍然会保持精力充沛、胜任工作且心情舒畅的状态。

中国蚂蚁的药用简史

中国以虫类药治病，自古就有。用节肢动物门昆虫纲膜翅目蚁科的社团性昆虫治疗人类的疾病年代甚久。汉代在民间流传的治疗筋骨软弱的"金刚丸"，就是用蚂蚁磨粉炼蜜为丸制成的。明代医药学家李时珍在获得蚂蚁的习性、毒性、食用和药用的资料后，到湖南、广西等地的深山峡谷中考察穿山甲吃蚂蚁的情况，由穿山甲一天食蚁升许来证明吃蚂蚁是安全的。

蚂蚁药用在中国各民族间流传甚广。东北民间用蚂蚁炖豆腐治疗产后乳汁不足；兰州将用生鸡肉喂养的蚂蚁掺龟血治疗癌瘤，用蚂蚁浸酒治疗风湿性关节痛；广西用蚂蚁磨粉掺肉馅蒸丸子给老人及虚损性患者进补，用黄猄蚁去头直接涂搽患部治癣，用蚂蚁熬水洗涤化脓性淋巴结结核的窦道，用纯蚁粉撒布患处治疗慢性下肢溃疡。广西金城江（河池）壮族、瑶族少数民族地区的居民，用蚂蚁治疗支气管炎、慢性胃炎、月经不调、痛经、神经官能症、肺结核、病后脱发、阳痿等，甚至伤风、感冒用中草药时也要加上蚂蚁才放心。

20世纪90年代，蚂蚁疗法在专家的指导下被用于医治疑难病症。1997年，北京朝阳红十字会东区医院肝科风湿科蚁疗中心应用蚂蚁复方制剂治疗肝病、风湿和类风湿。武警六分院蚁疗中心应用"蚁王乙肝康"系列新药治疗乙肝。

各国药用蚂蚁的应用

在南美洲圭亚那印第安人部落里，外科医生常利用一种叫槽叶蚁的兵蚁来做外科手术。他们先将伤口对合,然后让槽叶蚁咬住"缝合口",再剪下蚁身,留下蚁头,就会将伤口"缝合"得很紧密。

印度是最早使用蚂蚁缝合伤口的国家,早在2000多年前就开始了。印度一些医生把孟加拉蚂蚁整齐地排列在患者伤口缝合处,这些蚂蚁立即用它们的强有力的颚,把伤口两边咬合在一起,然后,医生就把蚂蚁的躯体剪掉,让蚁头留在缝合处,就像一排黑纽扣一样,把伤口"扣死"。患者的伤口愈合后,这种蚂蚁的头部将被人体吸收。

前苏联哈萨克斯坦动物研究所研究员巴维尔·马利科夫对当地的真蚁科红蚁做了多年研究,一般的蚂蚁"毒腺"都含有甲酸,而红蚁的毒腺内不含甲酸,从红蚁毒腺中分离出的五种生物碱,对链球菌、葡萄球菌有抑制作用。

前苏联的医生将蚂蚁用乙醇提取或制成软膏,治疗化脓性皮炎、神经性皮炎、或用蚂蚁干粉撒布患处,治疗因缺锌引起的下肢慢性溃疡。

墨西哥有一种麻醉蚁,人若是被它咬了一口,只要几十秒钟就能使被咬部位麻木。当地的居民以这种蚂蚁的分泌物来治疗毒虫叮咬。

美国迈阿密大学对一种玻利维亚蚂蚁治风湿性关节炎专门进行了研究,实验证明这种蚂蚁的毒液能治风湿性关节炎,有效期两年。他们先将玻利维亚蚁冰冻运进美国境内,然后解冻提取毒液,注射在患者身上,每天注射1毫升,连续14天为一个疗程。

澳大利亚生物学家发现了一种由蚂蚁产生的能有效抑制人类致病微生物(尤其是真菌)的新抗生素,能有效地杀灭引起人类口疮的白色念珠真菌,并能有效地抑制化脓性黄色葡萄球菌的繁殖。这种抗生素是由蚂蚁后胸侧板腺分泌的,故称为后胸侧腺素。

8.3 蚂蚁的妙用

防洪用蚁

传说蚂蚁还能预报洪水。亚马孙河洪水泛滥之前,蚂蚁四处收集情报,集体"讨论"后做出决定,排一字长蛇阵或方阵向安全地方转移。当地印第安人据此得知洪水淹没范围,因而及时搬迁。

航天实验用蚁

1983年美国"挑战者号"航天飞机进行了许多科学实验,其中一项就是研究在长期失重的条件下,蚁群严格的社会结构会不会瓦解。

编程用蚁

人们在研究蚂蚁活动时发现,蚂蚁个体之间在相互作用下产生了协调一致的行为,尽管这些作用可能很简单,仅仅是一只蚂蚁紧跟另一只蚂蚁留下的路线而已,但是它们合起来却可以解决棘手的问题,例如从通往一个食物源的无数条可能路径中找出最短路径。从一群群居生物中产生出来这样一种集体行动被称为群集智能。许多研究者正试图运用群集智能完成种种任务。蚂蚁的觅食方式引导人们找到一种新的方法,从而为繁忙的通信系统中的网络通信重选路由,获得最佳的程序。

蚁群算法

1992年马可·多利皋(Marco Dorigo)的博士论文中提出蚁群算法(Ant Colony Optimization,ACO),又称蚂蚁算法,是一种用来在图中寻找优化路径的概率型算法。其灵感来源于蚂蚁在寻找食物过程中发现路径的行为。蚁群算法是一种求解组合最优化问题的新型通用启发式方法,该方法具有正反馈、分布式计算和富于建设性的贪婪启发式搜索的特点。

鸟类的"保健"天使

鸟类的身上,特别是翅膀下面的皮肤是许多寄生虫的安全寄留处。为了驱赶这些寄生虫,许多鸟都会利用蚂蚁来清洗羽毛,为自己做"保健"工作。它们在蚂蚁巢内进行蚂蚁浴,从羽毛中驱赶那些不速之客。除了驱赶鸟身上的寄生虫,蚂蚁产生的毒素——甲酸不仅对鸟体有保健作用,而且还能起到促进运动、使羽毛鲜亮的美容效果。

9

斑蝥的利用

9.1 国外斑蝥的药用历史

古希腊时期，医学家希波克拉底（Hippocrates）就记载了斑蝥（西班牙苍蝇，*Spanische Fliege*）的药效，把斑蝥的翅用来研制消退水疱的膏布，并用作抗刺激药。

在中世纪，斑蝥是世界知名的春药，罗马帝国开国君主屋大维的妻子莉薇娅，将斑蝥混入宾客的食物当中，引诱宾客轻薄自己，而后以此进行勒索。据记载，神圣罗马皇帝亨利四世（1050—1106）因服用斑蝥而损害了健康。1572年，法国外科医生巴雷（Ambroise Paré）曾记录了一位男子服用一定分量的荨麻（Nettle）和斑蝥后，出现了一种"最可怕的淫乱症"。

18世纪，斑蝥在欧洲流行。它曾用作堕胎药、兴奋剂，但用后会导致失眠和精神紧张。西班牙萨德侯爵（Marquis de Sade）在一个偶然的机会，发现自己庄园的牛羊等动物在吃了当地的一种名为西班牙苍蝇的昆虫之后，情欲大发，会不断地和雌性交配，十分惊人！萨德侯爵出于好奇，用糖裹了西班牙苍蝇，亲自尝试了一下。结果，同样不能克制自己。1772年，萨德侯爵被指给妓女服用大茴香（Anise）味的香锭和西班牙苍蝇性药（Spain Citemn）[①]，强行与妓女群交，萨德侯爵因此被判处死刑，后经上诉得到缓刑。事件惊动了教会和西班牙国王。在严刑逼问下，萨德侯爵只好说出了其中的秘密。从此西班牙苍蝇作为性药名扬四海，成为举世公认的古老性方。

在商业和烹调用途方面，一些以"西班牙苍蝇"为名的产品作为催情药进行着邮购或网络售卖。在德国有一种名为"西班牙苍蝇"的产品，它只是作为顺势疗法的药物，有效成分极低，一般服用风险不大。一种产自北非的果酱（Dawamesk），除大麻制剂（Hashish）、杏仁浆、开心果、砂糖、橙或罗望子皮、丁香外，有时也会加入斑蝥。在摩洛哥以及北非其他地方，一种名为"Ras el Hanout"的香料有斑蝥成分，不过摩洛哥已在1990年禁售。

在美国，除了将斑蝥用于畜牧业和供注册医护人员治疗疣之外，美国法律禁止使用斑蝥。

斑蝥属鞘翅目芜菁科的药用昆虫，含有斑蝥毒素（Cantharidin），用于抗癌药源。主要治疗原发性肝癌、肺癌、胃癌、乳腺癌、食管癌、直肠癌和皮肤癌。

---

① 它是从一种产于西班牙的红色、发亮的小甲虫中提炼出来的，把这些昆虫的身体晒干、碾成粉，再加很多植物成分处理后，就可提炼出一种叫"Citemn"的药物。后来随着科学技术的不断进步，Citemn逐渐由原来的口服品改进为方便使用的外用水剂，在全球流行。

9.2 中国斑蝥入药

在中国，斑蝥虫的干燥体入药，有特殊的臭气。入药斑蝥种类有：大斑芫菁、跟斑芫菁、曲斑芫菁、锯角豆芫菁、红头豆芫菁、小翅豆芫菁、绿芫菁、地胆。其中中国南方大斑蝥（*Mylabris Phalerata*）含斑蝥素 1%~1.2%；黄黑小斑蝥（*Mylabris Cichorii*）含斑蝥素 0.97%~1.3%。

自古以来，中国传统医学将斑蝥虫干燥研成粉末，作为药用（发泡剂、利尿剂），具有破血消症，攻毒蚀疮，发泡冷灸的功能。用于症瘕癌肿，积年顽癣，瘰疬，赘疣，痈疽不溃，恶疮死肌。

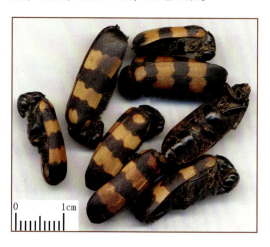

图 45　中药斑蝥

1264 年宋代杨士瀛撰《仁斋直指方》记载，治痈疽肿硬不破，用经加工后的斑蝥虫体研成粉末与大蒜捣膏，使用少许贴上，脓出即去药。

1321 年元代孙允贤编撰的《医方大成论》记载，用斑蝥 21 只、糯米 1 勺，分三次炒，炒后去斑蝥，以米为粉，空腹冷水调服，治狂犬咬伤。

2006 年，南京中医药大学编著的《中药大辞典》方，用鸡蛋抠一小孔，放入已加工好的去头、去足、去翅的斑蝥 1~3 只，烤熟后去掉斑蝥，每天食蛋 1 只，治肝癌、胃癌。但使用斑蝥药物时，因斑蝥的毒性太大，不论外用或内服，均应遵医嘱，切不可自作主张使用。

据报道，将斑蝥放入 75%乙醇密闭浸泡，制成的斑蝥制剂，适用于体癣、花斑癣等非暴露部位浅部霉菌所致的各种皮癣的治疗[①]。

此外，在古代中国，曾出现世界上首个有记录的臭弹（Stink Bomb），以斑蝥昆虫类混合砒霜、附子和人类的粪便而成，作为"有毒武器"用于战争。

---

① 姜宗奎. 斑蝥酒、复方狼毒酒治皮癣. 黑龙江中医药，1987（5）.

9.3 斑蝥用于生物治蝗

水、旱、蝗是历史上三大自然灾害，尤以蝗灾为甚。先秦古籍如《诗经》中称蝗为螽（螽是蝗类的总称），战国后多称蝗。古籍上最早记载蝗灾的是《春秋》记鲁宣公十五年（前594）："初税亩，冬，生。"最早记载蝗虫的是《吕氏春秋·孟夏纪第四》："行春令……则虫蝗为败。"及同书《审时篇》："……得时之麻……如此者，不蝗。"《礼记·月令》也有"虫蝗为灾"的记载。约在宋以后，改称"蝻"，合称蝗蝻。

古代由于缺乏有效的防治蝗虫的技术手段，加上天人感应思想的影响，导致蝗灾造成的损失特别严重。进入20世纪，中国的蝗灾并没有因农业现代化发展而消失，反之，只要是条件合适，蝗灾便会卷土重来。如2002年入夏以来，中国河北、河南、山东、天津、新疆等13个省、区、市100多个县不同程度地发生了蝗灾。截至6月底，农牧区发生蝗灾面积达6万平方千米[1]。一旦发生蝗灾，多是发动农民捕捉蝗虫，但大范围的治蝗，需要在采取化学灭蝗和生物灭蝗的同时，应用斑蝥治蝗。

研究表明，斑蝥成虫发生在菜园豆地，取食豆科和葫芦科植物的花，每年发生一代。8月成虫产卵，至8月下旬及9月卵孵化成幼虫入土觅食蝗卵。这一特点与中国湖南省危害竹林常灾害性严重害虫竹蝗[2]的产卵入土时间完全吻合，斑蝥幼虫待在取食的蝗卵内直至越冬。第二年斑蝥幼虫在土内化蛹羽化为成虫出土，再繁殖幼虫，入土继续循环捕食蝗卵，成为天然吻合的生物治蝗食物链。因此，斑蝥治蝗是一种有效的重要的治蝗途径。除治竹蝗外，同样可治稻蝗、飞蝗等蝗科害虫[3]。

斑蝥治蝗效果显著。重庆市药物种植研究所在重庆南岸蝗区5万余亩竹林做引放斑蝥生物灭蝗实验，获得显效。据报道斑蝥每头幼虫发育成长过程中，要捕食蝗卵45~80粒，而一头斑蝥雌虫，年可产卵460~550粒，一头斑蝥雌虫所繁殖的幼虫可捕食蝗卵22000~40000粒，表明斑蝥幼虫捕食蝗卵效果显著[4]。

---

[1] 游修龄.中国蝗灾历史和治蝗观.寻根，2002（4）.
[2] 在中国湖南省，竹蝗是危害竹林常灾害性害虫，并危害周边水稻、玉米、高粱等作物，甚至造成颗粒无收。竹蝗种类有黄脊竹蝗、青脊竹蝗和黑翅竹蝗三种，其中以黄脊竹蝗分布最广，危害面积最大。
[3] 蒋三俊.斑蝥生物防治竹蝗一举多益.特种经济动植物，2005（9）.
[4] 游修龄.中国蝗灾历史和治蝗观.寻根，2002（4）.

10

有毒动物的特殊用途

10.1 有毒动物用作箭毒

箭毒动物

有毒动物在许多原始民族中用作箭毒。希腊神话中的大力神海格力斯（Hercules，主神宙斯之子）用蛇的毒液浸泡箭头。

非洲的布须曼人①，猎人狩猎时主要依靠致命的毒箭。他们利用一些食草的西姆普利箭毒甲虫的蛹的体液，涂在箭的近顶端处制成毒箭，捕猎大型动物。羚羊和长颈鹿一旦被射中，不到一天就会中毒而死。射中猎物后，猎人往往不急于抓到它。如果头天傍晚射中了，就回家睡觉，第二天叫来家人一起追踪，这时中毒的野兽已经死掉或者接近死掉。

印第安人用一种叫"Kokoi"的棘树蛙科（Dendrobatidae）的蛙制作箭毒。棘树蛙有剧毒，后来称为箭毒蛙。哥伦比亚西北部丛林中的印第安人使用的吹筒箭，是效力很高的猎器和战器。印第安人非常害怕这些蛙的毒，以致从不赤手去动它们。他们模仿蛙叫来捕捉蛙，然后小心地用树叶去抓，并将蛙穿到树条上。再按照古老的仪式，把蛙放在明火上"烤"，蛙会流出一种乳白色的液体。用一只蛙的分泌物，可以制出50支吹筒箭的剧毒箭头，每支箭头仅带200微克的毒素。被这样一支箭射中的动物，瞬间就会麻醉，几分钟之内便死去。由于这种毒口服不起作用，因此，蛙肉可以放心食用。

在南太平洋，土著人利用海参纲（Holothuriodea）的提取物捕鱼，把麻醉了的鱼从水面上收集起来。这种有趣的3～30厘米长的海洋动物通过皮肤释放毒物，其毒性类似可卡因的神经毒，并具有强烈的溶血作用。

夏威夷土人用有毒的"海花"（珊瑚）制造箭毒。"海花"是一种腔肠动物的骨骼，其形似干树枝，表面附满了珊瑚虫，形成美丽的红色，故称为"海花"。

此外，有的非洲民族把红蚂蚁踏碎用作箭毒。中国彝族采用牛角蜂和七里蜂的蜂毒用作箭毒。

有毒动物制作混合箭毒

1533年，西班牙的果马拉（Gomara）首次对箭毒的性质加以说明。他认为箭毒中存在着不止一种毒素，并认为它们的效果取决于包含在混合物中各种成分的不同比例，对此，他又加以想象和自由发挥，认为这种混合物中含有蛇血、蚂蚁头和蛇头等。他所阐述的箭毒理论流传了两百

---

① 布须曼人（Bushmen）又称桑人，是生活在非洲南部地区的一个原始狩猎—采集民族，主要分布在纳米比亚、博茨瓦纳、安哥拉、津巴布韦、南非和坦桑尼亚。

年，按照他的说法，箭毒的制备是由一些老妇人承担的，她们会在配制箭毒过程中吸入所产生的毒气而死亡，这也就标志着箭毒的优质；如果她们并没有死亡，则说明了她们工作的草率。以这种方法来检验箭毒的质量，真让人感到残忍和震惊。在南美洲俄里那可生活过四年的古米那（Joseph Gumilla）神父在其著作里又重复描述了关于老妇人被毒气毒死的可怕故事。他还介绍了另一种检验箭毒质量的方法：将箭毒制品放在人们的伤口附近，当流血与箭毒相遇，便立刻停止流动，这样的箭毒被认为是上乘的。

1601年，有位神父亨雷拉（Chantre Herrera）指出印第安人的箭毒中含有420种以上的不同成分，其中包括了蜘蛛、蝙蝠、毒蛇和蟾蜍的毒素。同时他还指出箭毒之毒具有致命的危险。

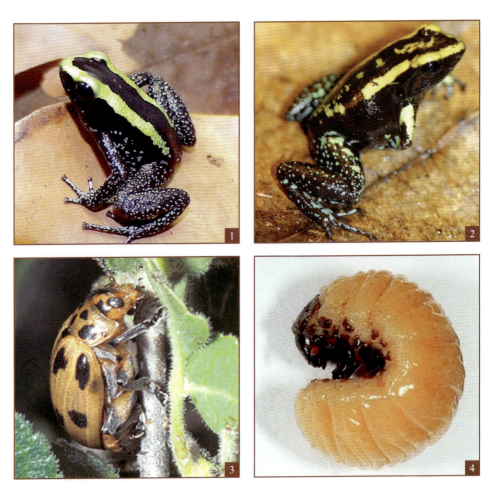

图46 箭毒动物（1.哥伦比亚毒刺蛙〔*Phyllobates Aurotaenia*〕；2.Kokoi 毒镖蛙；3.尼格罗箭毒甲虫；4.箭毒甲虫的幼虫）

10.2 用于研发新药的有毒动物

毒蜥毒液用于降糖减肥

产于美国西南部和墨西哥的大毒蜥是美国特有的蜥种。研究人员观察到大毒蜥行动过于迟缓，不会直接将毒液射到猎物身上。当大毒蜥咬住猎物时，位于下颌的唾液腺会缓慢分泌毒液——神经毒素。这种毒液会引发水肿，令血压骤降。研究人员从大毒蜥的唾液中提取出十多种蛋白和毒素，其中，一种名为 Exendin-4 的蛋白被发现同人体消化管中的一种激素有着 50% 的相似之处。人体消化管中的这种激素可在血糖升高时刺激胰岛素分泌，从而降低血糖；在血糖较低时则无此作用，故不会引起低血糖。研究还发现，Exendin-4 有助于 2 型糖尿病患者维持正常的血糖水平，还有减肥的功效。2005 年，美国食品药品监督管理局（FDA）最终批准使用 Exendin-4 合成版本，称为艾塞那肽（Exenatide），可以帮助非糖尿病患者减肥。服用这种药物的志愿者 6 个月，体重减少的幅度是服用安慰剂的志愿者的 3 倍。

红毛狼蛛毒液内发现避免心房颤动的肽

智利红毛狼蛛（Rose Tarantula）体内含有一种重要蛋白，这种蛋白已被广泛用于阻止心房颤动（Atrial Fibrillation）的药物中。心房颤动会扰乱心跳节奏，导致血液在心室中凝结，从而令心房无法有效供血。如果有血块从心室脱落，进入大脑，导致动脉阻塞，会引发中风。美国布法罗大学的一个研究小组在狼蛛毒液内发现了肽 GSMtx-4。GSMtx-4 通过阻滞心脏中某些神经细胞结构传导避免心房颤动。实验表明，GSMtx-4 肽还能用作缓解疼痛的止痛药，科学家希望在不久的将来研制出此类药物。

从三色箭毒蛙毒液中分离止痛生物碱

亚马孙河流域有一种三色箭毒蛙，这些色彩斑斓的青蛙皮肤中能产生一种毒素。猎人们出去捕猎之前，会在箭头上涂上这些致命毒液。20 世纪 90 年代初，科学家从厄瓜多尔三色箭毒蛙（或幽灵箭毒蛙）身上分离出罕见的生物碱 Epibatidine，在缓解疼痛方面的功效是吗啡的 200 倍。尽管是一种有效的止痛药，但 Epibatidine 由于毒性过大，不能用来制药。为克服这个障碍，研究人员正在尝试改变 Epibatidine 的化学结构，以消除其毒性，研制出新的止痛化合物。

从鸡心螺毒素中提取缓解疼痛的药物

分布在温暖的热带水域的鸡心螺（又名芋螺），其外壳十分美丽，它的毒液具有很强的毒性。鸡心螺是一种齿舌十分尖利的捕食者，当发现有猎物靠近时，它就将长管状的喙伸向猎物，通过肌肉的收缩，将装满毒液的齿舌从喙里像子弹一样射到猎物身上，毒液能够瞬间将小鱼麻痹，然后鸡心螺收起它的齿舌，将已被制服的猎物拖入口中。

鸡心螺的毒液中含有神经毒素，可锁

定特定的神经受体或通道等目标。科学家从鸡心螺体内提取出这种毒素，并制成缓解疼痛的药物。2004 年，利用僧袍芋螺（Conus Magus）毒素制成的止痛药"Prialt"被批准在美国和欧洲使用。Prialt 有助于减轻已对吗啡没反应的患者的慢性疼痛。

南美蝮蛇毒中的肽可治疗高血压

20 世纪 70 年代初期，由塞尔吉奥·恩里克·费费拉领导的一个巴西研究小组在南美蝮蛇毒液中发现了一种肽，可以令血管膨胀，从而降低血压。这种肽后被统称为缓激肽增强因子（Bradykinin Potentiating Factor），还可阻滞血管紧张素 I 向血管紧张素 II 的转化。从血管紧张素 I 向血管紧张素 II 的转化过程会造成血压升高。后来，美国制药商百时美施贵宝利用缓激肽增强因子，研制出第一批血管紧张素转化酶（ACE）抑制剂，这种药物名为卡托普利（亦称巯甲丙脯酸），可以缓解高血压症状和某些类型的充血性心力衰竭，已经被普遍用于治疗高血压和某些心脏疾病。

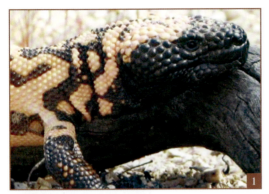
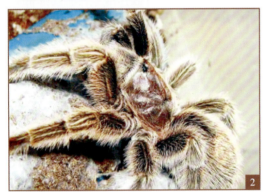
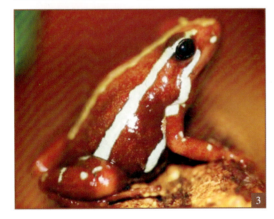

图 47 用于研发新药的有毒动物（1. 大毒蜥；2. 红毛狼蛛；3. 三色箭毒蛙）

第 65 卷

有毒动物养殖产业的发展

本卷主编 史志诚

卷首语

自古以来，食用昆虫是人类和许多动物的重要补充食粮之一，更是现代人类经久不衰的美食。食用昆虫是最好的蛋白质来源，亚洲、大洋洲、非洲、欧洲和北美洲，民间都有食用昆虫的习惯。特别是在粮食供给不足的地区，人们食用昆虫以补充食物的不足。2004年，联合国粮农组织发表的一份研究报告指出，非洲可食用森林昆虫可帮助非洲中部国家解决粮食短缺问题。20世纪80年代以来，在生态环境保护问题日益突出的新形势下，为了适应市场的需求，食用昆虫的人工养殖应运而生，于是食用昆虫产业也逐步形成规模。

除了有毒动物的食用价值之外，有毒动物用于医疗的价值显得更为突出，于是食药两用的有毒动物的人工养殖产业快速发展，一方面提供医疗应用，另一方面成为制药工业的重要原料。有毒动物养殖产业的发展，吸引了众多的生物学家、生物化学家、医学家和毒理学家的参与研究，一些具有远见的企业家敏锐地意识到有毒动物产业未来发展的广阔前景，开始投资并组织科学家团队研发多种多样的新产品，以满足人类健康事业发展的需要。

本卷主要介绍蜜蜂、蚂蚁人工养殖与产业发展的历程，斑蝥、蜘蛛、蝎子、蜈蚣养殖产业的发展与市场前景，蛇、蟾蜍和河豚养殖产业发展以及养殖技术的推广。

在撰写本卷养蜂产业的发展和养蜂企业家科学家的过程中，较多地参考了《中国农业百科全书·养蜂卷》（农业出版社，1993），在此表示感谢。

1

蜂的养殖与蜂产业的发展

1.1 世界蜜蜂养殖的历程[①]

人类驯养蜜蜂到规模养殖蜜蜂经历了漫长的历史过程,大体上可分为从野生蜂的利用到蜜蜂的驯养、人工养殖技术普及、活框蜂箱养蜂和现代养蜂四个阶段,每个阶段又可分为不同的发展时期。

从野生蜂的利用到蜜蜂的驯养阶段(15世纪以前)

在原始社会,人们猎取野生蜂巢的蜂蜜和蜂蜡,供食用和用作宗教仪式祭祀品。在西班牙巴伦西亚比柯普(Bicop, Valencia)附近群山的一个洞窟里,有许多公元前7000年左右的中石器时代壁画,其中有一幅用红石绘制的壁画,反映了当时采集蜂蜜的情景:从一座陡峭的断崖上垂下一些粗茎或绳索,一个人正在抓住粗茎爬到峭壁凹处的蜂巢前面,一群被激怒的蜜蜂在周围飞舞(图49)。

进入渔猎社会,人类学会了制造并使用石器工具,利用绳索、绳梯爬到山崖或大树上的野蜂巢处,采集蜂蜜和蜂蜡。以后猎蜂人记住森林中野生蜂的蜂巢处所,定期去采集蜂蜜和蜂蜡。进入农牧社会后,人们发现不仅蜂蜜可供食用,而且蜂蜡可用作燃料供照明,并具有医疗作

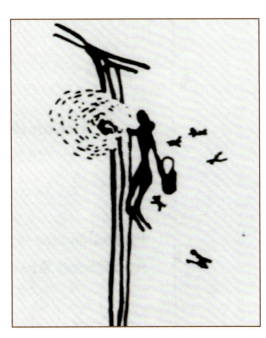

图48 西班牙比柯普蜘蛛洞里猎取蜂蜜的壁画

用。随着冶炼业和手工业的发展,人们把有野生蜂群的空心树段搬到住所附近,或者使用各种容器收容自然分蜂群,开始驯养蜜蜂。

大约在公元前5000年以后的大部分新石器时代,人们制造并使用陶瓦器皿。在地中海沿岸的人们把陶罐作为蜂窝,中东地区和古埃及人把用黏土做的粗管平放重叠在一起作为蜂窝。以后,人们编织笆篓用作蜂窝。

[①] 本节除了注明外,主要参考:中国农业百科全书·养蜂卷. 北京:农业出版社,1993;黄文诚. 世界养蜂史. 中国蜂业,2010-08-15.

公元前的几个世纪，在古罗马帝国的领域内养蜂比较普遍。古罗马作家、学者 M. T. 瓦罗（前 116—前 27）在《论农业》中提到有一个叫塞伊乌斯（Seius）的养蜂人出租蜂巢，每年可收入 5000 磅（约 2250 千克）蜂蜜。他还列举了制作蜂窝的各种材料，其中包括柳枝、凿空的木头、树皮、芦秆以及陶器。蒙特卡西诺（Monte Cassino）修道院的壁画记录了 11 世纪已有人用木板箱养蜂的事实。

这一时期，中国蜂业也从移养进入家庭养蜂时期①，这标志着中国古代养蜂的开端。据记载，东汉时期（25—220）人们开始移养蜜蜂。人们砍下附近有野生蜂窝的树干，挂在屋檐下饲养。魏晋南北朝（220—589）张华著的《博物志》记载了山区养蜂者"以木为器""以蜜蜡涂器内外令遍，安檐下或庭前诱引野生蜂，春月筑窠生育"的行为。还有郑辑之著的《永嘉地志》记述了家人"以蜜涂桶""举群悉至"的诱引分蜂群的技术。可见养蜂已进入家庭饲养的初级阶段。

公元 720 年成书的《日本书纪》中记载，在 643 年有人试图饲养有 4 个巢脾的蜜蜂，但没有成功。在平安时代（794—1192）有少量文献记载了各诸侯国以蜂蜜作为贡品和贵族养蜂的事例。

宋元时期（960—1368），随着经济的发展，养蜂业也有了较大进步，中华蜜蜂饲养技术有了较大提高，出现了一批专业蜂场。元代名士刘基②的《郁离子·灵丘丈人》记载了灵丘丈人父子两代经营一个专业蜂场盛衰演变的情况，从而总结出根据蜜源情况建场选址、蜂群四季管理和繁殖、合并蜂群增强群势、取蜜方法和原则、防治敌害等一系列养蜂技术措施。

这个时期的蜂产品利用也达到了较高水平。唐代蜂蜡的利用十分广泛，从陕西永泰公主及章怀太子墓的墓道壁画上看出，侍女秉烛而行。唐诗中也有不少描写蜡烛的诗句。贾公彦还记载了"以苇为中心，以布缠之，饴蜜蜡灌之"的制烛方法。其产品仅限于宫苑豪门享用。此外，隋唐开始用蜂蜜酿酒，医学家孙思邈（581—682）在他的著作中记载了葡萄、蜜等酿酒不用粬（曲）的自然发酵法，并提供了酿制蜜酒的方法。自唐代以后，从宫廷到平民百姓，把花粉当作美味佳肴和美容化妆品，其加工方法也很多。

蜜蜂人工养殖的兴起与普及阶段（16世纪—18 世纪）

从 16 世纪到 18 世纪末，由于科学技术的发展，改进了原始养蜂技术，人们充分利用蜜蜂杂交优势等先进技术，大大提高了生产率；开发了蜂王浆、蜂花粉、蜂胶、蜂毒等多种新制品；蜜蜂为农作物授粉，开始成为农业增产措施之一；蜂蜜、蜂蜡、蜂王浆、蜂花粉已成为贸易物资。养蜂业成为农业的一个组成部分。

这一时期，随着新大陆的开拓，人们把蜜蜂带到了美洲和大洋洲，使蜜蜂传播到了全世界。养蜂技术在北美大陆首先取得了突破性的发展。据记载，1621 年欧洲黑蜂被带到美国弗吉尼亚州。1822 年第一批欧洲黑蜂到达澳大利亚悉尼。第一批到

---

① 顾国达，张纯. 世界蜂业经济与蜂产品贸易. 北京：中国农业科学技术出版社，2005.
② 刘基（1311—1375），青田县南田乡（今属浙江省文成县）人，元末明初的军事家、政治家、文学家。明朝开国元勋，他以神机妙算、运筹帷幄著称于世。

达新西兰的欧洲黑蜂是英国 W. C. 科顿在 1842 年从英国带去的。从此西蜂传播到全世界,养蜂事业和养蜂学术研究在北美大陆取得了很大的进展。

波兰在 16 世纪公布的《立陶宛条例》(Lithuanian Statutes) 中规定了养蜂者之间、养蜂者和林业主之间的关系。波兰王国的许多地方都建立了养蜂者的组织,并设有管理人员和代诉人。

16 世纪以后,日本受中国李时珍《本草纲目》一书的影响,对蜂蜜和养蜂进行了研究。久世敦行于 1791 年撰写的《家蜂畜养记》,较详细地讨论了蜂王和王台、如何制作蜂窝、蜂窝的合理高度、蜂场位置、分蜂、雄蜂、蜡螟,以及如何取蜜和制蜡等。由于这是一个手抄本,因此影响范围不大。

17 世纪欧洲已经有人用镶着玻璃的观察箱养蜂,研究蜜蜂的生活行为。也有人使用木板制成简单的蜂箱养蜂,随后仿照人们住房的式样,制造了各式各样的木板蜂窝。其中有一种并列式蜂箱,它由三个横向的木箱组成,箱与箱之间的侧壁有栅形通道,中间的木箱是育蜂箱,两边的木箱供贮蜜用。

这一时期,中国在蜂产品的利用方面又有了新的进展,明代医药学家李时珍的《本草纲目》一书中,对蜂蜜、蜂子、蜂蜡和花粉等蜂产品的营养价值和医疗作用,做了详细的记载。明代方以智(1611—1671)所著《物理小识》中记载了药蜂针疗法,从而说明了当时的蜂疗医术达到了新的水平。

活框蜂箱的发展阶段(19 世纪初—1920)

19 世纪中叶,美国朗斯特罗什[①]发明了活框蜂箱。这种蜂箱不仅使检查和管理蜂群的技术发生了根本性的变革,而且宣告了数千年来养蜂毁巢取蜜生产方式的结束,奠定了新法养蜂的基础。活框蜂箱的发明与应用,加上巢础机和分蜜机等许多主要蜂机具的问世,以及它们之间的配合应用,使养蜂业实现了手工机器化生产,对世界养蜂业的发展产生了巨大的影响。继朗氏活框蜂箱发明之后,各国的养蜂者根据朗氏蜂箱的蜂路原理,结合当地饲养的蜂种、蜜粉源与气候条件、养蜂习惯等情况,设计出各种形式的活框蜂箱,促进了各国养蜂生产的发展,从此世界养蜂产业的发展出现了巨大的飞跃。

19 世纪中期,齐从[②]将意大利蜂种引进波兰,并通过克拉索夫养蜂、养蚕和园艺协会推广意大利蜂种和科学养蜂技术,免费发放蜜源植物种子,培训养蜂人员,举办养蜂展览。1922 年建立了波兰共和国养蜂家协会联合会,后经过多次改组和更

[①] 朗斯特罗什(Lorenzo Lorraine Langstroth, 1810—1895),美国著名养蜂家。1851 年 10 月 30 日绘制了一套活框式蜂箱的图案,并撰写了首次提出了"蜂路"的概念。1852 年春,制作了一批带活动巢框的蜂箱,同年 10 月 5 日此项发明获得了美国专利。

[②] 齐从(Jan Dzierzon, 1811—1906),波兰养蜂家。少年时代在其父亲的蜂场里学习、劳作。大学读书时利用课余时间阅读了大量有关养蜂的书籍和期刊,培植了椴树等多种蜜源植物,进行育王试验。1836 年设计制造了一种双层盒式蜂箱,下层用于育虫,上层继箱盛蜜,被称作"齐从箱"并迅速在欧洲普及。1872 年慕尼黑大学授予他名誉博士学位,俄国沙皇、瑞典国王和奥地利国王曾先后授予他各种荣誉勋章。著有《齐从氏改良养蜂法》《合理化养蜂》。

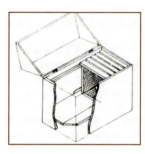 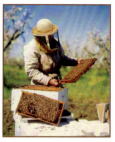

图49 现代活框蜂箱（1. 结构图；2. 现场使用图）

名，1957年改为波兰养蜂家协会。

美国从1859年开始引进意大利蜂，以后又陆续引进了卡尼鄂拉蜂和高加索蜂。17世纪20年代欧洲移民带入了欧洲黑蜂。由于欧洲黑蜂培育蜂子能力弱，春季蜂群发展缓慢，且喜蜇人，容易感染幼虫病，易受蜡螟侵害，逐渐被淘汰。

19世纪下半叶，活框养蜂技术传到克罗地亚，使蜂群饲养管理技术得到迅速改善，传统养蜂生产发生了重大革新。1875年，几位养蜂人士在索它岛成立了第一个养蜂合作组织，互通养蜂信息，交流养蜂技术。20世纪下半叶，道路交通的日益发达，使越来越多的蜂场采用转地饲养方式，从而有效地提高了养蜂效率，增加了蜂产品产量。①

活框养蜂技术的推广也标志着中国近代养蜂产业的开端。1911年福建张品南首先创办了三英蜂场，开始了中华蜜蜂的饲养。1912年他赴日本学习活框养蜂技术，1913年学成回国并带回四群意大利蜜蜂和巢础机、分蜜机等新型养蜂用具及书籍，对推动活框养蜂技术的发展起到了重要作用。

日本于1876年从欧洲引进活框蜂箱后也引进了意大利蜂，其次是高加索蜂、卡尼鄂拉蜂。而日本本土的日本蜂，仅在部分山区饲养。

在推广活框蜂箱的同时，一些国家也因地制宜改制新的蜂箱。如养蜂历史悠久的匈牙利，主要蜂种是卡尼鄂拉蜂（Apis mellifera Carnica）。1902年匈牙利建立了第一个养蜂农场。1913年开始使用玻克佐纳迪（Boczonadi）设计的24框式卧式蜂箱，同时，使用另一种分巢箱和继箱的双箱体蜂箱。使用最广泛的是亨诺（Hunor）多箱体蜂箱。

值得指出的是，18至19世纪初期人工育王技术作为一项专门的养蜂技术也迅速发展成熟。19世纪中期，当意大利蜂输入美国以后，购买意蜂蜂王和蜂群的需求量猛增。美国著名养蜂家G. M. 杜利特尔对各种育王方法进行了广泛试验和总结，于1888年出版了《科学育王法》一书，将人工育王发展成一项专门的技术。

现代养蜂产业快速发展阶段（1921年以后）

20世纪20年代以后，养蜂业向企业化方向发展。欧美养蜂发达国家出现了许多饲养千群以上的大型蜂场，开始使用电动辐射式分蜜机，一次可分离几十个蜜脾，以后陆续研制出了药剂脱蜂、自动调温电热割蜜刀、蜜蜡分离机、电动割蜜盖机、吹蜂机，以及安有装卸装置的运蜂车等成套专用机械设备。有的还专门建立了取蜜车间、蜂蜜精制车间，使养蜂生产率大大提高，一个人管理的蜂群从数十群提高到数百上千群，使养蜂生产成为大规模的企业经营。另外还出现了专门制造

---

① 张颖，胡福良. 克罗地亚养蜂业. 养蜂科技，2005（4）.

经销蜂具的工厂、蜂蜜加工厂、销售笼蜂和蜂王的种蜂场以及租赁授粉蜂群的蜂场。

1920年以后，笼蜂①生产首先在北美洲迅速发展。1950年以后美国南方的几个州就形成了200多家专门生产笼蜂和蜂王的种蜂场。前苏联在20世纪70年代末也形成了每年供应50万笼笼蜂的生产能力。加拿大每年养蜂60万群，其中50%是从美国、墨西哥、新西兰购买的笼蜂。

1925—1930年，中国从日本引进30余万群意大利蜂。北平建立了大型养蜂场——北平李林园养蜂场，同时创办了蜂具厂和养蜂刊物《中国养蜂》。上海创办了华绎元养蜂公司，制造了七艘运蜂船，并开始有了转地放蜂。1949年全国饲养蜂群达到50万群。

20世纪40年代，蜜蜂器械授精达到了实用阶段，为蜜蜂的遗传育种提供了有效手段。美国育成了斯塔莱苗（Starline）、米德耐特（Midnight）、凯尔（Calelines）235和凯尔876等几个双交种，在生产上推广使用。其他国家也进行了蜜蜂纯种选育和杂交优势利用。

与此同时，20世纪40年代以后，抗生素和磺胺类药物的使用，使美洲幼虫腐臭病和欧洲幼虫腐臭病等细菌性蜜蜂疾病得到控制；应用电子显微镜等新技术查明了蜜蜂主要病毒病即囊状幼虫病、麻痹病、虹彩病毒病的病原等多种病毒；对雅氏瓦螨和亮热厉螨的形态解剖、生活史、传播途径和防治方法进行了深入研究，提出了多种防治措施，使危害蜜蜂生产的两种螨病得到了控制。

20世纪50年代以后，新的蜂产品得到进一步开发，蜂王浆、蜂胶、蜂花粉、蜂巢制剂、蜂幼虫（蜂蛹）等产品大批上市，同时对蜂蜜、蜂蜡、蜂毒、蜂王浆和蜂花粉等的成分、医疗作用以及加工精制技术都进行了更加深入的研究。蜂产品不仅是营养保健补剂，对多种慢性病有良好的医疗作用，还广泛地应用于化妆品工业上。

1989年，美国生产蜂蜜7.7万吨，进口蜂蜜3.5万吨，出口蜂蜜4491吨。北方各州以生产蜂蜜为主，蜂蜜单产以蒙大拿州和南达科他州较高，东南各州以培育蜂王、繁殖蜂群和为农作物授粉为主，蜂蜜单产较低。1974年拥有600群以上蜂群的企业养蜂家计4656人，他们生产的蜂蜜约占全国总产量的60%。业余养蜂者平均拥有100群蜂（25~599群），生产的蜂蜜占全国蜂蜜总产量的30%；有蜜蜂25群以下的养蜂爱好者，生产的蜂蜜占全国蜂蜜总产量的10%。

2001年，中国蜂蜜生产居世界首位，蜂群数量达到700万群，蜂产品产量约为蜂蜜18万吨，蜂王浆3000吨，蜂花粉1500吨，蜂胶300吨。中国的蜂产品远销世界近30个国家和地区，主销市场为日本、欧盟和美国。2001年出口蜂蜜10.67万吨，创汇9583万美元；蜂王浆出口1000吨，创汇1700万美元。

随着养蜂产业的发展，大规模利用蜜蜂为农作物授粉取得重大成果。美国每年用于授粉的蜂群占蜂群总数的25%，1980年蜜蜂授粉的农产品的产值为190多亿美元，比当年生产的蜂蜜和蜂蜡产值1.4亿美元高出140倍。日本在1984年给200

---

① 笼蜂是装在纱笼内出售或转运的蜂群。笼蜂运输安全，节省运费。

平方千米果树、165平方千米瓜类和740平方千米温室草莓与瓜类授粉，共租用11.4万群蜂，约占全国蜂群总数的26%。前苏联每年利用蜜蜂授粉使农业增收达20亿卢布以上。蜜蜂授粉已成为农业增产和植物育种的一项重要措施。

1.2 蜂胶产业的发展

蜂胶应用价值促进产业发展

现代研究证明，蜂胶是珍稀的天然广谱抗菌物质，而且用量小、见效快，不产生抗药性和药物依赖性，对人体安全且无毒副作用，治疗微生物疾病的同时又不破坏体内的有益菌落。蜂胶对身体的免疫细胞、免疫器官都有很好的调节作用，具有辅佐提高免疫功能，提高机体抗病能力，消除亚健康的各种症状，预防感冒、癌症、衰老的作用。蜂胶是珍贵的天然抗氧化剂，在活化细胞、强身健体、防止衰老等方面有明显的作用。蜂胶具有明显的调节内分泌的作用，对血糖、血脂、血压表现出良好的平衡和调节作用。蜂胶中含有多种天然抗癌物质。日本癌学会、玉川大学研究发现，连续使用蜂胶3个月至1年后，多种癌细胞全部失活；蜂胶能够调节体内微生态、消除微循环障碍、软化血管，在预防血小板凝聚、血管栓塞、血管硬化等方面具有很好的作用；蜂胶还具有促进细胞、组织再生的作用，能快速止血，加速伤口的愈合，对烧伤、烫伤、创伤、皲裂、疮疡有明显的治疗作用。

蜂胶含有丰富而独特的生物活性物质，其抗菌作用、抗炎作用、镇痛作用、提高免疫功能以及促进组织细胞再生的作用，对人体有着广泛的医疗、保健作用，因此，目前蜂胶产业成为天然药材、辅料及兽医兽药、植保、水产和肉食加工、食品防腐保鲜、水果保鲜的好材料，同时也成为新兴的保健品而备受推崇，从而促进了蜂胶产业的发展。

蜂胶的采集方法的改进

蜂胶是蜜蜂用于维持整个群体健康的有效物质，一个5万~6万只蜜蜂的蜂群一年只能生产蜂胶70~110克，被誉为"紫色黄金"。半个多世纪以来，全世界数十个国家、数以百计的科研人员运用各种现代仪器设备，先进的化学、医学、生物研究技术和方法，对蜂胶的化学组成、生物学特性进行了卓有成效的研究，特别是蜂胶采集技术有了较大的改进，主要是：

第一，覆布采胶法。用帆布和细白布做成与峰巢盖一样大小的覆布，盖在巢框上。覆布与上框梁形成约2毫米的缝隙，蜜蜂便会在缝隙中积累蜂胶。每隔15天左右取胶一次。取胶时把覆布取出用刮刀刮取。

第二，集胶器采胶法。将集胶器放入蜂群箱中特定的位置。每隔15天左右，从蜂群中提取集胶器，脱取蜂胶。在低温处脱取蜂胶的速度更快。由于蜂胶中的芳香物质极易挥发，因此蜂胶脱取下来后要及时捏成团，装入无毒的塑料袋中密封保存，以备提纯。集胶器有覆盖式、格栅式、框式等。不同地点、不同胶源树种的蜂胶质量有差异，因此采集的蜂胶应分别包装并注明。

世界蜂胶产业发展状况

世界上主要产蜂胶国是中国和巴西，两国蜂胶原料产量占全球年产量的95%以上，日本、俄罗斯、澳大利亚、新西兰、古巴等国家有少量蜂胶生产。

巴西蜂胶原料生产始于20世纪60年代，它是全球主要的蜂胶生产国与出口国，每年出口蜂胶原料100多吨，价值1亿多美元。巴西属于热带地区，那里生长着一些独特的胶源植物，如桉树、尤加利树等，因此巴西蜂胶中萜烯类物质的含量较高。巴西蜂胶主要供应日本市场，在世界上知名度比较高，价格也比较贵，巴西原料蜂胶（含胶量大约为50%）在国际市场售价高达1300元/千克。

中国从20世纪50年代开始对蜂胶进行初步的探索研究，20世纪70年代有了较大进展，20世纪90年代有了较大突破。1996年，国家科委第一次将蜂胶的研究列入国家重点科技攻关项目，由许正鼎[①]和刘富海任该项目的首席专家，组织数家科研机构的科研人员联合攻关，对蜂胶进行了全方位的研究，有力地提升了中国蜂胶的基础研究和开发应用研究水平，使蜂胶产业迅猛发展。中国蜂胶原料从20世纪90年代年产100多吨到现在的年产400~450吨，蜂胶产业成为年产值超过30亿元的一个新兴产业。在质量方面，中国蜂胶的黄酮类物质含量比巴西蜂胶高60%以上，每年约三分之一的纯蜂胶（含量99%以上）销往日本、美国、英国等发达国家，从而超越巴西成为全球第一大蜂胶生产国和出口国，也成为全球第一蜂胶消费大国。

蜂胶的消费风靡世界

20世纪，蜂胶产品已显示了强大的生命力，已经成为不同国家、不同民族、不同性别、不同年龄人们的一种消费时尚，风靡全世界。

特别是20世纪70年代以来，许多国家相继推出了以蜂胶为原料的系列产品，如蜂胶药皂、蜂胶牙膏、蜂胶口香糖、蜂胶酊、蜂胶粉、蜂胶片、蜂胶软胶囊、蜂胶硬胶囊、蜂胶漱口液、蜂胶护肤霜、蜂胶美容露、蜂胶保鲜剂、蜂胶口服液、蜂胶气雾剂等众多产品。蜂胶的应用范围不断扩大，从外用到内服，从单一产品发展为系列化产品，从食品、日化产品到医药、保健品，世界性应用蜂胶的高潮迭起，产生了巨大的社会效益和经济效益。

进入21世纪，蜂胶产业处于蓬勃发展的阶段，特别是老龄化社会的到来，对优质天然健康产品的刚性需求决定了蜂胶产业有非常好的市场前景。不仅如此，蜂胶产业还在向多元化方向发展，向食品、保健品、药品、日化产品等许多领域拓展。蜂胶产业将为人类健康和幸福生活做出更大的贡献。

[①] 许正鼎（1959— ），陕西省西安市人，毕业于福建农业大学蜂学系，1984年在中国农业科学院研究生院获硕士学位。之后被分配到中国农业科学院蜜蜂研究所工作，曾任国家蜂胶行业标准制定项目首席专家，现任北京华夏香山蜜蜂研究所所长，北京蜂珍科技开发有限公司董事长兼总经理。

1.3 蜂学院校与科学研究机构[1]

美国养蜂教育与科研机构

美国是世界上养蜂业发达、养蜂技术先进,利用蜜蜂授粉最为普遍的国家之一。大部分州立大学、农学院都开设有养蜂课程,各地养蜂协会经常举办养蜂训练班和专题讲座。1891年,美国农业部在马里兰州贝尔兹维尔农业研究中心筹建了第一个蜜蜂研究室,重点研究蜜蜂病虫害防治。

1924年以后,美国先后在全国有代表性的地区建立了七个地方性的蜜蜂研究室。

第一,蜜蜂生物环境研究室。设在美国农业部养蜂系管理总部内,其研究目标是保证有足够的蜜蜂供农作物授粉与生产蜂蜜。

第二,卡尔·海登蜜蜂研究中心。设在亚利桑那大学农学系,始创于1949年。重点研究寄生螨及杀螨剂对蜂群的影响、蜜蜂为农作物授粉和鉴定野生非洲化蜂的新技术。

第三,蜜蜂病害和饲养研究室。设于威斯康星州麦迪逊,成立于1938年。开展蜜蜂授粉、蜜蜂生产、良种选育、培育杂种蜂王、蜂病防治、改进双王群的饲养管理、蜂群越冬、控制蜜蜂孢子虫病等方面的研究工作。

第四,蜂类生物学与分类学研究室。建立于1964年,设在犹他州立大学洛根校区。在驯化彩带蜂、首情切叶蜂为紫甘蓝授粉、提高种子产量方面做出了显著贡献。

第五,蜜蜂繁育与品种研究室。成立于1928年,设在路易斯安那州巴吞鲁日。重点研究良种选育、原种保存以及抗螨虫(大蜂螨和气管螨)育种。

第六,蜜蜂杀虫剂和病害研究室。设立于怀俄明州立大学,着重研究防止蜜蜂杀虫剂中毒和蜂病防治。

第七,蜜蜂授粉研究室。设在俄克拉何马州立大学昆虫系,主要研究温室蜜蜂授粉与大田作物蜜蜂授粉。

除养蜂专业研究机构外,许多大学也从事蜜蜂科学研究,其中以加利福尼亚大学的科研力量最强,其次是康奈尔大学、纽约州立大学等。

加拿大养蜂科学研究机构

19世纪末,加拿大分别在马尼托巴和首都渥太华建立了试验蜂场,开展科学研究。1953年加拿大农业部在阿尔伯达省建立了贝维尔罗哥研究站,其中的养蜂研究系研究蜜蜂行为、饲养技术和蜜蜂病理。圭尔夫大学环境生物学系研究蜂蜜的采收与加工技术。马尼托巴大学昆虫系研究蜜

---

[1] 刁青云,目继红,吴杰. 国外各主要养蜂国家养蜂管理与科研机构设置情况简介. 中国养蜂,2004(4).

蜂迷巢现象，提出了防止迷巢的蜂群陈列方法、笼蜂的过箱和饲养技术、人工育王技术。渥太华农业实验站对蜜蜂幼虫病和孢子虫病的药剂防治、巢脾消毒的研究做出了贡献。

墨西哥国家养蜂研究所

20世纪80年代初，墨西哥建立了国家养蜂研究所，主要研究蜜蜂病理学、毒理学、遗传学、蜜蜂医疗、养蜂技术和工具、蜜源植物和授粉。同时举办训练班，培训养蜂员和技师，并组织学术会议和专题讨论会进行交流。

匈牙利养蜂研究机构

匈牙利全国性的养蜂研究机构是1950年由养蜂和蜜蜂生物学研究所与小动物研究所合并成立的小动物及养蜂研究所，其任务是进行养蜂理论和管理技术的研究，检验、诊断蜜蜂的疾病和培养高级养蜂科技人员。

波兰养蜂教育与研究机构

波兰华沙农业大学畜牧系养蜂专业负责培养高级养蜂科技人员。同时，设有养蜂研究所，下设若干研究室、实验室、蜂产品加工室、蜜源植物圃等。在卢布林省的养蜂中等技术学校是1945年10月建立的五年制学校，成立40年来已培养了1200多名养蜂技术员。

波兰园艺花卉研究所养蜂系建立于1937年，是一个养蜂研究机构，设在卢布林省普瓦维镇（图51）。下设蜜蜂育种、饲养技术、蜂病防治、敌害及寄生虫、蜜源植物及授粉、产品分析、蜜蜂营养等七个研究室。

意大利养蜂研究机构

意大利从事养蜂研究的主要有昆虫研究所（位于佩鲁贾）、植物防卫研究所（位于乌迪内）、农业昆虫和养蜂研究所（位于都灵）、国家养蜂研究所（位于博洛尼亚）、农业和实验动物研究所（位于罗马）、动物预防研究所（位于费拉拉）、实验动物研究所（位于佛罗伦萨）、农业观察研究所（位于都灵）、动物预防研究所（位于罗马）等多家研究机构。

国家养蜂研究所创立于1929年，坐落于博洛尼亚，和博洛尼亚大学动物饲养系合作开展科研活动。

法国的养蜂科研机构

法国农业科学院设有蜜蜂研究中心，还有一些研究单位也开展养蜂方面的研究，分别设在法国的几个主要农产品生产区，解决蜜蜂育种、蜂病防治、农药残留、蜜蜂生物学等方面的科研问题。

设在巴黎市郊的法国养蜂和社会昆虫科学研究站，除研究蜜蜂外，还研究其他社会性昆虫。在蜜蜂研究方面设有三个研究室：

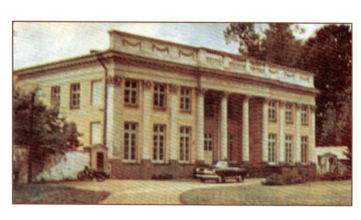

图50 波兰园艺花卉研究所养蜂系主楼

蜂产品研究室、放射性同位素实验室和蜜蜂生理学研究室。研究重点是蜜蜂的生物学特性,特别是对外激素的研究和蜜蜂行为的研究。国家农业研究所养蜂部设在阿维尼翁,设有试验蜂场、育种研究室、饲养管理研究室等。法国共有16个养蜂培训中心,国家养蜂培训中心成立于1969年。

德国养蜂研究机构

德国有7个蜜蜂研究所,其中国家养蜂研究所位于法兰克福,是在原法兰克福大学养蜂研究所的基础上扩建而成的。策勒的蜜蜂研究所是欧洲唯一的专门对蜂农进行生产技术、蜂王育种等专业知识培训的蜜蜂研究所。不来梅蜂蜜分析研究所,成立于1954年,属民间机构,是蜂蜜分析标准委员会、欧洲蜂蜜包装商和批发商联盟顾问。

英国洛桑试验站蜜蜂研究组①

英国蜜蜂研究中心——洛桑试验站蜜蜂研究组(Honeybee Research Group of Rothamsted Experimental Station)创建于1843年。洛桑试验站是英国最高农业科学研究机构,蜜蜂研究组隶属于昆虫和线虫系,设有蜜蜂授粉和蜜蜂病理实验室。主要开展蜂王信息素、蜜蜂行为、蜜蜂病理、作物授粉和蜂群管理方面的研究。蜜蜂授粉实验室的专家总结研究成果,分别著有《作物昆虫授粉》(1970)、《蜜蜂的社会组织》(1977)、《蜜蜂和人类》(1982,获1983年第29届国际养蜂会议金奖)、《熊蜂》(1959)、《蜜蜂的行为和社会生活》(1953)、《蜜蜂,它们的感觉生理和行为入门》(1949)、《蜜蜂世界》(1954)和《蜜蜂病理学》等专著。研究组还开创了对蜜蜂信息素的研究,成功合成了蜂王信息素,用于吸引蜂群、控制蜜蜂的飞逃和分蜂,避免蜂群损失。用蜜蜂信息喷洒农作物,可吸引蜜蜂授粉,提高授粉率,从而提高农作物产量。

前苏联养蜂科学研究所

前苏联养蜂科学研究所(Bee Research Institute of the USSR)是前苏联

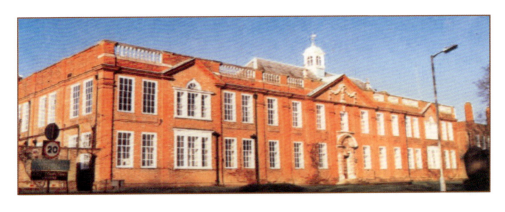

图51 英国洛桑试验站

---

① 中国农业百科全书:养蜂卷.北京:农业出版社,1993.

（1922—1991）全国性的养蜂科学研究中心。研究所下设蜜蜂饲养管理、育种、蜂病防治、蜜蜂采集物、农作物授粉、养蜂经济与组织、蜂蜜及蜂蜡工艺、先进技术推广、蜂具和函授课程等10个研究室。同时，在阿尔明尼亚、乔治亚、乌克兰也设有养蜂研究所或试验站。

该所主要研究提高大型专业养蜂场生产率的措施，利用笼蜂生产商品蜜和为农作物授粉的措施，蜜蜂选种的理论和方法，提高蜜蜂授粉效率的措施，改善蜜源的方法，根据地区的不同特点改进蜜蜂的饲养管理技术，以及防治蜂病和预防蜜蜂中毒的有效措施。该所取得的成果有：利用蜜蜂为红车轴草授粉的有效方法，提高蜜蜂授粉的效率；提出了蜜蜂育种和蜂群繁殖的法则；改进了培育蜂王的方法，在乌兹别克斯坦、卡查赫斯坦和吉尔吉斯斯坦等地建立了专门的育王场；研究、搜集了前苏联整个欧洲部分的蜜蜂品种及其特性、特征；研究了防治蜜蜂疾病和中毒的有效措施，筛选出多种防治瓦螨的药剂；将蜂毒、蜂王浆、蜂胶用于医疗。

该所编辑并由前苏联国家农业出版社出版的俄文养蜂月刊《养蜂业》于1921年创刊，1934年改称《养蜂业》杂志。

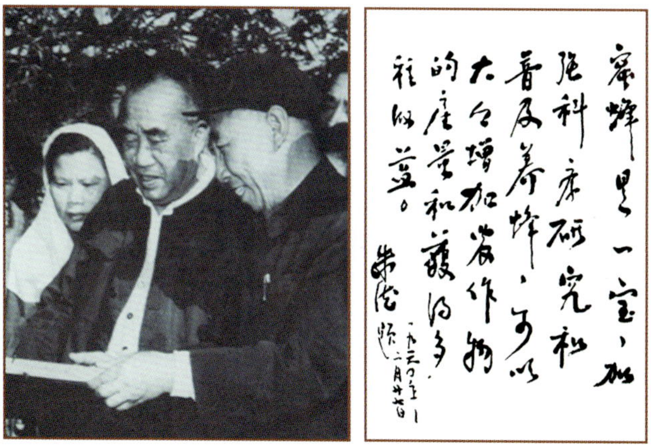

中国农业科学院蜜蜂研究所

中国农业科学院蜜蜂研究所于1958年创建。研究工作涉及蜂资源与遗传育种、蜜蜂保护与生物安全、蜜蜂饲养与生物技术、昆虫授粉与生态、蜂产品、蜂产品质量安全研究与评价、蜂业经济与信息等七个学科，下属公司有北京中蜜科技发展有限公司、北京中农蜂业技术开发中心。该所还面向全国发行《中国蜂业》杂志。

1960年年初，正值中国经济困难时期，时任全国人民代表大会常务委员会委员长的朱德视察中国农业科学院养蜂研究所后，于1960年1月16日给毛泽东主席写了一封亲笔信，指出蜜蜂是各种农作物授粉的"月下老人"，对农业增产有巨大的作用，同时，蜜蜂又是人类的"健康之友"，为此应当大力提倡发展养蜂事业。

中国蜂学学院的发展

早在19世纪20年代末，上海劳动大学、南京中央大学、浙江大学、无锡教育学院等高等院校相继增设了养蜂专业和养蜂课程。出版了沈化奎译著的《实用养蜂新书》和顾树屏、华堂合译的《最近实验饲育法》，张品南著的《养蜂大意》（1920）、冯焕文编著的《实验养蜂学》（1930），对指导当时养蜂业的发展都起到了积极作用。

蜂学专业在福建农林大学和云南农业大学都有开设。蜂学专业主要培养从事蜜蜂饲养、育种、产品开发及授粉服务等方面的农业科学人才。蜂学专业包括蜂学、

图52 朱德委员长视察蜜蜂研究所和题词（1960）

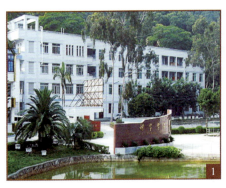 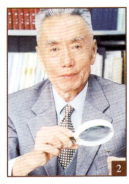

图53 福建农林大学蜂学学院（1.蜂学学院教学楼；2.龚一飞①教授）

蜂产品加工与贸易两个方向，主要学习养蜂生产与管理、蜜蜂遗传育种、蜂病防治、蜂产品加工、蜂产品贸易的基本理论与知识，接受与蜂学相关的实验、设计、调查、分析、评估等方面的基本训练，培养养蜂、蜂产品加工和蜂产品贸易等方面的基本技能。

福建农林大学于1960年受中国农业部委托创办养蜂专修科，由龚一飞教授主持。在此基础上于1981成立养蜂系，1988年改为蜂学系，2001年成立蜂学学院，陈崇羔教授任院长。蜂学学院分为蜂学系、蜂产品系和蜂疗系三个专业方向，构成以蜂学为中心，辐射产品检测、食品加工、蜜蜂制药工程、医学等多学科专业的体系。学院以两个研究所与三个省部级蜂产品研发工程中心、福建蜂疗医院、神蜂科技公司等为基础，实现科研成果的转化，形成学科特色鲜明的教学、科研、开发相结合的体系，形成了"福橘花""神蜂"等知名品牌，其中"神蜂"系列蜂产品被中国女排指定为唯一专用蜂产品。此外，学院与马来西亚开展养蜂合作项目，出口800多群蜜蜂。蜂学学院培养的千余人才，为中国蜂业的发展起到了积极的推动作用。

日本玉川大学蜜蜂科学研究所

日本玉川大学蜜蜂科学研究所（Institute of Honeybee Science of Tamagama University）是日本蜜蜂科学研究机构之一②。创建于1979年11月，由玉川大学农学系主任、教授冈田一次③担任首届所长。主要研究蜜蜂新品种培育，蜂王浆的生产、采收和生物实验，室内人工培育蜂王和蜂后、工蜂的分化、蜂王的人工授精，工蜂和雄蜂的活动及寿命，雄蜂蛹作为肉食昆虫的饲料，花蜜的分泌机制、流蜜量与气象的关系，花粉的形态，蜂蜜中花粉的分

---

① 龚一飞（1926— ），中国现代养蜂家之一。1926年5月27日生于厦门集美镇。1949毕业于福建协和大学农学院园艺系，留校开设养蜂课程。1958年，任福建农学院养蜂场场长。1960年，任福建农学院养蜂专业养蜂教研组主任。1981年任蜂学系主任。编译《养蜂学》《养蜂手册》《蜂箱与蜜蜂》。

② 日本的蜜蜂研究机构主要设在大学里，北海道大学、玉川大学、九州大学、岛根大学等八所大学均开展与蜜蜂有关的研究工作。日本农林省畜牧局养蜂研究所设在名古屋。

③ 冈田一次（1909— ），日本兵库县人。日本现代蜂学家、农业昆虫学家。1934年毕业于北海道大学理学院动物学系，留校任农学院昆虫教研室助教。1939年在中国，任伪满公主岭农事试验场昆虫科技佐，1948年获农学博士学位。1949年任东京都玉川大学农学院教授。1972年任玉川大学农学院院长。1972—1979年，冈田一次任国际蜜蜂研究协会（IBRA）理事。1979年任日本玉川大学蜜蜂科学研究所主任教授，主编出版《蜜蜂科学》季刊。1982年日本政府授予三等瑞宝勋章。1985年退休，被聘为玉川大学名誉教授。著有《蜜蜂的科学》《畜产昆虫学：蜜蜂》和《日本蜜蜂志》。

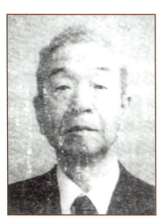

图54 冈田一次

析，蜂蜜纯度的检验，蜜蜂花粉团经过处理后进行授粉的应用，胡蜂的生态和利用诱杀剂进行防除，雅氏瓦螨（大蜂螨）的生态学、防治药剂和综合防治方法，蜜蜂农药中毒的预防措施等。这些研究均取得了重要成果。

该所1980年开始编辑出版《蜜蜂科学》季刊，发表研究论文，报道日本养蜂生产情况，介绍世界蜜蜂科技新成果。从1981年9月起，国际蜜蜂研究协会（IBRA）在日本玉川大学蜜蜂科学研究所设立了图书馆分馆。

澳大利亚养蜂研究机构

1963年，澳大利亚成立了国家蜂蜜管理局以控制蜂蜜出口，提高出口蜂蜜的质量，该局在各主要蜂蜜产区设立了办事处。澳大利亚有七个单位在进行养蜂研究工作。西澳大利亚、南澳大利亚和维多利亚农业研究所内都设有养蜂研究室。主要的研究课题为蜜蜂繁殖、蜂病防治、蜜蜂生物学特性、蜜蜂授粉、农药中毒和饲养管理技术等。新南威尔士的养蜂实验场从事育王和蜜蜂遗传学研究，昆士兰农学院也有养蜂研究室。

1.4 养蜂业的社团组织

国际养蜂工作者协会联合会

国际养蜂工作者协会联合会（International Federation of Beekeepers' Associations）成立于1949年，是由世界各国的养蜂工作者协会联合组成的国际性学术团体，简称国际养蜂联合会（Apimondia）。其宗旨是加强国际间养蜂科研工作的协作，交流养蜂技术经验和生产情况，促进养蜂事业的发展。目前，有70多个国家的养蜂社团组织加入联合会作为团体会员。

国际养蜂联合会秘书处设在意大利首都罗马。联合会所属的国际养蜂技术和经济研究所以及《养蜂动态》编辑出版部设在罗马尼亚首都布加勒斯特。从1961年开始，每两年召开一次国际养蜂会议，同时举办养蜂博览会，由各国厂商展出蜂具、蜂产品和出版物。此外，还分别召开一些专业的或地区性的养蜂学术讨论会。

国际养蜂联合会设荣誉委员会、执行委员会、检查委员会和常设委员会。常设委员会有养蜂经济学、蜜蜂生物学、蜜蜂病理学、蜜源植物和蜜蜂授粉、养蜂技术和蜂具五个学组，另外还有一个独立活动的蜜蜂医疗组。国际养蜂联合会的国际蜜蜂研究协会出版《蜜蜂世界》《养蜂研究》和《养蜂文摘》，全英养蜂协会出版《蜜蜂技术》和《英国蜜蜂》，威尔士养蜂协会出版《公报》，Beehive Works出版《养蜂者信息》，此外还有《苏格兰养蜂者》《苏格兰蜜蜂杂志》《养蜂》《养蜂者季刊》《Bee Biz》《Mary Fisher》等 10 种养蜂专业杂志。

美国养蜂业的社团组织

美国的养蜂组织已有 100 多年历史。最早成立的全国性养蜂组织是美国蜜蜂协会，于 1860 年成立，1862 年由于国内战争而解散。1870 年和 1871 年先后成立了北美养蜂家协会、美国养蜂家协会。1871 年 12 月这两个组织合并组成北美养蜂家学会。1949 年该学会更名为美国养蜂联合会（American Beekeeping Federation）。

此外，美国全国性的养蜂组织还有：

第一，美国蜂蜜生产者协会，成立于 1969 年，1978 年有 200 名会员。

第二，美国蜜蜂育种家协会，成立于 1948 年，有会员 50 名。

第三，蜜蜂企业协会，成立于 1941 年，由蜂具制造厂商组成。

第四，全国蜂蜜包装者和销售者协会，成立于 1950 年，1977 年有 33 个会员。

第五，美国蜂蜜企业评议委员会，成立于 1953 年，由 9 名委员组成。

美国出版了多种养蜂专业期刊，主要有《养蜂集锦》《蜂机具》《佛罗里达蜜源植物》《蜜蜂和蜂蜜》《蜜蜂科学》《蜜蜂》《蜂蜜出口信息》《蜂蜜酒信箱》《美国蜜蜂杂志》《快速养蜂》等 12 种杂志。

加拿大的养蜂组织

加拿大养蜂家协会在各省都有分会。由养蜂家协会和省分会代表、蜂蜜加工厂代表、蜂具厂代表组成加拿大养蜂咨询委员会，负责向政府提出发展养蜂业的建议和措施。加拿大出版的养蜂专业杂志有《蜂业指南》《加拿大养蜂》《怀疑者》《L'Abeille》和《家庭养蜂者季刊》等 5 种。

墨西哥的养蜂组织

墨西哥的养蜂组织有全国养蜂家联合会、尤卡坦半岛养蜂委员会和尤卡坦半岛的罗勒－卡布养蜂合作社。由一位专业养蜂者编辑出版《养蜂》和《现代养蜂》等专业杂志。

英国的养蜂组织

英国各郡都有郡养蜂协会，郡养蜂协会又是全英养蜂协会会员。另外，有一个由专业养蜂者组成的大不列颠蜂蜜生产者协会。英国有一个蜂病咨询委员会和一个蜜蜂饲养委员会负责向英国农业部提出养蜂建议。这两个委员会的成员来自养蜂者组织和科研单位。

德国的养蜂组织

德国蜂蜜协会在德国境内拥有 30 个会员单位，负责协调德国蜂蜜生产、技术、加工和包装及贸易。德国蜂蜜学会本身也是欧洲蜂蜜包装商和经销商联合会的主席单位和秘书长单位。德国出版了 4 种养蜂专业杂志。

法国的养蜂组织

法国的养蜂群众组织很普遍，每个地方都有养蜂协会，1962 年前分别属于四个全国性养蜂协会，1962 年成为统一的法国养蜂组织联合会。法国出版了 7 种养蜂专业杂志。

日本的养蜂组织

日本的养蜂社团有日本养蜂协会、日本蜂蜜联合会、日本国家蜂蜜王浆贸易会和岐阜养蜂设备生产者协会等。主要养蜂期刊是《蜜蜂科学》（季刊，由玉川大学蜜蜂科学研究所编辑出版）和由日本养蜂协会出版的《日本蜜蜂杂志》月刊。

新西兰的养蜂组织

新西兰养蜂协会（The National Beekeepers' Association of New Zealand, Inc.）是新西兰养蜂业最主要的行业机构。该组织成立于1914年，任何养蜂企业或个人均可加入，拥有50箱蜂的养蜂者自动成为该组织的会员。该协会的宗旨是：代表本国养蜂者的利益，鼓励养蜂者进行行业改良，促进行业发展。养蜂协会的主要职能和活动包括：与政府部门联络，就养蜂业相关事务向政府提出意见和建议；买卖蜂蜜；处理、协调公共关系；组织行业培训和信息沟通，包括发行行业杂志、管理养蜂业图书馆和组织部门会议；扶持养蜂业科研活动。

除养蜂协会之外，养蜂业内的不同分支行业，如蜂王培育专家、巢蜜生产商、蜂蜜包装商和出口商等还根据需要自发形成了自己的组织结构。在对蜜蜂授粉的需求比较集中的地区有授粉协会，养蜂爱好者也有自己的俱乐部。

新西兰出版了《新西兰养蜂者》和《养蜂者》2种养蜂杂志。

澳大利亚的养蜂组织

澳大利亚每个州都设有养蜂家协会，这些协会组成澳大利亚养蜂家协会。此外，还有澳大利亚蜜蜂研究协会、蜂蜜包装商和出口商协会和澳大利亚蜂王育种者协会。出版的杂志有《澳大利亚蜜蜂杂志》《澳大利亚养蜂者》《澳大利亚养蜂》等3种养蜂专业杂志。

中国的养蜂组织

早在1929年中国就成立了华北养蜂协会，1931年成立山东养蜂协会，1934年成立广东中蜂研究所，开展养蜂技术指导和蜂种供应工作。

1979年，中国养蜂学会（Apicultural Science Association of China, ASAC）成立，拥有个人会员1380多人，团体会员300多个。学会宗旨是加强政府与养蜂业界的沟通，普及蜂业科学知识，加强养蜂生产，蜂产品加工与流通，蜂业科学技术成果、经验及市场信息的交流与指导，促进国际蜂业的交流与合作，繁荣与发展中国蜂业事业。中国养蜂学会是国际蜂联（APIMONDIA）成员国代表及执行委员会成员，同时也是亚洲蜂联（AAA）成员国代表及副主席国代表。

中国蜂产品协会（China Bee Products Association, CBPA）成立于1989年，是由从事养蜂生产，蜂产品加工、经营、外贸、科研、教学等企事业单位和个人自愿组成的跨地区、跨部门、跨所有制的全国蜂产品行业组织。协会为中国蜂产品行业提供服务，组织和研究提出行业发展规划，协调行业内生产、加工、贸易、科教四个产业间和企业与企业间的关系，通过实施蜂业产业化经营、现代化管理、规范化发展，不断提高蜂产品行业的经济和社会效益；组织开好每年一届的全国蜂产品市场信息交流会暨蜂业博览会，加强蜂产品市场分析和预测，并通过《中国蜂产品报》《中国供销商情·蜂产品专刊》及中国蜂产品协会网进行信息交流，强化蜂产品市场营销。协会有团体会员515家，个人会员632个。协会秘书处设在中华全国供销合作总社。

俄罗斯的养蜂组织

俄罗斯最大的养蜂组织是 1989 年新组建的俄罗斯养蜂学会。在俄罗斯经济改革期间，养蜂学会是唯一能为养蜂人解决实际问题的机构。1990 年制订了俄罗斯养蜂生产与发展计划，1996 年该计划经修订后，获总统批准，已经正式实施，直接受益者是私人蜂场主。

2000 年，经国家批准成立了俄罗斯养蜂家联合会。其目标是促进蜂蜜的销售，强调生产者和消费者直接交易，重视无污染蜂蜜、蜂蜡等养蜂产品生产。联合会于 2003 年出版月刊《俄罗斯养蜂场》(Russian Apiary)。

2002 年，经政府特许成立了俄罗斯养蜂家协会，在俄罗斯联邦 90 个省中有 46 个省的分会参加了协会，此外还有地方协会和个体会员。协会的领导集体由主席和养蜂专家组、现代技术组、技术科学组、科学研究组、教育组、国际关系组等 11 个小组的组长组成。协会出版多种书籍和《养蜂月报》进行技术交流。

1.5 大型蜂产品企业与企业家

美国达旦父子养蜂公司

1863 年，查理斯·达旦①由法国迁居美国伊利诺伊州的哈密尔顿从事养蜂，在那里创建了世界闻名的达旦父子养蜂公司，迄今已有 150 年的历史。查理斯·达旦移居美国以后，和他的儿子 C. P. 达旦试验研究了当时美国各种大小不同的巢框，以及 8 框到 12 框的活框蜂箱，取得了大量实验数据。他们采用昆式（Quinby）巢框，设计了一种大型蜂箱，称为达旦式蜂箱。他们的努力，使达旦式蜂箱及其改良型在法国乃至欧洲大部分地区成为标准蜂箱。时至今日，在欧洲各地达旦式蜂箱仍被广泛采用。

1921 年，达旦父子养蜂公司购买了《美国蜜蜂杂志》版权（原创刊于 1861），

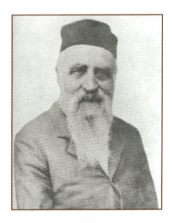

图 55 查理斯·达旦

---

① 查理斯·达旦（Charles Dadant，1817—1902），美国养蜂企业家。1817 年出生于法国香巴尼省。1844 年在巴黎博览会结识了德博沃依斯，将他饲养在蜂桶内的蜜蜂放入德博沃依斯的有框蜂箱内饲养，同时从《美国蜜蜂杂志》等书刊上学习养蜂知识。19 世纪 50 年代，迅速接受了郎斯特罗什的活框蜂箱，并介绍郎氏的蜂路概念，提倡以活框蜂箱养蜂。1952 年，在查理斯·达旦逝世 50 周年之际，法国养蜂界为纪念他对养蜂业的贡献，在他的故居门前镶嵌了达旦故居匾额。

在继续出版杂志的同时，出版养蜂书籍，制造巢础、蜂箱和蜂具，选育蜂种，出售种蜂王。

美国鲁特公司

鲁特公司由阿莫塞维斯·鲁特①于1869年创办，提倡使用郎氏十框式蜂箱，并按照这种蜂箱的规格设计制造了限王板等配套蜂具，形成了一套统一标准的蜂箱用具。

鲁特长期致力于研究养蜂管理技术、改革和制造各种蜂具。1868年在赫鲁什卡②发明离心式分蜜器的启发下，

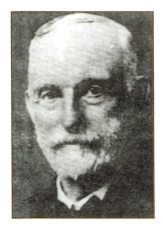

图56 阿莫塞维斯·鲁特

设计制造了全金属齿轮传动的两框换面分蜜机。1875年，他认识到巢础在养蜂生产中的实用价值，与机械师A.沃什伯恩合作，设计制造出双辊巢础机，用该机压制的巢础不但有巢房底，还有巢房壁，其性能超过了同时代的其他同类机器。之后，鲁特公司曾大量制造并销售这种巢础机，逐渐形成了繁殖和饲养笼蜂的生产技术。

北京养蜂场

在1925年黄子固③开办李林园养蜂场的基础上改名为北京养蜂场。黄子固在开办李林园养蜂场时，为了改变依赖进口蜂具的状况，于1926年开办了蜂具制造厂，制造并销售巢础、隔王板、分蜜机等各种蜂具。他与铁花雕刻工李德成一起，研制

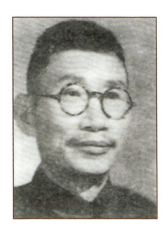

图57 黄子固

成意大利蜂巢础机，销售到全国各地。北京养蜂场于1930年引进一批纯种意大利蜂蜂王，1933年创办养王专场，每年培育优良蜂王1000余只，供应全国各地。1934年春，创办《中国养蜂杂志》④，致力于科学养蜂技术的推广工作。

烟台福明蜂产品有限公司

烟台福明蜂产品有限公司是中国大型蜂产品生产企业，主要生产销售蜂蜜、蜂王浆、蜂花粉、蜂胶等系列蜂产品，各类蔬菜蜂蜜和以果蔬为原料的饮料制品。年

---

① 阿莫塞维斯·鲁特（Amoslves Root，1839—1923），美国著名养蜂企业家。1839年出生在俄亥俄州的一个农场主家庭。1865年8月开始养蜂，1869年创办鲁特公司。著有《养蜂基础》。

② 弗朗西斯科·戴·赫鲁什卡（Francesco de Hruschka，1813—1888），奥地利现代养蜂家，分蜜机的发明者。

③ 黄子固（1896—1958），中国养蜂企业家。生于1896年4月13日，湖北省江陵人。1911年随父迁居北京。北平财商专科学校毕业后，在北平协和医院会计科供职，并从事业余养蜂。1925年辞去医院工作，开办李林园养蜂场并任场长。1930年研制了中蜂巢础机，制造了中蜂巢础、中蜂隔王板，对采用活框蜂箱饲养中蜂起了重要作用。1955年，李林园养蜂场改名为北京养蜂场，黄子固继续在该场工作，直至去世。著有《最新养蜂学》《人工养王法》和《养蜂学》。

④ 《中国养蜂杂志》一直延续到1956年移交给中国农业科学院接办，改名《中国养蜂》陆续出版至今。

生产能力为蜂蜜 3000 吨，蜂王浆 20 吨，各类蔬菜 200 吨，果汁饮料 100 吨，产品 80%以上出口国外。

陕西老蜂农生物科技有限责任公司

陕西老蜂农生物科技有限责任公司崛起于古城西安，在董事长杨万锁的带领下已有近 30 年的发展历史。旗下拥有陕西老蜂农养蜂合作社、陕西蜂产品工程技术研究中心和陕西省种蜂场。公司拥有"蜜蜂屋"和"融氏王"两大品牌，其主要产品有蜂王浆系列、蜂胶系列、蜂蜜系列、蜂花粉系列等四大系列百余个规格品种。其中，"蜂王浆"和"蜂胶"两大品种已获得国家药品食品监督管理局批准的"保健食品"批号，曾先后获得"首届杨凌农博会后稷金像奖""国家权威检测合格产品""陕西省消费者协会推荐商品"，融氏王蜂王浆获得中国蜂产品消费者满意"十佳称号"，融氏王精品蜂胶液获得"第六届国际蜂疗大会暨蜂产品博览会金奖"。

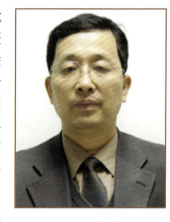

图 58　杨万锁

2

蚂蚁养殖与产业发展

2.1 蚂蚁的人工养殖

人工养殖的蚂蚁品种

蚂蚁系节肢动物，社团性昆虫。蚂蚁的种类有 2000 多种，中国现已查明的约 600 种，经卫生部鉴定，作为药食两用的仅发现大黄蚁、双齿多刺蚁、黄猄蚁等少数几个品种。目前中国人工养殖比较成功的仅有双齿多刺蚁（*Polyrhachis Dives*，亦称鼎突多刺蚁）和拟黑多刺蚁（*Polyrhachis Vicina*，亦称黑蚂蚁）。

蚂蚁的人工养殖方式

蚂蚁适应能力强、繁殖快、周期短，不受地理环境条件的影响，可采用塑料大棚法、床池法、缸式法、假山式法等多种养殖方式，也可以采用高密度箱式立体养殖。

塑料大棚养殖法比较简单易行。塑料大棚长 20 米，宽 3 米，高 2 米。棚顶弧形，棚内设木架，插树枝，接竹筒，两边留有通道。四周筑深 20 厘米、宽 25 厘米的水槽，既可防蚁逃跑，又可防鼠害。地面种花草、蔬菜。冬天加草帘保温，夏天留意通风，调节好温度和湿度。

床池法是用钢筋水泥板架在砖垛上做成床架，再用砖砌成床壁或隔板。池前壁设玻璃板，池上设密封纱门，门中有可开启的小窗以便喂食。床面铺 10~15 厘米厚腐殖沙壤土、树叶等，湿度维持在 10%~15%，土面放食盆。

缸式法是用高 1.5 米左右的缸，底铺 10~15 厘米厚的腐殖沙壤土、树叶等。缸盖用窗纱或纱布制造或直接覆盖。距缸底 20 厘米处用木条钉一弧形隔板，将蚁窝和食盆放在隔板之上。

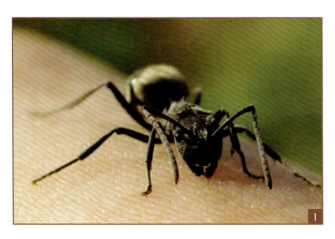
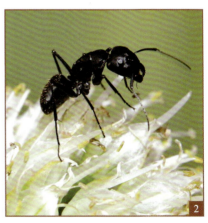

图 59 药用蚂蚁（1. 双齿多刺蚁；2. 拟黑多刺蚁）

室内法是室内地面铺 10~15 厘米厚土，再用砖、瓦、石垒几座假山，室内四角及中央放置食盆，门窗严闭即可。

庭院水池养殖法适用于家庭庭院内养殖。即在户外露地划出 4~9 平方米的方形地面，作为蚁岛，周围挖水沟，沟深 15~20 厘米、宽 20~25 厘米。沟内终年灌水，起隔离作用，避免蚁群逃跑。蚁岛内土质需疏松，每岛放蚁 2~3 巢，蚁巢部分埋于土下，大部分浮现土面，蚁巢上加盖一片土瓦，用以防雨和保湿。

山林放养法可选朝南向阳的山坡林地，土质最好为微酸性红黄壤土，有马尾松林或混杂林作为地被植物。面积在 3333 平方米以上。每 666 平方米山地可放蚁 10 巢，巢距间隔 5 米以上。蚁巢可放在马尾松枝杈上或草丛中、泥地上，放巢地点要做好标识，便于寻觅和检查。

高密度箱式立体养殖法则具有节约开支、降低成本、占地面积小等优点。

人工饲养蚂蚁的饲料配制

双齿多刺蚁属高等杂食性品种，人工饲养可喂米糠、麦麸、豆类、糖蜜类、瓜果类以及动物性饲料鱼粉、蚕蛹、鸡蛋、活昆虫等，也可用鸡饲料或自配饲料。

蚂蚁食量每天每只约 0.1 毫克，喂时要少喂勤添，以吃完饲料九成饱为度，饲料过少易引起斗殴，过多造成浪费。喂的饲料要新鲜、无霉变，喂蜜糖类时，一定要稀释并投成星点状，量少而点多，以防淹死蚂蚁。

人工放养的蚂蚁引种方法

蚂蚁属"社会性昆虫"，集体生活在黄土丘陵地带的马尾松林里，终年居住在蚁巢中，主要以捕食小昆虫为主。引种时应以巢或群为单位，维持集体成员组成完好，可将蚁群连巢一起放在开口的箱笼内，开口处蒙上通气的纱布，容器底面恰当放上湿土维持湿度，并投少量黄粉虫、糠麸片等食料。

蚂蚁的采收与加工

人工饲养蚂蚁的采收，主要是食物引诱。决定采哪一窝先让这窝饿 3~5 天，待全群蚂蚁至少有 80% 的蚂蚁呈饥饿状态，然后拿一编织袋，在袋中放上蚂蚁喜欢吃的食物，用一根小竹筒缚在袋口上，蚂蚁因饿得慌，会很快进入编织袋内，当引诱的数量差不多时，取下编织袋，置入 55℃ 温度中，约 5 分钟后蚂蚁全部被杀死。采收工作应在晴朗天气进行，以便很快将蚂蚁晒干。

蚂蚁的加工是把已被杀死的蚂蚁倒入堰匾上，拣出杂质，将蚂蚁尽快晒干。含水量不能超过 8%，才能保持较长的贮藏期，保证商品蚁的质量。成品蚂蚁的标准应是无霉变，无农药污染，肢体完整。成品包装可用内有塑料薄膜的编织袋，切忌使用农药、化肥的包装袋包装。

蚂蚁养殖技术的研究与推广

在近十年中，世界上有关蚂蚁的专著

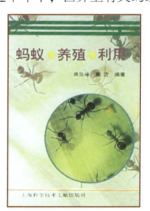

图 60 《蚂蚁·养殖·利用》（封面）

和研究论文有上万种。中国就有200多家新闻报刊报道过蚂蚁养殖和利用效果。

为进一步推广和普及人工养殖蚂蚁技术，龚泉福、高洁编著的《蚂蚁·养殖·利用》（上海科学技术文献出版社，1995）一书介绍了蚂蚁的生物学特性，繁殖、养殖技术、饲料、饲养管理、病害防治、采集加工、应用等方面的基本知识，使养殖者能够对蚂蚁的饲养管理有一个较全面的了解。

2.2 蚂蚁养殖场与研发企业

墨西哥政府鼓励开办家庭蚂蚁养殖场

墨西哥人在捕食和养殖蚂蚁等昆虫方面处于世界领先地位。他们常常扒开蜜蚁的窝巢，从它们身上挤蜜，约从1000只蜜蚁身上就可以挤出453.6克美味的蚁蜜。有时他们挖掘出蜜蚁后，摘去蚂蚁的头部就扔进嘴里，像嚼糖果一样。墨西哥的居民将以蚂蚁制作的各种菜肴视为高级营养食品。据墨西哥国立自治大学生物学院动物专业小组分析，蚂蚁含有的赖氨酸、苏氨酸、缬氨酸、异亮氨酸等都大大超过了联合国粮农组织规定的标准。

鉴于以上原因，墨西哥大力开发蚂蚁资源，政府鼓励开办家庭式蚂蚁养殖场。

拉美国家企业加工销售蚂蚁食品

拉美国家的昆虫加工联合企业，专门附设了昆虫食品商店、昆虫饭馆及酒吧，深受顾客欢迎。在这些商店、饭馆、酒吧，人们可以买到用蚂蚁做馅的巧克力糖等点心，可以品尝到用蚂蚁烹制的菜肴。

在美国一些地区，人们把蚂蚁视为高质量的营养食品。美国的一些工厂，用蚂蚁制作罐头、夹心巧克力糖等食品，在专门商店或饭馆出售。虽然这些蚂蚁食品的价格都比较昂贵，但由于鲜美可口，且富有营养，故很受欢迎。

中国广州墨龙科贸有限公司

中国广州墨龙科贸有限公司成立于1998年，是一家专业从事蚂蚁养殖与开发的生物工程公司。该公司视自然生态健康事业与人类的健康事业为己任，立足蚂蚁养殖产业，开创健康食品与蚂蚁文化。墨龙公司自成立以来，主要经营蚂蚁养殖、蚂蚁的批发零售以及进行产品的开发和相关技术研究。

2.3 蚂蚁人工养殖的前景

自古以来，蚂蚁因其营养丰富、味道鲜美、食疗效果显著吸引人们争相捕食。在古代中国蚂蚁曾作为帝王、酋长享用的滋补佳品；奥地利人将蚂蚁做成酱抹在面包上食用；德国早在第二次世界大战期间就有专门的蚂蚁餐馆和食品店，颇受市民欢迎。近几年，中国南京推出"喝蚂蚁酒、吃蚂蚁菜、品蚂蚁茶"的生意，杭州的餐馆也纷纷将"蚂蚁大餐""蚂蚁炒蛋""蚂蚁鲜汤"等上等菜肴摆上高级餐桌。据现代营养学家分析，蚂蚁富含50多种营养成分。蚂蚁粉的粗蛋白质含量为42%以上，同时，富含维生素和微量元素，特别是被称为"生命火花"的锌的含量最高，每1千克蚂蚁含锌量达240毫克。因此，营养学家称蚂蚁是"微型动物营养宝库"。

蚂蚁还具有较高的药用价值，能预防和减弱各种疾病和顽症。如产后乳汁不足、风湿性和类风湿关节炎、癌症、支气管炎、慢性肝炎、性功能低下、坐骨神经痛、糖尿病、神经衰弱等，可以异病同治，药效喜人。

20世纪90年代，中国的蚂蚁制品正在形成一个崭新的药膳产业。据《中国特产报》报道，中国已有近百家医院生产蚂蚁制品，年产值已逾10亿元，每年都有400多吨蚂蚁制品进入各地营养保健品市场。中国从事蚁疗事业的专家吴志成教授与南京蚁疗中心共同研制的"蚂蚁壮骨酒""蚂蚁乙肝宁""蚂蚁类风湿灵""蚁王浆口服液"，钦州半宙集团生产的"大力神口服液""大力醇酒"，北京医科大学和安徽兴邦科技开发有限公司联合研发的"蚁皇神粉胶囊""蚁康冲剂""蚁皇神酒""蚁枣晶"，以及含拟黑多刺蚂蚁成分的蚁精片、蚁精粉、蚁王口服液、复方蚂蚁丸、蚁宝茶、中国蚁王酒、大力神口服液等，[①]已在全国各地上市，评价甚佳。这样，每年需要干蚁达数十万千克。因此，利用蚂蚁资源开发蚂蚁制品具有不可估量的市场潜力。

---

① 吴福星，李郑林，朱美艳. 蚂蚁的应用研究现状及进展. 云南中医中药杂志，2006（4）.

3 斑蝥产业的发展

3.1 斑蝥的自然采集

斑蝥（Spanish Fly；*Lytta Vesicatoria*），别名芫菁、斑蚝、花斑毛、斑猫、花壳虫、章瓦、黄豆虫等，俗称西班牙苍蝇。由于斑蝥含有的斑蝥素有一个非常出名的功效——壮阳功能，因此在历史上有过许多关于斑蝥用作"春药"的记载。

在中世纪和18世纪，斑蝥昆虫都有药用的历史。18世纪，斑蝥昆虫被广泛用作春药、堕胎药、兴奋剂和毒药。在商业与烹调方面，斑蝥也受到追捧。

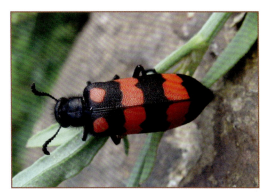

图61 斑蝥

3.2 斑蝥的市场需求与人工养殖

斑蝥的市场供求状况

斑蝥具有破结攻毒、除血积、利水道的功能。现代药理学研究表明，斑蝥还具有抗肿瘤、抗病毒的作用。利用斑蝥制成的复方斑蝥片、斑蝥素针剂，对各种癌症显示出奇特的功效。斑蝥能够分泌出一种防卫性的化学物质——斑蝥素，医生可以利用斑蝥素治疗皮肤上的瘤状物或某些癌症。为此，斑蝥成为近年来市场上的走销商品，大有供不应求之势。

目前，中国药材市场斑蝥交易主要以干货为主，在交易的干货当中，斑蝥的来源主要在广西、云南、贵州山区，靠人工野外捕捉而来，既费人工又破坏生态平衡。由于斑蝥本身是一种害虫，专吃豆科、茄科和葫芦科植物的花和嫩叶，随着农民耕地面积的逐年减少及农药的过度喷洒，导致野生斑蝥数量逐年锐减，从而慢慢推高了斑蝥干货的市场价格。

据有关数据显示，2005—2012年，亳州和安国等中药材交易市场上，斑蝥的交易量由原来的每年5吨上升到每年150吨，交易价格也由原来的每千克几十块钱增长到现在的四五百元，交易量虽在上升，但仍无法满足市场的需求，人工养殖斑蝥迫在眉睫。

斑蝥的人工养殖[①]

适应市场需求，近年来中国人工养殖斑蝥获得成功。养殖斑蝥比较简单，首先选向阳的地方，外用塑料网罩住，防止其飞逃，然后喂以庄稼蔬菜叶子为主的饲料即可。另外在养殖场里种些茄子等硬秆作物，供其排卵，5~10个月时用沸水烫死，取成虫晒干和烘干，即成药材，可以交售，一般每平方米可获干燥药材3千克，种源可以从田间大豆地里捕捉，不用高价购种。

斑蝥的人工养殖方式可以采取室内养殖与室外养殖相结合的方式。在养殖前期，进行室外养殖；在室外网棚养殖的同时，可进行小范围的室内养殖；当幼虫变成蛹后，即可放入室外网棚进行散养。

小规模人工养殖斑蝥，可以采收卵块人工孵化。人工饲养斑蝥幼虫，可在野外采集大量蝗虫卵块，贮在5℃以下冰箱中备用。

大规模饲养斑蝥可建造水泥养殖池，其面积大小根据规模而定，养殖前池内铺垫细土5~8厘米厚，并保持湿润（自然含水量16%~20%），种植斑蝥成虫嗜食的植物。在池中网罩下饲养蝗虫，让其在池土中产卵，再捉大斑蝥（雌雄各半）放到养殖池中，也使雌虫在池土中产卵，池上需加网盖，一般每平方米饲养50~100只幼虫。斑蝥幼虫孵出后，会自动寻找蝗虫卵袋并寄居于宿主的卵袋（块）内生活。待成虫羽化出土后及时收集。

值得指出的是，目前人工养殖尚无专业的斑蝥养殖基地，养殖技术仍然处于试验总结阶段，成虫人工饲料尚未开发成功，斑蝥活体重复取毒技术也处于研究之中。因此斑蝥人工养殖技术有待进一步完善提高。

---

① 白耀宇. 资源昆虫及其利用. 重庆：西南师范大学出版社，2010：88.

4

蜘蛛的养殖与产业发展

4.1 蜘蛛的人工养殖

蜘蛛人工饲养业的发展

在世界范围内有许多国家在毒蛛的人工饲养方面有所研究并逐步推广。美国、英国、法国、德国、日本、巴西、澳大利亚和南非,都有毒蛛养殖单位或从事毒蛛养殖研究和蛛毒科研的机构。中国一些大学的生命科学学院、生物研究所和医学院校也设立了研究毒蛛或蛛毒的机构,开展毒蛛和蛛毒的研究与开发利用,为推动毒蛛养殖业的发展做出了贡献。

英国制药业对蜘蛛的需求是全球最大的,全世界近70%的蜘蛛养殖业为他们提供原料。澳洲蜘蛛养殖加盟产业在中国也已起步。一般大口的罐头瓶、广口瓶、标本瓶均可作为饲养澳洲蜘蛛的工具。瓶口应用双层纱布封口扎紧,里边放些曲折硬纸或细小柴梗,供蜘蛛攀缘或隐蔽之用。1只蜘蛛一年能繁殖200~300只,有的达上千只,价值数百元。蜘蛛以苍蝇等昆虫为食,饲料易得,可自捕自繁自养,无需投资。

饲养结网性蜘蛛采用立体笼养方式,养蛛笼用白色胶质塑料窗纱缝制而成,规格为长、宽、高各20厘米。

在养殖品种方面,家庭养殖主要选择当地的品种,可自捕自养,减少开支。其中捕鸟蛛、黑寡妇蛛、悦目金蛛、穴居狼蛛、中华狼蛛、大腹圆蛛是经济价值较高的无毒蜘蛛。

经济效益较大并可提供蜘蛛毒素做科学研究的品种主要有:虎纹捕鸟蛛、海南捕鸟蛛、敬钊缨毛蛛、雷氏大疣蛛、红斑寇蛛、间斑寇蛛、穴居狼蛛、中华狼蛛、华丽漏斗蛛、奇异盗蛛、短胸长蟹蛛、悦目金蛛、棒络新妇蛛和圆蛛等。

目前,世界上已利用六种蜘蛛提取的毒素制成一种新药,用来防治脑出血、癫痫和早期老年痴呆引起的脑损伤。澳洲蜘蛛具有极高的药用价值,目前最好的抗癌药、戒毒药就是以蜘蛛为主要原料做成的,对老年痴呆、风湿骨痛、男性不育都有非常好的疗效。黑寡妇蜘蛛毒毒(BWSV)可用于治疗肉毒杆菌毒素(BOTX)引起的麻痹,还可用作神经生理学研究的工具。特别是蜘蛛毒液治疗脑出血等疾病的效果是目前世界上任何一种其他药物所无法比拟的。中国的一些科研单位已对虎纹捕鸟蛛、海南捕鸟蛛、敬钊缨毛蛛、雷氏大疣蛛等四种蜘蛛的毒液做了分离纯化和结构鉴定,进一步开展了活性研究,为开发利用蜘蛛毒素提供科学依据。

进入21世纪,随着蛛毒的开发应用,毒蜘蛛的人工养殖将成为一个新兴的产业。特别是在科学家利用虎纹捕鸟蛛毒素中的虎纹镇痛肽(HWAP-Ⅰ)研制开发镇痛新药,取得了可喜的进展的新形势

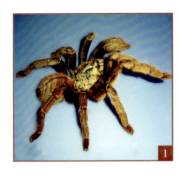 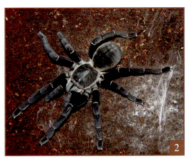 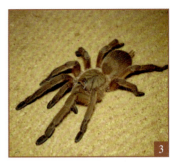

图62 蜘蛛养殖品种（1. 虎纹捕鸟蛛；2. 海南捕鸟蛛；3. 敬钊缨毛蛛）

下，虎纹捕鸟蛛的养殖技术将进一步推广，蜘蛛的人工养殖业也将有一个新的发展。

国际市场对毒蜘蛛的需求量增大

蜘蛛毒素不仅对脑出血等心血管疾病的治疗效果突出，而且可以治疗和预防癫痫、老年痴呆、脑动脉硬化、脑供血不足、中风后遗症等疾病。蜘蛛毒素还能辅助其他抗癌药物的使用。美国、日本和一些亚洲国家对蜘蛛毒素有一定的需求。

除了药用外，由于蜘蛛丝的强度是钢丝的六倍，所以蜘蛛丝还是制造人造血管、人造肌腱以及防弹衣的高档原料。特别是美国、德国、澳大利亚等国，不少人把蜘蛛当宠物养，还成立了蜘蛛协会，对成年成熟蜘蛛有较大的需求。

在美国一只8厘米以上的蜘蛛可以卖到80美元。以养500只毒蜘蛛为例，只要管理得当，每个月可以取到1克高纯度蜘蛛毒素干品，蜘蛛毒素干品在中国国内市场价是每克2万元左右，在国际市场上的售价更高。

养殖技术的国际交流

蜘蛛性情凶猛，全为肉食，并有互相残杀习的性，故宜单独饲养。同时，蜘蛛食性杂，耐饥饿，生命力强，只要保证食物、水分和隐蔽物的三个基本条件，即可饲养成功。以下是饲养蜘蛛的六个要点：

第一，保定。在保定、移动或搬运蜘蛛的时候，可用一个小的杯子或透明容器把毛蜘蛛赶进去，再进行搬运。不可直接用手操作。

第二，环境。不同品种的蜘蛛对生活环境的要求不同，特别是对湿度的要求各不相同。干燥性品种的蜘蛛，环境就不要太湿；若是热带的品种，除了放置一个小水盘外，还需要在土壤上喷水，保持潮湿的环境。此外蜘蛛较为怕光，不要把它放在强光能直射到的地方。

第三，食物。喂饲蜘蛛的饲料主要是蟋蟀、乳鼠（刚出生的小白鼠）或蜥蜴类、昆虫类、小鱼、面包虫等。

第四，毒性。所有的蜘蛛都是有毒的，需要格外谨慎，一定要做好保护饲养者的工作。因此，蜘蛛不适合儿童饲养。

第五，脱壳。脱壳意味着蜘蛛又要长大了，随着蜘蛛体形的变大，脱壳的时间间隔会越来越长。

第六，独居。毛蜘蛛在野外的时候多为独居，除了繁殖季节寻找伴侣之外，不会群居。如果把两只毛蜘蛛养在一起可能会引发严重的争斗，甚至会导致两败俱伤或死亡。也不能和其他的动物饲养在一起。

1999年4月29日，美国洛杉矶蜘蛛养殖专家查理斯通过曾留学美国的广西昆虫研究所所长谭毅的介绍，第一次来广西容县考察黄惠琼[1]的蜘蛛养殖场。经过一年多的合作，双方在养殖、品种交流、蛛毒的提取方面获得了突破性进展。

2000年12月12日，查理斯和哈萨克斯坦节肢动物专家安特利第二次来广西南宁，在黄惠琼的帮助下，对容县的蜘蛛分布以及种类情况进行了为期四天的考察。考察发现容县不但有稀有虎纹捕鸟蛛，还有灰蛛、黑蛛等三个种类共十多个品种的蜘蛛，是医学实验研究的珍稀品[2]。

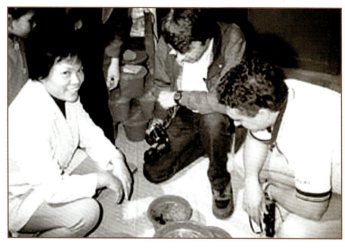

图63 黄惠琼（左一）、查理斯、安特利在养殖场考察蜘蛛养殖情况

4.2 蜘蛛养殖朝阳产业的兴起

蜘蛛的药用产业前景

以蜘蛛干品为原料开发的蜘蛛粉、蜘蛛羹等药品、保健品正应运而生，风靡世界各地。中国科研人员在抗衰老研究中心用蜘蛛毒液研制成功的"脑力再造丸""增微一号丸"等，对脑血管疾病和肿瘤疗效很好。因此，随着蜘蛛药用的不断开发，蜘蛛养殖产业将是一个朝阳产业。

发明毒蜘蛛活体诱导取毒方法

1999年由中国华中农业大学唐显发明的一项专利——毒蜘蛛活体诱导取毒方法（CN98113695），是采用类似动物肉体柔软而又容易清洗的用具，模仿某种昆虫的动作对毒蜘蛛进行触及性诱导，或者模仿某种生物体的动作对毒蜘蛛进行攻击性诱导，调动蜘蛛捕食和自卫的本能及活性，使毒蜘蛛误认为是其他昆虫猎物或者某种天敌而对其进行主动性攻击排毒。将蜘蛛排在用具上的毒汁收集起来，进行常规分离纯化，真空脱水，冷冻干燥得到蜘蛛毒干品。

---

[1] 黄惠琼，是从海南回到家乡广西容县的下岗女工，她了解蜘蛛的市场信息，在家乡捕捉毒蜘蛛进行人工养殖获得成功。《人民日报》曾于1998年8月6日刊登《南方养蛛第一人》，报道了黄惠琼回乡养蜘蛛坎坷艰辛、最终获得成功的故事。这个故事还有续篇——《养蜘蛛走向世界》。

[2] 黄雪华. 蜘蛛的养殖历史. 人民日报：华南新闻, 2001-01-05.

蜘蛛丝研发应用的新商机

蜘蛛腹内有几种奇妙的腺体，所藏的液体一旦从腹部末端释放出来，就会变成有特殊作用的东西。壶状腺释放出来的液体，一遇空气便凝结成丝，用作最初的棚架和辐射线。葡萄状腺释放出来的液体也固结为丝，用作螺旋形的线。腹合腺释放出来的液体不会凝结成丝，却是温液，和前一种腺液同时释放出来，附在丝上凝成一粒粒的细珠，使丝富有黏性。管状腺释放出来的液体是做产卵袋的。梨状腺释放出来的液体有使丝飘着之效。

人类利用蜘蛛丝始于 1909 年，第二次世界大战时蜘蛛丝曾被用作望远镜、枪炮的瞄准系统中光学装置的十字准线①。20 世纪 90 年代，科学家对蜘蛛丝蛋白基因组成、结构形态、力学性能有了深入研究，为蜘蛛丝商业化生产提供了可能性。

黑寡妇蜘蛛是世界上最毒的蜘蛛，它

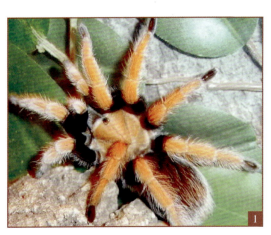
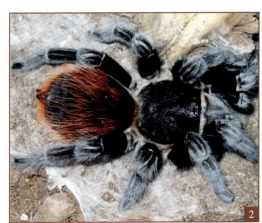
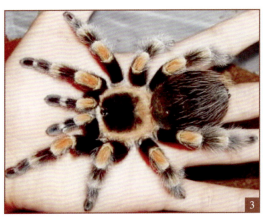
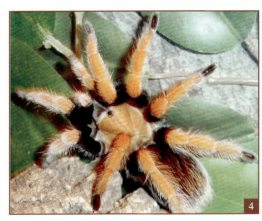

图 64 宠物蜘蛛（1.墨西哥火脚；2.墨西哥红尾；3.墨西哥红膝头；4.红玫瑰）

---

① 天文学家在天文望远镜中装上极细的丝，遥望天空时，视野中有了细的线条可以比较星的位置。他们先是把一根蚕丝分成两股使用，但是还嫌太粗。1820 年，英国的仪器制造家忒劳顿改用蜘蛛丝。他采用背上有十字纹的圆蛛的丝。圆蛛的丝比蚕丝更细，而且很韧，又不会扭曲。一股蚕丝约为一英寸（2.54 厘米）的二千分之一粗，圆蛛的丝只有一英寸的一万五千到二万分之一，比蚕丝细得多。

的牵引丝性能以高强度、高韧性著称。黑寡妇蛛丝在拉断前可以延伸27%，强度超过普通蛛丝的两倍，超过所有其他天然纤维。因此，用其制作"防弹背心"。在黑寡妇蛛丝启发下，开发出了新一代的高强度合成纤维，在医药、工程、体育、军事等领域大显身手。新一代的蜘蛛丝是制造人造血管、人造肌腱以及防弹衣、登山救生绳的高级原料。

斗蜘蛛与"蜘蛛商品"的开发

斗蜘蛛是日本民间的传统文化，其影响遍布日本全国，许多青年人热衷于饲养蜘蛛宠物，并积极参加斗蜘蛛比赛。一些商家也抓住商机，开发了相关的"蜘蛛商品"，使得蜘蛛饲养成为饲养动物宠物产业里的新行业[①]。

宠物产业里的新行业

自然界中的蜘蛛有4万多种，其中绝大多数或有剧毒，或生命力极弱，目前适宜作为宠物进行人工饲养的宠物蜘蛛仅有100多种，如亚马孙捕鸟蛛、委内瑞拉巨人粉红蛛、洪都拉斯卷毛蛛、金钱活门蛛、南美洲火玫瑰蛛、生息在热带及亚热带的塔兰图拉毒蛛、墨西哥火脚蛛、墨西哥红尾蛛、墨西哥红膝头蛛、巴西白膝头蛛、南美洲粉红脚蛛和智利红玫瑰蛛等。

把蜘蛛作为宠物饲养，最早流行于美国和日本。现在，养宠物蜘蛛已成为宠物产业里的新行业。

---

① 王婷婷. 在日本九州观斗蜘蛛. 金羊网，2007-09-05.

5

蝎子养殖与产业发展

5.1 蝎子的养殖历史

从野生捕捉到人工养殖

蝎子是传统的名贵药材,尽管早在2000多年以前它就被人们认识并加以利用,但蝎子的市场供给一直依赖野生捕捉。长期以来,人们大量捕捉野生蝎子,使野生蝎子资源急剧减少,而在夜晚捕捉蝎子时不小心掉进水井遇难的、被毒蛇咬伤的、滑进深山悬崖摔伤的采药者也为数不少。

在中国,20世纪60年代,随着化肥、农药的大量使用,蝎子赖以生存的野生环境遭到破坏,自然种群的数量急剧减少,致使蝎子药材供不应求,价格攀升。这种新形势,促使科学家和民间养殖者探索人工养殖蝎子的方法和技术,从此,家庭式的人工养蝎产业开始起步。

之后,随着社会经济的繁荣和人们对健康的需求,蝎子的食用价值和药用价值不断提升,开发利用蝎子的需求量大幅增加,于是人工规模养殖蝎子逐步发展起来。

黄粉虫的养殖成功结束了养蝎无食的历史

20世纪80年代中期,人工养殖黄粉虫[①]获得成功,黄粉虫成为人工养蝎的优质饲料,不仅结束了人工养蝎无食的历史,带动了蝎子养殖业空前的发展,而且推动了蝎子养殖场的规模化饲养。这一时期,蝎子的养殖技术也相应提高,夏买冬卖模式和自我繁育模式成为人工养蝎的基本模式。

药食两用推动了养蝎产业的发展

20世纪80年代初期,人工养蝎主要为满足药材市场的需求。20世纪80年代中期以后,全蝎产品作为食品、保健滋补品开始在市场上畅销,人工养蝎产品在满足中医药材需要的同时,还为蝎毒的研究与开发、蝎子酒等新型食品提供原料。蝎子的药食两用特点促进了中国人工养蝎的发展,进而推动了养蝎产业的发展和壮大。

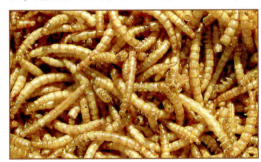

图65 黄粉虫

---

① 黄粉虫又叫面包虫,属于鞘翅目,拟步行虫科,粉虫甲属。原产北美洲,20世纪50年代从前苏联引进中国饲养。黄粉虫干品含蛋白质高达50%以上,含脂肪30%,还含有磷、钾、铁、钠、铝等常量元素和多种微量元素,故被誉为"蛋白质饲料宝库"。

5.2 中国养蝎技术的革新

从采集野生蝎子到人工养蝎

从采集野生蝎子到人工养蝎技术的实施过程中，甘肃、陕西、山西、河北、山东、安徽、河南等省，养蝎基本形成夏买冬卖和自我繁育两种模式。

第一，夏买冬卖模式。每年的6月份到9月份，有很多专业收购野生蝎子的经纪人走乡串村收购蝎子。经纪人把收购来的死蝎子制干或者冷冻储存起来，通过三级收购，卖给药厂、药铺或者药材市场。而活蝎子通过自养或者寄养的方式，经过一个月左右的喂养，都吃饱了黄粉虫，增重20%左右，这时候再把它们卖出去。有的则继续养殖在池子里，在10月份蝎子冬眠之后，根据市场状况，再进行销售。夏买冬卖模式的最大特点就是养殖周期短暂，只是几个月的储存，夏天买来冬天就卖掉。蝎子增重快，不需交配产子，不经历蜕皮环节，不要求长大只要求肥胖，对养殖技术要求不高，劳动强度不大，蝎子只做药用和食用，不做繁殖的种蝎用。

第二，自我繁育模式。自我繁育模式也就是依照蝎子的生理生活习性来育种、繁育、生长的循环过程。蝎子从野生慢慢地驯化而来，驯化过的蝎子性情温顺，叛逆性不强，对光、声、振动等干扰反应迟钝，环境适应能力强，便于长期饲养。有经验的养殖场在种源不足的情况下，常常会从夏买冬卖的蝎子市场上购买优质的野生蝎子，把它们驯化成家养蝎，和自己的种蝎进行杂交育种，培育出品质更为优良的蝎种。

自我繁育模式分为室内养殖（温室养殖）和室外养殖（散养或者露天养殖）两种形式。温室养殖的特点是把蝎子生长的周期由三年缩短为一年内，可高密度养殖，立体式养殖，操作简单，劳动量不大，便于喂养管理，幼蝎成活率高，省时省空间，但技术要求高。露天散养，即在室外建造若干个养殖池，只要不逃跑，敌害不侵食，有食物喂，一般很容易养成。其特点是技术要求不高，充分利用自然环境条件，不需要人为能源，成本低，蝎子成活率高。但蝎子生长周期长，需要三年时间见效。自我繁育模式针对的是专门养殖用的家养蝎，所以可以当种蝎用，可以繁殖。

东亚钳蝎养殖技术

作为中药材的主要品种，东亚钳蝎的养殖方式很多，小规模的有盆养、缸养、箱养，大规模的有池养、房养、蜂巢式养殖等。不论哪种养殖方式，基本原则是模拟蝎子的自然生活环境，为蝎子创造舒适的生活条件。为了克服盒式养殖（即在光滑的盒子里放上多层瓦片进行养殖）存在的缺陷，多采用蜂巢式养蝎法。

新技术与新经营方式的推广

在人工规模养蝎的过程中，一些科学研究机构和企业开始研究和经营蝎子的养殖，为推进蝎子养殖产业的发展起到了重要的作用。

1988年成立的河南省生物毒素研究所的所长金振喜[1]首创了蝎子"窑式饲养法",研制轻便型"蝎毒采集器",先后研制出中华蝎王精营养液、中华蝎王精胶囊、蝎王精口服液等系列产品[2]。

1999年,上海中药集团公司注册首家规模化养蝎合作企业——上海金翼全蝎养殖有限公司,在市郊和浙江平湖等地区发展养蝎户1100多家,公司主要研发专治神经及心脑血管疾病的全蝎胶囊。同时,也开发蝎酒、蝎粉等产品。[3]

2008年前后,山东省淄博沂蒙技术开发研究所改制为山东沂源恒健全蝎制品有限公司,成为专业从事钳蝎养殖及蝎制品开发的科研机构。该公司潜心研究探索沂蒙全蝎养殖及蝎制品开发技术,创造出"塔式仿生快速养蝎法",获得国家专利,并得到广泛推广。同时试验开发出蝎毒素、龙蝎酒、蝎精口服液、蝎精胶囊、焙全蝎、全蝎罐头、蝎宝灵、蝎精美容霜、蝎蛋白饮料等系列产品。这些产品改变了蝎制品传统的油炸、盐渍等食用方法,有效地保持了全蝎的营养、保健功能,展现出全蝎的全新价值。[4]

2010年,广州兴农生物科技实业有限公司建立了完善的(东亚王蝎)蝎种供应、饲料加工供应、成本销售体系,并由此成为蝎子养殖产业中的龙头品牌(东亚王蝎)。公司推出技术无偿指导与完善的售后保障措施,无论是养殖方法,还是饲料供应、环境调节,专家都会迅速给予响应,为(东亚王蝎)蝎子养殖事业的发展壮大注入了动力。

5.3 人工养蝎的市场前景

从中国人工养蝎的发展历史来看,20世纪80年代初期以前,人工养蝎主要是为了满足药材市场的需要。自20世纪80年代中期以后,除少量继续满足中医药发展的需要外,大量全蝎产品是作为食品和保健滋补品来消费的。

从养殖效益分析,由于蝎子繁殖较快,一年能产两次,每次可产仔蝎20~50条,所以蝎子的出售率会逐年增加。特别是蝎子养殖成本低,效益高,引种一次就不需再次购种,可终身受益。一个人利用业余时间养蝎,可管理10立方米空间的蝎子,扣除设施投资、饲料等各种费用,经济效益可观。

从市场状况分析,未来市场药用蝎子干品价格趋于平稳,做食疗和菜肴食用的鲜活蝎子的价格将一路上扬。从国际市场来看,随着中国传统的中医文化走向世

---

[1] 金振喜(1946—),高级工程师。1985年中华全国总工会授予其"五一"劳动奖章和"业务能手",荣获河南省"科技进步二等奖""黄河金杯奖",河南省劳动模范,东亚蛛形学会理事。
[2] 王荣耀. 中华蝎王金振喜. 销售与市场,1994(10).
[3] 朱全弟. 养毒收毒发"毒财". 新民晚报,1999-10-14.
[4] 人工规模养蝎的前景与效益分析. 农博网特养频道,2008-06-11.

界，一些国家和地区，尤其是日本及东南亚各国和地区，每年从中国进口的全蝎数量也在不断增加。

据有关方面预测，由于全蝎药用与食用的需求持续增长，人工繁殖种苗和成蝎规模养殖技术趋于成熟，未来蝎子养殖产业作为新兴养殖业将会平稳发展。

6

蜈蚣养殖产业的发展

6.1 蜈蚣的养殖

蜈蚣的经济价值推动人工养殖

蜈蚣（*Scolopendra Subspinipes*），别名天龙、百脚、吴公、百足虫、千足虫、天虫、千条腿，是蠕虫形的陆生节肢动物，属节肢动物门多足纲蜈蚣科蜈蚣属（*Scolopendra*）动物。

蜈蚣作为中国传统中药，性温有毒，主入肝经，其息风、通络之功，近于全蝎而作用更强，用于治疗肝风、顽痹等症，常相须为用。在祛风镇痉方面，可用于治疗急慢惊风，破伤风引起的痉挛抽搐、角弓反张、口噤，有较好的祛风镇痉作用。在散结攻毒方面，可治疗疮疡肿或瘰疬溃烂，可配其他药调敷，亦可用于治疗毒蛇咬伤。

蜈蚣除了作为动物药材的应用之外，在食疗滋补方面，蜈蚣富含人体所需的多种微量元素，具有滋阴壮阳、驻颜养容、抗癌散结等功效。食用蜈蚣可炸、可煎、可烤，也可煲汤。世界各国的皇亲贵族、阔佬大款们所养的宠物"金龙鱼"，也是以金头蜈蚣为主要食物的。

蜈蚣的药用与食用价值推动了蜈蚣的人工养殖。

蜈蚣的人工养殖

家庭式的蜈蚣养殖，只要创造人工养殖的环境即可。养殖方式因地制宜选择箱养、缸养和池养的方式。无论哪一种养殖方式，都需有适宜蜈蚣生长的环境。如温度宜保持在25℃~32℃，在生殖期内温度不能低于20℃。蜈蚣生长的环境湿度为60%~80%，池内土层的相对湿度控制在15%~20%。池土湿度在夏季偏湿，梅雨季节和冬季偏干。

在饲养方面，蜈蚣是典型的肉食动物，食性广杂，特别喜食各种昆虫，如黄粉虫、蟋蟀、金龟子、白蚁、蝉、蜻蜓、蜘蛛、蝇、蜂以及它们的卵、蛹、幼体等，同时还吃蚯蚓、蜗牛及各种畜禽和水产动物的肉、内脏、血、软骨等，也吃水果皮、土豆、胡萝卜、嫩菜等。牛奶、面包等也可用作蜈蚣的食物。

在繁殖方面，蜈蚣的寿命仅有六年，性成熟以后，一般在3—5月份和7—8月份雨后初晴的清晨进行交配，40天后开始产卵，雌蜈蚣把受精卵产在自己的背上，以便及时孵化。每只雌蜈蚣一次排卵时长达2~3小时，每次产卵50~80粒。卵表面富有黏液，卵粒互相黏在一起成卵块。孵化期间雌蜈蚣不吃不喝，直到孵化出蜈蚣幼虫。

在管理方面，要防止蜈蚣逃跑，注意饲养密度，做好温度、湿度、光线管理，保持环境安静；所投饲料保持清洁卫生，沾有农药的食饵不能投喂；经常观察，防止蜈蚣的天敌进入养殖池内；防止食物、泥土霉变；及时剔除有病的蜈蚣。此外，蜈蚣有毒液，在捕捉的过程中若不慎被其蜇伤，应及时用手挤压蜇伤处，使毒液不致扩散到皮下组织。随后尽快在被蜇伤处敷 3%氨水或 5%~10%小苏打水，或用新鲜桑叶、蒲公英叶或洋葱捣烂，涂搽或外敷。

大规模养殖可圈养或立体养殖。蜈蚣性情温驯，工厂化立体养殖是目前最高效、最快速的蜈蚣养殖方法。蜈蚣一次产卵 50~80 枚，恒温养殖年产卵 23 次。一般一次饲喂可管 2~3 天，产卵期间基本不用饮食，规模养殖可人工养殖饵料，自然养殖只需要麦麸、菜叶、瓜果、昆虫、动物内脏、骨粉等，几乎无需成本。蜈蚣适应能力强，生命力旺盛，不易染病。一般晚上 18—20 时饲喂，业余时间即可养殖。

6.2 药用蜈蚣的品种与加工

中国药用蜈蚣，又名天龙、百足、百脚虫等，为蜈蚣科动物少棘蜈蚣的干燥体。中国境内分布多为中国红巨龙蜈蚣（Chinese Red Dragon）、少棘蜈蚣（中国红头蜈蚣，*Scolopendra Subspinipes Mutilans*）。分布在泰国、越南、马来西亚等地的越南巨人蜈蚣（*Scolopendra Subspinipes*），除药用外，还具有观赏价值，受玩家喜爱。

少棘蜈蚣

少棘蜈蚣，亦称中国红头蜈蚣、瓶山大蜈蚣、金头蜈蚣（长江沿岸地区）、红龙（广西）、雷公虫（四川）。它是主要分布于中国和日本的品种，体型在不同地区差异巨大，分布在日本冲绳地区的个体可以达到 20 厘米。其干燥体呈扁平长条形，长 9~15 厘米，宽 0.5~1 厘米。全体由头部和躯干部组成，共 22 个环节，最后一节略细小。头部暗红色或红褐色，略有光泽，有头板覆盖，头板近圆形，前端稍突出，两侧贴有颚肢一对，前端两侧有触角一对。躯干部第一背板与头板同色，其余 20 个背板为棕绿色或墨绿色，具光泽，自第 4 背板至第 29 背板上常有两条纵沟线；腹部淡黄色或棕黄色，瘪缩；自第 2 节起，每节两侧有步足 1 对，共 21 对；步足黄色或红褐色，偶有黄白色，呈弯钩形，最末一对步足呈尾状，故又称尾足，易脱落。质脆，断面有裂隙。气微腥，有特殊刺鼻的臭气，味辛、微咸。

越南巨人蜈蚣

越南巨人蜈蚣属蜈蚣目，能达 25 厘米以上，在蜈蚣界里，毒性算强烈。大概有 20 对步足。性格凶猛、敏感，会主动攻击任何在其附近的其他节肢动物（然而每一条的个性都不一样，要视乎个别个体）。

越南巨人蜈蚣主要分布在亚洲的泰国、越南、马来西亚等地，主要是黑色身体，黄（红）色脚。由于越南巨人蜈蚣生性凶猛，所以有较高的观赏价值，受玩家喜爱。

蜈蚣去毒刺加工

蜈蚣春、夏二季捕捉，用竹皮插入头尾，绷直，干燥；或先用沸水烫过，干燥。生用，或烘炙研末用。

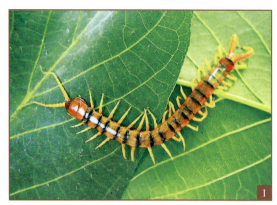 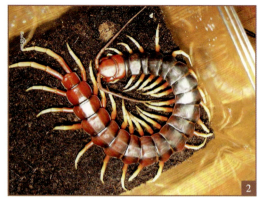

图 66 药用蜈蚣（1. 少棘蜈蚣；2. 越南巨人蜈蚣）

捕捉到的活蜈蚣，先用棍子或者篾制的长夹子摁住后，用大拇指和食指捏住，让其尾部绕在四指上去毒刺，取长宽与蜈蚣相当的薄竹片，削尖两头，一端插入蜈蚣颚下；另一端插入尾部，借竹片的弹力将蜈蚣绷直，置阳光下晒干。若遇阴雨天，可用炭火烘干。干燥后抽出竹片，此时切忌折断头尾，以免影响品质，然后将体长相近的蜈蚣头朝一方，在背腹处用宽1厘米左右的细竹片横向夹住，结扎成排，每排 50 条，置木箱内密封贮存。

成品蜈蚣应足干，呈扁长状，头部红褐色，背部黑绿色，有光泽，并有 2 条突起棱线，腹部棕黄色，瘪缩，足黄色或红褐色，向后弯曲，最后一节如刺状，断面有裂隙或中空，气微腥，具刺鼻臭气，味辛而微咸，头尾部齐全，无破碎、无虫蛀、无霉变。

蜈蚣等级

蜈蚣成品分为四个等级：特级，每条长 16.5 厘米以上；一级，每条长 13 厘米以上；二级，每条长 10 厘米以上；三级，每条长 6.6 厘米以上。

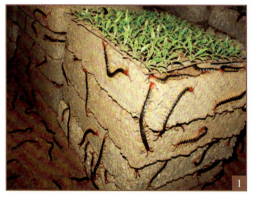 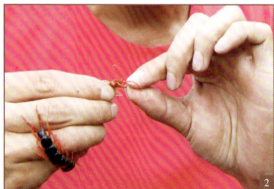

图 67 蜈蚣养殖与去毒刺加工（1. 浙江兰溪蜈蚣养殖场；2. 给蜈蚣去毒刺）

6.3 蜈蚣的产地与市场前景

最早的中国药典《神农本草经》记载动、植物中药365味，蜈蚣药是其中之一。南梁时的陶弘景对《神农本草经》做过整理和增补，并对药用蜈蚣的产地和性状做了较精确的记载："蜈蚣生大吴川谷及江南，头足赤者良。""今赤足者多出京口长山、高丽山、茅山，于腐烂积草处。"李时珍在《本草纲目》中引用了《蜀本草》中一段很有价值的话："蜀图曰：（蜈蚣）生山南川谷及出襄、邓、随、唐等州土石间。"上述的"山南"系沿袭唐代建制的"山南道"地区，包括现在的湖北省境内长江以北、汉水以西，陕西省境内的终南山以南，河南省的北岭以南以及四川省境内剑阁以南和广西境内丘陵山地。由此可见，中国江苏、浙江、安徽、河南、湖北、湖南、广东、广西、陕西、四川是中国药用蜈蚣的传统产地。

目前，人工养殖的蜈蚣主要产于湖北、湖南、浙江、江苏、安徽等地。主产区湖北，全省年收购量占全国的80%左右，产品销全国并出口；浙江、江苏、安徽、河南、湖南亦有少量收购，多为自产自销。

蜈蚣作为传统中药，一直受到国际医药市场的青睐，尤其是欧美及东南亚等国家，每年从中国大量进口。它是中国动物药材出口的紧俏产品。尽管如此，蜈蚣在中药制作过程中的用量有限，市场已经供应充足，蜈蚣养殖领域的产销基本平衡。

7

蛇的养殖与产业发展

7.1 蛇的养殖与技术推广

蛇类的驯化与养殖业的兴起

蛇类在药用、食用、灭鼠及保护生态平衡等方面有着广泛的应用价值。蛇蜕可入药治溃疡及皮肤顽症,蛇胆具清热解毒明目之功效,蛇毒可治疗坐骨神经痛、风湿骨痛、脑血栓和冠心病,蛇皮用于制革,蛇油用于化妆品护肤养颜,蛇肉味道鲜美供人享用。随着经济发展,药用、食用蛇的需求量大增,对野生蛇类资源构成了巨大压力,于是蛇类的驯化与人工养蛇产业应运而生,不仅成为开发利用蛇类资源和致富的有效途径,而且也为保护蛇类、防止破坏自然界的生态平衡发挥了重要作用。

中国的养蛇产业经过多年探索有了一定的发展,特别是人工驯养技术取得了一些进展,积累了一定的经验,某些蛇种的养殖技术具备了产业化发展的基础。常弘[①]等2002—2003年在对广东省蛇类养殖情况调查时发现,当时广东省真正驯养成功的蛇种类有眼镜蛇(*Naja Naja*)、眼镜王蛇(*Ophiohagus Hannah*)、滑鼠蛇(*Ptyas Mucosus*)、乌梢蛇(*Zaocys Dhumnades*)等四种。其他主要经济蛇类如银环蛇(*Bungarus Multicinctus*)、金环蛇(*Bungarus Fasciatus*)、蝰蛇(*Vipera Russelli*)等都处于养殖方法探索阶段。

蛇的养殖技术的推广

蛇的养殖技术的推广在人工配合饲料技术和越冬及无冬眠养殖技术方面取得了进展。采用人工配合饲料养殖对节约成本、预防疾病、加速蛇类生长、缩短生产周期至关重要,也是实现蛇类养殖产业化的必经之路。目前已经研发成功乌梢蛇人工配合饲料、王锦蛇人工配

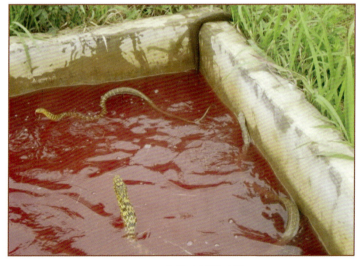

图 68 一个养殖蛇的池塘

---

① 常弘,卢开和.广东省养蛇业的现状与发展策略研究.蛇志,2004,16(4):5-9.

合饲料，大大减少了饲养成本，也便于管理，对蛇类养殖产业化发展起到了很大的推动作用。由于蛇的自然冬眠死亡率在35%~50%，因此，蛇的安全越冬事关养蛇成败。目前，人工养蛇越冬方面的研究主要集中在两个方面，一是用半地下塑料棚对黑眉锦蛇成蛇和幼蛇进行了越冬试验，采取给修建的半地下塑料棚加装灯泡，低温时以上方加盖棉布并开启灯泡等方式为棚内加温，并在冬眠前加强饲喂，进越冬棚时清洗消毒，经114天的平均冬眠期后成蛇存活率达90%以上，幼蛇存活率达80%以上。二是对尖吻蝮幼蛇进行了无冬眠养殖，存活率达到96%，体重增加250%。研究证明冬眠不是蛇类生存的必要条件，可通过升温使之不进入冬眠状态而持续生长，为产业化养蛇提供了依据。

但蛇的人工繁殖技术仍处在摸索阶段。蛇的疾病多有传染性强、发病快、死亡率高、不易发现的特点。尤其是毒蛇具有一定的危险性。因此，目前的蛇病防治技术包括控制污染源，定时驱虫，发病后及时隔离治疗，严防交叉感染，以防为主，避免大面积发病等措施。

在蛇类养殖技术科普方面，中国农业出版社出版了马连科、徐芹编著的《蛇类养殖技术》（1998）。1999年，顾学玲的《蛇养殖与蛇产品加工》（科学技术文献出版社，2003）出版，之后，又陆续出版了《蛇类无公害综合养殖新技术》《蛇养殖技术》《科学养蛇问答》三部专著。

进入21世纪，劳伯勋[①]主编的《中国养蛇学》（时代出版传媒股份有限公司、安徽科学技术出版社，2011），阐述了蛇类的解剖和生理；讲述了中国养蛇简史；介绍了中国的蛇类及常见蛇种，蛇的营养和饲料，蛇的人工配合饲料的制作与蛇类食性的驯化；提供了蛇场的设计和施工方案以及蛇场的四季工作历；介绍了蛇类的越冬、繁殖和疾病防治方法；分析了蛇种的采集、装运方法及幼蛇人工饲养的窍门；推荐了关于蛇与蛇毒的综合利用的思路和方法；提出了养蛇业在新技术"武装"下如何起跑、谋求更大发展的理论和方法；针对抗蛇毒血清的研制及其应用中存在的问题，提出了改变剂型等创见。

2007年12月，"中国蛇业"门户网站（www.snakeking.com.cn）注册运行，为蛇类研究爱好者、经济蛇养殖加工基地以及蛇产业链相关企业提供信息咨询和技术服务。

[①] 劳伯勋（1933— ），笔名尹剑华，著名科普作家。浙江诸暨人。1961年毕业于复旦大学生物系。历任上海科技大学、华东化工学院、杭州浙江医科大学和暨南大学生化、生物、动物学教师及教授，国家林业局中国蛇类养殖利用研究中心专家组主任教授。著有《蛇国探秘》《蛇类的养殖及利用》《蛇养殖技术》《有毒动物》和《养蛇问答》。

7.2 蛇的养殖企业

埃及图尔巴野生动物出口公司

埃及的蛇类有40多种,其中毒蛇10种。位于首都开罗西17千米处的艾布·拉瓦什镇,有一个200多年世代相传的狩猎大户图尔巴家族。主人图尔巴经埃及农业部批准,从1956年起向高等院校或科研机构出售毒蛇等野生动物。1984年获准开办了"图尔巴野生动物出口公司",经理是图尔巴的小儿子。在埃及国内,眼镜蛇一般卖30~40埃及镑①,出口价卖到40美元,图尔巴一家每月的收入有3000多埃及镑。②

中国永州之野异蛇实业有限公司

1993年,湖南省永州异蛇酒创始人周大武创办了特种养殖场,主要养殖蛇、甲鱼、牛蛙。由于永州民间有用异蛇泡酒的历史,于是改做蛇酒,参照唐代文学家柳宗元《捕蛇者说》而取名为异蛇酒,公司注册为"永州之野异蛇实业有限公司"。之后,注册为"永州芝山野异宝科技开发有限公司"。永州属亚热带丘陵地区,适宜于蛇类生长,境内盛产五步蛇、银环蛇、眼镜蛇、竹叶青、烙铁头等多种剧毒蛇。1997年,公司提出"捕一放三",保护蛇类资源,实现可持续发展战略,得到社会各界支持,公司发展壮大,当地养蛇农户获益③颇丰。

中国浙江省德清县莫干山蛇类实业有限公司

1996年,杨洪昌④创办的德清县莫干山蛇类实业有限公司成立。2007年,公司已建立订单蛇类养殖户150户,养殖场地7.5万平方米,蛇类深加工场地2000多平方米,经GMP认证的蛇类保健品生产线一条。经过28年打拼,2012年毒蛇繁、蛇肉制作以及保健药等蛇类产品的加工与开发,年销售额达2000多万元。与此同时,村里还配备了为数不多的取毒工,一到夏天,一条蛇一个礼拜可取一次毒液,增加了养蛇的收入。从此,子思桥村成了"中国第一蛇村",杨洪昌也成了名副其实的"蛇王"。⑤

杨洪昌的"赤练蛇人工孵化技术",已经形成一套完整的赤练蛇人工养殖、孵化、加工规程。科技进步不仅使自己富起来了,也带动全村人富裕了起来。2010年韩国金丁株式会社代表理事丁权秀决定与杨洪昌合作,在韩国成立德清县莫干山蛇类实业有限公司韩国支社,专门经营蛇类

---

① 2008年,1美元约合5.53629埃及镑;1元人民币约合0.811081埃及镑。
② 朱梦魁. 捕蛇世家. 人民日报,1999-07-18.
③ 周大武. 浅论永州异蛇产业. 永州之野异蛇实业有限公司,1997年1月.
④ 杨洪昌(1951—),浙江省德清县新市镇子思桥村人,现为子思桥蛇类协会会长,他带动子思桥成为"中国第一蛇村",现任德清县莫干山蛇类实业有限公司和韩国支社董事长。
⑤ 杨浦东. "蛇王"杨洪昌与蛇共舞. 上海科技报,2009-05-26.

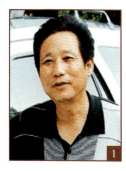 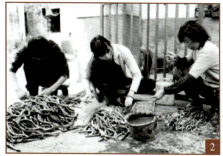 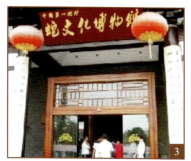

图 69 莫干山蛇类实业有限公司 (1—2.杨洪昌与子思桥村的养蛇人；3.蛇文化博物馆，尹江 摄)

产品。2012年5月，杨洪昌在村里建起中国第一个村级"蛇文化博物馆"。馆内有活蛇馆、蛇产品馆、取毒制作馆、仿生态养殖馆，庭院中种植治疗蛇毒的中草药，既弘扬了中国蛇文化，又促进了养蛇产业的进一步发展。

此外，中国的蛇类养殖企业还有：杭州飞龙蛇类开发总公司、浙江龙图蛇业集团、湖州德清飞龙蛇业发展总公司、山东梁山水泊蛇园有限公司、福州福龙生物制品有限公司（1982年成立）、富阳市金山蛇业有限公司、云南特种养殖动物公司（1996年成立）、浙江闯世界蛇业有限公司、武夷蛇园、千岛湖蛇园、桂林蛇艺城、金湖蛇园、大竹岚蛇园、梧州蛇园、青州蛇蝎园和福建省尤溪县清永吉蛇园。

7.3 蛇的养殖研究机构

中国科学院昆明动物研究所

中国科学院昆明动物研究所自1970年成立以来，从事蛇毒与蛇伤防治研究。为了研究蛇资源，1993年成立了动物毒素蛇资源开发中心，在湖南、江西、浙江、广西和云南创办了14个蛇场作为研发基地。1999年，该所与广东丽珠集团公司合作成功开发的镇痛药——"克洛曲"，获得了三类新药生产证书，并进入规模化生产。"克洛曲"片是个复方制剂，由克痛宁（纯化的眼镜蛇神经毒素）、盐酸曲马多、布洛芬按1:150:300比例组成，克痛宁主要通过抑制乙酰胆碱释放而起镇痛作用，盐酸曲马多是一个中枢镇痛药，布洛芬是一个解热镇痛药，三者通过不同的作用机制协同发挥镇痛作用。主要用于晚期癌症疼痛、手术后疼痛以及其他因素所致的中、重度疼痛的镇痛。

安徽省祁门县蛇伤研究所

安徽省祁门县蛇伤研究所成立于1965年，研究所集蛇伤研究、治疗和蛇类养殖于一体，研究毒蛇咬伤的防治、蛇类养殖、蛇类资源的开发和利用。科研所内设附属蛇伤专科医院、蛇伤蛇毒研究室、蛇类养殖场、制剂室等部门。

湖南省吉首大学乌龙山蛇类研究所

吉首大学乌龙山蛇类研究所副所长孟

宪文[①]从1976年开始养蛇,他利用乌龙山区蛇类生长繁育的特色资源优势,采取人工繁育驯养与野外放养相结合的办法,深入研究变野生为人工驯养的途径,为医药事业提供了紧缺的蛇类药材产品原材料。同时,孟宪文研发的"五步蛇取毒技术",每天可提取1800条左右的五步蛇的蛇毒。该所还研发有干制五步蛇、蛇鞭、蛇胆等蛇产品。

2010年,研究所与湘西乌龙山五步蛇养殖有限责任公司、广西医科大学、台湾"中央研究院"蛇毒研究所进行科研交流协作,开展稀有蛇类人工养殖技术研究,以及蛇产品的开发利用,为蛇类资源的可持续利用探寻新的途径。

此外,中国的蛇类科学研究机构还

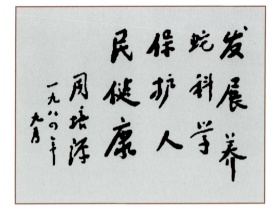

图70　科学家周培源的题词

有:广州蛇类技术研究中心、义乌市蛇类研究所、祁门县蛇伤研究所、南通蛇类治疗研究所、黄山市蛇类科学研究所、广东茶山福天然蛇类医药研究所和郴州地区蛇伤研究所。

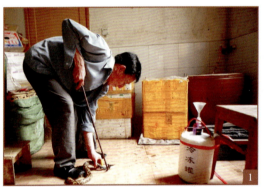
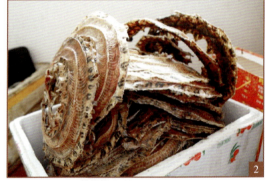
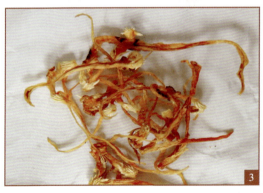
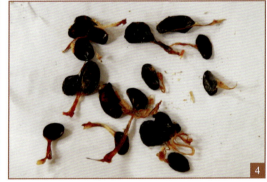

图71　孟宪文研发的五步蛇的取毒技术与产品(1.取毒现场;2.干制五步蛇;3.蛇鞭;4.干蛇胆)

[①] 孟宪文(1939—　),中国蛇协五步蛇的取毒专家。1939年出生于永顺县首车乡,中国蛇协会员。

7.4 养蛇产业的市场前景

国际市场对蛇的需求量比较大。统计资料表明，中国香港每年销售70多万条蛇，其中中国内地活蛇输入香港约45万条，速冻蛇肉几百吨。广州日销量1000千克以上，上海、南京每年供蛇餐馆经营的蛇高达百万条。中国国内活蛇价格每千克100~200元，冻蛇肉价格每千克80~120元。此外，供作药用的蛇干、蛇酒、蛇胆、蛇鞭、蛇皮、蛇蜕的需求量更是难以计数。

蛇毒液的价格更是高得惊人，在国际上被誉为"液体黄金"，5克蛇毒液的价格在1000美元以上，比黄金贵20倍以上，蛇胆每千克也在1000美元以上。

在中国，养蛇是新兴的养殖产业。市场上出售的蛇仍以野生蛇为主，呈现供不应求的状况。随着社会经济的发展和现代科技研究对蛇的药用食用价值的肯定，其市场需求与日俱增，蛇类的市场价格也不断攀升。据统计，中国每年食用活蛇达2万吨，以每条1.5千克计算，数目近1500万条。药用、工艺及观赏用蛇数目也相当惊人。据2007年统计，仅广州市一地单月消费活蛇就达到600吨，年销量达8000吨；日本、韩国、东南亚国家及中国港、澳、台地区需求量年均增长10%以上，价格年均增长5%以上[①]。

中国蛇产品交易活跃的城市有广州、香港、北京、哈尔滨等，蛇类产品主要流向餐饮业、中药材市场和保健品行业。在药用蛇类市场方面，其市场需求量和市场价格逐年增长，以2009年安徽亳州药材市场的行情为例，蕲蛇药材价格在每千克1700~2000元，乌梢蛇药材价格在每千克160~200元，金钱白花蛇药材每条为20元[②]。

此外，世界各地有许多蛇庙、蛇节，每逢节日到来之际，蛇的养殖与旅游业带来发展经济的良好机遇。不仅如此，世界各地的民间组织和杂技团体都有养蛇的专门场所，配备专家，发展蛇的养殖以促进旅游业的发展。因此，蛇类的驯化养殖乃至产业化发展是大势所趋。

---

① 庆元. 养蛇业市场分析. 农村新技术，2008（2）.
② 陈金印，张华安，丁志山. 我国蛇类养殖业发展的现状与思考. 蛇志，2011（2）.

8 蟾蜍养殖与产业发展

8.1 蟾蜍的养殖

蟾蜍是无尾目、蟾蜍科动物的总称。最常见的蟾蜍是大蟾蜍,俗称癞蛤蟆。蟾蜍皮肤粗糙,背面长满了大大小小的疙瘩,这是皮脂腺。其中最大的一对是位于头侧鼓膜上方的耳后腺。这些腺体分泌的白色毒液,是制作蟾酥的原料。蟾酥可以治疗心力衰竭、口腔炎、咽喉炎、咽喉肿痛、皮肤癌。药市上蟾蜍价格呈上升趋势,环境污染使野生蟾蜍越来越少,而蟾蜍的应用范围则日益扩大,国际市场对蟾酥的需求量也不断增加,所以人工繁养蟾蜍、采集蟾蜍是致富的好途径。

人工养殖蟾蜍的目的是采集蟾蜍制品,一般在稻田、水库、池塘、菜园、荒地等场地养殖蟾蜍,以蟾治虫,以虫养蟾,可达到经济、生态及社会效益的协调统一。

蟾蜍对栖息环境要求不高,养殖技术比较简单,在饲养场内挂上电灯引诱昆虫让其自食即可。蟾蜍繁殖率较高,一对蟾蜍一年可产卵 3000 粒左右,人工饲养一年的蟾蜍可达 75 克重。如果能实现规模化养殖,再掌握蟾酥提取、蟾衣采集及加工等技术,其经济效益则更为可观。

人工饲养蟾蜍的方法主要是:第一,建立养殖场。蟾蜍为水陆两栖动物,养殖场宜建在靠近池塘、水沟且有杂草、水源的地方,养殖场四周设围墙,以防蟾蜍逃跑和畜禽进入。第二,收集种蟾及卵块。可先捕野生体大、健壮、无病、无伤的蟾蜍做种蟾,每平方米放养种蟾蜍 1~2 对。雌雄比例为 3:1;也可到池塘、河流收集蟾蜍卵块,把卵块放于水温为 10℃~30℃的池水中,经过 3~4 天即可孵化出小蝌蚪。第三,蟾蜍的饲养管理。刚孵化出的小蝌蚪 2 天内靠卵膜内残留的营养物质生活,3 天后开始进食,人工饲养可投放米糠、麦麸、蚯蚓、蝇蛆等,每天投饵 1~2 次,水温保持在 16℃~28℃,水质要清新,水深以 0.2~0.4 米为宜。第四,病害防治。蟾蜍病少,主要是防止老鼠、蛇、鸟等危害。搞好围栏、巡查,冬天将其转移到地洞或水下泥土中安全越冬。

日趋严峻的生态环境使人工养殖蟾蜍势在必行。蟾蜍适应力强,无论是水田、菜地、荒地、泥沼、坡地还是林地,蟾蜍都能繁衍生息,连青蛙无法立足的坡旱地区,也是它大显身手的广阔天地。蟾蜍以各类昆虫和浮游生物为食,繁殖力很强,产卵场所也很随意,养殖技术简单,无需饲料成本,每 666 平方米水面增值 6 万元以上。可见,蟾蜍的养殖和加工是一项低成本、高效益、前景广阔的新型产业。

8.2 蟾蜍养殖的市场前景

蟾蜍养殖效益高市场前景好

蟾蜍集药用、保健、美食于一身，因而被誉为"蟾宝"，是经济价值很高的药用动物。蟾蜍全身是宝，蟾酥是从它的耳后腺和皮脂腺采集的白色乳浆加工而成。据医学分析，蟾酥含有蟾蜍毒素、精氨酸和甾体类等物质，具有强心镇痛、兴奋通窍、利尿解毒、抗癌等功能。六神丸、梅花点舌丹等几十种中成药都是以蟾酥为原料制作的，在国际医药市场上备受青睐。

中国生产的蟾酥在国际市场上声望极高，每年出口2500多千克，可换得外汇500万美元。进入21世纪，各国对蟾酥的需求量日益增加，价格一再上扬。鉴于中国国内蟾蜍收购量仅能达到市场需求量的23%，满足出口量的50%，因此，蟾蜍价格仍处于上涨的阶段。

北京蟾蜍制品中心

北京蟾蜍制品中心主要提供蟾蜍、干蟾蜍、蟾衣、蟾皮、蟾酥等相关产品。特别是蟾衣在各大药材市场十分火爆。该公司生产的"活乐康"牌长白山蟾衣胶囊，主要用于治疗癌症、白血病、乙肝患者。在自然环境下，蟾蜍每月蜕衣1~2次，每千克蟾衣回收价6000多元。采用非药物蜕衣技术，几乎无成本开支，如加以综合利用，一只蟾蜍一年能获利70元左右。蟾蜍除去内脏干燥后制成的干蟾和胆均可入药。而蟾蜍肉质细嫩，味道鲜美，营养丰富，是很有开发价值的保健佳肴。

蟾蜍治虫仍有需求

在南美热带地区，生活着世界上最大的癞蛤蟆，最大个体长约25厘米，为蟾中之王。蟾王不仅体型大，胃口也特别好，它常活动在成片的甘蔗田里，捕食各种害虫。因此，世界上一些种植甘蔗的产糖地区引进蟾蜍消灭甘蔗田里的虫害，取得了良好效果。

蟾王的足迹遍布西印度群岛、夏威夷群岛、菲律宾群岛、新几内亚岛、澳大利亚以及其他热带地区。每年为人类保护着相当于10亿美元的财富。一只雌蟾王每年产卵38000枚左右，是两栖动物中产卵最多的一种，但它的蝌蚪却很小，仅1厘米长。蟾王不仅能巧妙地捕食各种害虫，也能很好地保护自己。它满身的疙瘩能分泌出一种有毒的液体，凡想吃它的动物，一口咬上，马上会产生火辣辣的灼烧感，不得不将它吐出来，否则就会被毒死。

9

河豚产业发展简史

9.1 中国河豚产业的发展

古代美食与河豚捕捞业的兴衰

中国古代的河豚"美食"始于北宋，盛于南宋和元，到了明代趋于衰退。从地理上，食用河豚在南宋、元遍布整个南方，而明中期以后除宫廷外，逐渐局限在长江三角洲。

随着生态环境的变迁，长江下游苏南扬中地区的人们普遍认识了河豚，并开始嗜食河豚，至今仍传承着河豚饮食文化。特别是六朝建都①南京之后，人流、物流促进了社会经济的发展，河豚饮食文化开始在长江下游兴起，与此同时，河豚捕捞业也兴盛一时。

从古人对河豚分布、生态习性、外部形态、行为的描述来看，"拼死吃河豚"中的河豚，应该指的是春天从海洋进入长江下游生殖洄游的暗纹东方鲀。

从捕捞到人工养殖

1993年以来，随着市场需求的增加和自然资源的剧减，以及出口需求量的不断增加，中国从捕捞河豚为主转向捕捞与人工养殖相结合，大幅度提高了河豚的产量。特别是中国北方沿海地区人工养殖河豚逐步发展起来，规模日趋扩大。据统计，1993—2000年中国北方出口的河豚在日本市场上占有率逐步上升，1999年，中国出口河豚创汇1000万美元，2000年出口创汇2000万美元。仅1999年，河北、辽宁、天津、山东等地人工养殖河豚的产量就达400吨，其中河北、辽宁、天津产地的规格为500~600克/尾。②

目前，中国河豚养殖品种五个，年产量约1万吨，产值约10亿元，出口创汇过亿元，带动的餐饮消费达几十亿元。

南通：养殖河豚的出口基地

江苏省南通东濒黄海，南临长江，是河豚重要的原产地，古时南通就有食河豚的习俗，素有"拼死吃河豚"之说，是"南通河豚"的"快乐老家"。

由于悠久的河豚历史、深厚的文化底蕴、特殊的地域条件，南通成为中华民族河豚文化、河豚历史的奇葩。南通从西周至东周周元王三年（前473）属吴国，后越国灭吴国，于是属越国。当时这里就有品尝河豚的习俗。宋、明时期，吴越之地食河豚之风尤甚。这里的河豚由于味道特别鲜美，吴越之地的"土人"又懂得怎样

---

① 六朝建都指公元3世纪到6世纪末，三国东吴、东晋、宋、齐、梁、陈六朝相继建都于建康（今南京），这是一个继战国之后中国思想界最活跃的时代。
② 姜长波.中国北方河豚鱼养殖现状与展望.河北渔业，2001（5）.

烹饪河豚，因此，许多人不惜"拼死食之"。至清代，至民国，由于清末状元、南通名人张謇大力发展通州轻工业，南通相当繁盛，各地商贾云集此地，他们不但慕"近代第一城"的盛名，在这里大量交易棉纱、布匹，而且也慕这里的极鲜美的河豚盛名，"拼死一吃"。至今，每年仍会有成千上万的人在清明节前后来到南通，品尝河豚。

20世纪90年代，为了保护河豚资源，南通渔业部门及多家企业一方面收集有限的野生资源，建立了野生种鱼库；另一方面成功进行了河豚的人工养殖，攻克了人工繁殖技术难关。江苏中洋集团股份有限公司建成世界上规模最大的河豚养殖基地、国家级河豚良种场基地，养殖技术居世界领先水平，市场占有率超过80%。

江苏中洋集团在河豚的人工养殖技术方面，掌握了世界领先的繁殖、养殖技术。一是采取"三段养殖法"模式[①]，大大缩短了河豚的生长周期，节约了养殖成本，河豚经过野化，鲜味独特，营养价值更高。二是控毒养殖技术。根据河豚毒素产生的内源与外源学说的机制，通过放养全人工繁殖鱼种，从遗传基因方面减少产生河豚毒素的可能；改善水质环境，控制产毒细菌生长；投喂全价配合饲料，切断河豚从食物链的产毒途径；稳定生长环境，控制性腺发育，有效地达到了控毒的目的。三是专用配合饲料技术。2001年，中洋牌河豚系列配合饲料通过了省级鉴定。2002年取得了国家专利。同时起草制定了江苏省地方标准。现在河豚养殖基地每年繁育纯种河豚千万尾，自养成鱼达400万尾以上，产量达2000吨，这个数字已超过1959年长江捕捞量的四倍。

渤海湾河豚养殖产地

在日本，河豚价格比其他鱼价高几十倍，因此中国沿海各地很早就有人工养殖河豚，每年都向日本出口。未来巨大的市场促进了中国河豚产业的发展，渤海湾逐步形成河豚养殖产地。

1992年，河北省水产研究所率先突破红鳍东方鲀人工育苗关，在唐海县发展河豚人工养殖，并在十里海养殖场进行了红鳍东方鲀的池塘养殖及鲀虾混养推广示范获得成功，获成鱼87.5吨，售价每千克170元，使唐海县成为中国河豚的重要出口基地[②]。

始创于1993年的大连天正河豚餐饮有限公司是大连天正实业有限公司（以下简称"天正公司"）的全资子公司，并在日本、韩国设有办事机构。天正公司以红鳍东方鲀、黄鲦鲥、鲈鱼、三文鱼等名贵海水鱼类为主营产品，在大连建成海上离岸抗风浪金属网箱养殖基地以及名贵海水鱼类产业化育种基地，并在辽宁、山东、河北和福建等地建有十余个养殖基地。天正公司开展河豚的养殖、加工、出口，年产红鳍东方鲀2000吨，占国内产量的1/3左右，年出口日本的河豚占中国出口总量的60%以上。

[①] 河豚洄游的过程不但是产卵的需要，而且也因水域条件的变换使其肉质变得尤为细嫩、鲜美。养殖过程中，为满足河豚洄游生态特质，模拟河豚生存环境，采取了咸淡水过渡，室内与室外养殖相结合，即温室→露天区→温室养殖模式，名曰"三段养殖法"模式。

[②] 张洁，张雪. 河北唐海县出口河豚鱼养殖发展情况. 渔业致富指南，2008（5）.

9.2 日本河豚产业的发展

日本是世界上最大的河鲀消费国，全国计有 5000 家以上的餐饮和零售单位经营河豚业务。每年消费的河豚总量在 2 万吨左右，其中养殖的红鳍东方鲀有 1 万吨，其余为各种野生的河豚。消费的养殖河豚中有 40%～60% 依赖进口，野生河豚中有 60%～70% 依赖进口。

由于野生河豚捕捞数量越来越少，日本人工养殖的河豚食用量逐年增长。据统计，2010 年河豚食用数量约 5 万吨，其中从中国进口的河豚数量在 1 万吨以上[①]。日本大阪中央批发市场为了弥补市场需求的不足，从中国、韩国进口河豚。从中国、韩国进口河豚均用飞机运输，每周四个航次。从中国进口的河豚为冰结品，每天进口量多则 2 吨，少则 500～600 千克。从韩国进口的有活的、加工的以及冰结的三种，每天保持进货 1 吨左右。

日本河豚的主要产地集中在鹿儿岛、下关、熊本、大分、长崎等县市，这些地方都有河豚养殖、加工、销售及餐饮场所。

日本的河豚养殖以网箱养殖为主。第一年稚鱼至 1 龄鱼采用聚乙烯网箱。当体重达 300 克以上时，移入 4 厘米网目的金属网箱中饲育，直至上市出售。国内网箱养殖河豚的网箱规格为 3 米×3 米×5 米，多见于南方沿海，北方大多数为池塘养殖，面积数千至数万平方米不等，池深 2～2.5 米。除单养外，近年也有与对虾混养的。

9.3 食用河豚的安全开发

河豚是自然界最毒的动物之一，其体内的肝脏、肾脏、卵巢里含有的河豚毒素，比氰化钾还厉害。在正常情况下，只要一丁点这种神经毒素就足以在几分钟内毒死一个成人。中毒者先是发觉身体不适、头脑昏眩、嘴巴发麻，直至跌倒在地、浑身抽搐、喘不上气来，最后死亡。因此，根据国家规定，只有经过专门培训，且取得许可证的厨师才有资格处理和烹制河豚，以免引发危险的后果。因此，发展河豚产业，引导河豚美食的开发必须注意做到安全第一。

日本政府为了确保河豚食用安全，颁布了一系列完善的管理法规，建立了一整套的河豚食用安全管理体系，对河豚产业进行专业、规范、有效的行业管理。因此，即便河豚在日本各地被广泛消费，由河豚安全问题所造成的食物中毒或死亡事

[①] 陈永祥，等. 日本河豚鱼管理概况. 中国卫生监督杂志，2011（4）.

件却基本得到控制[①]。

中国江苏中洋集团"中洋牌"河豚经国家级专家鉴定,通过了控毒健康养殖和安全食用鉴定,注册了"中洋"商标,申报了3项专利,完成了9项省级地方标准的制定。"家化暗纹东方鲀控毒及健康养殖技术"养殖出的河豚,具有毒性低、营养丰富、品质独特、食用安全的特点。中洋河豚卵巢的毒素含量仅为野生河豚的1%～2%,食用中洋河豚可保证100%的安全。自1996年以来,上千万人次试食中洋河豚未发生一例中毒。2002年7月,中央电视台十套《走近科学》栏目以《给河豚解毒》为题制作了23分钟的专题片。2003年10月,中央电视台七套《科技苑》栏目又专题播出11分钟的《解"毒"河豚鱼》。在全国乃至一些国际人士中产生了强烈的反响。

9.4 河豚的养殖与河豚毒素的提取

河豚的人工养殖带动了河豚毒素科学研究工作。河豚毒素（TTX）是国际上公认的"软黄金",国际市场上1克河豚毒素价值17万美元左右,是黄金价格的1万倍。

加拿大Wex技术公司根据从河豚体内提取的河豚毒素,研发出一种新型特效止痛药,帮助癌症患者缓解疼痛。

中国科学院水生生物研究所研发的河豚的规模化养殖及其毒素提取检测技术包括两个部分：一是河豚规模养殖技术。即从长江引种驯化野生暗纹东方鲀,或自培养全人工繁殖亲鱼进行人工繁殖、育苗、集约化养殖。经过家化人工养殖的暗纹东方鲀无毒或只有极低的毒性,养殖无环境污染,可安全食用。二是河豚毒素的提取、纯化技术。采用二步色谱法纯化工艺技术,河豚毒素产品纯度等同美国西格玛化学公司色谱纯标准,该项技术获得两项实用新型专利。

[①] 宋兴安,王锡昌,陶宁萍,等.日本河豚食用安全监管有关法规条例简介.水产科技情报,2011（2）.

第66卷

生物毒素利用史

本卷主编
史志诚
尉亚辉

卷首语

　　生物毒素是有毒植物、有毒动物和有毒微生物产生的具有一定化学结构和理化性质的毒性物质，多为特有的几种氨基酸组成的蛋白质单体或聚合体。世界上生物毒素的利用已经取得了辉煌的成就。

　　本卷记述了最引人注目的植物毒素用于医药和农药，为人类的健康与食品安全做出了贡献；蛇毒制备的抗蛇毒血清和抗血栓制剂，挽救了无数需要救治的生命；蜂毒疗法、蜂蜇疗法、蜂针疗法和蜂毒注射疗法已经在世界各地普遍应用；从弗莱明发现青霉素到确定青霉素的医疗价值，再到青霉素的工业化生产，青霉素在治疗传染病方面和在战争中救死扶伤取得了巨大成就，使弗莱明等三位科学家共同获得诺贝尔奖；肉毒毒素用于美容成为当今社会的一种时尚。近年来，不少国家纷纷把目光移向昆虫毒素类药物及保健品的开发，成果令人鼓舞。然而，不幸的是某些生物毒素也被用作战争毒剂。

　　在已经深入研究的生物毒素中，科学家总是在关注其毒性作用的同时，更为关切对生物毒素的利用价值的研究。这种对生物毒素利弊的矛盾性、同一性和统一性的认识，既体现了自然科学家所具有的科学精神，又反映了科学家的哲学思维。

　　生物毒素是人类已经开始利用并将进行深入研究和开发利用的生物资源。由此可见，有毒生物资源是人类的宝贵财富，那种视有毒生物为敌的传统观念应当彻底转变。地球上不能只有人类，保护有毒生物也就是保护人类自己。

1

植物毒素用于医药

1.1 植物毒素的早期应用

早在 1540 年，科德斯（Cordus）就对马钱子有过描述。1818 年，法国人皮埃尔（Jesoph-Bienaime Caventou）和佩勒笛尔（Pierre Joseph Pelletier）从植物中分离出了生物碱士的宁。在医学上，易溶于水的硝酸士的宁（Strychnine Nitrate）曾用来防治循环障碍和衰弱无力状态，后来又用来防治麻痹症状。在东南亚，人们咀嚼马钱子的种子，据说可以预防霍乱和防止被蛇咬。在一些地区人们偶尔用士的宁浸渍麦粒（即加毒拌种）来防治啮齿动物。

在闻名于世的宁尼危（Ninive）[①]图书馆的莎草纸卷（Papyrus Ebers）和陶片上，洋葱被描述为治疗感染性伤口的药物。古罗马皇帝提比略（Tiberius，前42—37）手下的塞尔苏斯[②]在他的《医学》（De Medicina）篇中对一系列治疗化脓伤口的植物做了说明。在其化学组成上，这些物质包括：有独特气味的香精油百里酚（Thymol），取自北欧植物百里香（Thymus Serpyllum）——早在 1887 年百里酚就作为抗菌剂使用；对-异硫氰酸羟基苄酯（p-Hydroxy-benzyl Isothiocyanate），取自白芥（Sinapis Alba）；不饱和含磷有机化合物，取自压碎的大蒜头中；白头翁素（Anemonin），取自白头翁（Anemone Pulsatilla），以及各种糖苷、醌、香豆素和生物碱等。

16 世纪，西班牙人在征服南美洲时就知道利用狩猎毒——箭毒（Curare）。带箭毒的箭可以使人致死。许多博物学家曾试图得到美洲原始居民不同部落所使用的箭毒的秘密配方。第一位得到配方的，是亚历山大·冯·洪堡[③]。他发现印第安人利用委内瑞拉奥里诺科河（Orinoco）两岸生长的南美箭毒树（Strychnos Toxifera）及其他马钱属植物（Strychnos）的皮，用水浸提法获得含有多种吲哚生物碱的箭毒，这种箭毒在化学上具有四价铵盐（Ammoniumsalze）的性质。其中 C-毒马钱碱 I（C-Toxiferin I）是最有效的生物碱之一，比乌头碱（Aconitin）的毒性高 5~10 倍。

1925 年以后，法国和英国的学者开始用箭毒治疗肌肉张力亢进症和痉挛症。1935 年，英国人哈罗·金（Henry King）分离出了季胶型箭毒碱，确定了它的化学

[①] 公元前 2000 年到公元前 600 年美索不达米亚平原上的文明古国亚述王国的首都。

[②] 公元 1 世纪罗马《百科全书》的编撰者。《百科全书》中仅有《医学》篇存世，被公认为优秀的医学经典文献。

[③] 亚历山大·冯·洪堡（Alexander von Humboldt，1769—1859），德国自然科学家，自然地理学家，近代地质学、气候学、地磁学、生态学创始人之一。

结构，鉴定出箭毒的主要麻醉成分，之后研究工作取得了迅速的进展。同年，德国植物学家克卢格找到了含有这种麻醉成分的植物。从此，制药公司可制造出标准浓度的箭毒，作为治病救人的良药。近代，箭毒起初作为肌肉松弛剂被用来治疗麻痹症。1942 年，加拿大医生格里菲（Glifith）和约翰斯（G. Enid Johneson）在一次很困难的外科手术中利用箭毒成功地达到使肌肉完全松弛的目的，为外科麻醉术提供了良好的方法。以后又有人用箭毒治疗舞蹈症、癫痫等。

许多植物能产生抵抗细菌、真菌和原虫的物质，可以用来开发新的医药。对这些植物的这种抗菌作用的认识，可看作 20 世纪药理学和毒理学取得的重要成果。特别是植物毒素作为新的医药导向物占有重要地位。从植物中提取的强心苷、乌头碱、吗啡、箭毒等仍然是目前有效的临床药物。药物化学家已研究证明长春碱、喜树碱、鬼臼毒素等植物毒素具有抗癌作用。蓖麻毒素是目前研究抗癌的"导弹毒素"的组成部分。川楝素是治疗肉毒中毒的特效药。

毒毛旋花苷（Strophantine）是一种有毒糖苷，对心脏具有极强的作用，在医学上是治疗心脏衰弱的有效药物。毒毛旋花苷存在于南部非洲的羊角拗植物如旋花羊角拗（*Strophanthus Gratus*）和毒毛羊角（*Strophanthus Kombe*）的种子中。毒毛旋花苷在非洲以及在马来群岛被用作箭毒。用旋花羊角拗的浸提物甚至可以杀死大象。

在马来群岛，含鱼藤酮（Rotenone）的毛鱼藤（*Derris Elliptica*）的根，被用作鱼毒和箭毒。土著人含着嚼碎的根潜入鱼群附近，在那里吐出这种糊状物。他们浮出水面把口漱净后，又潜入水下，去捞麻醉了的鱼。

以前在防治害虫时，人们喜欢使用配制方法各不相同的植物毒素。1577 年，博克（Hieronymus Bock）在《草药典》（Kreütterbuch）中就提到 12 种驱除虱子、螨、虮子的植物药物，11 种防治跳蚤的药物，37 种防治苍蝇和蚊子的药物。他还生动地描述了在牛奶中煮过的蒜藜芦的毒性作用："在牛奶中沸煮，苍蝇携带，只要食入，所有人肯定发肿……"

1690 年，人们就用烟草汤防治蚜虫，1746 年，烟草汤被用来防治李树象鼻虫。20 世纪，尼古丁制剂可以用工业方法制造，并被用来合成新的杀昆虫剂（1934 年，在德国的葡萄种植中至少用了 100 吨）。

茜草科植物金鸡纳树及其同属植物的树皮中含有生物碱奎宁（Quinine），俗称金鸡纳霜。1820 年佩尔蒂埃和芳杜首先制得纯品，它是一种可可碱和 4-甲氧基喹啉类抗疟药，是快速血液裂殖体杀灭剂。

蝶形花科（Papilionaceae）植物含有类鱼藤酮（Rotenoide），菊花（*Chrysanthemum*）含有除虫菊酯（Pyretroid），今天，它们在防治害虫中仍起着重要作用，而且也能合成制造。早在 100 多年前，人们就认识到了它们的作用，并以达尔马提亚杀昆虫粉（出自前南斯拉夫的达尔马提亚地区）和波斯杀昆虫粉（出自波斯）的形式加以利用，这些杀昆虫粉所含的主要成分是除虫菊（*Chrysanthemum Cinerariifolium*）干燥后磨碎的花。秋水仙（*Colchicum Autumnale*）中的秋水仙碱（Colchicine）可用来治疗痛风性关节炎的急性发作。

木材也含有抗微生物的毒素，以保护

其免受真菌侵害。欧紫杉（*Taxus Baccata*）的糖苷型结合的红豆杉苷配基就是一种主要的木材毒素。红豆杉苷配基是一种 3,5-二甲氧苯酚葡萄糖苷，具有杀细菌和杀真菌作用。

尽管人类利用植物毒素取得了令人振奋的成就，但是，时至今日，90%的高等植物的化学成分尚不清楚，有待人类继续开发。

1.2 莨菪药物成分的研发与应用[①]

古代莨菪药物的应用

莨菪亦名天仙子，古人知道内服其种子会使人狂浪放荡、暴躁、愉快、不知疼痛。其有效成分为阿托品和东莨菪碱等。莨菪类植物的药用价值在《神农本草经》中就有记载，有 2200 多年的历史。秦代著名医学家扁鹊曾使用药酒麻醉患病的人，药酒中就有莨菪类药物的成分。三国时代的名医华佗用于外科手术麻醉的"麻沸汤"中有洋金花，其主要成分便是东莨菪碱。李时珍在《本草纲目》中，对莨菪及曼陀罗花的形状、性质与用途也有详细记载。

近现代的研究与应用

1833 年，麦茵（Mein）从植物性草药中分离出阿托品，使这类药物由经验应用进入实验研究阶段。19 世纪 60 年代，贝佐尔德（Bezold）和苏米伯格（Sohmidberg）等先后发现阿托品能对抗乙酰胆碱所致的外周毒蕈碱样作用，如心跳减慢，眼睫状肌收缩，血管扩张，腺体兴奋，胃肠平滑肌张力增强，括约肌松弛，胆囊及胆管收缩，膀胱括约肌松弛和逼尿肌收缩。随着分子生物学的研究的发展，新技术新方法的应用以及大量新合成抗胆碱药物的应用研究，已能将 M-胆碱能受体及 N-胆碱能受体直接分离出来。自 20 世纪 60 年代以来，一些学者在整体与离体实验中，都陆续发现了阿托品和东莨菪碱能引起大脑皮质乙酰胆碱的释放，并认为是由于合成增加，才导致释放增加的。有的学者发现很低浓度的乙酰胆碱可以增强乙酰胆碱释放，而这一增强效应又可被胆碱能激动剂氧化震颤素及乙酰甲胆碱所对抗。

中国的学者在寻找更强的抗胆碱药的研究中，从广泛分布的药用植物资源中，首先分离获得新的活性的山莨菪碱及樟柳碱，并将其作为实验研究和进行临床应用的药物。实验与应用的实践表明，樟柳碱在对抗美曲膦酯与 1605 的活性方面优于阿托品，且毒性小。1966 年祝寿河[②]应用山莨菪碱治疗暴发型流脑、感染性休克、出血性肠炎，并提出了微循环障碍性疾病

[①] 赵普干.莨菪类成分药物临床应用发展简史.中华医史杂志，1999，29（1）.

[②] 祝寿河（1919—1987），中国儿科专家，微循环障碍疾病研究的开拓者之一。使用人工冬眠疗法治疗中毒型痢疾，首先用大剂量阿托品救治暴发型流行性脑膜炎，提出微循环障碍是许多危重疾病的重要病理环节的理论，并从民间草药中找到了有效的治疗药物——山莨菪碱。

的新概念。

1959年钱潮[1]等应用超中毒剂量的阿托品静脉注射,成功地抢救了中毒型痢疾,救治了毒蕈中毒及有机磷中毒。1987年王佩燕[2]等用大量东莨菪碱成功救治急性心肌梗死伴心源性休克患者。此外,有报道用东莨菪碱成功抢救重型乙脑呼吸衰竭患者,抢救暴发型脑膜炎球菌败血症休克患者疗效显著,可以治愈顽固性室性心动过速,并成功治疗顽固性哮喘、肺性脑病、再生障碍性贫血。此外,用山莨菪碱治疗内耳性眩晕,用樟柳碱治疗血管性偏头痛,都取得了较好的效果。

1.3 龙葵素的药用研究

龙葵素:茄科植物的次生代谢产物

龙葵素(Solanen)也叫马铃薯毒素、龙葵苷、龙葵碱,是一种有毒的弱碱性的糖苷生物碱。主要存在于茄科植物龙葵(*Solanum Nigrum*)和茄科茄属的马铃薯(*Solanum Tuberosum*)、番茄(*Solanum Lycopersicum*,西红柿)以及茄子等植物中。龙葵素是马铃薯、西红柿、茄子等植物的次生代谢产物。

龙葵碱糖苷有较强的毒性。其致毒机制主要是通过抑制胆碱酯酶的活性引起中毒反应。胆碱酯酶是水解乙酰胆碱(Ach)为乙酸盐和胆碱的酶。胆碱酯酶被抑制失活后,造成Ach的堆积,致使神经兴奋性增强,引起胃肠肌肉痉挛等一系列中毒症状。

龙葵素的抗肿瘤作用

2006年,安磊发现龙葵碱可显著降低H_{22}荷瘤小鼠肿瘤细胞膜流动性及膜蛋白水平。同时,龙葵碱还能显著降低肿瘤细胞膜通透性和肿瘤细胞膜的封闭度[3]。前期的研究还表明,龙葵碱还可通过影响肿瘤细胞在DNA和RNA水平来实现抗肿瘤作用,可提高S_{180}荷瘤小鼠红细胞膜唾液酸和封闭度。

2007年,季宇彬[4]对荷瘤小鼠红细胞的实验研究表明,龙葵碱可增强S_{180}与H_{22}荷瘤小鼠的红细胞免疫黏附肿瘤细胞的能力。其对肿瘤的扩散和转移具有重要作用,提示龙葵碱可能是通过提高红细胞的

---

[1] 钱潮(1896—1994),中国儿科专家及寄生虫病学专家。自1959年起钻研中毒型菌痢的发病机制和治疗。1961年在世界上首次报告以阿托品为重点的综合施治对中毒型菌痢的疗效。他从事莨菪类药物和微循环障碍学说的研究,并将阿托品疗法进而推广应用于各种感染性休克,取得明显效果。

[2] 王佩燕,主任医师、内科教授。毕业于天津医科大学,从事内科急危重症的救治和临床教学。著有《常见内科急症手册》。

[3] 安磊,唐劲天,刘新民,等.龙葵抗肿瘤作用机制研究进展.中国中药杂志,2006,31(15):1225-1226.

[4] 季宇彬(1956—),1982年毕业于黑龙江商学院中药制药工程系,先后获黑龙江中医药大学硕士及博士学位。从事中西医结合抗肿瘤药物及中药有效成分的药理研究。历任黑龙江商业大学副教授,药物研究所所长、教授,现任哈尔滨商业大学副校长。

膜流动性和增强红细胞对肿瘤细胞的免疫黏附作用,从而增强红细胞免疫功能进一步激活整个机体免疫系统,进而达到综合的治疗效果的。医学界认为,这可能是龙葵碱抗肿瘤的一个重要机制[1]。

同时龙葵总碱(含龙葵碱、龙葵定碱等)对肿瘤细胞膜(Na^+-K^+-ATP酶)及钙镁泵($Ca^{2+}-Mg^{2+}-ATP$酶)有显著的抑制作用,可使肿瘤细胞的异常增生受阻,使其细胞代谢的能量不足,从而无法进行细胞增殖,进而发挥抑制肿瘤细胞的作用。这可能又是其抗肿瘤作用的机制之一[2]。

龙葵素的药用

龙葵素与其他甾类生物碱一样,具有消炎、平喘、强心、抗过敏以及调节代谢和内分泌的作用。消炎作用方面,龙葵碱能降低组织的渗透性,具有抑制透明质酸酶活性和抗组胺作用;平喘作用方面,龙葵碱可用作支气管扩张药,以治疗气喘。此外,龙葵素还对胃癌、直肠癌有抑制作用。

龙葵素还可治疗静脉造影剂渗漏。应用马铃薯可治疗药物造影剂渗漏造成的机体的局部损伤,主要是马铃薯中含有龙葵碱,其具有抗炎及抗组胺作用,同时可降低血管通透性及透明质酸酶的活性从而减轻水肿,通过降低血液凝固性起到活血化瘀的作用,辅以高渗糖和维生素可降低毛细血管通透性、促进排泄与解毒[3]。

1.4 棉酚的利用

棉酚毒素

棉酚是存在于棉花的棉籽及棉根皮中的多酚类物质。棉花种子含15种以上的棉酚类色素,其中主要有毒成分是棉酚(Gossypol),占24.4%~30.4%。棉酚为黄色晶体,有毒,难溶于水,微溶于石油醚,溶于稀碳酸钠溶液、氨水(同时缓慢分解)、甲醇、乙醇、乙醚、氯仿和二甲基甲酰胺,棉酚的化学结构见第198页图72。

棉酚的利用

棉酚是一种具有广泛生理活性的物质,已发现它具有妇科止血、抑制子宫内膜的异常增生、抗肿瘤、抗病毒等作用。目前在美国等发达国家广泛应用,其应用方面一是抗肿瘤,二是子宫内膜异位症等妇科疾病。

1993年,沙拉基(El-Sharaky)发现

---

[1] 季宇彬,万梅绪,高世勇,等.龙葵碱对荷瘤小鼠红细胞免疫功能的影响.中草药,2007,38(3):412-414.

[2] 季宇彬,高世勇,王宏量,等.龙葵总碱对肿瘤细胞膜钠泵及钙泵影响的研究.世界科学技术:中医药现代化,2006,8(4):40-42.

[3] 马美丽,卢明花,刘晓亮,等.马铃薯片治疗静脉造影剂渗漏的实验研究及临床应用.中国乡村医药杂志,2003,10(8):32-32.

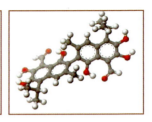

图 72 棉酚的化学结构

棉酚酮（Gossypolone）为棉酚的主要代谢产物之一，具有"抗雄性大鼠生殖活动的特性"[1]。

20 世纪 60 年代，中国科学家发现棉酚具有抑制精子发生和精子活动的作用，可作为一种有效的男性节育药。后来，棉酚又试用于治疗女性激素依赖性疾病，包括子宫内膜异位症、子宫肌瘤、功能失调性子宫出血和痛经等。此外，研究还发现棉酚具有多种生物活性，如抗炎、抗疟、抗病毒及抗氧化等，尤其是棉酚具有明显的诱导肿瘤细胞凋亡的能力，在世界范围掀起了研究的热潮[2][3]。

棉酚的抗肿瘤效果

美国《化学文摘》报道，2005 年辛辛那提大学研究用醋酸棉酚诱导鼠前列腺癌细胞的凋亡，继而同年又进一步研究诱导人前列腺癌细胞 PC-3 和 DU-145 凋亡。结论认为，棉酚具有极好的抗前列腺癌效果，是一种理想的小分子肿瘤抑制剂。

《化学文摘》还报道，棉酚与 β-氨基乙磺酸钠缩合而成的化合物具有很强的免疫抑制作用，其抗肿瘤作用值得推广。

2007 年，美国康奈尔大学妇科肿瘤专家马尔特（Marrte）领导的课题组在研究醋酸棉酚对人子宫癌 Hela 细胞株的抑制作用方面取得重大突破。2008 年 FDA 批准进行 II 期临床试验。经过 500 多例的临床观察，发现醋酸棉酚对子宫癌和子宫内膜癌具有 87.2% 和 90% 的有效率。临床实践表明，由于醋酸棉酚对信号转导通路第 1 信使激素能够有效调节，它对在妇科内分泌紊乱情况下依赖高雌环境发生发展的子宫内膜异位症、子宫肌瘤、功能失调性子宫出血等子宫病的有效率高达 100%，适合广泛应用，可取代内美通（孕三烯酮）、丹那唑等激素类同类产品。

对于棉酚的副作用问题，马尔特的课题组同时进行了探讨研究。他认为，棉酚的三种异构体在生理活性上存在较大差异，但与其副作用无关，棉酚的用量和纯度与其副作用直接相关。在每日服用量不超过 20 毫克的情况下[4]，尚未发现有严重副作用发生。

---

[1] SHARAKY A S, SEWEDY S M, SAYED M M, et al. Effect of gossypol, apogossypol and gossypolone on fertility of male rats and in vitro sperm mobility. Qatar Univ. Sci. J. 1993, 13 (2)：214-218.

[2] 张大煜. 棉酚的性质及用途. 无锡轻工业学院学报，1989, 8 (1)：64-67.

[3] 郭忠，赵晋，马建秀. 棉酚的药理作用研究. 基础医学与临床，2010, 30 (1)：93-96.

[4] 20 世纪 70 年代中国民间食用棉酚粗制剂造成低血钾现象。当时棉酚粗制剂纯度极低，不到 60%，且杂质多，而目前的药用棉酚纯度已达到 99.5%。20 世纪 70 年代棉酚粗制剂的日使用量在 60~80 毫克，最高达 400 毫克，因此，发生低钾现象，而现代用量只要控制在 20 毫克/天，可以避免低血钾副作用的发生。

经过近 40 年对棉酚抗肿瘤机制的探索，无论在实验室研究还是临床试用方面，都取得了令人鼓舞的进展。由于棉酚的毒副反应主要表现为低钾血症，且总发生率为 1% 左右，故随着对棉酚抗肿瘤机制进一步全面的认识和实验室研究及临床试用的深入，棉酚可能成为一种颇有前途的抗肿瘤药物。

棉酚药剂：复方醋酸棉酚片

资料统计，近年来，女性子宫疾病的发病率越来越高。子宫肌瘤、子宫内膜异位症、功能失调性子宫出血及人流、上环等出血，已成为女性的常见病和多发病，在成年女性中发病率高达 42.7%，且随着社会竞争越来越激烈，生活、工作压力增大，发病率还有上升的趋势。

因此，科学家对非激素类用药——棉酚治疗妇科常见病及其作用机制进行了探讨，并在世界上引发了棉酚治疗子宫疾病研究的高潮。世界卫生组织曾在中、美、法等国先后召开了三次专题会议，全世界有 3000 余位专家参与了棉酚治疗子宫疾病的研究，共发表中、英文论著 1000 余篇。中国曾将这项研究列入"七五"技术攻关计划，先后有中国科学院、中国医学科学院、上海药物研究所等单位参与了研究。

研究认为，棉酚具有很强的药理活性——药物分子竞争性地与子宫内膜、异位内膜、子宫肌层及肌瘤组织中的雌激素、孕激素受体相结合，阻断激素的生物效用，从而迅速抑制雌激素、孕激素的生物作用，使子宫肌瘤、子宫内膜异位症、功能失调性子宫出血患者的子宫及病变组织内雌激素受体、孕激素受体和细胞核雌激素受体的数量显著下降，从而使增生的肌瘤、子宫内膜、异位内膜受到抑制，并逐渐萎缩，且这一作用不经过下丘脑-垂体-卵巢性腺轴系统，对卵巢及黄体的影响很小。同时，棉酚具有明显的止血作用。

目前，市售的"复方醋酸棉酚片"（Compound Gosspol Acetate Tablets）为复方制剂，其组分为：醋酸棉酚、氯化钾、维生素 B_1、维生素 B_6。用于功能失调性子宫出血、子宫肌瘤与月经过多及子宫内膜异位症，以及由此引起的痛经、经血多、经期长、经期乳房胀痛和腹痛。

临床应用研究中，经北京大学人民医院、北京解放军总医院、北京中日友好医院、第四军医大学西京医院多年临床观察，显示复方醋酸棉酚片治疗人流后出血、上环出血有效率为 100%，是全世界唯一的妇科特效止血药。其治疗子宫内膜异位症有效率 100%，功能失调性子宫出血有效率 96.8%；治疗子宫肌瘤有效率 92.81%，子宫肌瘤明显缩小者占 81.4%。

2

水生动物毒素的利用

很多海洋有毒动物毒素的化学结构与陆生毒素组分不同,具有抗病毒、抗微生物、抗肿瘤、抗凝血的特性,这些高活性的毒素组分,可以作为开拓新药的原型。

2.1 河豚毒素的利用

河豚毒素的功效

1901年,日本东京大学田原教授开始研究河豚毒素。他从虎河豚的卵巢中提取出毒素,命名为河豚毒素(Tetrodotoxin,TTX)(图73)。河豚毒素具有镇静、局部麻醉、解痉等功效,能降血压、抗心律失常、缓解痉挛。作为镇痛药可取代吗啡、阿托品等,作为麻醉药品,其麻醉强度为普鲁卡因的3000多倍。

此外,河豚毒素可作为研究细胞膜的重要工具。河豚毒素具有镇痛、抑制癌细胞生长的作用,可能成为治疗癌症的有效药物。

河豚毒素:神奇的止痛功用

加拿大国际Wex技术公司(International Wex Technologies)是以开发河豚毒素为主的生物科技公司。该公司从河豚体内提取河豚毒素,研发出一种新型特效止痛药,帮助癌症患者缓解疼痛。2003年已在加拿大完成一期和二期临床试验,受试患者达到400人,效果很好,但仍待三期临床试验[①]。如果结果理想,它将作为一

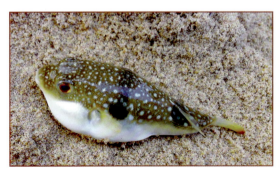 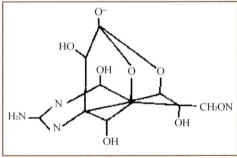

图73 河豚与河豚毒素分子结构式

---

① 赵亚萍. 加拿大用河豚鱼止痛. 新华网,2003-12-05.

种新的止痛剂投入生产。

这种新型止痛药与常规止痛药不同，不会产生由吗啡及其衍生物所带来的副作用，因而不会干扰其他药物的使用，也不会上瘾。该公司研发专家的最新研究表明，河豚毒素能阻止神经将疼痛信号传送到大脑，从而起到止痛作用。因此，对晚期癌症患者的止痛非常有效。多伦多大学药理学教授爱德华·舍勒参与指导了第二阶段的试验。给患者每天注射两次这种药物，持续4天，发现70%的患者疼痛减轻。止痛作用一般始于治疗开始后的第三天，持续到最后一次注射，在有些情况下，止痛效果可以持续15天之久。

自2001年以来，美国、加拿大和英国等国家的多个医疗中心，利用加拿大Wex技术公司提供的精制河豚毒素（商品名为Tetrodin），治疗了数以千计的晚期癌症患者。

Wex技术公司的创始人曾先后求教于俄罗斯、中国，开发这种药物的初衷并不是想用它止痛，只是想用它来减轻吗啡带来的副作用，减轻因戒毒（如海洛因）引起的戒断症状。但是后来的研究发现这种毒素具有出人意料的止痛作用，公司遂决定用它来开发一种新的特效止痛药。

河豚毒素：一种戒毒新药

中国国家海洋三所易瑞灶[1]研究员承担的"高纯河豚毒素一类戒毒新药研究与开发"项目，借助河豚毒素的生理脱毒功效，利用河豚毒素研发一种无依赖新型戒毒药物。河豚毒素是一种笼形原酸酯类小分子非蛋白神经毒素，具有极高的生物活性，用于戒毒起效迅速，在有效剂量内无毒副作用，患者使用起来也不会成瘾。

据报道，这个项目是与"高纯河豚毒素产业化基地"项目相衔接的应用开发项目，产业化基地的建设为河豚毒素一类戒毒新药提供了稳定的药源保障。

2.2 海葵毒素的利用

海葵毒素（Phyllodiscus Semonii Toxin, PsTX）中的海葵神经毒素（Stichodactyla Helianthus Neurotoxin ShK），可用来改善人类多发性硬化造成的瘫痪。多发性硬化是一种T细胞和其他免疫系统的成分攻击自体的神经系统的疾病，会造成颤抖、灼热、感觉受损、瘫痪，最终死亡。

海葵毒素还有镇咳作用。实验结果表明：海葵毒素的镇痛作用优于罗通定[2]。同时，海葵毒素还具有人参、刺五加等药物具备的抗缺氧、抗负压的特殊功能，从而揭示了民间认为海葵有"滋阴壮阳"补益功能的科学性。

---

[1] 易瑞灶（1952—　），1977年毕业于武汉大学化学系。现任中国国家海洋局第三海洋研究所海洋生物资源化学与化工研究中心主任，研究员、硕士生导师。从事海洋生物药源活性物质综合应用、海洋生物毒素和海洋药物研发。

[2] 罗通定，是一种强效止痛剂，广泛用于癌肿、神经等方面的疾病引起的疼痛症状。

2.3 海蜇毒素的利用

过去人们认为海蜇毒素是一种有害的物质，更多的是研究如何治疗中毒患者，没有真正发挥其特有的功能。随着新技术的应用，人们对刺细胞的毒素成分和生物活性有了更多的认识。海蜇毒素对于动物本身来说是一种保护自身的武器，可使其免受其他动物的侵害，同时它也是生物进化、猎取食物的一种独特功能。近年来，随着对动物毒素进一步的研究，人们认为海蜇毒素既然有强烈的生理效应，必然具有明显的药理学活性。因此，科学家开始研究毒素蛋白结构与其功能的关系，海蜇毒素成为一种理想的实验材料。

2.4 海螺毒素的利用

据报道，澳大利亚墨尔本大学生物化学及分子生物系的科研人员和国立老龄化研究所的专家组成的研究小组，从海螺的毒素中提炼出一种名为 ACV1 的化合物，并将其用于治疗人体慢性疼痛症。实验研究证明，ACV1 比吗啡的镇痛效果要持久、有效得多，而且没有吗啡的成瘾性，也没有便秘及呼吸系统衰竭等副作用。研究资料表明，ACV1 不是通过麻痹神经系统，而是通过阻断神经末梢对疼痛感的传导来达到镇痛的效果，几乎没有任何副作用。这项研究成果不仅拓宽了海洋药物研制的途径，而且将为研制防治癌症、艾滋病和关节炎的新药提供科学依据。

2.5 其他海洋动物毒素的利用

加勒比海海绵中的阿糖胞苷能抑制肉瘤 S-180 和白血病 L1210，可使 30% 的白血病患者症状减轻，如与其他药物结合治疗，患者的症状减轻率可提高 50%。

研究发现，海参毒素是一种有抗真菌作用的类固醇皂苷。从柳珊瑚中分离出来的一种类萜毒素——双萜内酯，具有抗菌活性，能抑制芽孢杆菌、金黄色葡萄球菌、枯草杆菌和大肠杆菌的生长。从盘鲍的渗出液中分离出了两种具有抗细菌或抗病毒活性的物质，命名为"鲍灵"。

此外，一些超毒性或高毒性的动物毒素，如河豚毒素（TTX）、石房蛤毒素（STX）、箭毒蛙毒素（BTX）、沙海葵毒素（PTX）、黑寡妇蜘蛛毒素（MTX）等引起了一些国家军事部门的注意，他们已在探讨将其作为军事武器使用的可能性与防控措施。

3

蛇毒的利用

蛇毒是从毒蛇的毒腺中分泌出来的一种毒液。新鲜毒液是呈蛋清样的黏稠液体，具有特殊的腥味。不同蛇种毒液的色泽亦异，分别呈白色（如五步蛇蛇毒、圆斑蝰蛇蛇毒）、灰白色（银环蛇蛇毒）、淡黄色（眼镜蛇蛇毒）、金黄色（蝮蛇蛇毒、烙铁头蛇蛇毒、眼镜王蛇蛇毒、金环蛇蛇毒）、黄绿色（竹叶青蛇蛇毒）等。蛇毒的90%~95%由多肽和具有不同毒性及作用方式的数种蛋白质，以及非毒性的蛋白质和具有酶性质的蛋白质构成。此外，蛇毒还含有很少量的其他有机化合物（自由氨基酸、低分子肽、核苷酸、碳水化合物、脂质和生物原胺）及金属（例如钙、锌、锰、钠、钾）。这些成分的存在与蛇毒所引起的出血、水肿、肿胀、肌肉松弛、坏死等密切相关。也正是由于这些复杂的活性成分，使蛇毒具有多样的药理效应和药用价值。

3.1 蛇毒治病的历史记载

在19世纪，顺势疗法[①]利用蛇毒治疗疾病，而且蛇毒很快成为万灵药。人们以涂搽的方式利用蛇毒治疗风湿病、坐骨神经痛、慢性肌炎及关节炎。

用蛇毒治病最早的记载是在1933年，当时医学家取蛇毒用于治疗癌症，镇痛效果十分显著。从此，蛇毒在医药领域中的应用引起人们的关注。

1938年，科学家从南美响尾蛇的毒液中，首次提取出了纯的特殊的蛇毒素。大约在同一时间，从眼镜蛇毒液中分离出了一种不纯的中性毒素。以后的30多年，对蛇毒的研究已进入分子水平，并完成了多种蛇的分子结构测定。蛇毒研究的飞速发展，不仅有利于蛇伤的合理防治，而且促进了利用蛇毒治疗癌症、乙肝、类风湿、糖尿病、心血管系统疾病的研究深入开展。

20世纪60年代初，中国中山医科大学等单位就应用了眼镜蛇蛇毒注射液，发现它对三叉神经痛、坐骨神经痛、肋间神经痛、风湿性与类风湿关节痛、偏头痛、带状疱疹和恶性肿瘤等疼痛均有良好效果。

1960年前后，在没有新的精神病治疗药物的情况下，南美响尾蛇（*Crotalus Durissus*）蛇毒制剂曾用来治疗癫痫，有一定的效果。马来西亚科学家从马来毒蟒的

[①] 指顺势医疗派（Homeopath），也称类似医疗派，是 Samuel Hahnemann（1755—1843）创立的一种医疗系统，即对患者给予能使健康者产生类似该病症状的少量药物的治疗方法。

毒液中分离出小分子多肽物质，治疗缺血性中风和脑梗死及其他血栓性疾病。有趣的是蝰蛇蛇毒的制剂，被用来促进血液凝固（如血友病），而马来亚蝮蛇（Agkistrodon Rhodostoma）的蛇毒，却可用来阻止血液凝固。马来西亚的红口蝮蛇蛇毒除用作局部止血外，还因其具有去纤维蛋白的全身抗凝作用，可治疗血栓性疾病。

1965 年，从中国眼镜蛇（Naja Naja Atra）身上提取出了一种纯的眼镜蛇蛇毒。现在，人们在"蛇场"通过按摩和电刺激毒蛇毒腺来获取蛇毒，用以制药。中国台湾的学者从百步蛇分泌的蛇毒中分离出一种分子结构类似于凝血酶类蛋白酶的新多肽物质——Acutin，它能阻止肿瘤周围新血管网的形成，在肿瘤治疗中极为重要，有望成为一种新型的抗肿瘤药物。

沈阳药学院与几家临床医院合作，于 1973—1975 年在大连蛇岛考察，取蛇岛蝮蛇的蛇毒进行研究，1979 年分离制成蛇岛蝮蛇抗栓酶，1981 年通过鉴定后应用于临床。

从 1974 年开始，中国科学院昆明动物研究所对尖吻蝮蛇的毒液进行了系统的研究，分离出抗凝组分，研制成"去纤酶注射剂"，于 1981 年鉴定通过之后用于临床。

1976 年 2 月，中国科学院昆明动物研究所等单位对眼镜蛇毒进行分离，提纯其神经毒，其制剂定名为"克痛灵"（克痛宁），临床上用来治疗各种慢性神经痛

效果较佳，作用持久，不成瘾，用量小，不产生耐药性。

中国人民解放军第 238 医院从 1981 年起开始发掘长白山地区的蝮蛇资源，他们与沈阳药学院合作，利用长白山地区的白眉蝮蛇蛇毒，制成了"清栓酶"（蝮蛇抗栓酶），该药无神经毒及降血小板等副反应。

中国台湾的李镇源教授[①]在世界上最早用电泳分离法从银环蛇蛇毒中分离出 α 和 β 两种神经连接毒素，揭示了蛇毒神经毒素的作用机制，使神经生物学获得重大突破。他的《蛇毒》（Snake Venoms）一书，是一部蛇毒方面最具权威性的巨著。

1988 年中国大连蛇岛医院成立以来，"化毒为药"，先后开发出成品药 20 多种。其中"黑眉蝮蛇抗栓酶"是治疗心脑血管疾病的首选药物。医院 1988—1996 年共收治疑难病患者 1.5 万人次，治愈率达 95%。[②]

现在商业上通用的蛇毒制剂，其蛇毒作用物的含量是按照药典规定标准化了的。如德国默克公司根据小响尾蛇蛇毒的分子结构，开发出两种环形多肽类新型药物：Eptifi-tatide 与 Tirofitan。这两种药物是新一代抗凝血药，其抗凝血作用远远胜过阿司匹林的抗凝血效果。

目前，蛇毒已广泛应用于临床。临床的实践表明，蛇毒可治疗坐骨神经痛、风湿骨痛、脑血栓和冠心病。口服蛇毒无任何副作用。蝮蛇的原毒对治疗胃、十二指

---

① 李镇源（1915—2001），台湾大学教授，1940 年毕业于台北帝国大学医学部，并以《锁链蛇蛇毒的毒物学研究》获得博士学位。1945—1986 年在台湾大学医学院从事蛇毒研究。在此期间于 1949 年由副教授升为教授。1952 年赴美国宾州大学医学院深造。1955—1972 年任药理学科及药理学研究所主任，1972—1978 年出任台湾大学医学院院长。1985 年当选为第十届（1985—1988）国际毒素学会理事长。

② 张书政. 化蛇毒为良药——记大连蛇岛医院. 人民日报，1996-03-23.

肠溃疡以及妇女功能失调性子宫出血，均有很好的疗效。从蝮蛇原毒中分离提取出来的精氨酸酯酶，具有明显的抗癌、抗凝血作用。此外，蛇毒在治疗血栓闭塞性脉管炎、大动脉炎、高凝血症等疾病方面，也都展现了良好的前景。

3.2 抗蛇毒血清

抗蛇毒血清的研发

抗蛇毒血清（Snake Antivenins）是一种无色或淡黄色的具有中和相应蛇毒效果的药物。主要组成成分是经胃酶消化后的马蛇毒免疫球蛋白。用于蛇咬伤者的治疗，其中蝮蛇蛇毒血清，对竹叶青蛇和烙铁头蛇咬伤亦有疗效。人被咬伤后，应迅速注射抗蛇毒血清，愈早愈好。

在美国，有一位专门从事蛇毒研究的科学家——鲍尔·海斯德。他从15岁起，便开始在自己身上注射微量的毒蛇毒液，并且随着年龄的增长逐步加大剂量，观察蛇毒产生的毒性。这种试验是极其危险和痛苦的。每注射一次，他都要大病一场。他身上先后注射过28种蛇毒。经过危险与痛苦的试验，他终于有了收获。由于他自身产生了抗毒性，眼镜王蛇、印度蓝蛇、澳洲虎蛇都咬过他，但每次他都从死神身边逃了回来。蓝蛇的毒性极大，海斯德是世界上唯一被蓝蛇咬过还活着的人。他一共被毒蛇咬过130次，每次都安然无恙。最后，海斯德对自己血液中的抗毒物质进行了分析，试制出一些抗蛇毒的新药物，救治了很多被毒蛇咬伤的人，挽回了许多人的生命。

巴西圣保罗的布坦坦研究所（Instituto Butantan，IBu）是专门从事毒蛇等有毒动物毒性研究，并生产疫苗和抗毒血清的研究机构，隶属巴西卫生部管理。布坦坦研究所每年生产近2亿剂疫苗和100万支抗蛇毒血清，占巴西全国所需疫苗和抗毒血清的大约80%。

由于抗蛇毒血清昂贵并有限，南非医学研究所的克里斯坦森[①]在治疗中，采用了增加免疫抗体数量的方法，来对抗非洲南部和赤道附近地区多种剧毒蛇伤。他改进并制造出了高纯度的抗毒素和免疫血清，其质量得到了国际的认可。克里斯坦森著有专著《南非蛇毒与抗蛇毒血清》（*South African Snake Venoms and Antivenoms*）（第206页图74），描述了他的研究成果，该书1955年由南非医学研究所出版。全书包括图表、插图和统计表，共142页，1959年在哥本哈根重印。

中国抗蛇毒血清研究进展

中国抗蛇毒血清的研究起步于1923

[①] 波尔·阿格霍尔姆·克里斯坦森（Poul Agerholm Christensen，1912—1991），第一位抗蛇毒血清的见证人和测试者。1941年前往南非约翰内斯堡的南非医学研究所给埃德蒙·格里斯特（Edmond Grasset）博士做助手。格里斯特博士于1946年退休后，克里斯坦森接替了他研究蛇毒的工作，成为南非医学研究所的学科领头人和副所长。克里斯坦森博士是国际毒素学会的创建者之一，也是国际毒素学会与世界卫生组织的主要联系人。1979年退休后，被邀请作为顾问直到1987年。

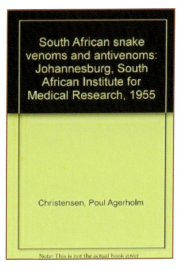

图 74 《南非蛇毒与抗蛇毒血清》（封面）

年，台湾地区首先开始研究，先后研制成功了抗烙铁头蛇蛇毒血清、抗竹叶青蛇蛇毒血清、抗眼镜蛇蛇毒血清和抗银环蛇蛇毒血清等4种抗蛇毒血清，但未见临床方面的报道。

1956年卫生部上海生物制品研究所开始研究抗蝮蛇蛇毒血清。1960年中国广西医学院研制成抗银环蛇蛇毒血清，1972年研制成抗尖吻蝮蛇蛇毒血清，1981年研制成抗金环蛇蛇毒和抗蝰蛇蛇毒血清。中国科学院新疆分院与上海合作，研制成抗新疆蝮蛇蛇毒血清。

抗蛇毒血清的贡献

美国在没有抗蛇毒血清之前，被毒蛇咬伤的死亡率为2.9%。发现了抗蛇毒血清后，死亡率下降至0.21%。

20世纪70年代以前，中国各地治疗蛇伤未用抗蛇毒血清，其死亡率为4.0%~8.8%。1971年以后才有了中国自己的抗蛇毒血清，并开始推广应用抗蛇毒血清治疗蛇伤，使蛇伤死亡率降低到0.4%左右。广西医学院用抗银环蛇蛇毒血清治疗银环蛇咬伤67例，浙江中医研究所用抗尖吻蝮蛇蛇毒血清治疗尖吻蝮蛇咬伤62例，两组无一例死亡，成功率均为100%。

据江苏无锡市崇武区人民卫生院的统计，1959—1971年，该院共收治蝮蛇咬伤患者1803例，死亡率4%。自1972年使用抗蝮蛇蛇毒血清后，在1972—1973年收治的160例蝮蛇咬伤患者中，仅死亡1例，死亡率0.62%。

3.3 蛇毒抗血栓制剂的研发

19世纪科学家已经观察到蝮亚科蛇毒中含有类凝血酶，经实验证明在动物体内具有抗凝效果，从而开始展开对蛇毒的研究工作。1963年，对10名被毒蛇咬伤的马来西亚患者的一份研究报告显示，患者之所以出血不止乃是由于类凝血酶所引起的血液不凝固，引发出血。这一报告启示了科学家：蛇毒中可能有一些能够溶解血液凝块的有益的东西，遂萌发了用蛇的毒液来防治血管栓塞性疾病的想法。后来的研究表明，蝮亚科蛇毒中都含有类凝血酶，利用蛇毒中的精氨酸酯酶或纤维蛋白溶酶的制剂来治疗血栓性疾病，获得了成功。

中国蛇毒抗血栓制剂的研究史

中国蛇毒抗血栓制剂的研究应用已有30多年，有三个体系，三个体系各有其历史功绩。[1]

第一个体系是蝮科蝮属五步蛇种蛇毒的应用研究。五步蛇又名尖吻蝮蛇、蕲蛇，其毒液成分主要是血循毒。中国开发最早，分离纯化后，1978年进入临床观察，1980年科研文章见于国家重点杂志。以昆明军区总医院的杨靖华教授为主导，其产品名称"去纤酶"，但影响不大，以后，福建刘广芬[2]、王晴川等研究人员又进行了大量的基础研究，1996年获得国家卫生部门批准，由三明制药厂生产，名为"蕲蛇酶"。蕲蛇酶是从尖吻蝮蛇蛇毒中分离提纯的凝血酶样酶（Thrombin-like Enzymes）。蕲蛇酶的制剂为蕲蛇酶注射液。

第二个体系是辽宁省蛇岛蝮蛇蛇毒提纯、应用的研究。该体系以中国医科大学郝文学[3]为主导，自1965年起步，从蛇岛蝮蛇蛇毒中制备"抗栓酶"，1978年进入试用阶段，1980年通过临床鉴定。之后，对江浙蝮蛇即蝮蛇中的短尾蝮亚种蛇毒进行了深入研究，将蛇岛蝮蛇蛇毒加工的蝮蛇抗栓酶称为1号（Snake Venom Antit-trombotic Enygme-1，简称Svate-1），经各种动物实验，基本符合要求，用于脑血栓治疗，显示具有明显的溶栓性能。1985年Svate-2号问世。Svate-2号在临床应用中副反应较多，特别是神经毒反应限制了其应用。经改进后生产出江浙蝮蛇抗栓酶的第三代、第四代产品精制蝮蛇抗栓酶（Svate-3）和司威特降纤酶（Svate-4），以及国家一类新药生物制剂"神经生长因子"（NGF）等蛇毒系列产品。获国家发明专利4项。其中精制蝮蛇抗栓酶（Svate-3）于1991年10月通过了卫生部的鉴定，经批准定名为精制江浙蝮蛇抗栓酶。

在研发过程中，中国科学院上海生化研究所的陈远聪教授在开发Svate-3方面起到了很大的作用。他们亲密合作，终于开发出从蛇毒中分离神经毒和血液毒的技术。

第三个体系是始于1980年年初，解放军第238医院的覃公平[4]、胡征林[5]与沈阳药科大学的陈建智教授共同开发研究长白山白眉蝮蛇（蝮蛇乌苏里亚种）蛇毒的分离纯化和加工，1982年过渡到临床，1984年通过鉴定，原料来源充足，临床应用效果良好。由于在研究阶段曾用"清栓酶"名称，一时间，"清栓酶"之名广为流传。后来经审批其商品定名为"蝮蛇毒抗栓剂"。1984年由沈阳药科大学药厂

---

[1] 胡征林.关于蛇毒抗栓制剂临床应用研究中几个值得注意的问题和建议.蛇志，1998，10（4）：1-2.

[2] 刘广芬（1928— ），福建医科大学医学院教授，她与丈夫王晴川教授一同从事于蛇毒研究。

[3] 郝文学（1926— ），教授，辽宁省海城市人。1951年毕业于中国医科大学后留校从事医疗、教学和科研工作。历任中国医科大学附属二院外科讲师、副教授、教授和主任医师等职。中国医科大学老年病防治研究中心血栓病医院院长、教授，大连郝氏集团董事长，中外合资大连司威特制药有限公司董事长，国际毒素学会会员，美国中华医学会名誉会长，国际纤溶与溶栓学会会员等。

[4] 覃公平（1939—1998），主治医师，湖南省邵阳县人。1963年毕业于湖南医学院医疗系。曾任原中国人民解放军蛇毒临床应用中心主任、沈阳军区总医院北陵医院主治医师、中国蛇协会长、《蛇志》杂志名誉社长。著有《中国毒蛇学》《中国蝮蛇毒的临床应用》和《蛇伤治疗与急救》。

[5] 胡征林（1944— ），1970年毕业于中国医科大学。沈阳军区总医院退休副主任医师。1998年任中国蛇协代会长、沈阳生物资源医用研究所研究员。

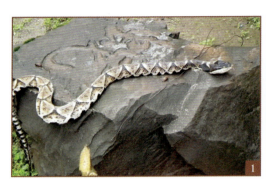 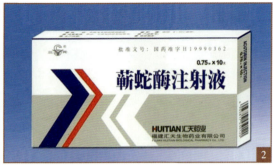

图 75 五步蛇与蕲蛇酶注射液（1. 五步蛇，又名尖吻蝮蛇、蕲蛇；2. 蕲蛇酶注射液）

首家生产。商品名定为"注射用蝮蛇抗栓酶"。

三个体系竞争激烈，1970 年经卫生部同意规定，蛇毒抗栓制剂只允许生产以东北白眉蝮蛇蛇毒为原料的降纤酶，以及以五步蛇蛇毒为原料的蕲蛇酶。

蛇毒抗血栓制剂

蕲蛇酶注射液作用于血浆纤维蛋白原，使其转变为不稳定的纤维蛋白产物，后者易被纤溶酶降解为小分子肽，经尿排出。用药后可使血浆纤维蛋白原含量下降，凝血酶时间延长，优球蛋白溶解时间缩短，血小板聚集功能受抑制及血小板数量下降，从而阻止了血栓形成。蕲蛇酶注射液用于急性脑梗死的治疗，获得明显疗效。据中国河南中医学院周围血管病研究所、丹东东升医院报道，蕲蛇酶治疗周围血管病 289 例，其中血栓闭塞性脉管炎 89 例，有效率 98.8%；动脉硬化闭塞症 94 例，有效率 96.8%；深静脉血栓形成 61 例，有效率 95%；雷诺病 29 例，有效率 96.6%；大动脉炎 11 例，有效率 81.8%；急性动脉栓塞 5 例，有效率 80%。①

3.4 蛇毒的其他用途

蛇毒抗凝剂

蛇毒抗凝剂具有去纤、降黏、解聚、溶栓、扩血管的功能，是治疗冠心病、心肌梗死的理想药物。国际上已经用于临床的蛇毒抗凝剂有安克洛酶（Ancrod）和巴曲酶（Batroxobin）；中国已将尖吻蛇（五步蛇）蛇毒"去纤酶"、东北白眉蝮蛇毒"清栓酶浙江蝮蛇毒""江浙蝮蛇抗栓酶"等蛇毒抗凝剂应用于临床②。

注射用血凝酶（Haemocoagulase Atrox for Injection）（第 209 页图 76），曾用名：巴曲酶注射液（Batroxobin Injection）③，商品名称：立止血、立芷雪。主要成分为

---

① 崔公让，周兴颐，辛延红，等. 蕲蛇酶治疗周围血管病 289 例疗效观察及体会. 2007-10-31.
② 丁志贤，赖利英. 蛇毒治疗心血管疾病研究进展. 蛇志，1995（3）：24-25.
③ 巴曲酶注射液的说明书标明其成分是巴西矛头蝮蛇巴曲酶磷脂依赖性凝血因子 X 激活物（FXa），主治急性脑梗死，改善闭塞性动脉硬化症引起的缺血性症状，改善末梢及微循环障碍（如突发性聋、振动病）。

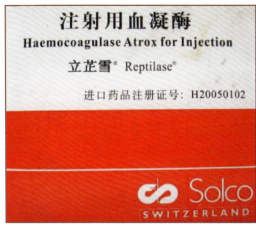

图 76 注射用血凝酶

巴西矛头蝮蛇蛇毒血凝酶。立止血具有类凝血酶样作用及类凝血激酶样作用。其凝血酶样作用能促进出血部位（血管破损部位）的血小板聚集，释放一系列凝血因子，其中包括血小板因子 3（PF3），能促进纤维蛋白原降解生成纤维蛋白 I 单体，进而交联聚合成难溶性纤维蛋白，促进出血部位的血栓形成和止血。

立止血是从蛇毒中分离得到的以止血作用为主的酶性制剂。其中含有两种成分：巴曲酶（Batroxobin），亦称巴特罗酶（Batroase）、爬虫酶（Reptilase），以及微量的凝血因子 X 脂依赖性激活剂（Phospholipid-depending Factor X Activator）。由于立止血具有速效、高效、长效、安全、方便且不受血浆凝血酶抑制剂影响等诸多优点，因而它被广泛用于治疗和预防各种出血性疾病。①

蛇毒除癣

2005 年 1 月，泰国金森蛇毒应用中心美籍泰裔科学家金查森院士宣布，他从眼镜王蛇的毒液中提取了一种可以治疗皮肤病的生物活性蛋白酶，将其命名为"蛇毒环丙酶"。这种酶在药理应用上可以修复皮肤组织内被皮下毒素腐蚀破坏的免疫细胞，重建皮肤免疫机制。含有"蛇毒环丙酶"的"金癣 K"，解决了过去治疗皮肤病方面的某些难题，有效地提高了皮肤病的临床治疗效果，使皮肤病不易二次复发。

蛇毒治疗癌症

据报道，中国上海长宁区新乐地段医院用含有眼镜蛇蛇毒和蝮蛇蛇毒的"蛇毒胶囊"治疗各种癌症，有使肿块缩小、延长癌症患者生存期的疗效。蛇毒治疗癌症的作用机制仍在继续研究和临床观察之中。

蛇毒作为镇痛药

利用蛇毒中的神经毒素制成的新型镇痛药已用于临床，其特点是镇痛效果较好，持续时间长，无副作用，无成瘾性。

蛇毒治疗肾性高血压

蛇毒中的缓激肽增强肽的类似物已用于临床，专治肾性高血压，这是一种新型的血管紧张素转换酶特异性抑制剂。

---

① 康佐文，时凯，黄国章. 立止血的研制历史及其应用概况. 蛇志，2000，12（4）：62-64.

4

蜂毒的利用

4.1 蜂毒与蜂毒疗法

蜂毒与蜂毒疗法

蜂毒（Bee Venom）又称蜜蜂毒素，是蜜蜂科昆虫中华蜜蜂、意大利蜜蜂等工蜂尾部螫针[①]腺内的有毒液体。蜂毒含有生理活性的胺、糖类、脂肪、各种氨基酸，以及卵磷脂、组胺、胆碱、甘油、磷酸、甲酸、脂肪酸，还含有磷、碳、硫、镁、铜、钙、钾等元素。研究表明蜂毒具有抗炎、抗细菌、抗真菌、抗发热等特点，作用于心血管系统，或局部作用于蜂毒施用点，还可抑制免疫失调。

蜂毒疗法（Bee Venom Therapy，BVT）是利用蜂毒及其制剂防治疾病的医疗技术，在临床应用上包括蜂螫疗法（活蜂直刺法）、蜂针疗法（全蜂毒治疗法）、蜂毒注射疗法（蜂毒特定成分治疗法）、蜂毒外用以及蜂毒的其他疗法。

蜂毒疗法主要在中国、韩国、罗马尼亚、保加利亚、前苏联广泛使用，在朝鲜、以色列、巴西、日本也有使用。在美国，蜂毒疗法只限于民间使用，但一些注册医生也开始接受这种治疗方法。

蜂毒疗法的发现与传播

人类从蜂巢中取蜜时，常会被蜂螫刺。被蜂刺的取蜜人发现蜂螫后虽然有疼痛反应，但有时自己的某种疾病也随之缓解或者消失。这种经验流传至社会，人们自觉地进行适当的蜂刺，以达到治疗病痛的目的。久而久之，就形成了各种各样的蜂毒疗法。因此，蜂毒疗法的出现时间几乎与养蜂者出现的时间一致，自此人们便有意识地运用蜂毒进行预防和治疗疾病。据考证，在古埃及，人们就已知道把蜜蜂毒素用作治疗剂。1700多年前的古罗马医学家盖伦记述蜂毒可用于止痛等多种用途。中国约在东周时期（前770—前256）就开始用蜂螫治病保健并在民间流传。方以智[②]在《物理小识》中记录了"蜂药针"的配方和用法，成为蜂毒疗法外治法的最早记载。几乎是在同一时期，中东地区也出现了蜂毒疗法。

蜂毒疗法也是俄罗斯的传统疗法，俄国沙皇曾应用蜂螫治疗痛风性关节炎。第二次世界大战期间，在缺医少药的情况

[①] 螫针（shì zhēn），指蜜蜂和胡蜂尾部的毒刺，尖端有倒钩。
[②] 方以智（1611—1671），中国明代哲学家、科学家。安徽桐城人。崇祯十三年（1640）进士，官检讨。弘光（1645）时为马士英、阮大铖中伤，逃往广东以卖药为生。永历时任左中允，遭诬劾。清兵入粤后，在梧州出家，法名弘智，发愤著述的同时，秘密组织反清复明活动。康熙十年（1671）三月，因"粤难"被捕，十月，于押解途中自沉于江西万安惶恐滩殉国。学术上方以智家学渊源，博采众长，主张中西合璧，儒、释、道三教归一。一生著述400余万言，多有散佚，存世作品数十种，内容涉及文、史、哲、地、医药和物理。

下，军医们应用蜂疗给伤员治病，对腰痛、慢性肌腱炎、神经根炎以及风湿的疗效尤为明显。

早在 1861 年，俄罗斯鲁考莫斯基（М. И. Лукомским）发表了《蜂毒医药治疗风湿病》的论文，提出蜂毒可以治疗广泛的关节疾病、神经痛、偏头痛等多种疾病。

1888 年《维也纳医学周刊》上发表了奥地利医师特尔奇（F. Tere）用蜂蜇治疗风湿病 173 例的论文。1899 年俄国留巴尔斯基发表了《蜂毒是治疗剂》的论文。1935 年美国贝克（B. F. Beck）博士撰写的专著《蜂毒疗法》出版。1936 年，中国外科医生陈伟在治疗一位被蜜蜂蜇伤的患者时意外地发现这位患者患了多年的面神经麻痹症竟奇迹般地好了。从此陈伟开始了蜂毒疗法研究，最后编写了中国第一部《蜂刺疗法》专著。1936 年，中国第一个蜂疗中心在连云港设立。1941 年前苏联阿尔捷莫夫教授出版了《蜂毒生物学作用和医疗应用》一书，使蜂毒疗法在欧洲盛行起来。国际蜂疗学术研讨会分别在印度、日本、中国等召开了多届，使蜂毒疗法在世界范围内得到交流。1959 年中国连云港市创建第一所蜂疗医院，之后相继在北京、沈阳、石家庄、济南、武汉、成都、长沙、广州等地几十家综合性医院内开设了蜂疗科或蜂疗室。1993 年出版了房柱、张碧秋著的《中国蜂针疗法》，2000 年吉林科技出版社出版了葛凤晨、孙哲贤主编的《蜂毒疗法》，描述了蜂毒对各种疾病的治疗。

现代科学研究表明，蜂毒可以抑制关节部位的有害炎症，这些炎症可能导致风湿性关节炎。蜂毒会导致糖皮质激素的水平升高，并以此控制炎症。实验数据表明，蜂毒能够通过糖皮质激素的作用防止兔子患上人工诱发的关节炎。

总之，蜂毒与蜂毒疗法是蜂疗医学的重要组成部分。蜂疗医学作为利用和研究用蜂针、蜂毒和蜂产品及其制剂防治疾病的一门学科，不仅丰富了人类的医疗保健事业，而且形成了灿烂的蜂文化，有着广阔的前景。

4.2 蜂蜇疗法

蜂蜇疗法亦称为活蜂蜇刺法，是一种自然疗法（Naturopathy），即让活蜂蜇刺病变关节及相应病痛的皮肤，蜜蜂刺腺自动脱落在皮肤上，蜂毒液通过螯针直接进入皮下，从而产生治疗效果的一种疗法。

现代研究认为直接蜂蜇能使毒液的全部活性成分注入体内。为了方便施行蜂蜇疗法，一般用工蜂盒子将蜜蜂取往治疗室或患者家里进行。选择患者两上臂或大腿外侧和脊柱腰段两侧 6 个皮肤区供逐日或隔日轮蜇。蜇后将蜜蜂拿开，螯针、毒囊和其他螯器官便脱落在皮肤上，可见毒囊仍间歇性收缩，约经半小时，待毒囊内的蜂毒完全注入皮内后，再用直形无齿镊拔出螯针。一般最初几次局部出现明显红肿和痛痒反应，2~5 天后消失（第 212 页图 77）。

19 世纪末，开始有了关于蜂蜇疗法的系统性临床研究，1888 年维也纳医师特尔（Terc）曾用蜂蜇治疗风湿病 173 例，由于相当成功，蜂蜇疗法逐渐流传到整个欧洲。1935 年美国的贝克（Beck）出版了蜂蜇疗法的专论。1936 年中国开始研究，到 20 世纪 50 年代，世界各国开始进行蜂针液成分的研究，以期建立更详细的资料库。

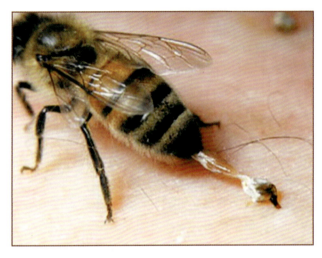 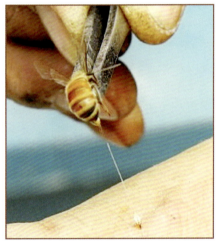

图 77　蜂蜇疗法（螫针、毒囊和其他螫器官脱落在皮肤上）

4.3　蜂针疗法

蜂针疗法及其特点

蜂针疗法是利用蜜蜂尾部螫针并运用针灸原理蜇刺人体穴位的一种疗法，也是蜂疗医学的一个重要组成部分，在世界部分国家应用 1200 多年之久，中国、韩国和前苏联在临床上广泛使用。蜂针疗法主要应用于风湿性和类风湿关节炎、骨关节病、腰椎颈椎病、强直性脊柱炎、肿瘤、硬皮病、哮喘、神经痛、神经炎、心脏血管疾病和多发性硬化等疾病。

蜂针疗法是民间蜂蜇治病经验与针灸医术相结合发展而成的，兼有针、药、灸三种作用。

"针"：指蜂的尾刺似针，能刺激人体的经络、皮部，以疏通经络，调和气血；"药"：指螫针中的蜂针液输入人体，发挥了蜂针液的一系列药理功效；"灸"：是蜂针刺后，局部充血红肿，皮温升高，似有温灸效应，可起到温经通络、扶正祛邪的作用。

1993 年，蜂疗专家将蜂蜇疗法结合针灸穴位外治，同时配合蜂产品和中草药内服，将这一方法称为"三位一体"蜂疗法，临床应用表明该疗法对风湿性和类风湿关节炎的疗效达 90% 以上。

蜂针液取得不容易，1 克的蜂针液结晶至少需 1 万只工蜂才能收集完成，而且常温下的天然蜂针液不太稳定,有2/3会挥发,其主要成分为乙酸戊酯,仅残余1/3的蜂针液结晶。由于得来不易,因此蜂针液是十分昂贵的药物[1]。

在菲律宾马尼拉,蜂针治疗师认为蜂针可治疗甲状腺功能低下、瘫痪及癌症,蜂毒含有可以强化免疫系统的蛋白质,可启动身体的神经并自愈。

日本的蜂针疗法

据日本蜂针疗法研究会会长深泽光一记述,明治十年(1877)欧洲蜜蜂输入日本后,就有人开始研究蜂针疗法。宫崎县的户高善作在大正时代就进行蜂针研究,昭和十四年(1939)申请蜂针疗法的新案特许(专利)。马群县的水间辉美所著的《蜂针疗法手引》一书得到广泛的普及。

东京的吉野弥一在《日本养蜂新闻》上关于蜂针的连载,论述了蜂针的由来,记载了蜂针的元祖松本市的通口老人,以及得其传授并在东京营业的伊熊友见的夫人小林氏夫人。据在东十条车站开业的伊熊友见讲,第二次世界大战前,许多人经地方长官许可进行蜂针治疗,经东京警视厅批准开业的共九名。后来山形县的无执照治疗在全国被宣传为欺骗,于是政府实行了考试制度,并规定在取得针灸许可的条件下可以继续开业进行蜂针治疗。此外,主妇之友社发行的《我的健康》杂志1982年9月号上发表了关于蜂针疗法的文稿,向希望接受蜂针者传授要点。许多著名的蜂疗专家们竭尽全力进行蜂针指导,使蜂针疗法在全国受到的赞扬超过了预期[2]。

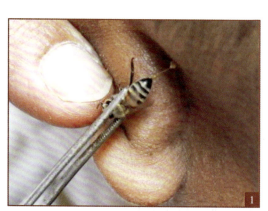 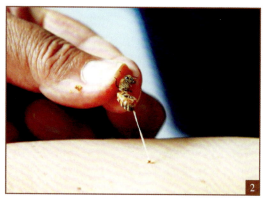

图78 蜂针治疗 (1. 埃及开罗的蜂针疗法,应用蜂蜇疗法治疗听力障碍;2. 马尼拉的蜂针治疗师用蜜蜂扎一名病患的手臂)

---

[1] 2001年宜兰武荖坑所举办的绿色博览会曾经展出进口的蜂针液,每瓶只有0.1克,却叫价3500元,换言之,每千克的蜂针液价格高达3500万元,价值连城。

[2] 深泽光一. 蜂针疗法的重要性. 中国养蜂学会,1986;105-106.

4.4 蜂毒注射疗法[1]

蜂毒注射疗法的发明

由于蜂蜇治疗必须具备饲养活蜂的条件和在繁蜂季节施行,再则活蜂取用过程中稍有不慎或技术不熟练,因捕集和镊取工蜂的刺激也会迫使蜜蜂排毒,因此,在使用其蜂刺时,注入皮下的蜂毒量就会减少,剂量不够就会影响疗效。由此科学家发明了蜂毒注射疗法。模拟蜂蜇可用皮内注射,模拟蜂针疗法可用痛点或穴位注射。但临床治疗中为保证用药安全,蜂毒不得用于静脉注射。

20世纪40年代初,意大利眼科学家成功地应用蜂毒制剂"赋尔安平"结膜下注射治疗眼病69例。开始治疗时应用低浓度小剂量,逐日递增至治疗量。1984年,福雷斯泰尔指出,蜂毒皮下注射开始每天进行,然后隔2天、3天,甚至是4天的间隔;蜂毒用量逐渐增加,每次用冻干蜂毒的治疗量可达5~6毫克。蜂毒注射时的浓度以1.0毫克/毫升为宜[1]。

蜂毒穴位注射法

蜂毒穴位注射法是采用精制蜂毒注射液进行穴位注射。用快速进针法将针刺入皮下组织,然后缓慢地推进或上下提插,探得酸、麻、胀等"得气"感应,回抽无血后,即可将蜂毒注射液缓缓地推入。此法可以疏通经络,调和气血,改善局部血液循环,促进渗出物的吸收。

在中国,采用蜂毒注射液治疗风湿性及类风湿关节炎总有效率为77.9%~93.9%。吴小敏用蜂毒注射液治疗类风湿关节炎150例,痊愈2例,显效31例,好转108例,无效9例,总有效率为93.9%。[2]

蜂毒注射制剂

1897年,布拉格大学兰格教授发表了有关蜂毒的化学和药理学研究报告,之后,又于1915年报道临床应用蜂毒生理盐水溶液治疗小儿风湿病取得明显效果。此后,各种蜂毒制剂先后在许多国家出现,包括1927年德国生产的"Apicosan"蜂毒注射液,1928年奥地利生产的"医慢灵"蜂毒注射液。早年药厂生产的注射用蜂毒,还有法国的"蜂疗""蜂维安",瑞士的"蜜蜂素",英国的"蜂毒",日本的"Forgerine",以及中国的"蜂毒注射液",均属水溶液,不利于长期贮存。原西德生产的"赋尔安平"和捷克的"真蜂素",除水剂注射液外,还有供外用的膏剂、搽剂。

20世纪50年代,前苏联应用桃仁油调制蜂毒注射液,后来得到前苏联保健部药学委员会赞许的"蜂毒灵"即属此剂型,原称KF制剂,有两种规格,适用于不同病情。前苏联的亲油蜂毒注射剂还有"蜂毒素"和"Melissin"。中国曾用中性

---

[1] 房柱. 蜂毒的研究与医药应用. 中国养蜂学会,1986:85-97.
[2] 吴小敏. 蜂毒治疗类风湿关节炎150例临床分析. 蜜蜂杂志,1994,11(6):30.

麻油调制过类似的制剂。这些未经化学加工的天然蜂毒油制剂的研制和应用之所以得到重视,是因为蜂毒若干有效成分可能被脂肪酸衍生物所激活。

原东德生产的蜂毒粉针剂"蜂散痛",临用前以注射水溶解,使用和保存方便。从20世纪60年代起前苏联就进口"蜂散痛",尽管20世纪70年代初前苏联也研制出无菌粉针剂"蜂毒素"和"蜂毒卡因",但20世纪80年代,"蜂散痛"仍属于在前苏联注册获准使用的制剂。当时,法国使用"蜂维安"注射液的医生,后来也改用原东德马克药厂生产的冻干蜂毒粉针剂。

中国生产的蜂毒注射液有蜂毒冻干粉针剂,商品名是"风湿安"。长春三九生物制药生产的蜂毒注射液(国药准字H22024354)(图79)系蜜蜂毒腺和副毒腺分泌的一种微黄色澄明液体,用于皮下注射或肌内注射,适用于风湿性关节炎、类风湿关节炎、强直性脊柱炎等风湿类疾病,以及周围神经炎及神经痛等疾病的辅助治疗。

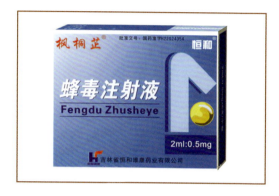

图79 蜂毒注射液(中国吉林省恒和维康药业有限公司)

4.5 蜂毒的其他疗法

蜂毒电离子导入

利用直流电通过皮肤无损伤将蜂毒离子导入人体,较其他途径给药优越,消除了因蜇刺或注射带来的疼痛感,治疗后局部皮肤略有充血、微肿和轻度痒感。

过去常用的仪器是ZGL-1型直流感应电疗机,以及配套的导线、夹子、电极板、衬垫、固定电极用品和蜂毒专用衬垫。1934年,亨斯吉(E. Henssge)首次描述了蜂毒电离子导入法。1937年,塞兰凯报道蜂毒电离子导入治疗高血压病患者800例获得明显效果。此法在前苏联、加拿大和西欧诸国得到应用。前苏联塔林化学制药厂生产专供电离子导入的蜂毒片——蜂福尔,每片含冻干蜂毒1毫克[①]。

蜂毒超声导入

蜂毒超声导入所用仪器是一般的超声治疗机,通常选用的频率为800千赫,声头面积是5.4平方厘米。前苏联专家波琴科娃在索菲亚中央医院理疗科对326例脊柱退行性关节病患者行蜂毒超声导入,有效率89.5%。巴尔图什凯维邱斯在第三届国际蜂疗会议上报告,他采用蜂毒超声导入疗法对退行性关节病、关节周围炎以及

---

① 房柱. 蜂毒的研究与医药应用. 中国养蜂学会, 1986: 85-97.

其他关节病患者进行治疗,有效率为91.17%(31/34)。

蜂毒的外用

天然蜂毒含有的透明质酸酶是扩散因子,有助于蜂毒透皮吸收。美国学者布鲁克斯(R. B. Brooks)和加拿大学者和赛恩(J. Saine)等通过实验证明,将蜂毒、蜂毒肽或蜂毒明肽溶于90%二甲亚砜,给猎犬外敷可使其血浆皮质醇含量显著增加,表明透皮吸收有效。因此,许多国家都有蜂毒外用药剂的生产和供应。

1934年,在德国维尔茨堡药理研究所福斯特(K. A. Forster)指导下,马克公司生产了蜂毒外用药剂"赋尔安平"软膏。同年《慕尼黑医学周刊》发表施瓦布(R. Schwab)的验证报告,证明外用"赋尔安平"软膏治疗关节炎、肌肉风湿和坐骨神经痛患者40例取得良好效果。《英国医学杂志》也在1934年介绍了新药"赋尔安平"软膏。"赋尔安平"软膏适用于急性和慢性风湿病、肌肉和关节疼痛、腰痛、坐骨神经痛、冻伤,并可以供运动员按摩用。与此同时,还有瓦莱达(Weleda)公司生产的2%"蜜蜂素"(Apis)软膏。

原东德生产的"蜂散痛"(Apis-arthron)软膏涂搽在病痛处,用于过敏性疾病、动脉内膜炎和皮肤干性溃疡,用于梅尼动乱病则涂在乳突部,都有良好的效果。

在欧洲,蜂毒外用药有保加利亚生产的"蜜蜂毒"(Mellivenom),罗马尼亚生产的"Apinil"软膏和搽剂,前苏联生产的"蜂特灵"软膏和"蜂皮利尔"。蜂毒外用时局部进行按摩,或配合超声波、直流电导入则疗效更好。

中国研制的蜂毒外用剂有"蜂维灵"、远红外蜂毒骨质增生贴、远红外蜂毒肩周炎贴、远红外蜂毒跌打损伤贴(OTC,中药)[①]等。

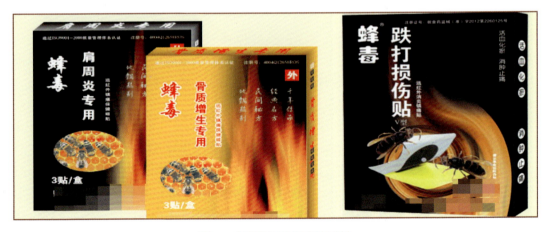

图80 中国研制的蜂毒外用剂

---

① 远红外蜂毒跌打损伤贴,是以制川乌、制草乌、蚂蚁、乳香、没药、当归、生地、紫草、三七、儿茶、商陆、白花蛇、自然铜为原料,经加工而成。作用于人体经络、穴位。可活血化瘀,消肿止痛。

4.6 蜂毒对专科疾病的奇效

蜂毒治疗风湿和类风湿病症

蜂毒中含有多肽和酶类等有效成分，具有直接和间接抗炎止痛作用；可调节免疫能力，具有免疫抑制作用；能改善血液循环，增加末梢血供，增强心、脑、肝、肾生理功能。其中主要是抗炎止痛和免疫调节两项。中国传统医学认为，蜂毒进入人体以后，能活血化瘀、消肿止痛、通经活络、祛风散寒。

蜂毒治疗风湿病、类风湿关节炎的历史悠久，效果显著。自18世纪以来，关于蜂毒治疗风湿病的报告屡见不鲜，至今尚未见一例否定蜂毒对风湿病疗效的报告。1864年鲁阔姆斯基发表了第一篇关于蜂毒治疗风湿病的论文。之后，许多无法医治的风湿病患者都通过蜂毒疗法得以痊愈。1912年，鲁多尔夫·特尔什（Rudolph Tertsch）发表临床报告，他治疗的670风湿病患者例中，554例痊愈，99例好转，仅17例未见减轻，而后两类患者中有部分是未完成疗程的患者。1962年，美国布罗德曼（J. Broadman）的专著《蜂毒：关节炎和风湿病的天然治疗剂》问世，有力地推进了蜂毒疗法的应用。1964年，阿列斯克尔报道他用蜂毒治疗类风湿关节炎310例，另外112例用激素，59例用水杨酸钠治疗，经对照观察，结果发现，三种治疗方法以蜂毒疗法效果最好。对经治患者1~5年的疗效随访，证明蜂毒的远期疗效比用激素或水杨酸钠好得多。1984年法国福雷斯泰尔（F. Forestier）发表了论文《蜂毒用于风湿病1600例疗效》，再次肯定蜂毒对风湿病和相关疾病的疗效。

2002年，段俊明报道采取蜂疗治疗了116例类风湿关节炎，有效率达93.11%。其中临床治愈48例，占41.38%；基本治愈38例，占32.76%；好转22例，占18.97%；无效8例，占6.90%[1]。

2010年，巴西圣保罗大学风湿病学副教授苏珊娜·德梅洛证明，蜂毒会导致糖皮质激素的消炎作用提高，从而抑制关节部位的有害炎症。由于这些炎症可导致风湿性关节炎，因此蜂毒疗法有助于治疗风湿和类风湿病症[2]。

蜂毒抗炎止痛

20世纪70年代，洛伦泽蒂（C. J. Lorenzetti, 1972）、朱里尔（R. B. Zurler, 1973）和张氏（Y. H. Chang, 1979）等的试验均证实蜂毒对大白鼠佐药必关节炎模型有明显的抗炎活性。

1976年，奥夫查罗夫（R. Ovcharov）报道蜂毒明肽能抑制5-羟色胺和葡聚糖引起的炎性水肿，同样也能抑制巴豆油引起的渗出性的炎症。认为蜂毒明肽的抗炎作用与它的抗5-羟色胺活性有关。

20世纪80年代，科学家从蜂毒中新

---

[1] 段俊明，程中平. 116例类风湿关节炎蜂疗临床观察. 第九次全国蜂疗保健专业大会论文集.
[2] 蜂毒可治疗关节炎. 参考消息, 2010-06-29.

分离出来的一种抗炎镇痛多肽——安度拉平,成为一种前列腺素 E 的药理学拮抗剂。安度拉平对水肿模型的抗炎作用不受肾上腺切除的影响。

蜂毒治疗多发性硬化

多发性硬化是一种奇特的神经系统疾病,多发于 20~40 岁的中青年人,其病因不详。多发性硬化的初期不易被检查出来,如视物模糊或复视等;常见的症状有一定部位的肌肉僵硬、乏力、丧失控制能力,四肢异常疲劳,行走困难,头晕,膀胱控制失调,触觉、痛觉和温热感觉紊乱等,每个症状出现后又会消失。就这样一个接一个相继发生,或继续恶化,最后可出现吞咽困难,致残及卧床不起。目前还没有治疗这种疾病的特效药物。

1993 年,美国蜂疗专家姆拉兹报道,他用蜂毒治疗了两名患多发性硬化的妇女(年龄 42 岁),之后他又用蜂毒治疗了数例该病患者,疗效都很好。他指出疲劳是多发性硬化最常见的临床症状,经过蜂毒治疗以后,这种最初的症状消失,其他一些症状随后很快消失,有的需要很长时间才能治愈。

蜂毒用于抗癌

澳大利亚悉尼技术大学的研究人员制备以蜂毒为基质的抗癌药物,开展临床试验。澳大利亚的科学家认为,常规的化学疗法会不加区别地杀死细胞,而蜂毒能与瞄准癌症细胞的单克隆抗体化学链结合,以便找出和杀灭癌细胞,而不损伤健康细胞。他们发现蜂毒在治疗癌症上可能也有价值。

用蜂毒对付艾滋病

1999 年,德国诺海贝格卫生和环境研究中心的病毒学家巴拉克·维尔纳发现,艾滋病病毒的化学结构类似于蜂毒的化学结构,因此萌发出"以毒攻毒"利用蜂毒来对付艾滋病的设想。维尔纳研究发现,蜂毒可以通过破坏患者体内艾滋病病毒促进剂①的方法,阻止病毒的扩散。研究表明,蜂毒可以减少 70% 的基因转录,使病毒的产生减少。同其他抗艾滋病药物相比,蜂毒的优势在于直接从内部抑制病毒的产生,从而达到预防与彻底治愈艾滋病的目的。

美国华盛顿大学医学院的科学家研究发现,蜂刺中的化学物质蜂毒肽可以刺穿艾滋病病毒的保护外层,毁灭艾滋病病毒。科学家们把蜂毒素(Melittin)注入纳米颗粒中,上面配有特制的"缓冲器",使之能够弹离正常细胞,从而避免伤及正常细胞。当较小的艾滋病病毒与它们接触从缓冲器之间滑过时,会遭到毒素攻击。此前,大多数药物只能减缓艾滋病病毒的生长,而这种蜂毒素能够攻击并杀死病毒,在第一时间防止感染。

用蜂毒对付艾滋病的研究报告发表在《抗病毒疗法》杂志上。科学家们认为,它有可能成为开发遏制艾滋病病毒猖獗传播的药剂的重要步骤。

---

① 促进剂,是沟通基因转录过程中的一种物质,它根据基因信息制造活性蛋白质。当促进剂被蜂毒破坏后,就无法制造携带病毒的信息的蛋白,病毒就无法繁殖扩散。

5

霉菌毒素：青霉素用于抗菌

5.1 1928年：弗莱明发现青霉素

1928年9月的一天早晨，英国伦敦圣玛丽医院的细菌学家弗莱明[①]像往常一样，来到了实验室。在实验室里一排排的架子上，整整齐齐排列着很多玻璃培养皿，上面分别贴着标签：链球菌、葡萄球菌、炭疽杆菌、大肠杆菌等。葡萄状的细菌，存在广泛，危害很大，人们受伤后伤口感染化脓，就是它在"作怪"。此前弗莱明试验了各种药剂，力图找到一种能杀死葡萄球菌的理想药品，但是一直没有成功。弗莱明来到架子前，逐个检查着培养皿中细菌的变化。当他来到靠近窗户的一只培养皿前的时候，他皱起了眉头。原来，这只贴有葡萄球菌标签的培养皿里所盛放的培养基发了霉，长出一团青色的霉花。他的助手赶紧过来说："这是被杂菌污染了，别再用它了，让我倒掉它吧。"弗莱明没有马上把这只培养皿交给助手，而是仔细观察了一会儿。使他感到惊奇的是，在青色霉菌的周围，有一小圈空白的区域，原来生长在这片区域的葡萄球菌消失了。难道是这种青霉菌的分泌物把葡萄球菌杀灭了吗？想到这里，弗莱明兴奋地把它放到显微镜下进行观察。结果发现，青霉菌附近的葡萄球菌已经全部死去，只留下一点枯影，形成了一个"抑菌圈"。他立即决定，把青霉菌放进培养基中进行培养。

几天后，青霉菌明显繁殖起来。于是，弗莱明进行了试验：用一根线蘸上用水稀释的葡萄球菌，放到青霉菌的培养皿中，几小时后，葡萄球菌全部死亡。接着，他分别把蘸上白喉球菌、肺炎球菌、链球菌、炭疽杆菌的线放进去，这些细菌也很快死亡。但是放入蘸上伤寒菌和大肠杆菌等的线时，这两种细菌却没有死亡，而是照样繁殖。

为了试验青霉菌对葡萄球菌的杀灭能力有多大，弗莱明把青霉菌培养液加水稀释，先是1倍、2倍……最后以800倍水稀释，结果它对葡萄球菌和肺炎球菌的杀灭能力仍然存在。这是当时人类发现的最强有力的一种杀菌物质了。可是，这种青霉菌液体对动物是否有害呢？弗莱明小心地把它注射进了兔子的血管，然后紧张地观察它们的反应，结果发现兔子安然无恙，没有任何异常反应。这证明这种青霉菌的分泌物对兔子没有毒性。

[①] 亚历山大·弗莱明（Alexander Fleming，1881—1955），1881年8月6日出生于苏格兰艾尔郡洛奇菲尔德。1909年毕业于帕丁顿的圣玛丽医学院并留在了圣玛丽医院。第一次世界大战期间，弗莱明以中尉军阶参加了皇家军医部队。1919年退伍后，又回到圣玛丽医院研究抗菌物质。1922年发现了能够消灭和溶解细菌的溶菌酶。1929年发现青霉素。1955年3月11日与世长辞，享年74岁。

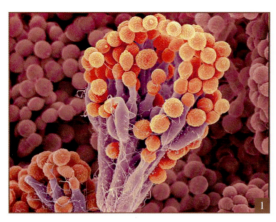 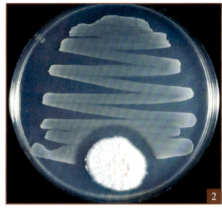

图81 青霉菌（1.青霉菌菌株；2.青霉菌的溶菌现象。图中培养皿下方圆形物是青霉菌，上方画线菌落是致病细菌。可见到青霉菌周围的致病细菌消失，形成一个"抑菌圈"）

1929年6月，弗莱明把他的发现写成论文发表在《英国实验病理学》杂志上，并把这种青霉菌分泌的杀菌物质称为"青霉素"①，但却几乎无人问津。

5.2 1939年：确定青霉素的医疗价值

美国洛克菲勒基金会的资助

1935—1940年，在牛津大学主持病理研究工作的澳大利亚病理学家霍华德·沃尔特·弗洛里②，组织了有机化学家、生物化学家、药理学家、细菌学家和临床工作者等一大批专家研究溶菌酶的效能。当时29岁的德国生物化学家厄恩斯特·鲍里斯·钱恩③加盟了这个研究小组，是霍华德的最主要的和得力的助手。

为了开展这项工作，他们估计需要250英镑添置一些器材和试剂。由于人们普遍不信任他们，区区一小笔费用在本国竟无人愿意赞助。此时，独具慧眼的美国洛克菲勒基金会提供了这项资助。到1937年，这笔钱用完了，弗洛里又在银行透支了500英镑，他们再次向本国的医学科研委员会（MRC）申请资助，不料再次遭到拒绝。又是美国洛克菲勒基金会伸出了援助之手，不仅答应了他们的全部要求，

---

① 青霉素（Penicillin），是亚历山大·弗莱明从霉菌中提取的物质，Penicillin译为盘尼西林，原意是有细毛的意思，似一束头发，因为霉菌的无性孢子是毛茸茸的。

② 霍华德·沃尔特·弗洛里（Howard Walter Florey，1898—1968），英国著名病理学家，英国牛津大学病理学教授。1960—1965年任英国皇家学会会长。早年研究细菌和霉菌分泌的抗菌物质。1939年以后与钱恩等人进行青霉素研究。1955年后又从事实验病理学研究。他突出的贡献是对青霉素所做的化学、药理、毒理等方面的系统研究。第二次世界大战期间，他来到美国，得到同事的帮助，使青霉素得以批量生产，用于临床，挽救了许多伤病员的生命。著有《化学治疗剂青霉素》《对青霉素的进一步观察》和《普通病理学》。

③ 厄恩斯特·鲍里斯·钱恩（Ernst Boris Chain，1906—1979），德国生物化学家。1979年8月12日去世。

而且给予他们连续五年的资助，金额达5000美元。由于这个项目的研究确定了青霉素的医疗价值，因此，后来在洛克菲勒基金会的正式出版物中还特意记载了他们的资助。

历史档案的启示

1939年，为了迅速了解抗菌物质研究的全部情况，钱恩等人专程去各大图书馆查找以往的文献，在一本积满灰尘的医学杂志上，他们意外地发现了弗莱明10年前发表的关于"青霉素"的文章。弗洛里仔细阅读了弗莱明关于青霉素的论文，对这种能杀灭多种病菌的物质产生了浓厚的兴趣。于是弗洛里和钱恩当机立断，立刻把全部工作转到对青霉素的专门研究上来。弗洛里知道，要提取出青霉素，需要各方面科学家的共同努力。他邀请了一些生物学家、生物化学家和病理学家，组成了一个联合实验组。在弗洛里的领导下，联合实验组紧张地开展了研制工作。细菌学家们每天要配制几十吨培养液，把它们灌入一个个培养瓶中，在里面接种青霉菌菌种，等它充分繁殖后，再装进大罐里，然后送到钱恩那里进行提取。提取工作繁重而艰难，一大罐培养液只能提取出针尖大小的一点点青霉素。经过几个月的辛勤工作，钱恩提取出了一小匙青霉素。把它溶解在水中，用来杀灭葡萄球菌，效果很好。即使稀释200万倍，它仍然具有杀菌能力。联合实验组用50只小白鼠做试验，给每只都注射了同样数量、足以致死的链球菌，然后给其中25只注射青霉素，另外25只不注射。实验结果是，不注射青霉素的小白鼠全部死亡，而注射的只有一只死去。随后，他们开始了更努力的提取工作，终于获得了能救活一个患者所需的青霉素，并救活了一名患者，从而证明了这种药物的效能。

历史性的会见

1940年8月，钱恩和弗洛里等人把对青霉素重新研究的全部成果都刊登在著名的《柳叶刀》杂志上。这篇文章极大地震动了弗莱明。他立刻动身赶到牛津会见这两个人。这次会见是历史性的。当钱恩等人得知弗莱明还活着时，惊喜之情溢于言表。后来，弗莱明毫不犹豫地把自己培养了多年的产生青霉素的菌种送给了弗洛里。利用这些菌种，钱恩等人培养出了效力更大的青霉素菌株。经过一年多的辛勤努力，70多种病菌的试管实验和动物实验，证明青霉素对引起多种疾病的病菌都有较大的杀伤作用。同时，他们还提纯出了结晶状态下的青霉素。

5.3 1941年：青霉素的工业化生产

弗洛里清醒地意识到，要使青霉素广泛地用于临床治疗，必须改进设备，进行大规模生产。但这对联合实验组来说，还是无法办到的事。而且，当时的伦敦正遭受德国飞机的频繁轰炸，要进行大规模生产也很不安全。

1941年2月，一位警察刮脸时划破了脸，因伤口感染而患了败血症。在医生治疗无效的情况下，弗洛里和钱恩带着他们所有的青霉素来到这个警察的病床前。但在治疗好转后的第五天，青霉素用完了，这位警察的病情也随之恶化，结果这位警察还是死了。后来，他们又在非洲战场上小规模地试用了青霉素。结果再次表明，青霉素能防治多种严重的感染性疾病，控制伤口的继发性细菌感染，局部应用还可使伤口早期缝合加快愈合。弗洛里很快认识到要救治更多的患者，必须对青霉素进行工业化生产。

开始，医学科研委员会（MRC）和牛津大学不仅拒绝为钱恩提供青霉素的专利保护，而且还拒绝了钱恩组建试验工厂以进一步探索工业化生产青霉素方式的要求。然而，青霉素在治疗战伤方面的奇妙作用，引起了军事指挥人员的关注。就在诺曼底战役中，一位陆军少将由衷地称赞道，青霉素是治疗战伤的一座里程碑。在军方的大力支持下，青霉素开始走上工业化生产的道路。伊利诺伊州皮奥里亚的一家工厂生产了第一批青霉素，但产量少得可怜。

1941 年 6 月，弗洛里带着青霉素样品来到不受战火影响的美国。他马上与美

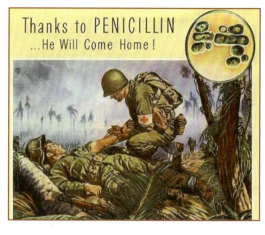

图 82　第二次世界大战中，青霉素挽救了很多士兵的生命，图为以此为主题的广告画

国的科学家们开始合作。经过共同努力，终于制成了以玉米汁为培养基，在 24℃的温度下进行生产的设备。用它提取出的青霉素，纯度高，产量大，从而很快开始了在临床上的广泛应用。第二次世界大战促使青霉素大量生产。1942 年年末，有 20 余家美国公司开始大量生产青霉素。1943 年，已有足够的青霉素治疗伤兵。1945 年第二次世界大战结束时，青霉素的使用已遍及全世界。产量已能满足一年治疗 700 万患者的需要。1950 年产量可满足全世界需求。

5.4　1945年：三人共同获得诺贝尔奖

青霉素从发现到批量生产经历了 14 个年头。青霉素的应用能有效地治疗梅毒、淋病、猩红热、白喉以及某些类型的关节炎、支气管炎、脑膜炎、血液中毒、骨骼感染、肺炎、坏疽和许多其他疾病，救活了数以百万计的生命。1945 年，弗莱明、弗洛里和钱恩三人，因在青霉素发现和利用方面做出的杰出贡献，共同获得了诺贝尔生理学或医学奖。

青霉素的发现与研究成功，成为医学史的一项奇迹。青霉素从临床应用开始，至今已发展为三代。它的重大意义不仅在于它开辟了世界现代医疗革命的新阶段，而且在于它带动了后来的能够治疗人类更

多疾病的抗生素①产业的发展。

从印度到南、北美洲的各国政府和学术机构纷纷公开授予弗莱明各种荣誉称号。然而,弗莱明始终是个谦虚的人。在他的演讲中,总是把青霉素的诞生归功于弗洛里、钱恩和他的同事所做的研究。在人们向他祝贺的声浪中,英国的一位显贵建议他申请制造青霉素的专利权,那样将来就会发大财。弗莱明经过考虑,写信婉言拒绝了那位显贵的建议。他说:"为了我自己和我一家的尊荣富贵,而无形中危害无数人的生命,我不忍心。"

1955年3月弗莱明曾说过:"我所到过的每一个地方,人们都热切地对我表示感谢,说我挽救了他们的生命。我实在不懂得为什么他们要这样做。大自然创造了青霉素,我只不过是发觉了它的存在。"这是多么感人的朴实的科学家的伟大胸怀!

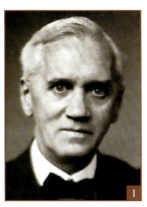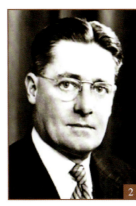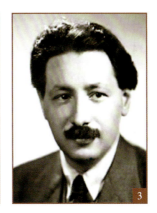

图83 1945年获得诺贝尔奖的三位青霉素发现者(1.弗莱明;2.弗洛里;3.钱恩)

---

① 抗生素(Antibiotic),是由微生物(包括细菌、真菌、放线菌属)产生,能抑制或杀灭其他微生物的物质,对宿主不会产生严重的毒副作用。抗生素分为天然品和人工合成品,前者由微生物产生,后者是对天然抗生素进行结构改造获得的部分合成产品。目前抗生素的种类已达几千种,其中在临床上常用的有几百种。

6

肉毒毒素的利用

6.1 肉毒毒素用于美容

肉毒毒素美容的发现

18—19世纪的欧洲,在很多王室和贵族中流行使用掺有微量砷化物(砒霜)的美容化妆用品,有的甚至为了能使皮肤细腻而透明,还服用微量砷化物,结果常有人因砷中毒而死亡。为了除皱,现代人想了很多办法。有人使用化妆品,如除皱霜、防皱霜等,但效果甚微;有人选择做手术,如化学剥皮术、拉平除皱术等,但手术非常痛苦,而且费用昂贵。当今的人们,虽然早就不敢再用砷化物,却有人发现有一种生物毒素——波唐克斯(Botulinum Toxin,Botox,亦称波舒)可以用来美容。

波唐克斯用于美容的历程,可以分为三个阶段。20世纪70年代,美国的医生开始使用波唐克斯,然而它并不是作为一种美容药来使用,而是被用来治疗多汗、大脑性瘫痪、面瘫、斜视等疾病。20世纪80年代,医生应用波唐克斯矫正脸部、眼皮及四肢的不协调。医生发现波唐克斯能解缓周期性偏头痛,经过治疗的偏头痛患者,不仅头痛消失了,而且脸上的皱纹减少了。1977年,美国加利福尼亚州大学旧金山分校著名神经眼科医师斯科特(Alan B. Scott)博士首次将微量的A型肉毒毒素(Botulinum Toxin Type A)局部注射于斜视患者,意外发现有减少皱纹的情形。20世纪90年代,波唐克斯被皮肤科和整形美容外科当作医学上的新突破向"患者"(应该说是消费者)推荐[1]。1986年,加拿大不列颠哥伦比亚大学的眼科教授琼·卡拉瑟斯(Carruthers)在给患者注射A型肉毒毒素治疗眼肌痉挛的过程中,惊喜地发现患者脸部的皱纹消失了。她的丈夫是一位皮肤科教授,也在同一大学工作。于是,夫妇俩开始合作研究,将A型肉毒毒素除皱技术引入美容领域,并在北美、西欧逐步推广。"以毒驻颜"成为30岁以下人群中的时髦。从此,毒针美容开始风靡美国、韩国、中国以及世界许多国家,成为一种新时尚。在美国,接受毒针美容的人数达160万,占到全国整容总人数的19%,远远超过隆胸。在韩国,越来越多的人愿意花上半个月的薪水进行毒针美容。在美容圈,很多人将这种打针除皱的新方法简称为"打皱纹"。

波唐克斯:药用肉毒毒素

波唐克斯是经过提炼和稀释的一种肉毒毒素(Botulinum Toxin)。肉毒毒素是由肉毒梭菌(Clostridium Botulinum)产生的化合物。

肉毒毒素之所以能消除皮肤皱纹,是

---

[1] 刘君梅. 毒药和它浇灌的青春. 三联生活周刊, 1999 (6): 40-41.

因为它是一种神经毒素。当波唐克斯被注射进肌肉后,它便会使控制肌肉的神经失灵,使肌肉接收不到大脑要它收缩的信息,所以就可能导致肌肉的虚弱或麻痹。面部的皱纹是由于面部肌肉反复活动形成的。当面部的肌肉麻痹时,那些活动便被限制,皮肤就不会出现皱纹。在波唐克斯注射后的几天,皱纹便消退了。波唐克斯治疗后大约三个月的时间里,脸上的皱纹不会出现。

肉毒毒素是目前已知的对人类影响最强的毒素之一。肉毒毒素有 5 个型①,即 A、B、E、F 与 G 型。药用的波唐克斯是经过彻底净化,并被充分稀释的毒素。一剂供美容注射的波唐克斯一般为 20 单位。

临床上使用的是肉毒毒素 A 型毒素,最早在 1989 年,由美国食品药品监督管理局(FDA)核准,正式成为临床治疗药物。1990 年,美国加利福尼亚州的爱力根(Allergan)公司授权注册生产和销售波唐克斯(Botox),该公司一年要花 1 亿~2 亿美元发起强大的促销攻势,其规模比先前"伟哥"问世时还要强劲。在美国,接受毒针美容的人数达 160 万,占到全国整容总人数的 19%。在英国生产的产品有 A 型肉毒毒素 Dysport 和 B 型肉毒毒素 NeuroBloc。由爱尔兰一家制药公司制造的肉毒毒素取名为"Botox"和 Myobloc"。价格很便宜,每剂 300~500 美元。"Botox"以其简便价廉而在全美受到热烈欢迎。据美国整容协会公布的数字,仅 2001 年一年美国就售出 160 万剂"Botox",销售额高达 3.09 亿美元。②

1993 年,中国继美国、英国之后成为世界上第三个能生产肉毒毒素的国家。中国兰州生物制品研究所生产的"衡力牌"BTXA 是治疗用 A 型肉毒毒素,只用于治疗面部痉挛、斜视等疾病。但有五类人被排除在毒针美容之外,即:孕妇、哺乳期妇女;重症肌无力、多发性硬化患者;上睑下垂者;有心、肝、肺、肾等内脏疾病者;身体非常瘦弱、过敏体质者。

忧虑与担心

波唐克斯给肌肤"永远年轻"带来了新的曙光,但是,这种疗法并非十全十

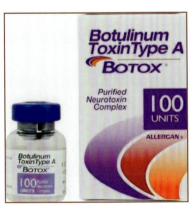

图 84 注射用波唐克斯(Botox)

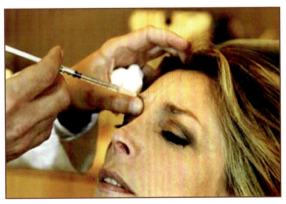

图 85 注射波唐克斯让爱美人士拥有大约三个月无皱纹的日子

---

① 肉毒毒素根据其抗原性不同,分为 A、B、C、D、E、F 和 G 7 个型。其中 A、B、E、F 和 G 型为人中毒型别,C、D 型为动物和家禽的中毒型别。

② 费列娜. 美国时尚"毒针"去皱法一年竟"创收"3.09 亿美元. 新闻晚报,2002-03-05.

美。注射一次波唐克斯的有效时间是4~6个月，要保持效果，每年需要注射3~4次，还可能出现一些副作用。专家提醒，毒针美容除皱市场需要规范。"打皱纹"不是一般的美容行为，而是医疗行为，应当去正规的医疗美容机构，而不是一般的生活美容院。肉毒毒素注射这种纯粹的医疗业务在生活美容院应明文禁止。

当FDA批准"波唐克斯"的美容用途并上市时，美国《科学》主编唐纳德·肯尼迪发表了题为《美女与野兽》的社论，对A型肉毒毒素可能被滥用表示了极大忧虑。他认为A型肉毒毒素在为人们带来美丽的同时，也会带来巨大威胁。A型肉毒毒素毕竟是剧毒之药，随着人们对青春美丽和巨大商业利润的追逐，肉毒毒素的生产规模将迅速扩大，这也意味着美国的公共健康和国家安全受到威胁的机会将大大增加。

此外，也有人担忧，如果美容院的肉毒毒素是从不法商贩手中购进的，不仅没有批准文号，其药量也不准确，再加上美容院的"技术员"没有经过正规培训，注射这种肉毒毒素则极易出现危险。如果打针的部位一旦超越区域，就很可能造成下压眉、眼睑下垂、眼袋翻出等"丑容"，严重的会出现复视、吞咽困难、呼吸困难等症状，甚至危及生命。

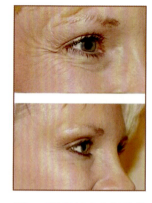

图86 注射波唐克斯的效果。上为注射前；下为注射后。

6.2 肉毒毒素用于"症状性治疗"

A型肉毒毒素的作用机制是抑制周围运动神经末梢神经与肌肉接头处乙酰胆碱的释放，从而引起肌肉松弛性麻痹，进而达到缓解痉挛的目的。除广泛用于除皱美容外，还有广泛的临床新用途。

治疗病态流口水症

A型肉毒毒素对抑制脑性麻痹患者常有的流口水并发症，有比较显著的效果。中国医药学院附设医院复健部对两名脑性麻痹男童行A型肉毒毒素注射治疗。医生利用常用的软组织超声波定位，将A型肉毒毒素注射到患者的唾液腺里，结果是其流口水的现象有显著的改善，注射一次A型肉毒毒素的效果可维持3~4个月。

治疗面肌痉挛

《实用医药杂志》刊登宁群等报道使用A型肉毒毒素治疗面肌痉挛的经验。他们采用A型肉毒毒素对56例面肌抽搐患者进行多点肌内注射，观察治疗效果、作用维持时间和并发症。结果显示治疗面肌痉挛56例（96例次），完全缓解34例（60.7%），明显缓解21例（37.5%），无效1例（1.8%），总有效率98.2%。注射后起效时间4小时至8天，平均（2.4±1.6）天，药物作用时间2~8个月，平均（4±1.3）个月。未见过敏反应，不良反应轻微、可逆。作者认为，A 型肉毒毒素局部肌内注射是一种简捷、有效、安全的治疗面肌痉挛的方法。

治疗痉挛性斜颈

《中国临床康复》报道梁战华等使用 A 型肉毒毒素治疗痉挛性斜颈取得满意的效果。他们采用肌电图确定注射肌肉并用同轴电极针局部注射 A 型肉毒毒素治疗 8 例痉挛性斜颈，症状得到明显缓解，总有效率 100%。每次使用剂量 20~40 单位，最佳使用剂量 30~35 单位。作者认为，利用多位点、小剂量注射，肌电图定位引导注射 A 型肉毒毒素治疗痉挛性斜颈可减少药物使用剂量，提高疗效。

帮助中风患者松弛肌肉

美国 19 个医疗中心 126 名患者注射了 Botox 或安慰剂。每人通常持续治疗 3~4 个月，没有大的副作用报告。第 6 周时，Botox 组有 83%的患者有明显改善，而安慰剂组只有 53%。而对于每位患者最想改善的生活技能，前组有 62%效果明显。

此外，《新英格兰医学杂志》（New England Journal of Medicine）2002 年 8 月 12 日刊登美国印第安纳大学神经学家布拉谢尔（Allison Brashear）的文章，一位 20 多岁的女患者，因产后中风，一只手不能松开，她不得不用牙齿协助另一只手来为孩子换尿布。但在为她的患手直接注射了 Botox 后，她现在又能换尿布了。[①]

治疗小儿脑瘫

小儿脑性瘫痪（Cerebral Palsy，CP）是由于围产期脑损伤所致的中枢性运动障碍和姿势异常。治疗主要靠康复训练，而患儿关节畸形严重，使治疗极为困难，因此，降低肌张力、减轻肌痉挛、矫治肢体畸形成为训练中的重要环节。据梁松等报道，注射 A 型肉毒毒素是矫治 CP 功能性畸形简便、安全、有效的方法[②]。但仅是一种重要的辅助疗法，并不能完全替代康复训练的作用，在实际应用中仍需要进一步完善。

据报道，上述治疗属于"症状性治疗"，它只能使这些疾病的症状消失或减轻，并不能根治这些疾病。经过 Botox 注射后，从几小时到两个星期之内，症状开始改善。临床症状最大的改善，一般需要等 2~6 个星期。通常在 10~14 个星期之后，症状又会慢慢地出现。实际疗效长短视疾病种类及注射部位、技巧与剂量和个人体质而有所不同。

6.3　肉毒梭菌毒素灭鼠

肉毒梭菌（Clostridium Botulinum）产生的肉毒毒素（Botulin）是一种高分子蛋白，有很强的麻痹神经作用，虽由微生物产生，但本身是无生命的高分子物质。可与水混

[①] 肉毒毒素 Botox 新用途——帮助中风病人松弛肌肉. 医药网，2002-08-08.
[②] 梁松，赵阳，李树春. 肉毒毒素在小儿脑性瘫痪拇指内收畸形治疗中的应用. 临床荟萃，2002（22）.

合，无异味，怕光怕热，可冷冻保存，在干燥环境下性质稳定。在-4℃时，毒力可保持7~12个月，在37℃时，毒力半衰周期为30天，60℃时在30分钟内完全失毒。毒饵在田间投放3~6天，毒力几乎消失。

各型肉毒毒素对不同的动物毒力差异很大。C型肉毒毒素对高原鼠兔、棕色田鼠、黑线姬鼠、褐家鼠与黄胸鼠的经口致死量为125~500单位，猪、狗、猫、鸡服入100万鼠单位仍然存活。

肉毒毒素被血液吸收后，作用于中枢神经的脑神经核和外围神经——肌肉-神经接头处和神经末梢，抑制乙酰胆碱的释放，阻碍突触的传递功能，导致神经麻痹。中毒鼠的潜伏期一般为12~48小时，最短为3小时。表现为精神萎靡，眼鼻分泌物增多，肌肉麻痹，全身瘫痪。一般在2~4天内平稳死亡。因适口性好，作用缓慢，克服了急性药的缺点。在中国青海的应用证明，其对棕色田鼠、褐家鼠、小家鼠、布氏田鼠、大仓鼠、东北䶄鼠和棕背鼠效果较好[1]。

C型肉毒梭菌毒素用于灭鼠

由C型肉毒梭菌毒素（Botulin Type C）配制的C型肉毒杀鼠素是中国青海兽医生物药品厂于20世纪80年代研制的一种新型亚急性生物毒素灭鼠剂。其特点是毒性强、适口性好、中毒作用生物速度适中、灭鼠效果好，对人和畜禽安全、不伤害天敌、无二次中毒、无三致作用、不污染环境。其缺点是，C型肉毒梭菌毒素在5℃以上的温度易分解失毒，其应用地区上、时间上受到了限制。

1995年，在陕西省志丹县应用100万MLD（最小致死剂量）/毫升（小白鼠静注）C型肉毒杀鼠素进行灭鼠试验，结果对达乌尔鼠兔（Ochotona Daurica）和达乌尔黄鼠（Citellus Dauricus）的灭洞率为56.1%~90.0%，平均为75.71%[2]。

据统计，自1985年到2005年的20年间，中国北方13个省（区）累计草原灭鼠面积20万平方千米，平均灭效率达95.32%。

D型肉毒梭菌毒素用于灭鼠

由D型肉毒梭菌毒素制备的D型肉毒灭鼠剂是中国青海省畜牧兽医科学院兽医药品制造厂出品的。对高原鼠兔、䶄鼠、家鼠有毒杀作用。D型肉毒灭鼠剂与饵料的配制浓度为0.1%（即D型肉毒灭鼠剂1毫升配制毒饵1千克）。具有安全、高效、无二次中毒、无残留的特点。2001年通过鉴定后，2003年在青海省和西藏自治区推广使用，灭效率90%以上[3]。

---

[1] 崔生发. C型肉毒梭菌毒素及其灭鼠效果. 植物保护，1993（1）.
[2] 韩其荣，等. 应用C型肉毒梭菌毒素灭鼠试验报告. 中国草地，1997（3）：69.
[3] 青海省畜牧兽医科学院. D型肉毒灭鼠剂研究概况. 青海省畜牧兽医科学院论文集，2004-09-01.

7

生物毒素用作农药

7.1 植物毒素用作农药

印楝素

20 世纪 60 年代,一位德国植物学家在印度进行生物考察时巧遇了一场蝗灾,当时,有一群蝗虫铺天盖地地压向一片作物,顷刻之间,这片作物就被蝗虫蚕食得荡然无存,但是其中有一棵树却安然无恙,这就是印楝树①。这位科学家经过研究,发现印楝树的种子、树叶及树皮中含有一种物质——印楝素,正是由于它的存在,使印楝树具有驱虫治病的神奇功能。后经进一步研究,从印楝树果实中提取的印楝素成为目前世界公认的广谱、高效、低毒、易降解、无残留的杀虫剂,而且没有抗药性,对几乎所有植物害虫、室内臭虫、跳蚤、苍蝇、蚊子等都具有驱杀效果,并对人畜和周围环境无任何污染。

现代试验证明,印楝素(Azadirachtin)是高活性昆虫拒食化合物,能够防治 10 目 400 多种农林、仓储和卫生害虫,特别是对半翅目(Hemiptera)、鳞翅目、鞘翅目等害虫具有特效,被称为高效无公害的最佳生物农药。

烟碱

烟碱(Nicotine,亦称蚜克、尼古丁)是一种无色至淡黄色透明油状液体,是烟草中含氮生物碱的主要成分,在烟叶中的含量为 1%~3%。

烟碱是烟草中特有的一种生物碱,已经广泛用于果树、茶林、蔬菜作物上菜青虫、小菜蛾、蚜虫、甜菜夜蛾、甘蓝夜蛾、蛾卷叶虫、椿象、棉红蜘蛛的防治以及水稻的叶蝉、飞虱、潜蝇等害虫的

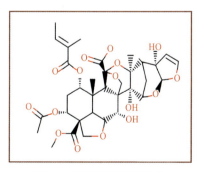

图 87 印楝素分子结构式

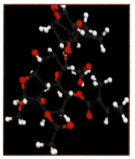

图 88 印楝素分子结构模型

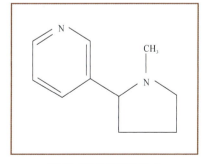

图 89 烟碱分子结构式

---

① 印楝(*Azadirachta Indica*),系楝科楝属乔木,是一种速生落叶乔木,种子和树皮都可入药,广泛种植于热带、亚热带地区。

防治。烟碱施用后经空气、阳光作用，很快便分解为无毒物质，它药效快、无残留、对植物无药害，且害虫不易产生抗药性。此外，烟碱还是一种植物生长调节剂。

烟碱对害虫有胃毒、触杀、熏蒸作用。其主要作用机制是麻痹神经，通过抑制害虫的神经组织使虫体窒息死亡。烟碱的蒸气可以从虫体任何部分侵入体内而发挥毒杀作用。烟碱对人、畜毒性较高，使用时需遵守高毒农药安全使用措施。

7.2 苏云金芽孢杆菌农药

微生物毒素农药

微生物农药是活体生物农药。目前，发展最成熟的是细菌类生物毒素杀虫剂苏云金芽孢杆菌（Bt），Bt 的商品制剂目前已达 100 多种，是世界上产量最大、应用最广的微生物杀虫剂。中国生产 Bt 产品的厂家有 60 多家，年产量在 3 万吨左右。其他的微生物毒素农药还有井冈霉素、阿维菌素、赤霉素、农用链霉素、多抗霉素和中生菌素等。

苏云金芽孢杆菌的研发简史

苏云金芽孢杆菌（*Bacillus Thuringiensis*，Bt），又称苏力菌，属于芽孢杆菌科（Bacillaceae）芽孢杆菌属（*Bacillus*），为革兰阳性土壤杆菌，其菌体为短杆状，生鞭毛，单生或形成短链。芽孢杆菌属陆生习性的细菌。苏云金芽孢杆菌可以从昆虫、土壤、储藏品及尘埃、污水和植被等中分离得到。

苏云金芽孢杆菌在芽孢形成过程中产生含 δ-内毒素的杀虫伴孢晶体蛋白，这些蛋白具有很高的杀虫活性。在过去的几十年里，已确定数十种苏云金芽孢杆菌菌系及 130 多种它们编码的杀虫伴孢晶体蛋白，近几年克隆 Bt 基因已转入植物，并在植物体内高效表达。研究发现，在芽孢形成前的营养生长阶段，可分泌和产生另一种含非 δ-内毒素的杀虫营养蛋白，即 VIP（Vegatative Insecticidal Protein），被称为第二代杀虫蛋白。

苏云金芽孢杆菌的发现有上百年的历史，最初日本细菌学家石渡繁胤（Ishiwata）在 1901 年从病蚕尸体中分离出一株所谓猝倒细菌。按现在的分类系统，石渡当时所分离出来的菌株，应该是苏云金芽孢杆菌猝倒变种。

1911 年，德国科学家恩斯特·贝尔林纳（Ernst Berliner）在德国苏云金的一个面粉厂的地中海粉斑螟（*Anagasta Ruchniela*）患病幼虫中又分离出这种产伴孢晶体的芽孢杆菌，1915 年定名为苏云金芽孢

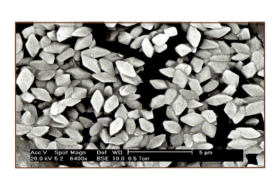

图 90 苏云金芽孢杆菌

杆菌（Bacillus Thuringiensis）。贝尔林纳发现了苏云金芽孢杆菌含有伴孢晶体（Parasporal Crystal），但未说明苏云金芽孢杆菌的伴孢晶体有杀虫作用。

从1920年到1950年这一段时期内，一些科学家用苏云金芽孢杆菌进行了防治害虫的田间试验。到了20世纪50年代才发现苏云金芽孢杆菌的杀虫活性。1956年安格斯（Angus）证实杀虫活性物质位于伴孢晶体之中。他将伴孢晶体与孢子分开之后，单独伴孢晶体仍然存在杀虫活性。经过多次反复研究，科学家发现苏云金芽孢杆菌的杀虫谱主要是鳞翅目昆虫幼虫，部分菌株对双翅目或鞘翅目昆虫幼虫有毒性。

苏云金芽孢杆菌及其亚种作为细菌农药而被重视和广泛研究。目前，世界各地及中国许多地方陆续分离到的苏云金芽孢杆菌有45个血清型约60个亚种。作为蚕的病原菌猝倒杆菌亚种（Bacillus Thuringiensiss Subsp. sotto Ishiwata），有营养菌体、孢子囊及芽孢等几种形态，能产生α、β、γ-外毒素及δ-内毒素等多种毒素。

苏云金芽孢杆菌的营养体为杆状，两端钝圆，周生鞭毛或无鞭毛，运动或不运动，通常2~8个连接呈链状；芽孢囊不膨大，芽孢生于细胞的一端，呈卵圆形，有光泽；另一端形成一个、两个或多个不同形态的伴孢晶体，呈八面体形或近正方形，能产生δ-内毒素。

苏云金芽孢杆菌杀虫制剂常被用作液体喷射在作物上，药物必须被害虫食用才能发挥效用。溶液化的毒素在幼虫易受影响的中肠细胞膜上形成孔洞，导致害虫患败血症死亡。最新的研究表明，苏云金芽孢杆菌必须在幼虫中肠细菌存在的情况下才能有杀虫活性。

1985年，比利时植物遗传系统公司首次报道开发出含苏云金芽孢杆菌特殊导性cry基因的转基因烟草。1990年，中国农科院与江苏省农科院合作，成功地将苏云金芽孢杆菌伴孢晶体蛋白基因导入大面积推广的棉花品种中，已获得转基因抗棉铃虫棉植株。

苏云金芽孢杆菌防治害虫的未来

苏云金芽孢杆菌的伴孢晶体蛋白生产出的杀虫剂，由于其窄谱杀虫活性，被广泛认为是环境友好的杀虫剂，对人体、野生生物、传粉昆虫和其他多数益虫几乎没有作用。苏云金芽孢杆菌的以色列亚种广泛用于杀灭孑孓（蚊幼虫），该方法是蚊虫防治中的重要的环境友好方案。目前，已制备生产苏云金芽孢杆菌产品达100多种，在全球范围内广泛用于防治稻苞虫、稻纵卷叶螟、黏虫、松毛虫、茶毛虫和玉米螟等多种农业、林业病虫害。

在日本，Bt制剂有活菌和死菌两种，于1981年和1982年获得农药生产许可证。但由于Bt菌与引起腹泻和呕吐的毒素以及能产生肠毒素的蜡样孢子杆菌相似，曾一度禁止在农作物上使用活菌。后来两种制剂都在使用。1991年全世界Bt制剂的销售额达132亿日元。1995年日本农药年度（1994年10月至1995年9月）Bt制剂的销售额达18.9亿日元，相当于生物农药销售额的90%。[①]

有人预言，在21世纪农药市场的格

---

① 安鹏. 日本重视开发生物农药. 参考消息，1997-04-21.

局中，曾一统天下的高毒农药甲胺磷、久效磷及甲、乙基对硫磷等化学农药风光不再，将逐步限产和淘汰，取而代之的是低毒、低残留化学农药和迅速崛起的生物农药。

7.3 植物病原菌毒素用作农药[①]

在杀菌剂领域，围绕植物病原菌毒素的研究取得了一定进展。植物病原菌毒素，特别是寄主特异性毒素（Host Specific Toxin）在病害发生、发展过程中具有重要的作用。科学家采用化学的方法中和毒素消除其有害作用或抑制毒素产生，必然干扰病原菌的致病过程，从而达到防治植物病害的目的。

很早以前，人们就曾设想通过中和或钝化植物病原菌毒素的方法达到防治植物病害的目的。1950年，费德曼（Feldman）等设计出一种针对中和毒素筛选化学治疗剂的方法，并且研发出以水杨酸盐、尿素、二氨基偶氮苯和熟石灰为组分防治荷兰榆树枯萎病的化学治疗剂。1954年，齐迈尔（Zentmyer）发现8-羟基喹啉苯甲酸酯可以通过内吸治疗作用减轻油梨根腐病（*Phytophthora Cinnamomi*）的发生。其原理被认为是中和了病原菌毒素。1966年，泰曼利（Tamari）等发现，阿魏酸（Ferulic Acid）可明显提高水稻对稻瘟病的抗性，其原因是阿魏酸及其氧化物对稻瘟病菌产生的毒素——稻瘟菌素（Piricularin）具有解毒作用。

许多镰刀菌产生的镰刀菌酸毒素对植物产生有害作用是由于它与呼吸酶中铁离子形成络合物抑制呼吸所致。这种作用可用铁、镍、锌、铜、锰等金属离子解除。其原理是镰刀菌酸直接与金属离子形成络合物，不再与呼吸酶中铁离子发生反应。从蚕豆褐斑病菌（*Ascochyta Fabae*）中提取的毒素——壳二孢素（Ascochitine）同时也是一种抗菌物质，其毒性和抗菌活性可被蛋白质、天门冬酰胺、谷氨酰胺、精氨酸、铁离子等物质解除。

植物病原菌毒素化学结构及其生理作用的研究，使从化学生态学角度开发新型杀菌剂的研究得以不断进步。人们认为"从基础到应用"是科学发展的规律。植物病原菌毒素用作农药这一新领域的研究具有十分重要的意义。

[①] 李树正.化学生态学与新农药研究——围绕植物病原菌毒素.农药译丛，1997（2）.

8 生物毒素用作战争毒剂

8.1 最为棘手的毒素武器

生物毒素包括细菌毒素、真菌毒素、植物毒素、动物毒素、海洋生物和藻类毒素。生物毒素是一类源于微生物、动物或植物的有毒物质，它们结构新颖、毒理作用特异、较易合成，可使人、动物或植物致死、致病或受到其他伤害。

1972年，联合国《关于禁止发展、生产和储存细菌（生物）及毒素武器和销毁此种武器的公约》生效，但当时并未涉及禁止研究的内容。联合国《关于禁止发展、生产、储存和使用化学武器及销毁此种武器的公约》（简称《禁止化学武器公约》），于1997年4月29日生效，已有40多个缔约国。两个公约都列出了毒素战剂的禁控与核查清单，但都未禁止研究活动，因此，生物毒素武器已成为当代核化生武器中最为棘手的问题，加强毒素战剂毒理和防护研究具有威慑与反威慑双重作用。

用于战剂的生物毒素既有较高毒性，又易于大批量生产，而且能在大气环境中保持活性。有些毒素虽然目前用于战剂有一定技术障碍，但随着生产和施放等技术的改进，仍具有潜在的军事威胁。据报道，目前有20多种生物毒素可作为战剂使用。《禁止化学武器公约》已将石房蛤毒素和蓖麻毒素列为公约的一级禁控清单。《禁止生物武器公约核查议定书》列出的候选毒素有14种，其中肉毒毒素、蓖麻毒素、石房蛤毒素、白喉毒素和葡萄球菌肠毒素是列入或已经进入武器化发展阶段的毒素。

8.2 重要的生物毒素战剂

葡萄球菌肠毒素 B

葡萄球菌肠毒素 B 是金黄色葡萄球菌产生的一种外毒素，它可通过气溶胶形式进入呼吸道，感染1~6小时后出现中毒症状。研究证明，葡萄球菌肠毒素 B 诱导的介质的产生由一组选择性的蛋白激酶及几种蛋白激酶的抑制因子所控制。在疫苗方面，进行了葡萄球菌肠毒素 B 的微胶囊疫苗的研究，证实毒素蛋白体疫苗可以有效保护猴子免受葡萄球菌肠毒素 B 气溶胶攻击。进一步通过点突变的方法改变葡萄球菌肠毒素 B 基因编码组氨酸的密码子，研究该毒素突变蛋白是否可用作鼻内疫苗。血清中葡萄球菌肠毒素 B 可被迅速清除，症状出现之后就难以检出。实验室可进行特异性检测，2~4 周内都会有强烈抗体反应，可依此进行检测。

产气荚膜梭菌毒素

产气荚膜梭菌（又称魏氏梭菌）是引起战时创伤性气性坏疽、各种动物坏死性肠炎、肠毒血症及人类食物中毒的主要病原菌。其致病因子是菌体产生的 α 毒素，它具有磷脂酶 C 和鞘磷脂酶活性，可水解组成细胞的主要成分膜磷脂，所以有细胞毒性、溶血活性、致死性、皮肤坏死性、增加血管渗透性等特性。它是最先鉴定为酶的细菌毒素。

据报道，美国已研制出 A 型产气荚膜梭菌气溶胶。α 毒素基因已克隆并测定了其核苷酸序列，其结构基因大小为 1194bp。α 毒素可利用酶联免疫吸附试验（ELISA）和聚合酶链式反应（PCR）技术进行检测。

肉毒毒素

肉毒毒素是由厌氧性肉毒梭状芽孢杆菌产生的一种神经毒素，分 A、B、C、D、E、F、G 7 型，A 型肉毒毒素的半数致死量为 0.14 微克，1 克肉毒毒素气溶胶至少可以杀死 150 万人。该毒素阻碍乙酰胆碱的正常释放，影响副交感神经和其他胆碱能神经的生理功能，引起肌肉松弛和呼吸麻痹。

鉴于肉毒毒素中毒尚无特效治疗药物，一般采用对症治疗，因此对肉毒毒素的研究重点在于防护，包括肉毒毒素中毒机制和免疫研究；抑制神经递质分泌的机制；金属蛋白酶抑制因子对肉毒毒素中毒早期处理、预防及治疗的效果；用重组 DNA 技术和 PCR 技术，以大肠杆菌或酵母作为表达载体进行克隆表达肉毒毒素 7 个血清型的 C 片段、重组 B 型肉毒毒素的脾淋苗（HC 疫苗）和 A 型肉毒毒素的 DNA 疫苗。肉毒毒素的侦检主要依赖于免疫学方法。相关研究者曾研制了多种生物传感器，于数分钟之内可检测出该毒素。

西加毒素

西加毒素主要来源于热带、亚热带海域有毒藻类和某些鱼类。西加毒素是蛋白质毒素，中毒症状具有特异性，除关节痛、运动障碍、体温下降、腹泻、呕吐外，尚有对温度感觉异常及明显倦怠感，接触冷水时有触电的刺痛感，触及物体时有触及干冰的感觉。从岗比毒甲藻及其培养细胞中分离提取西加毒素，使该毒素的大量制备和生产成为现实。该毒素是一种新型钠离子通道激动剂，与受体结合后能显著增加肌细胞及神经细胞钠离子的通透性，导致膜持续去极化，致使神经-肌肉兴奋性传导改变。检测常采用单克隆抗体技术与酶免疫检测棒法相结合的方法，具有快速实用和专一的特点。

石房蛤毒素

石房蛤毒素是神经节阻断剂，能高选择性地阻断钠离子透过膜，主要影响呼吸系统和心血管系统，中毒后呈典型的神经症状。中毒后无特效解毒药，常采用对症治疗，也没有抗石房蛤毒素中毒的有效疫苗。

蓖麻毒素

蓖麻毒素是存在于蓖麻茎、叶和种子中的一种强细胞毒性糖蛋白，它由 A、B 两条多肽链组成，B 链上有半乳糖结合位点，它可与细胞膜上含末端半乳糖残基结合，而后A链透过细胞膜，通过使60S核糖体亚基失活来抑制蛋白质合成，导致细胞死亡。由于几乎所有真核细胞表面均有半乳糖残基，因此蓖麻毒素对生物体细胞有严重的非特异性杀伤作用。蓖麻毒素能使血液凝集、血细胞溶解，并使内脏组织细胞原生质凝固，还作用于中枢神经，使呼吸和血管运动中枢麻痹，是潜在的军用毒剂和抗癌剂。

研究证明，主动免疫和被动免疫对动物蓖麻毒素中毒非常有效。美国研制了冷冻干燥的脱糖基化A链蓖麻毒素疫苗，具有化学稳定性，且能在18个月内保持活性。蓖麻中毒是非皮肤性中毒，预防研究从呼吸道预防着手。蓖麻毒素中毒治疗一般为维持性疗法。目前还没有可作为治疗的抗毒素。蓖麻毒素中毒可通过血清ELISA或免疫组织化学分析技术进行特异性检测。

8.3 毒素战剂的发展趋势

用于军事目的的生物毒素称毒素战剂。随着生物技术的快速发展，许多结构较简单、分子量低的毒素可以大量生产，某些毒素可以通过基因修饰被改造，而对光、热失去敏感性，微包囊等技术的应用可使不稳定的毒素气溶胶得到保护而更适于战场应用。实际上，生物毒素武器的生产和使用比常规爆炸武器还容易，它主要攻击军事与后勤目标。

生物毒素武器被称为"穷国的原子弹"，主要军事大国也把它视为主要战略威慑力量。在恐怖活动等非军事冲突中应用生物毒素武器成为一种新的手段。特别是现代生物技术为生物毒素武器的发展提供了强大的技术支持，基因修饰、DNA重组能改变生物毒素的某些性能，使其毒性增强、产生抗药性；基因导入可使生物毒素在快速繁殖的微生物体内大量生产。目前，生物毒素最可能的军用途径是应用可吸入气溶胶。但未来具有剧毒的"热毒素"基因毒剂将得到快速发展。由于公约并未对新毒剂研究加以禁止，核查清单以外的"军民两用"毒素研究难以控制，生物毒素武器的快速"装配"有技术保障，一些国家和地区至今尚未签约，同时，全部销毁毒素武器还需相当长时间，各国有关毒素研究是否处于公约的"有效监控"之下仍有疑问，因此，生物毒素武器的威胁依然存在。

美国正向系列化侦检、远程遥测、即时报警、自动报告的方向发展。毒素战剂个人防护的重点是密闭性、过滤性更好的防护面具。未来生物毒素战剂的研究方向将主要是研究毒素的作用方式、结构与功能关系、基因调控，细胞毒效应的分子作用机制及复杂基质中超微量的毒素及其代谢物分析。防治研究中，疫苗预防、抗体疗法和免疫诊断系统是毒素战剂医学防护的最有效措施，分子生物学技术使研制更有效的疫苗和单克隆抗体疗法与有效抗毒药物成为可能。生物毒素多价疫苗、重组疫苗、高选择性膜受体拮抗剂、PCR与免疫结合的快速诊断系统，以及生物传感器、酶联免疫和受体结合检测等会形成反毒素战剂的装备。侦检报警系统是毒素战剂非医学防护发展的重点。

9

其他生物毒素的利用

9.1 斑蝥毒素的利用

斑蝥毒素主要是从斑蝥属（*Mylabris*）和欧洲的西班牙芫菁（*Lytta Vesicatoria*，俗称西班牙苍蝇）收集而来。斑蝥素可用作一种局部皮肤发炎药剂，以除去皮疣。过去，斑蝥素常用来治病，还是所谓的"春药"的主要成分。斑蝥毒素的毒性虽然很强烈，但可以列为中药使用。斑蝥毒素更有治疗原发性肝癌的作用。

9.2 蜘蛛毒素的利用

蜘蛛资源丰富，很多蜘蛛在捕食或防卫时能从其螯爪末端排放毒液。根据毒液的化学结构，蜘蛛毒素分为两大类：一类是蛋白质与多肽类毒素；另一类是分子量较小的非肽类毒素。研究表明，蜘蛛毒素具有多种药理作用和药用价值。

虎纹镇痛肽具有镇痛作用

中国湖南师范大学梁宋平教授[1]从中国的虎纹捕鸟蛛、六疣蛛和长尾地蛛等毒蜘蛛的粗毒中分离到数十种不同生物功能的活性物质，并对其中的多种活性多肽进行了深入研究。其中从虎纹捕鸟蛛毒液中分离出一种多肽神经毒素，发现它有很强的镇痛作用，命名为虎纹镇痛肽。其作用机制是能够抑制阻断痛觉传递。由于其作用机制不同于吗啡，因而没有吗啡类镇痛药的成瘾性等毒副作用。虎纹镇痛肽对于癌症和手术后疼痛是一种多效低毒镇痛药。

狼蛛毒液可治心脏病

心律失常（亦称心脏纤颤）是心脏疾病的常见症状之一。研究人员从狼蛛毒液中分离出的 GsMrx-4 肽是一种新的抗心律失常的物质，可以用于心脏病的治疗[2]。

红带蛛毒素可去痛解毒

前苏联乌兹别克斯坦科学院生物有机化学研究所的专家在红带蛛毒液中发现一种酶，具有较强的去痛解毒作用。他们用这种酶治疗红带蛛咬伤，获得良好效果[3]。

---

[1] 梁宋平（1946— ），1970 年毕业于北京大学生物系，1983 年获北京大学生物化学硕士学位，1986 年获北京大学生物化学博士学位，1986—1990 年在美国波士顿大学化学系攻读博士后。现任中国湖南师范大学教授。
[2] 狼蛛毒液可治心脏病. 参考消息，2001-01-07.
[3] 红带蛛毒素有极强的去痛解毒疗效. 西安晚报，1985-12-31.

蜘蛛毒液可治疗中风、癫痫

美国盐湖城自然产物科学公司的亨特·杰克逊从几百种蜘蛛毒液中筛选提取出一种可治疗中风、癫痫的药物。研究发现，蜘蛛毒能使以谷氨酸盐为递质的昆虫骨骼肌瘫痪。专家推测蜘蛛毒液中含有谷氨酸盐拮抗物。正常情况下，谷氨酸盐是兴奋人大脑神经细胞的递质，而在中风、癫痫的疾病发作后，脑供血不足，使谷氨酸盐水平骤升引起大脑受损。专家们设想在谷氨酸盐水平病理性升高时，用毒液来阻止它的损害作用，进一步在猫的动物模型上试验表明，从蜘蛛毒液中提取的化合物比用常规的谷氨酸盐阻断剂治疗中风、癫痫的效果更好[1]。

9.3 蝎毒的利用

蝎子的药理作用主要依赖于蝎毒。根据科学家测定：蝎毒中含有蛋白质、透明质酸酶、生物胺等成分，毒素占总含量的60%~70%。蝎毒临床上主要用于神经系统、脑血管系统，对恶性肿瘤、顽固病毒和艾滋病等有特殊疗效。以蝎毒为主要原料的药物已在日本、新加坡投入批量生产。

在农业生产中，蝎毒主要用于制造绿色农药，对幼小的昆虫类有奇特的杀伤力，是生产绿色蔬菜和水果的理想用药。该类农药主要在俄罗斯等国推广使用。

9.4 植物单宁作为絮凝剂

单宁是广泛存在于植物中的一种高分子酚类化合物，易溶于水、乙醇、丙酮等溶剂。单宁含有酚羟基、羧基等活性官能团，表现出活泼的化学性质。曼彻尔（Mtchell）等以单宁为原料，利用其羟基发生酯化或醚化反应生成相应的酯和醚，再经过醛类物质改性，这种改性的单宁可用作水处理的絮凝剂、脱黏剂（如水溶液中悬浮的油漆颗粒）以及破乳剂。李德（Reed）等用单宁、氨、甲醛、烷基化试剂为原料，在pH值5~14的范围内，合成烷基化单宁曼尼希浓缩聚合物，与甲醛继续反应可以增加其黏度，将该产物用于处理废水十分有效。麦耶尔（Meyer）等以单宁为原料，与二烯丙基二甲基氯化铵（DADMAC）以及用DADMAC浓缩的醛反应合成两性单宁聚铵化合物，用来去除油田废水中的铜离子、镉离子、铬离子、铅离子、镍离子、汞离子等金属离子。

肖遥等以落叶松栲胶为原料，用甲醛

---

[1] 张苗. 美科学家从蜘蛛毒液中提取治疗中风癫痫的药物. 科技日报，1991-06-24.

和二甲胺对其中的单宁进行胺甲基化，再用氯化苄季铵化，开发出一种新型多功能水处理剂——阳离子单宁，用于对采油污水的处理，研究表明，这种水处理剂不仅有好的絮凝效果，而且对腐蚀、结垢有一定的抑制作用[1]。

李琳等以橡子单宁处理铅、铬等重金属离子水，结果表明在中性或微碱性条件下，几种重金属离子的去除率达到80%以上[2]。

9.5 蓖麻毒素的利用

英国癌症研究基金药物实验室的菲利普·索普教授利用蓖麻毒素单克隆抗体治疗B细胞淋巴瘤，获得良好疗效。

目前植物毒蛋白正被研究用于制备免疫毒素，将其作为治疗肿瘤的药物。免疫毒素（俗称"生物导弹"毒素）是肿瘤细胞表面特异抗原产生的单克隆抗体与毒蛋白"弹头"结合的产物，能专一性地杀死肿瘤细胞，而不损害正常细胞。用具有双链（A、B链）结构的蓖麻毒素制成的免疫毒素，目前已在动物实验中获得成功。

9.6 生物毒素用于灭鼠

杜鼠灵是从杜鹃花科陇蜀杜鹃（*Rhododendron Przewalskii*）叶中提取的一种植物毒素。其纯品为白色针状结晶，微溶于水，可溶于有机溶剂。粗品为提取物的浓缩液。对鼠的毒力很强，除长尾仓鼠的半数致死量为11.98毫克/千克之外，另八种实验鼠的半数致死量均在10毫克/千克以下，对高原鼠兔的毒性为0.83毫克/千克。其优点是不易产生二次中毒，也不产生耐药性。小面积灭鼠试验时，对高原鼠兔的使用浓度不低于0.1%，灭效率可达98%。但目前仍未见商品化的报道。

1987年，沈世英等展开利用A、B型葡萄球菌肠毒素杀灭高原鼠兔的实验研究。结果表明葡萄球菌肠毒素性质比较稳定，具有耐热性，经100℃煮沸30分钟可不被破坏，仍保持毒性。[3]因此，A、B型葡萄球菌肠毒素除具有C型肉毒杀鼠素灭鼠的优点外，可不受地区、季节的限制。这项研究扩大了生物毒素灭鼠剂的新品种。

---

[1] 肖遥，等. 天然丹宁改性水处理剂的制备与应用. 工业水处理，1998，18（3）：20-22.
[2] 张志健，等. 橡子丹宁脱除技术研究. 食品工业科技，2008（7）.
[3] 沈世英，王贵林. A、B型葡萄球菌肠毒素杀灭高原鼠兔的初步研究. 草业科学，1993（3）：9-10.

9.7 毒蕈毒素的利用

毒蕈是有毒的大型菌类，俗称毒蘑菇、毒菌，人、畜食用会引起中毒。全世界的毒蕈数量达 1000 种以上，中国有 500 余种，隶属 39 科 112 属，其中约 421 种含毒轻微或在一定的条件下可以食用，食后能够引起中毒致死的 30 多种，极毒的至少有 16 种。毒蕈毒素有 30 多种。长期以来，因为误食毒蕈致人死亡的事件在世界各地时有发生。由于有些毒蕈具有可利用的活性物质，故可用于医学或用作杀虫剂。[①]

毒蕈和其他有毒生物一样，民间都有很长的利用历史。早期的利用方式是以直接利用毒蕈子实体为主。中国唐代贞观中人杜正伦云："鬼伞，夏日得雨，聚生粪堆，见日消黑。此物有小毒。"古代所说的鬼伞实际上包括两个种，即墨汁鬼伞和膜鬼伞，可用于治疗消化不良、积食、糖尿病及痔疮出血等。中国现存最早的方书——长沙马王堆出土的《五十二病》也有用"柳蕈"治肛门瘙痒同时并发痔病的记载，其方法是点燃艾叶和柳蕈进行熏疗。

此外，民间积累了不少用毒蕈治病的经验，如止血扇菇（Panellus Stypticus）可用作收敛剂，将子实体晒干研粉，敷于创口处可以止血；黑红菇在中国福建民间用于治疗痢疾、伤寒和肠炎等；苦粉孢牛肝菌在中国浙江民间用于治疗肝脏疾病；毒蝇膏在德国民间浸于酒中用以治疗风湿痛。[②]

现代对毒蕈毒素的研究和开发应用与蛇毒、蝎毒研究相比较晚，至今仍处于研究探索阶段。目前已从毒蕈中筛选出抗肿瘤、抗菌、抗病毒的药物成分。

医学用途

有些毒蕈被证实具有抗癌、抗肿瘤作用。如细网牛肝菌（Boletus Satanas）、亚稀褶黑菇（Russula Subnigricans）、毒红菇（Russula Emetica）、毒粉褶菌（Rhodophyllus Sinuatus），对艾氏腹水癌和肉瘤 S1180 的抑制率达 100%，高于一般的食用蘑菇。[③]

毒蝇鹅膏菌（Amanita Miscaria）是一种毒菌，含有一种与 γ-酪氨酸极其相似的化学活性物质，具有抑制神经的作用。如抑制中枢神经系统中痛觉的传导，有可能成为一种能治疗癫痫、精神分裂症和手术后疼痛的药物。

1986 年，法国斯特拉斯堡（Strasbourg）分子生物研究所的专家从马达加斯加生长的蘑菇中分离出一种毒蛋白，最近又从欧洲普遍生长的几种蘑菇中得到证实。这种蘑菇毒蛋白能通过遏制蛋白合成阻止癌细胞的增殖。1985 年，伽纳（A. Grna）用 α-毒伞肽（α-amanitin）医治了氨基偶氮甲苯诱发的小鼠皮肤癌。β-

---

[①] 杜秀菊，杜秀云. 毒蕈毒素及其应用. 安徽农业科学，2010，38（13）：7172-7174.
[②] 刘岱岳. 生物毒素开发与利用. 北京：化学工业出版社，2007：544-553.
[③] 谈希里，刘光琼，武玲. 毒菇活性物质利用价值的研究进展. 中国食用菌，1993，12（4）：29-31.

毒伞肽（β-amanitin）也有类似的效应。

研究表明，从月夜菌中提取的菌醇，对真菌具有明显的抑制作用；毛头鬼伞可以抗真菌；毒红菇和鳞皮扇菌具有抗小鼠脊髓灰质炎病毒的作用。从鹿花菌（Gyromitra Esculenta）、褐鹿花菌（G. Fastigiata）、赭鹿花菌（G. Infula）、大鹿花菌（G. Ganteagi）中分离得到的鹿花菌素（Gymmitrin），系甲基联氨化合物，具有抗菌、抗病毒的作用，对开发新药具有重要意义。①

杀虫用途

自然界存在的很多毒蕈可以杀虫和驱虫。毒蕈及更多的大型真菌已被列为新型生物农药的研究资源并已经开始研究。科学家还发现175种蘑菇中有79种对果蝇和夜蛾的幼虫发育有不同程度的抑制作用②，硫黄菌原变种和朱红硫黄菌对果蝇有致死效应。③此外，黄赭毒伞对蚜虫有明显的杀灭作用。

20世纪60年代以来，瑞典、美国等学者从毒蝇鹅膏菌中成功分离出4种作用于中枢神经系统的异恶唑（Isoxazole）衍生物，可使昆虫神经错乱。哈特弗尔德（Hatfield）等从墨汁鬼伞（Coprinus Atramentarius）中分离得到的鬼伞素（Coprine），对成虫具有明显抑制作用和毒效作用。毒蝇鹅膏菌中的毒蝇碱可以将苍蝇杀死。由此可见，开发毒蕈毒素进行生物防治大有前途。

用于戒除毒瘾

神经致幻型毒蕈中的某些毒素，如吲哚衍生物的结构与人脑中的5-羟色胺、肾上腺素相似，吸食后出现的幻觉与麦角酰二乙胺（LSD）、墨斯卡林、大麻精（四氢大麻酚，THC）等致幻剂有某些共同之处，但它们的毒性和人体对其产生的依赖性则不如大多数毒品强，有的还没有依赖性，也没有后遗症。因此，有的科学家建议将毒蕈中的某些毒素作为毒品的暂时代用品，减少戒毒者的痛苦并断绝他们对毒品的依赖性。

抗菌活性物质

1940—1950年，在许多高等担子菌和子囊菌的子实体或其培养物中发现了抗菌活性物质。据统计有27属222种菌类可产生抗菌活性物质，按化学成分多属于聚乙炔化合物、萜类化合物、类固醇化合物、芳香族化合物，以及和核酸有关的化合物。从作用来看，大多是抑制革兰阳性菌和霉菌，对革兰阴性菌有效的较少，其抗菌活性不太显著。如烟云杯伞产生的水粉蕈素（Nebularine），可拮抗结核杆菌，能强烈抑制分枝杆菌和噬菌体生长；白壳杯伞（Clitocybe Candida）、棒柄杯伞（Clitocybe Clavipes）产生的杯伞菌素（雷蘑素），均对革兰阳性菌、革兰阴性菌有效；黄斑菇的浸出物可拮抗金黄色葡萄球菌。

---

① 张富丽，宁红，张敏. 毒蕈的毒素及毒蕈的开发利用. 云南农业大学学报, 2004, 19 (3): 21-34.
② MIER N, 杨永红. 蘑菇和毒蕈子实体的杀虫作用研究. 中国食用菌, 1998, 17 (6): 40-43.
③ 汪国轮，郭学武，龚建华. 硫黄菌原变种液体培养代谢物生物活性分析. 微生物学报, 2005, 45 (5): 702-706.

第67卷

生物毒素产业的发展

本卷主编 史志诚

卷首语

20世纪末，世界上出现了以开发生物毒素为主要产品的高新技术产业。一些企业采取现代经营策略，在投入大量资金，高薪聘请研究人员进行毒素研究和新药开发的同时，依靠领先技术开发国际市场，实现了生物毒素开发的产业化、国际化。

现代生物毒素产业的发展，标志着世界历史上利用毒物造福人类的事业发展到了一个新阶段。现代生物毒素产业成为世界现代生物与医药产业的重要组成部分，它说明现代生物技术和现代医药技术有了重大突破，是一个大有可为的产业。

本卷特意将美国、欧洲、中国以及其他国家研发生物毒素的企业加以介绍，同时，展望生物毒素新药产业的发展前景及其无限商机。旨在彰显现代毒理科学与相关学科在发展现代生物毒素产业方面所做出的贡献。

一些科学与经济战略研究专家预言：随着人类疾病谱的不断变化，对新药的要求与日俱增，生物毒素是令人瞩目的新药源泉和潜在领域，未来生物毒素产业在生物医药、生物农药、环境修复的开发与应用方面将会大显身手，在未来世界进入生物经济时代之时，生物毒素产业将会占领新的制高点。

1

现代生物毒素的研发及其开发途径

1.1 生物毒素研发与毒素学的诞生

毒素学与植物毒素学的诞生

随着毒理学的深入发展,毒素的研究已从认识毒素及其毒性发展到防治毒素的危害,以至对毒素进行开发利用的时代。在毒素的分类方面,人们将动物产生的毒素称为动物毒素(Animal Toxins; Zootoxins);将植物产生的毒素称为植物毒素(Plant Toxions);将微生物产生的毒素称为微生物毒素(Microbial Toxins),其中包括细菌毒素(Bactrial Toxins)和真菌毒素(Mycotoxins)。

20世纪60年代,随着生物毒素研究的快速发展,毒素学(Toxinology)应运而生,成为研究植物毒素、动物毒素和微生物毒素的一门基础学科和应用学科。

与此同时,研究植物毒素的来源、化学结构、理化性质、毒性、毒素动力学、毒素的生物转化、毒作用机制,人和动物中毒的临床症状、病理变化,中毒的诊断、毒素检定以及中毒的治疗与预防的一门学科——植物毒素学(Plant Toxinology)也随之诞生。

许多国家为了解决植物性中毒问题,建立了相应的委员会进行攻关。美国国家科学院食品和营养部的食品保护委员会1966年编辑出版了《食品中天然产生的毒素》,1973年再版。1969年编辑出版了它的姊妹篇《植物性食品中的有毒成分》,

1980年再版。美国农业部农业研究服务处在犹他州建立了有毒植物研究实验室,对重要有毒植物进行了相当深入的研究。1977年美国和澳大利亚联合在犹他州召开了国际性会议,专门讨论有毒植物对家畜的危害,发表了许多论文。

1978年,英国兽医毒理学家汉弗莱斯(Humphreys)曾对过去20年来动物中毒趋向进行了评论,他将植物毒素学的研究与家畜有毒植物中毒的研究紧密地结合起来,有效地提高了动物中毒的诊断和防治工作的水平。

1978年和1981年,由中国毒理学家熊郁良发起,在中国科学院昆明动物研究所召开了两次蛇毒研究和利用的学术讨论会,对中国的生物毒素学术交流起到了带头作用,改变了过去封闭的只是分散在各个实验室里进行研究的状态,中国与国际的学术交流有效地推进了中国生物毒素的研究工作。

学术团体的有力推动

1962年,国际毒素学学会(International Society on Toxinology,IST)在美国成立,它是一个旨在促进毒素学发展的由科学家和临床医生组成的学术组织。第一次国际会议于1966年在亚特兰大举行。之后,每隔三年举行一次国际毒素学术会议。目前,已有50多个国家和500多个会员参加。学会创办了专业性《毒素》(Toxicon)杂志及会刊,刊载有关动物毒素、植物毒素和微生物毒素的原创性研究成果,涉及化学、药理、毒理、免疫学和天然毒素的分子生物学。

1981年,中国生物化学学会成立了毒素专业委员会,揭开了中国生物毒素研究的新篇章。专业委员会组织了多次学术讨论会,编印了《蛇毒研究与蛇伤治疗》(1981)、《蛇毒的生化、毒理和应用》(1983)、《毒素研究和利用》(1988)专题论文集,对生物毒素研究起到了一定的推动作用。1989年,由汤圣希、陈远聪教授发起,由广西科学技术协会与中国生物化学学会共同举办国际毒素学术会议(桂林),规模空前,出席会议的中外代表有300余人,其中有来自十余个国家的外国学者60位。会议有210篇论文摘要被美国的 Toxin Reviews 和 Journal of Toxinology 杂志采用,于1990年第9卷以"专辑"形式刊出,标志着中国毒素研究领域发展到新的阶段。①

现代生物毒素研发成果

1988年陈远聪、袁士龙主编的《毒素的研究和利用》(科学出版社),较全面地总结了蜂毒、蝎毒、蜈蚣毒素、细菌毒素、植物毒素、昆虫毒素、海葵毒素的最新研究成果与新进展,是一部里程碑式的学术专著。

1990年,史志诚主编的《植物毒素学》(天则出版社)。全书分上篇"基本原理"和下篇"植物毒素",共26章,涉及各种植物毒素的来源、化学、毒性与毒素的利用。

1991年杨仓良、程方等编著的《毒剧中药古今用》和《毒药本草》(1991),杜贵友、方文贤主编的《有毒中药现代研究与合理应用》(2003),都是论述毒剧中药的较好的专著。

1992年,美籍华人杜祖健②创办了《天然毒素》(Nature Toxins)杂志,并在1983—1995年,主编《天然毒素手册》(Handbook of Natural Toxins),全书分为《昆虫毒素》《过敏原》《无脊椎动物毒素》《海洋生物毒素》《细菌毒素》《爬虫类毒素》《植物与真菌化合物的毒理学》《食物中毒》《再论细菌毒素》八卷。他用日语撰写的《中毒学概论》在日本出版(1999),之后由何东英译为中文,在中国台湾地区出版(2003)。

1996年,宋杰军、毛庆武主编的《海洋生物毒素学》(北京科学技术出版社)。全书分4篇共51章,分述海洋生物毒素的来源、分类与研究进展,海洋生物毒素的化学与毒性机制,海洋有毒生物引起的中毒及其防治,海洋生物毒素的开发利用。书后附有海洋生物毒素对动物的毒性和重要有毒海洋生物的彩色图谱。

在《中华人民共和国药典》(2000年版,I部)中,有24种中药标明为"小

---

① 刘岱岳,余传隆,刘鹊华. 生物毒素的开发与利用. 北京:化学工业出版社,2007:6-7.
② 杜祖健(Anthony T. Tu,1930—),美籍华人,化学家。出生于中国台北,台湾大学理学院化学系毕业后到美国圣母大学、斯坦福大学、耶鲁大学学习化学和生物化学。曾任教犹他州立大学,1967年起在科罗拉多州立大学教书。1998年成为名誉教授(荣休教授),日本千叶科学大学教授。以毒性学和生物兵器、化学兵器的权威见知于世。日本奥姆真理教沙林毒气事件中,指导日本的警察当局进行沙林毒气的分析,证明毒气是由奥姆真理教施放的。著有《毒蛇的博物志》(讲谈社,1984)、《中毒学概论:毒的科学》(药业时报社,1999)、《生物兵器、恐怖主义的对处法》(药业时报社,2002)、《沙林事件的真实》(新风舍文库,2005)。

毒"，38种标明为"有毒"，10种标明为"大毒"。郭晓庄主编的《有毒中草药大辞典》（天津科技翻译出版公司，1992），共25篇，收录有毒抗癌药、有毒止痛药、有毒麻醉药、有毒解表药等有毒中药约503种，并对有毒中药做了详尽介绍。

2001年陈宁庆主编的《实用生物毒素学》（中国科学技术出版社，2010年第2版），全面介绍了生物毒素，包括细菌毒素、真菌毒素、动物毒素、植物毒素、海洋生物毒素5篇，附有数十幅黑白和彩色插图、最新参考文献，以及生物毒素名词英汉对照表。该书还介绍了中国科学家对特有的生物毒素的研究进展、检验方法，中毒的临床表现、急救和治疗经验等实用技术。

2007年刘岱岳、余传隆、刘鹊华主编的《生物毒素开发与利用》（化学工业出版社）。该书从生物毒素的含义入手，介绍了生物毒素开发利用的状况、种类、功能与用途；阐述了各类毒素（包括蛇类毒素、蝎子毒素、蜂毒素、蜈蚣毒素、蜘蛛毒素、斑蝥毒素、蟾蜍毒素、水蛭毒素、海洋生物毒素、河豚毒素、真菌毒素、细菌毒素、苏云金芽孢杆菌毒素、植物毒素、藻类毒素）的开发利用方法和技术，以及这些毒素在医学、药学、生物学等领域的应用现状和前景。

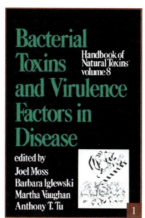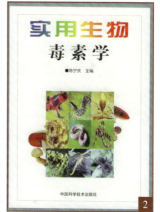

图91 毒素学专著（1.《天然毒素手册》第8卷，1995；2.《实用生物毒素学》，中国科学技术出版社，2001）

1.2 生物毒素的地位与作用

生物毒素因其极高的生物活性被广泛应用于分子生物学、生理学、药理学和各种人类疾病的临床诊断和治疗中，成为蛋白质基础理论研究、生物学研究、天然创新药物开发及生物农药产业发展的重要原料。

进入21世纪，新型生物毒素的开发与应用在国际生物科学研究中十分活跃，带动了当今国际生命科学领域中最具有挑战性的诸如结构生物学、分子生物学、神经生物学、血液学以及分子药理学等各个学科的发展。同时，生物毒素的研发在未来医药产业、生物农药产业发展以及工农业与国防建设方面，具有重要地位，有着不可取代的作用。[1]开发生物毒素的重要性在于：

---

[1] 陈宁庆.实用生物毒素学.北京：中国科学技术出版社，2010：5-6.

——生物毒素是开发新药的重要资源库。有些生物毒素本身就是很好的药物，如肉毒毒素可治疗肌无力，蜂毒可用于治疗类风湿关节炎，鬼臼毒素可用于治疗尖锐湿疣，蝎毒素可制成有效的止痛药。天然毒素经过人工改造有可能获得很多新药。从芋螺毒素中分离到的睡眠肽（Sleeper Peptide）有可能开发成新的安眠药。有些生物毒素中的多肽有很好的消炎作用。同时，生物毒素也是开发新杀虫剂的来源，如羊踯躅（*Rhododendron Molle*）毒性很大，中国南方农村常用它作为杀虫剂。

——生物毒素是制作疫苗和抗血清的基本原料。为了制作高效疫苗和抗血清，必须有高纯度的毒素，但目前有些毒素尚未获得纯品，这是生物毒素学的科研工作者们必须努力解决的问题。

——利用生物毒素深入探讨疑难病症的发病机制。目前，许多传染病由于致病机制尚不清楚，还不能预防和治疗，这与我们对多种细菌的内毒素和外毒素的作用机制认识还不清楚有关。特别是癌症成为人类死亡的重要原因，但癌症的发病机制至今尚未完全弄清。不少学者认为，食物中的微量生物毒素与癌症有关。有的毒素本身并不致癌，但和其他促癌物共同作用就能致癌，这种"两阶段"致癌理论有一定实验根据，但如何预防微量毒素进入食物尚未解决。

——生物毒素是生命科学的重要研究工具。生物毒素可以作用于不同的细胞受体和不同的离子通道，也作用于神经突触的前后，因此，生物毒素将成为神经生物学、生物化学、生理学和免疫学的重要研究工具。

——应对生物战与恐怖主义。在未来社会的发展中，侵略者或恐怖分子有可能利用生物毒素制造生物武器，进行生物战和某种破坏活动。1986年，英国牛津大学出版的《今日生物与毒素武器》一书中指出："毒素在军事上将变得越来越重要，许多毒素作为致死或失能剂远比化学毒剂更为有效。"因为，生物毒素可以用遗传工程大规模生产，造价较低，工艺也比较简单，因此，研究生物毒素的中毒机制和防治方法，不但对日常生活很重要，对反侵略、反恐怖有重要意义，对提高国防力量也大有必要。

1.3 有毒生物资源的开发途径

生物毒素历来被投资开发者视为新药研发的"金三角"——风险高、回报快、利润厚。

20世纪80年代以来，世界上开设了一批以开发毒素为中心的高新技术产业。这些公司的经营策略概括为两个字母：R和D。R指的是"研究"，投入大量资金，高薪聘请研究人员，进行毒素研究和药品开发。D指的是"开发"，开发国际市场，使毒素开发产业化、国际化，同时还依靠领先技术保持原有的国际市场。

然而，生物毒素来源于有毒生物资源的开发。20世纪90年代以来，对于有毒生物资源的开发利用从静态的利用进入动态和综合利用，研究利用的范畴越来越广泛。中国华中农业大学昆虫资源研究所所长雷朝亮[1]提出，有毒生物资源步入产业化轨道，必须研究和发展人工繁殖与工厂化生产，进而就本体利用、行为利用和产物利用探索新途径和新思路。[2]

本体利用

本体利用是指虫体或活体包括细胞和基因的直接或间接利用。如作为高蛋白饲料用的昆虫资源、食用昆虫资源、药用昆虫资源、教学科研材料用昆虫资源、观赏用昆虫资源等。有毒生物本身就是一个巨大的基因库，无论其有益还是有害，都将是人类的一笔巨大财富。随着科学技术不断进步，现已有多种药用有毒生物的化学成分、药理、药效、应用范围得到化验、分析，并由原中药材中精炼、提取出有效成分，使药用有毒生物的使用范围和治疗效果都得到很大提高。

行为利用

有毒生物取食、飞翔、爬行等行为活动，有些对人类直接有益，有些间接有益，均可被人类利用。例如，蜜蜂传粉的增产效果十分明显。又如，利用斑蝥生物治蝗等手段，在农业增产、增效、控害、改善生态环境方面的作用不容忽视。因此有毒生物在仿生利用、环境清洁与监测利用、法医利用等领域亦有用武之地。

产物利用

利用昆虫的分泌物、代谢产物，已有数千年历史。例如，在工业原料利用方面，已有桑蚕、柞蚕所形成的绢丝产业，紫胶虫所形成的紫胶产业，倍蚜虫所形成的倍子产业，白蜡虫所形成的虫蜡产业。在毒素利用方面，蜜蜂毒素可用于治疗风湿、肠炎、心血管疾病，蜈蚣毒素有镇惊止痛之功效，斑蝥毒素更有治疗原发性肝癌的作用。随着科技进步，还会有更多的昆虫毒素被人们认识利用。在生物活性物质利用方面，通过人工诱导，可使昆虫产生多种生物活性物质，如抗菌肽、抗菌蛋白、凝聚素、溶菌酶等。

---

[1] 雷朝亮（1955— ），教授，从事植物保护、动物免疫学、昆虫行为学、作物抗虫性、动物生态学等方面的研究。现任中国昆虫学会昆虫资源专业委员会主任、华中农业大学昆虫资源研究所所长，编著《普通昆虫学》等教材。

[2] 牛海卫，余平凡. 昆虫资源产业化前景广阔. 科学时报，2002-12-23.

2

美国研发生物毒素的企业

2.1 美国爱力根公司

美国加利福尼亚州的爱力根（Allergan）公司是美国精制A型肉毒毒素注射剂（商品名：波唐克斯〔Botox〕，中文名：保妥适）的制造商。

波唐克斯是从肉毒梭菌中得到的一种天然的纯化蛋白质。其主要成分是A型肉毒毒素，能通过阻断引起肌肉收缩过度的神经冲动，使肌肉松弛，因此被用于美容除皱。

2000年，爱力根公司波唐克斯销售额超过3亿美元。2001年，爱力根公司投入5000万美元，进一步开拓波唐克斯的消费者市场。他们在美国的《人物》《纽约客》《时尚》以及《风格》等24家杂志上刊登广告，甚至在名流会聚的棕榈海滩等地也都有波唐克斯的广告牌。爱力根公司把目光瞄准全美2900万年龄在30—64岁、年收入在5万美元以上的女性，尤其是"引导时尚走向，但又讨厌眉间长有皱纹"的那批人。据统计，这类女性有700万左右。2001年，在美国用于购买波唐克斯的费用高达4.3亿美元，其中的2/3是用于美容外科。波唐克斯已经为爱力根公司打开了一个几乎取之不竭的"金矿"。

除此之外，爱力根公司还通过电视、印刷品等媒体大加宣传，使人们每天听到和看到波唐克斯广告的次数不少于10次。同时，让那些潜在的顾客在纽约、南加利福尼亚州和佛罗里达最具时尚诱惑的地区之外，也能看到波唐克斯的广告。

2002年，美国FDA批准爱力根公司生产的精制A型肉毒毒素注射剂可以作为药品上市，同时，批准它可用于18—65岁的成年女性和男性中重度眉间皱纹暂时性改善的治疗。于是，2005年的销售额很快上升至8.6亿美元。

2009年波唐克斯获准进入中国市场，用于暂时性改善65岁及以下成年患者由于皱眉肌和/或降眉间肌活动造成的中到重度皱眉纹。

至今，波唐克斯已经在80多个国家获得批准使用，占全球市场份额的85.5%。在除皱、瘦脸等方面有着不俗的表现。

孟山都公司（Monsanto Company）成立于1901年。它是一家跨国农业生物技术公司，总部设于美国密苏里州克雷沃克尔。

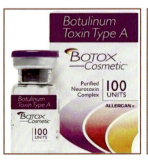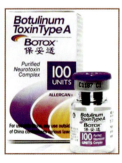

图92 波唐克斯（保妥适）外包装

2.2 孟山都公司

孟山都生产的产品有除草剂农达（Roundup），生物毒剂——"橙剂"（Agent Orange，亦称落叶剂），糖精阿斯巴甜（Aspartame），牛生长激素（Bovine Growth Hormone），多氯联苯（PCBs），各种电器中使用的冷冻液、润滑油等化学油剂，以及转基因农作物品种。

孟山都公司的科学家培育了九个转基因陆地棉品系，它们都具有 1~2 个苏云金芽孢杆菌（RT）中 Kurstaki 的毒素基因 crylA（b）或 crylA（c），这类基因可编码合成对鳞翅目有毒性的毒蛋白。九个转基因系中有六个皮棉产量较柯字 312 显著增产（13%~30%）。与柯字 312 相比，九个转基因系中有四个表现长纤维，八个表现高纤维强度，两个伸长率提高，两个在马克隆值方面与柯字 312 无显著差异。这些转基因系在抗虫性上，在农艺与纤维品质方面，都是具有重要价值的新品种。

孟山都公司虽然在生物毒素研发和农业生物技术方面取得重大进展，对现代农业做出了一定的贡献，但在生物毒素的研发与生产中曾经出现过四次丑闻，引起人们对孟山都公司生物技术的质疑[①]。

其一，孟山都生产的旗舰产品农达是全球知名的草甘膦除草剂。商标名"草甘膦酸"。由于它能摧毁所有植物，因此它被称为"非选择性"和"全面性"的除草剂。自 1974 年进入市场后，由于孟山都的广告宣传保证"农达"为"可生物降解"和"对环境有益无害"的产品，即对生物几乎没有侵害和毒性，所以在世界各国获得高销售额的成绩。但孟山都由于做虚假宣传而被法官处罚了两次，第一次发生在 1966 年美国纽约，第二次发生在 2007 年法国。法官判决孟山都在广告中所使用的"可生物降解""保持土壤清洁不被污染"和"尊重环境"等用词均为欺诈性用词。因为，科学家发现"农达"本身具有高毒性，甚至能够干扰动物受精卵的正常分裂。而孟山都的实验报告也显示，使用"农达" 28 天后，在土壤中只有 2% 的农药获得降解。孟山都为了保护它对转基因生物（GMO）的开发而隐瞒了"农达"的毒性问题。孟山都公司最后不得不将包装上所印的"可生物降解"用词删除。

其二，孟山都公司于 1967 年越战期间，为美军生产生物毒剂——"橙剂"，以对付丛林中的抵抗战士。由于"橙剂"含有剧毒成分"戴奥辛"，它不仅至今仍对越南民众产生伤害，同时对一部分参加越战的美国士兵也造成了严重伤害。

图 93 孟山都公司标识

[①] 纪录片《孟山都眼中的世界》中揭露了孟山都公司的许多被掩盖的真相。

其三，多氯联苯（PCBs）是生产润滑材料、增塑剂、杀菌剂、热载体及变压器油等的理想原料，可谓是孟山都公司的一大创举。可谁能想到，几十年来工厂周围居民癌症、糖尿病等的患病率离奇增高。孟山都工厂向外排放的污水含有PCBs，但在排水渠旁却没有一个警示牌说"此水有毒"。后来，根据解密的孟山都公司内部绝密资料显示，孟山都内部的科学家做过许多与PCBs有关的致病实验，证明PCBs有巨大的毒性，这一点孟山都是十分清楚的。解密报告还曾提到，某年，两名工人在修理泄漏的PCBs传输管道后出现了肝炎症状。这些关于PCBs剧毒性的事实，都是在孟山都的绝密档案中记载的。他们之所以不愿公之于众，就是因为要避免经营上受到损失。后来美国法律做出了裁决，孟山都赔偿当地逾万名受PCBs污染影响者7亿美元。很多当地人体内PCBs含量已超过一般人的200~500倍，但最可悲的是，公司的高层人士没有受到任何影响。

其四，孟山都公司的转基因玉米出现了难以避免的生态风险。2009年孟山都公司收到美国和加拿大监管部门对玉米新品种"Smart Stax"的批准，该玉米新品种含八个外源基因，具有抗虫和耐除草剂的特性。2010年公司开始销售Smart Stax玉米种子给农民。该转基因玉米品种同时具有抗虫和耐除草剂特性，孟山都公司和陶氏公司声称该玉米品种可能会为北美农民带来更高的产量。两家公司在陶氏网站上介绍说，通过更好地控制玉米根虫、棉铃虫、秋夜蛾和其他害虫，农民可实现增产2%至4%。根据介绍，另外3%至6%的增产量将会由减少了昆虫"避难所"的种植面积产生。美国环境保护局（EPA）和加拿大食品检验局（CFIA）要求农民在种植Smart Stax转基因玉米时，要将作为昆虫"避难所"的普通玉米的种植比例由原先占转基因作物种植面积的20%下调到5%，以阻止昆虫群体对转基因玉米产生的Bt毒素产生抗性。因为Smart Stax玉米比其他品种含有更广泛的不同类型的Bt毒素。[1]

2014年3月15日，法国农业部下令禁止销售、使用和培育孟山都的MON810转基因玉米。法国政府坚持认为转基因作物构成环境风险，并一直在努力对转基因玉米颁布新的禁令。

由上可见，在生物毒素产品的研发过程中，除了经济效益之外，还应特别注意可能出现的生态风险。

2.3 相关生物毒素研发公司

美国有许多生物毒素的研发公司和研究单位。位于美国图森市（Tucson）的西南毒素公司（Southwest Venoms），提供18种群居黄蜂、9种群居蜜蜂、27种蚂蚁和蚂蚁毒素。

盐湖城自然产品公司从一种蜘蛛毒液

---

[1] KASKEY J. 孟山都、陶氏化学公司的转基因玉米获得批准. Bloomberg，2009-07-27.

中分离出一种多肽蛋白质，使用几十微克，就可起到高效止痛作用，且无吗啡样成瘾性。

美国 SIGMA 化学公司开发的蜘蛛毒素价格是蛇毒的 10 倍。在众多蜘蛛品种中，要数捕鸟蛛毒液多、质量高，每 200 只 1 年可提取蜘蛛干毒 10 克左右。

美国纽勒克斯（Neurex）公司正在开发一系列神经系统和严重焦虑疾病药物。它的一个研究项目 SNX-482，就是从非洲鸟蛛毒液中分离得到一种 R-型钙离子通道选择性抑制剂。

美国泽尼卡（Zeneca）公司从智利狼蛛中分离得到一种蛋白质，已获专利，可

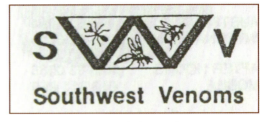

图 94 西南毒素公司的标识

作为有效的镇痛剂，用于严重疼痛，在临床试验中能够产生鸦片制剂样疼痛缓解作用，而作用机制完全不同于鸦片，从而可消除鸦片滥用问题。

美国生物公司和动物园生产出售的主要生物毒素及其产品见表 67-2-1。

表 67-2-1　美国生物公司和动物园生产出售的生物毒素及其产品一览表

生物公司	生物毒素产品	销售方式
西南毒素公司	蜂毒、蚂蚁毒素	生产、出售
盐湖城自然产品公司	蜘蛛毒液中分离的多肽蛋白	—
美国 SIGMA 化学公司	蜘蛛干毒	—
美国宾夕法尼亚蜘蛛药房	各种蜘蛛毒	经营
美国爬行动物园	蛇初生毒液	出售
美国马萨诸塞州免疫基因公司	蓖麻毒素（生物导弹）	生产、出售
美国雅培制药公司	树蛙分泌液（止痛药）	经营
美国海王生物集团公司	珊瑚毒素、抗毒素	生产、出售

3

欧洲研发生物毒素的企业

3.1 法国兰陶克斯公司

兰陶克斯（Latoxan）公司创建于1982年。该公司的商业目标是在长期动物实验的基础上，建成独立的、专门生产供研究和工业生物用的高质量毒物和生物毒素的公司，是国际上生物毒素生产量最大的厂家。

公司为世界20多个国家的科研与工业医药机构提供各种毒素以及关于毒素纯度和生物活性的分析报告。公司提供的生物毒素来自世界各地和本公司繁育中心繁殖的有毒动物和有毒植物。产品种类有蛇毒93种，蝎毒16种，蛙毒48种，节肢动物毒7种，毒液（物）隔离包5种，植物毒素12种。

在植物毒素产品中，盐酸脱氧骆驼蓬盐，每5毫克60美元；天芥菜碱，每100毫克110美元；溴化拉普乌头碱，每10毫克90美元；乌头碱，每50毫克25美元；凝集素，每5毫克40美元；蓖麻碱，每50毫克160美元；雌激素，每25毫克320美元。

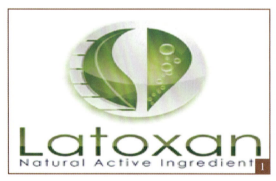
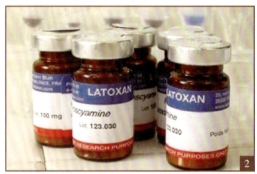
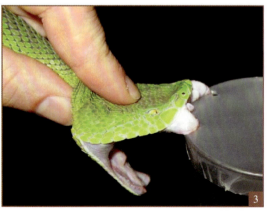
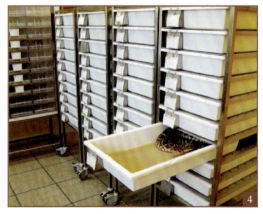

图95 法国兰陶克斯公司（1. 兰陶克斯公司标识；2. 兰陶克斯公司产品；3—4. 采蛇毒与毒蛇饲养室）

3.2 瑞士亚历克西斯生化公司

瑞士亚历克西斯生化公司（Alexis Biochemicals）是一家全球著名的生命科学试剂生产厂家。该公司是集生命科学试剂研发、生产和销售于一体的综合性私营企业，它已经在世界范围内成功建立了稳定的市场，并具备超强的管理体系和电子商务能力。

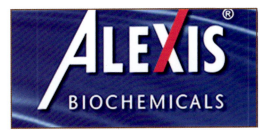

图96 公司标识

亚历克西斯公司总部在美国，并在英国、德国和瑞士设有分部，便于试剂的运输和调配。此外，该公司还拥有资深的生物领域专家做技术支持，并且代理其他品牌的一些生命科学领域为主要研究方向的产品。

公司的发展宗旨是：为生命科学和临床研究提供高质量的科研试剂，以促进科学的进步。公司的采购、生产和销售人员都具有很高的专业技能，并提供专业的技术支持和售后服务。作为著名的一站式服务提供商之一，公司除了自己生产生化试剂、抗体之外，还代理许多公司的优质产品，并通过它广泛的销售渠道，将这些产品打包，为客户提供一站式服务。

亚历克西斯公司的产品主要有：骨代谢、癌症、细胞凋亡、细胞周期、细胞因子、细胞骨架、DNA调控、免疫学、炎症、抗生素、神经生物学、肥胖、信号转导、热激蛋白、TNF（肿瘤坏死因子）受体超家族等。在生物毒素的研发方面涉及许多毒物毒素，其主要生物毒素产品见表67-3-1。

表67-3-1 亚历克西斯生化公司的主要生物毒素产品

生物毒素产品	生物毒素产品
角蝰毒素(非洲蛇毒素肽)(Sarafotoxin S6b)	短肽蝎毒素(Kaliotoxin)
胶黏毒素(Gliotoxin)	鬼臼毒素(Podophyllotoxin)
漏斗网蛛毒素(omega-Agatoxin ⅣA)	神经毒素(Neurotoxin NSTX-3)
百日咳毒素(Pertussis Toxin)	赭曲霉素A(Ochratoxin A)
黑寡妇蜘蛛毒素(alpha-Latrotoxin)	T-2毒素(T-2 Toxin)
斑蝎毒素(Margatoxin)	河豚毒素(Tetrodotoxin)
β-金环蛇毒素(beta-Bungarotoxin)	棒曲霉毒素(Patulin)
芋螺毒素(omega-Conotoxin SⅦB)	伏马菌素B_1(Fumonisin B_1)
蝎毒素(Charybdotoxin)	伏马菌素B_2(Fumonisin B_2)
α-金环蛇毒素(alpha-Bungarotoxin)	

3.3 相关生物毒素研发公司

德国默克集团（Merck KGaA）创建于 1668 年，拥有近 350 年历史，总部位于德国达姆施塔特市（Darmstadt）。该集团主要致力于创新型制药、生命科学以及前沿功能材料技术的开发，并以技术为驱动力，为患者和客户创造价值。2012 年，默克在全球 67 个国家和地区拥有 154 个分支机构，以及 3.8 万名员工。默克在美国和加拿大使用 EMD 品牌（代表达姆施塔特·伊曼纽尔·默克，Darmstadt Emanuel Merck）。

默克公司根据小响尾蛇蛇毒的分子结构，开发出两种新一代抗凝血药——环形多肽类新型药物 Eptifitatide 与 Tirofitan。这两种药物的抗凝血作用远远胜过阿司匹林的抗凝血效果。

另外，德国毒理学研究所提供四种腔肠动物的毒素、两种蝎毒、两种蛇毒和两种纯肽，以及 18 种 1~50 毫克包装，供特殊需要的毒素。

4

中国研发生物毒素的企业

4.1 中国青海省兽医生物药品厂

20世纪80年代,中国青海省兽医生物药品厂自主研制出一种新型的生物制剂杀鼠剂——青生牌C型肉毒杀鼠素。利用C型肉毒梭菌的毒素灭鼠具有杀鼠力强、用药量少、灭鼠效果好的特点,与化学灭鼠相比,具有成本低、残效期短、不污染环境、无二次中毒和对人畜安全的特点。1994年在草原灭鼠面积达3.83万平方千米,平均灭效率为91%~95%,比化学灭鼠效果提高2~5个百分点。

4.2 中科院昆明动物研究所动物毒素蛇资源开发中心

中科院昆明动物研究所动物毒素蛇资源开发中心创建于1993年。其经营范围是动物毒素、生物药物及制剂、蛇资源产品的研究开发和科技咨询。

动物毒素系列的药物基础研究工作,主要是动物毒素基因库建立和机能基因组研究,分离纯化两栖类皮肤活性蛋白多肽,以及蛇毒专一纤溶酶原激活剂(TSV-PA)研制。

该中心主要产品有:第一,中国蛇酒系列、风湿蛇酒、滋补虫草、田七蛇酒。商标为施乃克牌。该产品于1992年在印度尼西亚获国际金奖。第二,蛇伤急救盒,用于治疗各种毒蛇咬伤。第三,天然药物的研究与开发的产品有"克洛曲""蛇毒凝血酶"和"蛇毒神经生长因子(NGF)"。

"克洛曲"是由克痛宁、盐酸曲马多和布洛芬按1:150:300配比组成。处方中克痛宁主要通过抑制乙酰胆碱释放而起镇痛作用;盐酸曲马多通过与中枢的阿片受体结合而发挥镇痛作用;布洛芬通过抑制环氧化酶而起镇痛作用。三者通过不同的作用机制发挥镇痛的协同作用。"克洛曲"的通用名为克洛曲片(Ketongning Tramadol Hydrochloride and Ibuprofen Tablets),为镇痛药,主要用于晚期癌症疼痛、手术后疼痛及其他原因所致的中、重度疼痛的镇痛。

4.3 兰州生物制品研究所

兰州生物制品研究所始建于1934年。1953年由卫生部管理。1985年以来几经转制重组，现在属于中国医药集团总公司二级企业。该所是从事生物制品研发、生产和经营的大型生物高技术企业，是医用微生物学、免疫学、分子生物学的重要研究机构。

兰州生物制品研究所研发的新药近100个品种，其中独立研制的A型肉毒素，目前已在20多个国家注册，在国际市场上享有良好的声誉。

该所生产的注射用A型肉毒素于1993年获得卫生部新药证书，2001年注册，商品名"衡力"，中国成为继美国、英国之后第三个能生产并在治疗中使用A型肉毒毒素的国家。

中国兰州衡力牌注射用A型肉毒素，主要用于眼睑痉挛、面肌痉挛等成人患者及某些斜视患者，特别是急性麻痹性斜视、共同性斜视、内分泌肌病引起的斜视及无法手术矫正或手术效果不佳的12岁以上的斜视患者。

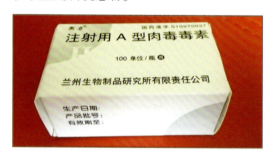

图97 衡力牌注射用A型肉毒毒素

4.4 德通国际集团

德通国际集团是集科研、生产、销售、诊疗服务于一体的现代化高科技医药集团。总部位于中国西安市高新技术开发区长安科技产业园。

德通国际集团公司及其所属三家海外公司秉承"德容四海，通济天下"的企业理念，对植物毒素棉酚的科研成果进行了应用开发，并在所属的西安北方药业有限公司投入生产，成为首家在中国生产用于治疗妇科病的德通宝"复方醋酸棉酚片"的企业。

复方醋酸棉酚片（批准文号：国药准字H61022557）的。临床应用表明，复方醋酸棉酚片治疗子宫肌瘤、功能性子宫出血、子宫内膜异位症有独特疗效。其中对子宫内膜异位症的有效率达99%，子宫功能性出血量减少达79%，子宫肌瘤缩小达85%。[1]

---

[1] 杨琳，殷建清，侯朝军.复方醋酸棉酚片在妇科临床应用总结.西安北方药业有限公司，2012-08-03.

4.5 相关生物毒素研发公司

中国海南毒素开发公司

中国海南毒素开发公司由海南省科技厅批准于1988年成立。公司从事动物毒素经销、特种动物养殖与经营、技术咨询与技术转让，并经营其他毒素、医药保健品。

成都超人植化开发有限公司

成都超人植化开发有限公司位于成都都江堰市，是专业从事植物研发、生产及出口的高科技企业。主要产品有橙皮苷、枳实提取物、槲皮素、青蒿素系列、甲基橙皮苷、金银花提取物、芦丁、左旋多巴、黄芩苷以及齐墩果酸。

定兴县五洲生化厂

定兴县五洲生化厂于1992年建成，主要产品有鬼臼毒素、四-甲基吡嗪、磷酸川芎嗪、盐酸川芎嗪、邻菲罗啉、4'-去甲基鬼臼毒素。

上海迪生化学有限公司

上海迪生化学有限公司为中外合资小型化工企业，主要产品有5,7-二羟基黄酮、L-肉毒碱、4,7-二羟基异黄酮。

湖北省荆门市开泰药业有限公司

湖北省荆门市开泰药业有限公司成立于2001年，是一家以生产蛇毒冻干粉、蛇类副产品为主，植物提取物为辅的高科技医药及原料生产经营企业。公司致力生物毒素、医药制剂的生产经营和研制开发。其战略目标是以生物毒素开发为核心，研究开发具有自主知识产权的技术和产品，成为生物毒素、医药制剂的生产经营和研发基地。

厦门一元生物工程有限公司

厦门一元生物工程有限公司主要从事天然产物、生物化学及生物工程技术产品的研究、开发和生产。主要产品有河豚毒素（TTX）、脱水河豚毒素、海参毒素等。河豚毒素主要用于分子生物学和神经生理学研究工具药，钠离子通道阻滞剂，阻断神经传导；镇痛、镇痒、镇咳、解痉；治疗关节炎、破伤风；戒毒。

北京农业大学新技术开发总公司

北京农业大学新技术开发总公司于1989年在北京市海淀区注册成立。公司研发生物技术及其产品、农业新技术、科教仪器系统工程，调控新技术开发、制造、服务和销售。1994年该公司曾经开发玉米赤霉醇（Zeranol）作为牛羊增肉剂。玉米赤霉醇是玉米赤霉菌（*Gibberella Zeae*）在生长过程中产生的次生代谢产物——玉米赤霉烯酮化学还原生成的一种生物生长促进剂，对牛羊有促进蛋白质合成的作用。

5

其他国家研发生物毒素的企业

5.1 加拿大Wex技术公司

加拿大 Wex 技术公司是一家以开发河豚毒素为主的生物科技公司。该公司使用从河豚体内提取的河豚毒素,研发出一种新型特效止痛药,帮助癌症患者缓解疼痛。目前已在加拿大完成一期和二期临床试验,受试者达到 400 人,之后有待三期临床试验[①]。自 2001 年以来,美国、加拿大和英国的多个医疗中心利用加拿大 Wex 生物技术公司提供的精制河豚毒素(商品名 Tetrodin),治疗了数以千计的晚期全身转移的癌症患者。为了加快研究步伐,公司与欧洲一家颇具实力的药业公司建立了战略联盟关系,进一步开展临床试验。

Wex 技术公司开发这种药物的初衷并不是想用它止痛,而是想用它减轻因戒毒(如海洛因)引起的戒断症状。孰料歪打正着,开发出了一种效果极好的特效止痛药。这种新型止痛药与常规止痛药不同,不会产生由吗啡及其衍生物所带来的副作用,因而不会干扰其他药物的使用,也不会使人上瘾。

5.2 巴西布坦坦研究所

巴西布坦坦研究所(位于圣保罗市西郊)是专门从事毒蛇、毒蜘蛛、毒蜈蚣和毒蝎子等各种毒性动物的研究,生产疫苗和抗毒血清的研发机构,隶属巴西卫生部。

该所饲养和陈列着 2000 多种多达数万条的各类毒蛇,收藏了大约 50 万个毒蜘蛛、毒蝎子和毒蜈蚣标本,8.5 万个毒蛇标本以及大量的研究卷宗。

布坦坦研究所的毒蛇、毒蜘蛛、毒蝎子既有科研人员野外采集的,也有民众主动送上门的。据统计,建所以来有 100 多万人次曾经为该所收集研究毒性动物提供了各种各样的帮助。研究所 85%的毒蛇、毒蜘蛛、毒蝎子和毒蜈蚣是由民众主动送来的。

目前,布坦坦研究所每年生产近 2 亿剂预防伤寒、破伤风、百日咳、白喉等传染病的疫苗和 100 万支抗蛇毒血清,占巴西全国所需疫苗和抗毒血清的 80%。

---

① 赵亚萍. 加拿大用河豚鱼止痛. 新华网,2003-12-05.

1989年该所研制成功抗胸腺细胞血清，可用于抑制人体器官移植后产生的严重排异反应。

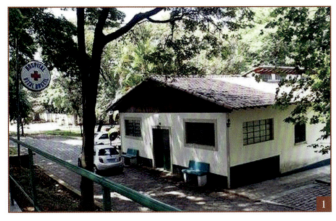
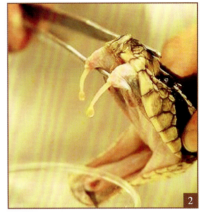

图98 巴西布坦坦研究所（1. 毒蛇养殖中心；2. 取毒蛇毒液）

5.3 泰国毒蛇研究中心

泰国毒蛇研究中心是指泰国暹园毒蛇研究中心（Siam Park，简称老蛇园）和泰国毒蛇研究中心（Royal Park，简称新蛇园），均生产泰国蛇药（Thai Snake Medicine）。老蛇园名称为"暹园公司"，成立较早；新蛇园名称为"泰国毒蛇研究中心"，成立较晚，但蛇园整体规模相当宏长。

泰国蛇药由泰国皇家投资，垄断经营，除了在毒蛇研究中心购买蛇药，其他地方买不到泰国毒蛇研究中心的蛇药，泰国对蛇药的控制很严，既没有任何广告，也不外销。

泰国蛇药是泰国的特产之一，其产品主要有风湿丸、解毒丹、蛇胆丸、蛇鞭丸、调经丸、蛇油丸、蛇粉、益肾丸、安胃丹、排石丹、福寿液等，都是几十年潜心研究的成果。例如，风湿丸（药丸）是

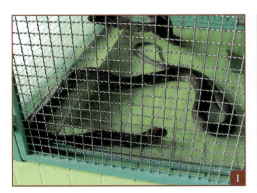
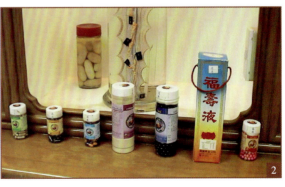

图99 泰国毒蛇研究中心（1. 最毒的金刚眼镜蛇；2. 待售的各种泰国蛇药）

采用几代泰国风湿病专家的经验，用20多种名贵泰药和5种毒蛇的血及蛇蜕配制而成的，用于祛风祛湿、祛寒、驱散瘀血、止痛。对类风湿关节炎、风湿性关节炎、椎间盘突出、肩周炎、骨质增生（骨刺）、坐骨神经痛、老年痛、痛风症有药到病除之功效。解毒丹（胶囊）是用金刚王眼镜蛇的毒液配合多种名贵泰药精炼而成的。用于清热、降火、清血、解毒，增强人体免疫功能。对青春痘、痔疮、口臭、口腔溃疡、牙痛、便秘、真菌感染（香港脚、手脚癣、灰指甲）、过敏性皮炎以及顽固性皮肤病等有效果。

5.4 南澳大利亚毒素供应公司

南澳大利亚毒素供应公司（Venom Supplies Pty Ltd）位于南澳大利亚州阿德莱德市（Adelaide）东北侧的塔伦达（Tanunda），与澳大利亚最古老的葡萄酒产区巴罗萨谷（Barossa Valley）相邻。该公司提供21种蛇毒和两栖动物蟾蜍（*Bufo Melanostictus*）的毒素。

6

生物毒素新药研发与产业前景

6.1 生物毒素与医药产业的发展

生物毒素：令人瞩目的新药源泉

中国工程院院士陈冀胜①曾撰文指出：生物毒素是令人瞩目的新药源泉。他认为，人类对生物毒素的研究和利用已有久远的历史，生物毒素可以致病，也可以治病。目前临床应用的药物中约有1/3直接或间接来自生物，部分药物就是利用生物毒素治病。目前已知其结构的生物毒素达数千种，常以某种高特异性作用方式作用于酶、受体、离子通道、基因等靶位，产生各种不同的致死或毒害效应。尽管生物毒素中有多类高强的神经毒素、心脏毒素、细胞毒素等物质，但生物毒素仍然是寻找新药的重要途径。生物毒素以多种方式显示其多样性的基础特征，展现了令人惊异的化学结构多样性，为药物设计提供了广泛的机遇。特别是在疾病谱不断变化，对新药的要求与日俱增的今天，生物毒素正是令人瞩目的新药的潜在领域，是不可忽视的难得的新药源泉。

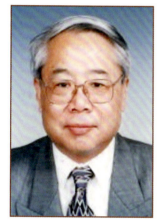

图100 陈冀胜

植物毒素与医药产业的发展

在开发新医药产业方面，植物毒素作为新的医药导向物占有重要地位。强心苷、乌头碱、吗啡、箭毒等仍然是目前有效的临床药物。药物化学家已研究证明长春碱、喜树碱、鬼臼毒素等植物毒素具有抗癌作用并制成商品药物生产应用。蓖麻毒素是目前研究的抗癌"导弹毒素"的组成部分。川楝素是治疗肉毒毒素中毒的特效药。

世界上2000多种有毒植物中，除了目前已经研发应用的抗疟药奎宁、青蒿素，镇痛药吗啡，强心药洋地黄，神经系统药物乌头碱、阿托品以及抗癌药物长春碱、喜树碱、三尖杉酯碱、鬼臼毒素之外，还有大量的有毒植物可能含有医药可利用的成分。植物毒素不但可以作为临床药物，还可以导向化合物，并可为药物分子设计提供有价值的新药模型和结构构架，更能为发现药物新作用靶位发挥特殊作用。

---

① 陈冀胜（1932— ），军事医学与药物化学专家。1952年毕业于清华大学化学系。从事药物化学与药物设计、生物毒素、化学生物学研究。现任防化研究院四所所长、总工程师。中国化学会、中国毒理学会、中国海洋湖沼学会理事。1999年当选为中国工程院院士。编著有《中国有毒植物》《海洋生物毒素学》。

动物毒素与新药开发

从陆地到海洋，自然界有无数有毒动物能分泌出剧毒的动物毒素。这些动物包括毒蛇、蝎子、毒蜘蛛、毒蛙、蟾蜍、毒蜗牛、河豚、海葵等等。动物毒素虽毒性有强有弱，但它们基本上都是蛋白质-多肽类物质，由氨基酸分子构成。随着医学与生物学的不断发展，人们认识到许多动物毒素可成为宝贵的新药来源。

昆虫毒素的研发虽然取得了一定的成果，但仍有潜力可挖。美国纽约大学的科学家从智利狼蛛的毒液中提取出一种小分子肽类物质，有望开发出治疗心律失常的新药。专家们还利用生物工程技术，成功地用蝎毒蛋白生产出一种新型药物，其主要功能为抑制神经递质——乙酰胆碱，临床应用主要是作为无抑制呼吸副作用的新型麻醉药物。

蝎毒含有两大毒素，即神经毒素和细胞毒素，它在神经分子、分子免疫、分子进化、蛋白质的结构与功能等方面有着广阔的应用前景。蝎毒对神经系统、消化系统、心脑血管系统疾病及癌症、皮肤病等多种疾病，以及对人类危害极大的各种病毒均有预防和抑制作用。目前，蝎毒的研究日益为各国科学家所重视，蝎毒产品在国际市场上价格昂贵。欧美一些国家已把蝎毒制剂用于临床。可以预见，蝎毒将会为人类医疗保健事业发挥巨大作用。

中国以蚂蚁为主要原料的药物和保健品比较多，如含拟黑多刺蚂蚁成分的蚁精片、蚁精粉和蚂蚁乙肝宁、蚁王口服液、复方蚂蚁丸、蚁宝茶、中国蚁王酒、大力神口服液等。

蜜蜂养殖业是中国的一项传统的昆虫产业，年产值可达10亿元。大量的蜂产品——蜂蜜、蜂胶、蜂毒，作为营养丰富、纯天然的保健品，畅销国际市场。蜂毒还具有很好的活血作用，不仅可以治疗支气管炎、风湿性关节炎、动脉硬化等症，而且可以作为强心剂用于临床。已开发的产品如含蜂毒成分的蜂毒多肽注射液，含蜜蜂幼虫成分的蜂皇胎片等。

海洋动物毒素与新药开发

很多海洋的有毒动物毒素具有抗病毒、抗微生物、抗肿瘤、抗凝血的作用，其化学结构与陆生毒素组分不同，这些高活性的毒素组分，可以作为开拓新药的原型。

海葵毒素（Phyllodiscus Semonii Toxin, PTX）中的海葵神经毒素（Stichodactyla Helianthus Neurotoxin），可用来改善人类多发性硬化造成的瘫痪。多发性硬化是一种T细胞和其他免疫系统的成分攻击自体的神经系统的疾病，会造成颤抖、灼热、感觉受损、瘫痪，最终导致死亡。实验表明：海葵毒素还有镇咳作用，其镇痛作用优于罗通定。

值得指出的是，海洋生物和基因工程的研究与开发彰显整个海洋产业将会吸引更多的高科技和开发人才。与此同时，海洋有毒生物的养殖、生物资源、药物、生物多样性的开发都将提上议事日程。目前，海蛇毒素被认为是能够治疗某些人类顽疾的重要活性物质。为了得到这些毒素，人类开始大量捕捞海蛇。但捕捞海蛇很危险，也不容易捕到，因此，人类开始对海蛇毒素基因进行研究，从海蛇毒素基因中分离出基因组来，就可以人工生产海蛇毒素，不需要直接去抓海蛇了。类似的海洋有毒动物养殖方面的应用研究将是今后生物毒素与医药产业的一个新的研究领域。①

此外，加勒比海海绵中阿糖胞苷能抑制肉瘤 180 和白血病 1210，可使 30% 的白血病患者症状减轻，如与其他药物结合治疗，患者的症状减轻率可提高到 50%。海参毒素是一种有抗真菌作用的类固醇皂苷。从柳珊瑚中分离出来的一种类萜毒素——双萜内酯，具有抗菌活性，能抑制芽孢杆菌、金黄色葡萄球菌、枯草杆菌和大肠杆菌的生长。从盘鲍的渗出液中可分离出两种具有抗细菌或抗病毒活性的物质，称为鲍灵。

展望 21 世纪，生物毒素无疑将成为有重大临床价值的新药的宝贵来源，生物毒素与医药产业必将有一个大发展。

6.2 生物毒素与生物农药产业的发展

生物毒素与生物农药

生物农药（Biopesticides）包括：微生物源生物农药、植物源生物农药、动物源生物农药。而广义的生物农药还包括昆虫天敌及转基因抗性作物。

在人类历史上第一代生物农药主要是尼古丁、生物碱、鱼藤酮类、除虫菊类和一些植物油，已经使用了相当长的时间。早在 1690 年，烟草的水溶性成分就被用于对抗谷类的害虫。除虫菊则是常见的蚊香的主要成分。

尽管生物农药的使用有长久的历史，但生物农药的市场占有率仍然相当有限，1995 年，生物农药占世界农药总销售量的 1.3%。其原因是许多因素限制了生物农药的发展。如生物农药通常不具广效性，与化学农药相比起效较为缓慢，有效期较短而成本较高。

然而，在许多国家生物农药具有良好的发展前景。化学农药的市场成长率约为 2%，生物农药则为 10%~15%。日益成长的有机农业，使得对生物农药的需求逐渐上扬。但生物农药也应该像化学农药一样，接受其对健康、食物、生态系统和环境安全影响方面的审慎评估。

过去 30 年来，由于化学农药造成的环境污染，其目标族群逐渐养成的抗药性，以及农药对于非目标族群的负面影响，促使许多化学家、生化学家、毒理学家，以及 IPM② 专家从生物毒素中研发新的生物农药。

生物农药的研究、开发和应用

植物源生物农药

据有关资料记载，1985 年全世界已报道过 2700 多种可控制有害生物的高等植物，其中具有杀虫活性的 1005 种，杀螨活性的 39 种，杀线虫活性的 108 种，杀鼠活性的 109 种，杀软体动物活性的 8

---

① 徐志良. 海洋生物及基因工程将彰显整个海洋产业. 中国海洋报，2001-02-06.
② IPM 全称 America Damcell International Private Medical Group（美国戴姆赛尔国际私人医疗集团），是一家全球知名医疗和健康系统解决方案供应商，IPM 集合了国际上最先进的生物技术（特别是干细胞技术）和最新的医疗科技，为客户提供最权威的医疗和健康解决方案。

种；对昆虫具有拒食活性的384种，忌避活性的279种，引诱活性的28种；引起昆虫不育的4种，调节昆虫生长发育的31种，抗真菌的94种，抗细菌的11种，抗病毒的17种。这些类型有杀虫、杀菌、除草活性植物毒素，生物碱类、香豆素类、萜烯类，植物中的昆虫拒食剂和忌避剂及植物内源激素，应用较多的有苦参碱、烟碱、鱼藤酮、茶皂素、木烟碱、印楝素、赤霉素、脱落酸、吲哚乙酸、乙烯等。

利用植物有效成分创制农药，主要有两种形式：一是对植物原料的直接利用，从植物中提取、分离具有杀虫、抗菌、抗病毒功效的有效成分，以此为主体配制无公害植物源农药；二是从种类繁多的植物中，分离纯化具有农药活性的新物质，以此先导化合物为结构模板，进行结构的多级优化，创制高效低毒新农药。后者将是植物农药今后发展的主流。

植物农药中的著名产品主要是：

第一，烟碱。烟碱是烟草中特有的一种生物碱，可广泛用于果树、茶林、蔬菜作物上以防治蚜虫、甘蓝夜蛾、卷叶虫、椿象、棉红蜘蛛以及水稻的叶蝉、飞虱、潜蝇等害虫。

第二，印楝素原药。印楝素（Azadirachtin）主要分布在印楝的种核，其次在叶子中。具有拒食、忌避、触杀、胃毒、内吸和抑制昆虫生长发育作用，被国际公认为最重要的昆虫拒食剂。具有高效、广谱、无污染、无残留、不易产生抗药性、对人畜等温血动物无害及对害虫天敌安全的特点。应用印楝素杀虫剂可有效地防治棉铃虫、毛虫、舞毒蛾、日本金龟甲、烟芽夜蛾、谷实夜蛾、斜纹夜蛾、菜蛾、潜叶蝇、草地夜蛾、沙漠蝗、非洲飞蝗、玉米螟、稻褐飞虱、蓟马、钻背虫、果蝇、黏虫等害虫，可以广泛用于粮食、棉花、林木、花卉、瓜果、蔬菜、烟草、茶叶、咖啡等作物，不会使害虫对其产生抗药性。印楝素杀虫剂施于土壤，可被棉花、水稻、玉米、小麦、蚕豆等作物根系吸收，输送到茎叶，从而使整株植物具有抗虫性。

第三，除虫菊素。1.5%除虫菊素水乳剂是纯植物萃取配制，不添加任何化学合成成分，有广谱、安全、对环境污染小等特点，可用于有机食品、绿色食品、出口农产品的虫害防治。具有杀虫谱广、杀虫速度快、持效期长、对人畜无毒、无抗药性、无残留的特点。广泛用于蔬菜、果树、园艺花卉、茶园及大田农林业害虫控制，特别适合用于绿色无公害农产品及出口农产品的生产，可以通过任何残留检测要求。

植物源农药显示了对人、畜有益，生物低毒，在环境中易降解、少残留或无残留，不存在环保问题和有利于克服有害生物的抗药性等优点。截至2010年3月，中国处于有效登记状态的植物源农药有效成分有14个，产品总数129个，印楝素、苦参碱、鱼藤酮、烟碱和除虫菊素等产业化品种已成为中国植物源农药产业的中坚力量。

动物源农药

昆虫内源激素。包括：第一，保幼激素。已注册登记并实际投入大面积使用的有烯虫酯、蒙五一二、双氧威等。第二，蜕皮激素。已从昆虫中分离鉴定了十余种蜕皮激素，如近年来 Rhom & Hass 公司开发成功的抑食肼（RH-5849）。

昆虫信息素。主要有性信息素、产卵忌避素、报警激素、集合信息素及跟踪信息素。

在原生动物中，微孢子虫作为微生物杀虫剂使用广泛，它的宿主范围广，包括鳞翅目、直翅目、鞘翅目、半翅目、膜翅目和蜉蝣目的多种昆虫。常用的有蝗虫微孢子虫、行军微孢子虫和云杉卷叶蛾微孢子虫等。中国采用蝗虫微孢子虫饵剂防治东亚飞蝗、亚洲际小东蝗、宽须蚊蝗、白边痂蝗、皱膝蝗等优势种蝗虫，取得明显效果。

昆虫忌避剂。据1990年报道，昆虫和其他节肢动物产生的昆虫忌避剂有296种，仅限于卫生害虫的防治，如避蚊胺、避蚊醇。

节肢动物毒素。主要是沙蚕毒素、斑蝥素、蜂毒肽、蜂毒明肽、蝎毒等。

微生物源农药

微生物源杀虫剂是目前应用最多的生物农药，占整个生物防治剂的90%以上。进行过深入研究和工业化生产的杀虫杀螨抗生素有杀螨素、阿维菌素、Hygromycin B、Destomycin B 和 Milbemycin、除虫菊素及其衍生物、沙蚕毒素及其衍生物、鱼藤酮、烟碱、毒扁豆碱、浏阳霉素、白僵菌素、绿僵菌素、核型多角体病毒和颗粒体病毒。

苏云金芽孢杆菌杀虫剂，是目前世界上用途最广、开发时间最长、产量最大、应用最成功的生物杀虫剂，占生物防治剂总量的90%以上，已有60多个国家登记120个品种，广泛用于防治农业、林业、贮粮害虫以及医学昆虫。

微生物源杀菌剂是一类称作农用抗生素的物质，已经商品化的有灭瘟素、春雷霉素、多氧霉素、公主岭霉素、农抗120、农抗5102等，应用面积最大的是井冈霉素，这是上海农药所分离筛选的对水稻纹枯病有显著防效的农用抗生素，已使用20年，至今尚未发生明显抗药性。

微生物源除草剂是从微生物中发展的具有许多除草活性的物质，主要有杂草菌素（用于防除水田稗草等禾本科杂草）、细交链孢霉素、茴香霉素。

生物农药的未来

随着国际有机农产品市场的不断发展，无化肥副作用的农产品的市场需求增长以及害虫的化学农药抗药性增强，世界上对于没有污染的生物农药的需求也日益增长。特别是随着农药产业政策的调整和强化食品安全的需要，生物农药在农业生产中的地位越来越高。绿色防控的植保理念的提出，为生物农药的研发开辟了广阔的市场空间，有力地推动了生物农药的顺利发展。生物农药因其高效、广谱、对人畜安全、对生态环境相容等特点，必将成为21世纪农药中的主导产品。因此，生物农药的生产和发展前景十分广阔。

据统计资料表明，美国生物杀虫剂销售额1990年为1500万美元，而到2000年为6亿美元。从保护环境和生态的角度出发，研发各类生物农药成为科学家努力的方向，将有更多的农药化工专家、植物保护专家从事生态化农药事业。

据联合国粮农组织（FAO）调查统计，农作物病虫草鼠的发生与危害，严重制约着高优农业及可持续农业的发展。世界粮食产量因病虫草鼠害造成的损失每年占总产的20%~35%，其中因虫害损失14%，病害损失10%；棉花因虫害损失16%，因病害损失12%，年损失额达1200亿美元，相当于中国农业总产值的1/2，美国的1/3，日本的2倍，英国的4倍多。中国1993年因病虫危害造成粮食减产

10.48%，粮食损失443.29亿千克；棉花少收52.2%，棉花损失19.53亿千克。[①]

目前，全世界投入化学农药的总投资平均每年280亿美元，但生物农药的投资只有3.8亿美元。在中美洲，生物农药只占地区农药市场的2%~3%。亚洲和拉丁美洲的生物农药的生产能力很小。但是，鉴于世界各国消费者对于无害农产品的需求日益增强，生物农药仍将继续发展。

据2011年的相关资料显示，生物农药（不包括农用抗生素类）占全球农药市场的2.5%，生物农药中的植物源农药占全球农药市场1%的份额，并以每年10%~15%的速度增长。生物农药的市场分布为，欧美等发达国家和地区的使用量占全球的64%，亚洲仅占13%。在拉丁美洲，使用生物农药方面领先的国家有古巴、哥伦比亚和巴西等。世界上生物农药使用量最多的国家是墨西哥、美国和加拿大。三国的生物农药使用量占世界总量的44%。欧洲的生物农药使用量占全世界的20%，亚洲占13%，大洋洲占11%，拉丁美洲和加勒比地区占9%，非洲占3%。

6.3 生物毒素新药研发动向及其商机

生物毒素新药研发动向[②]

从陆地到海洋，自然界有无数生物能分泌出剧毒的生物毒素。生物毒素虽毒性有强有弱，但它们基本上都是蛋白质-多肽类物质，都是由氨基酸分子构成。随着医学科学、生物学与生物化学的不断发展，生物毒素的新药研发出现了一些新的动向，其中正在开发的来自生物毒素的新药有：

第一，从蛇毒中研发预防心肌梗死的新药。心肌梗死是由于血小板凝集后形成血栓，阻塞动脉血管，造成心肌缺血坏死。美国默克制药公司的研究人员从栖息于美国南方的小响尾蛇的毒液中分离出一种抗凝血素，它能与人的血小板表面受体结合，从而防止血小板与血液中的纤维蛋白原结合而形成致命的血栓。科学家分析表明，小响尾蛇的蛇毒中含有两种不同的抗凝素，它们的分子结构均为"精氨酸+甘氨酸+天门冬氨酸"（A+G+A）。科研人员还根据小响尾蛇蛇毒的分子结构，开发出新一代抗凝血药，其抗凝血作用远远胜过阿司匹林的抗凝血效果。在美国所做的大规模临床试验（共18000名有心肌梗死危险的患者参加）的结果证实：这两种新药无论单独使用或与其他抗凝血药物配伍使用，均可有效降低心肌梗死等严重心血管疾病的发病率。

第二，从芋螺毒素中分离强力止痛剂。海洋生物芋螺能分泌出剧毒的ω-芋螺毒素。按照它的分子结构人工合成了一

[①] 徐冠军，李建洪. 生物农药与农业可持续发展战略. 化工之友，2006（10）.
[②] 徐铮奎. 生物毒素类新药开发新进展. 化工文摘，2002（2）.

种名为齐考诺肽（Ziconotide）①的新药。临床试验表明，此药能作用于脊髓神经中N型钙离子通道，使疼痛信号传递受阻，从而发挥镇痛作用。齐考诺肽是继吗啡之后又一种新型镇痛药，而且无成瘾性。

第三，从地荆蛙素中提取不成瘾的强效止痛药。美国国立卫生研究所的生化学家达利（John Daly）从一种小型厄瓜多尔树蛙皮肤中提取出了地荆蛙素。动物实验表明，地荆蛙素是很有效的止痛药，其药效比吗啡强200倍。继达利之后，研究人员合成了几百种地荆蛙素类似物，并仔细地比较了这些类似物和地荆蛙素在治疗阿尔茨海默病中的疗效。结果发现，其中的一个类似物ABT-594与地荆蛙素的效果非常相似，而且毒性更低。动物实验证明，ABT-594在缓解慢性或急性疼痛的治疗中比吗啡要强50倍，而且无成瘾性。目前，该药正在进行二期临床试验。

第四，应用河豚毒素研制戒毒新药。河豚毒素是国际上公认的"软黄金"，河豚毒素售价20万元/克以上。据报道，河豚毒素是一种笼形原酸酯类小分子非蛋白神经毒素，具有极高的生物活性特征。应用河豚毒素研发的一种新型戒毒药物，起效迅速，同时在有效剂量内无毒副作用，患者使用起来也不会成瘾。专家估计，这个项目的付诸实施，将使河豚毒素成为高端产品，并走上产业化和商品化之路。其中蕴含的商业利益多达上百亿元，社会效益更大。

第五，从毒蜥毒液中分离抗糖尿病新药和减肥药。科学家在希拉毒蜥（*Heloderma Suspectum*）的有毒唾液中发现了一种小分子蛋白，名为伸展蛋白，其分子结构与人体内的胰高糖素（一种多肽）极为相似，具有显著降糖效果，其降糖作用长达4~5小时之久。更可喜的是，在希拉毒蜥的毒液中分离出的伸展蛋白可促进实验动物的体重明显下降，因此具有减肥作用。在后恒河猴等高等动物身上所做实验表明：伸展蛋白-4有望成为新一代降血糖药与减肥药物。

第六，利用外毒素制备防病菌苗。绝大多数外毒素是蛋白质，注射于人和动物体内后能产生相应的抗体。这些抗体可有效地同毒素结合，干扰毒素与其他细胞的结合，抑制其转运，如白喉类毒素、肉毒类毒素等。科学家根据某些细菌寄生于宿主黏膜细胞表面，并在其上分泌免疫球蛋白A（IgA），而IgA又能阻止毒素同宿主细胞的结合的原理，研制出一种新的霍乱口服菌苗，既含有细菌黏附素，又有霍乱毒素B亚单位，效果较好。此外，毒素基因工程疫苗的研究也相当活跃。

第七，应用白喉毒素研发导向抗癌新药。据报道，利用白喉毒素的A链与多种癌症细胞抗体连接研制出的导向抗癌药物，可治疗黑素瘤和乳腺癌。

第八，从蜗牛毒素中研发缓解神经障碍新药。热带海洋地区盛产的锥形蜗牛靠带有麻痹性毒素的"鱼叉"捕获猎物。科学家发现这种毒素可用于治疗神经障碍和神经-肌肉障碍。每种锥形蜗牛都会产生一种独特的毒液，其中含有50~200种被称作蜗牛毒素的具药物活性的短肽。从蜗牛毒素中开发出的最佳的药物是E-lan公司的Ziconotide，这是一种非成瘾性药物，可用于治疗严重的慢性疼痛。另一种药物，Cognetix也开始了治疗癫

---

① 市售的有醋酸齐考诺肽（Ziconotide Acetate），治疗慢性疼痛。

痫的临床试验。此外还有一些药物被用于治疗中风、帕金森病和阿尔茨海默病等。

第九，从蛇毒中分离抑癌扩散缩瘤体。美国南部的铜头蝮蛇的毒液中含有一种强效的抗凝血成分。生化学家马克兰德（Francis Markland）领导的研究小组发现这种毒液中含有一种叫Contortrostatin的蛋白，可以抑制肿瘤的生长和转移。实验结果表明，向老鼠体内注射这种蛋白后，不仅抑制了卵巢癌和乳腺癌的扩散，而且使瘤体缩小了75%。他们希望在两年内开始临床试验。

第十，从蝎毒中研发治疗脑癌的奇药。神经胶质瘤是一种目前无药可治且能迅速扩散转移的脑癌。伯明翰阿拉巴马大学的神经生物学家索斯迈尔（Harald Sontheimer）发现以色列巨蝎毒液中的氯毒素能够通过阻断细胞壁的氯离子通道，防止神经胶质瘤细胞收缩并转移到大脑中的其他部位。这项研究可能给神经胶质瘤患者带来新的希望。

第十一，从蛇毒中分离抗菌新药。目前，科学家从响尾蛇（主要是洞蛇属的Terciopelo蛇）的毒液中分离出10种具有抗菌活性的肌肉毒素。如果动物实验和临床研究取得成功，响尾蛇毒液抗生素就可以添加到漱口液和隐形眼镜等一些日常用品中，用于防止各种细菌如沙门菌、链球菌、葡萄球菌和霍乱菌的感染。

开发生物毒素商机无限

生物毒素开发，使世界各地的毒素开发公司、解毒药生产销售业、香烟解毒卡生产公司、有毒动物养殖业以及将化感物质用作杀虫剂[①]、杀菌剂、除草剂和植物生长调节剂的企业拥有相当的市场空间，显得欣欣向荣。据统计，全世界有26个国家的34个生产企业制备了120多种抗蛇毒血清，生意兴隆，供不应求。

更出人意料的是，企业研发生物毒素制备新药物的同时，也有力地带动了相关产业和第三产业的发展。在仪器与试验药品制造业方面，毒物检验仪器、试验药品器材、毒物检验箱、毒物现场检测仪、毒物特性沥滤法TCLP滤纸[②]、生产性毒物监测等都成为研发工作不可缺少的用具，得到迅速发展。在科学研究方面，科学家常用的采毒设备也得到迅速发展，如生产蜂毒通常使用电刺激蜜蜂取蜂毒，这种电取毒法常用的电取毒设备有JDQ-Ⅰ型、Ⅱ型采毒器，QF-1型蜜蜂电子自动取毒器，封闭式蜜蜂采毒器，巢门、巢底两用式电取蜂毒器，笼式电取蜂毒器，蜜蜂电子时控取毒器等。此外，其他采毒设备还有蝎毒提取冻干设备等，供不应求。在防毒保健制造业方面，有空气污染监测仪器、服装毒物测试仪器、果蔬解毒洗甩器、杀菌解毒机、果菜解毒灵、果菜消毒解毒机、果蔬解毒器、长寿臭氧解毒机、强力装修除味剂等，商机无限。

不仅如此，随着毒素开发与高科技产业的创新，互联网上也出现了许多有关毒物与解毒药发明的网页和信息，特别是解毒防毒发明的专利十分引人注目。仅中国2001—2003年毒药、毒物、毒品、毒气方面公布的专利目录中，就有解毒药发明专

[①] 利用化感作用控制农田杂草技术，如向日葵能有效地抑制马齿苋、曼陀罗、藜和牵牛花等杂草的生长。
[②] TCLP（Toxicity Characteristic Leaching Procedure）滤纸，是无黏合剂的玻璃纤维滤纸，颗粒保留度为0.6~0.8微米。美国密理博公司提供有害废物过滤系统和TCLP滤纸，是美国环保局指定的专用产品。

利 36 条，实用新型 15 条；防毒面具、防毒口罩、防瓦斯装置的发明专利 102 条，实用新型 49 条，外观专利 1 条；戒毒技术、戒毒药品的发明专利 61 条，实用新型 12 条，外观专利 1 条；毒物、毒品和毒气检测、中毒现场快速检验仪器、毒气警报设备的发明专利 40 条，实用新型 82 条；中毒治疗药品、动物毒素治疗制剂生产方法，含毒饲料饼粕脱毒技术、藻类毒素脱毒技术、蛇毒、蝎毒、蜂毒、蜘蛛毒的采集技术，中毒应急处置技术，解酒、戒烟、排毒保健方面的发明专利 542 条，实用新型专利 137 条，外观专利 45 条。如果企业家打开这些网页和专利目录，就可以感受到巨大商机。

第68卷

核能与有毒元素的利用

本卷主编 史志诚 汪源

卷首语

核能的利用虽然首先被应用于军事目的，但其后实现了核能的和平利用，其中最重要也是最主要的是通过核电站来发电。在核能发电方面尽管仍有争议，但在世界能源结构从石油为主向非油能源过渡的时期，核能、煤炭和节能被认为是解决能源危机的主要途径，因此，各国都在大力利用核能发展核电。

放射性同位素技术已经广泛应用于国民经济的许多领域，在医学、工业、农业、资源环境、考古等诸多领域的应用已获得了显著的经济效益、社会效益和环境效益，成为核能利用的一个重要方面。

值得指出的是，有毒元素的利用一直是一个敏感的问题。最为惊人的是砷及其化合物的利用。自古以来，砷是那些投毒者用以谋杀与下毒的第一选择。然而，今天微量的砷却是治疗白血病及某些癌症的良药。毒物的两面性在此处体现得最为突出，它也是考验人类智慧的"战场"。

本卷叙述了核电站的发展简史，放射性同位素在医学、工业、农业、食品加工以及考古中的应用，有毒元素砷及其化合物的医疗价值和砷在工农业领域的用途，铅在古代的应用与现代用途，汞在医药与工业方面的应用，硒的医疗价值、保健作用与工业用途，加氟防龋与氟的工业用途，此外，还简要介绍了钼、铊、硼、镉、磷等有毒矿物元素的用途。

1

核能的利用

1.1 核能的释放与利用

核能的释放

爱因斯坦曾指出:"随着核能的出现,我们这一代人为世界带来了人类发现火以来最革命性的力量。"

核能俗称原子能,它是原子核里的核子(中子或质子)重新分配和组合时释放出来的能量。核能分为两类,一类叫核裂变能,是重元素(铀或钍等)的原子核发生裂变反应时释放出来的能量;另一类叫聚变能,是轻元素(氘和氚)的原子核在发生聚变反应时释放出来的能量。

核能威力巨大,1千克铀原子核全部裂变释放出的能量,约等于2700吨标准煤燃烧时所放出的化学能。一座100万千瓦的核电站,每年只需25~30吨低浓度铀核燃料,这些核燃料只需10辆卡车就能运到现场;而相同功率的煤电站,每年则需要有300多万吨原煤,需要1000列火车运送这些煤炭。核聚变反应释放的能量更可观。1千克煤只能使一列火车开动8米,而1千克铀-235可使一列火车开动4万千米。地球上蕴藏着数量可观的铀、钍等核裂变资源,如果把它们的裂变能充分地利用起来,可满足人类上千年的能源需求。由此可见,核能是人类最终解决能源问题的希望。核能技术的开发,对现代社会将产生深远的影响。

核裂变能的利用

核能的利用虽然首先被应用于军事目的,但其后实现了核能的和平利用,其中最重要也是最主要的是通过核电站来发电。

1914年英国物理学家卢瑟福通过实验,确定氢原子核是一个正电荷单元,称为质子。1935年英国物理学家查得威克发现了中子。1938年德国科学家奥托·哈恩用中子轰击铀原子核,发现了核裂变现象。1942年12月2日,美国芝加哥大学成功启动了世界上第一座核反应堆。1945年8月6日和9日,美国将两颗原子弹先后投在了日本的广岛和长崎。1954年,前苏联建成了世界上第一座核电站——奥布灵斯克核电站。

在世界能源结构从石油为主向非油能源过渡的时期,核能、煤炭和节能被认为是解决能源危机的主要希望。然而,令人

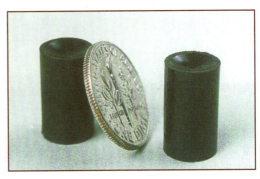

图101 核燃料芯块与美分

担心的是，根据目前探明的有经济开采价值的铀矿储量，如果继续按现有速度建造眼下的热中子堆核电站，由于它只能利用铀资源的 1%~2%，则要不了 50 年，经济可采的铀矿也会耗尽。如果到那时，还不能脱离核裂变能利用的初级阶段，人类将可能面临新的能源危机。

1.2 核技术用于发电

核能发电的能量来自核反应堆中可裂变材料（核燃料）进行裂变反应所释放的裂变能。裂变反应指铀-235、钚-239、铀-233 等重元素在中子作用下分裂为两个碎片，同时放出中子和大量能量的过程。反应中，可裂变物的原子核吸收一个中子后发生裂变并放出两到三个中子。若这些中子除去消耗，至少有一个中子能引起另一个原子核裂变，使裂变自持地进行，则这种反应称为链式裂变反应。实现链式裂变反应是核能发电的前提。

在原子弹摧毁广岛和长崎 6 年后，美国科学家首次将核技术用于发电。1951 年，"和平原子"的利用激发了人们拥有便宜和丰富的能源并从对煤的依赖中解放出来的梦想。这一突破发生在美国爱达荷州阿科的一个由原子能委员会资助的阿尔贡国家实验室建造的电站。电站的科学家设计了利用核热能将水烧沸，接着由蒸汽推动涡轮机进行发电的模式，成为世界各地核电站的标准模式（图 102）。

1954 年 6 月 27 日，世界上第一座民用核电站——奥布灵斯克核电站在前苏联建成，这个小型的 5000 千瓦的电站，掀开了人类和平利用原子能的新的一页。两年之后，英国建成世界上第一座商用核电站，一个 4 万千瓦的反应堆供应民用电，同时制出军用钚。很快，核电站在世界各地纷纷出现。

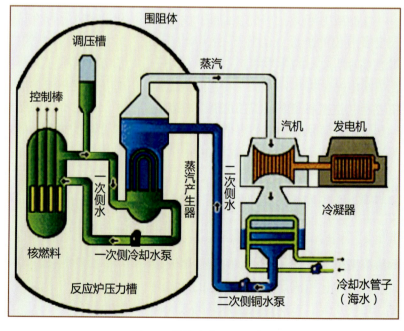

图 102　核能发电原理示意图

核能发电也称为"核电",是利用核反应堆①中核裂变反应所释放出来的热能进行发电的方式。同火力发电相比,它是以核反应堆及蒸汽发生器代替火力发电的锅炉,以核裂变能代替矿物燃料的化学能,把反应堆中通过裂变反应产生的高温、高压蒸汽送入汽轮机实现发电的。核反应堆主要由活性区、反射层、外压力壳和屏蔽层组成,为了确保核电站及环境的安全,核反应堆最外面是顶部呈球形的预应力钢筋混凝土安全壳,即反应堆厂房,它的功能是即使发生事故,仍能把影响控制在安全壳内。核反应堆的活性区由核燃料、慢化剂、冷却剂和控制棒组成。

核能发电的优缺点

核能发电与常规发电相比,其主要优点在于:

第一,环境污染较轻。核能发电不向外排放有害气体和固体微粒,也不排放产生温室效应的二氧化碳,也不像化石燃料发电那样排放巨量的污染物质到大气中,因此核能发电不会造成空气污染。

第二,能量高度集中,燃料费用低廉,综合经济效益好。1千克铀-235或钚-239提供的能量在理论上相当于2300吨无烟煤。在现阶段的实际应用中,1千克天然铀可代替20~30吨煤。故核能电厂所使用的燃料体积小,运输与储存都很方便。虽然核能发电一次性基建投资较大,可是核燃料费用比煤和石油便宜得多,所以核能发电的总成本要低于常规发电的总成本。

第三,所需燃料数量少,而且不受运输和储存的限制。一座100万千瓦的常规发电厂,一年要烧掉300万吨煤,平均每天需要一艘万吨轮船来运煤。而使用核能发电,一年只需要30吨核燃料。

核能发电的缺点在于:

第一,核能电厂会产生高低阶放射性废料或使用过的核燃料,虽然所占体积不大,但因具有放射性,故必须慎重处理,且需面对相当大的政治困扰。

第二,核能发电厂热效率较低,因而比一般化石燃料电厂排放更多废热到环境中,故核能电厂的热污染比较严重。

第三,核能电厂投资成本太大,电力公司的财务风险较高。

第四,兴建核电厂较易引发政治歧见与纷争。

第五,核电厂的反应器内有大量的放射性物质,如果在事故中释放到外界环境,会对生态及民众造成伤害。

---

① 反应堆可分为生产堆、动力堆和研究堆。生产堆是利用中子生产新的核燃料。动力堆是利用核裂变反应释放的能量来生产动力,进行发电、供热、推动船舰等。研究堆是利用中子进行基础科学和应用科学的研究。

1.3 核电站的发展简史

核电站的发展进程

核能发电的历史与动力堆的发展历史密切相关。动力堆的发展最初是出于军事需要。1954年，前苏联建成世界上第一座装机容量为5兆瓦（电）的奥布灵斯克核电站。英、美等国也相继建成各种类型的核电站。到1960年，有5个国家建成20座核电站，装机容量1279兆瓦（电）。由于核浓缩技术的发展，到1966年，核能发电的成本已低于火力发电的成本。至此，核能发电迈入实用阶段。1978年全世界22个国家和地区正在运行的30兆瓦（电）以上的核电站反应堆已达200多座，总装机容量已达107776兆瓦（电）。20世纪80年代因化石能源短缺日益突出，核能发电的进展更快。到1991年，全世界近30个国家和地区建成的核电机组为423套，总容量为3.275亿千瓦，其发电量约占全世界总发电量的16%。中国的核电起步较晚，20世纪80年代才动工兴建核电站。中国自行设计建造的30万千瓦（电）秦山核电站在1991年年底投入运行。大亚湾核电站于1987年开工，1994年全部并网发电。

核电站的技术革新

第一代核电站。核电站的开发与建设开始于20世纪50年代。1954年前苏联建成发电功率为5兆瓦的实验性核电站；1957年，美国建成发电功率为90兆瓦的Ship Ping Port原型核电站。这些成就证明了利用核能发电技术的可行性。国际上把上述实验性的原型核电机组称为第一代核电机组。

第二代核电站。20世纪60年代后期，在实验性和原型核电机组基础上，陆续建成发电功率30万千瓦的压水堆、沸水堆、重水堆、石墨水冷堆等核电机组，它们在进一步证明核能发电技术可行性的同时，使核电的经济性也得以证明。目前世界上商业运行的400多座核电机组绝大部分是在这一时期建成的，称为第二代核电机组。

第三代核电站。20世纪90年代，为了消除三哩岛和切尔诺贝利核电站事故的负面影响，世界核电业界集中力量对严重事故的预防和缓解进行了研究和攻关，美国和欧洲先后出台了《先进轻水堆用户要求文件》即URD文件和《欧洲用户对轻水堆核电站的要求》即EUR文件，进一步明确了预防与缓解严重事故，提高安全可靠性等方面的要求。国际上通常把满足URD文件或EUR文件的核电机组称为第三代核电机组。

第四代核电站。2000年1月，在美国能源部的倡议下，美国、英国、瑞士、南非、日本、法国、加拿大、巴西、韩国和阿根廷共10个有意发展核能的国家，联合组成了"第四代国际核能论坛"，于2001年7月签署了合约，约定共同合作研究开发第四代核能技术。

核电站在电力工业中的地位

20世纪50年代初，人类开始开发利

用核能，诞生了核电站。经过 30 多年的发展，核电已是世界公认的经济实惠、安全可靠的能源，核电站已跻身电力工业行列。截至 1993 年 12 月 31 日，全世界有 34 个国家和地区的 422 座（堆）核电站正在运行，总装机容量为 3.562 亿千瓦，核发电量占世界总发电量的 17% 以上（第 278 页表 68-1-1）。

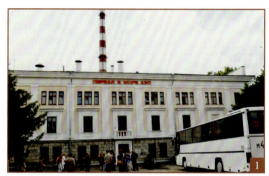
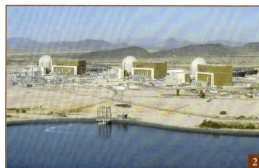
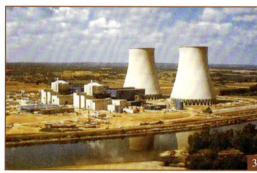
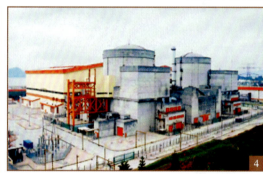
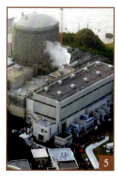
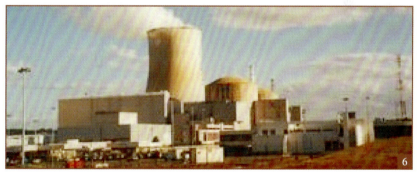

图 103 核电站（1.前苏联奥布灵斯克核电站的入口处；2.美国亚利桑那州帕洛弗迪核电站；3.法国特里加斯廷核电站；4.中国大亚湾核电站；5.日本关西电力公司核电站；6.立陶宛的伊格那里那核电站）

目前，全世界运用核能反应堆运行的 450 多座发电站分布在 31 个国家和地区，总容量已达 35 万兆瓦以上，约占世界发电总容量的 17%。其中，法国建成 59 座发电用核能反应堆，核能发电量占该国总发电量的 78%；日本建成 54 座，核能发电量占该国总发电量的 25%；美国建成 104 座，核能发电量占该国总发电量的 20%；俄罗斯建成 29 座，核能发电量占该国总发电量的 15%。一些发展中国家正在建核能反应堆用于发电，随着世界能源供需矛盾的日益紧张，核电的比重将会进一步提高。

在能源新挑战面前，核科学家还在寻

表 68-1-1　世界核电厂一览表

国家或地区	正在运行堆数	正在运行总功率（兆瓦）	正在建造堆数	正在建造总功率（兆瓦）	总计堆数	总计总功率（兆瓦）	至1993年总发电量（吉瓦·小时）
阿根廷	2	1015	1	745	3	1760	86924
比利时	7	5756	—	—	7	5756	515760
巴西	1	657	2	2618	3	3275	15146
保加利亚	6	3760	2	2000	8	5760	—
中国	2	1250	1	950	3	2200	—
中国台湾省	6	5144	—	—	6	5144	373600
德国	20	22529	—	—	20	22529	1762961
芬兰	4	2400	—	—	4	2400	258318
法国	56	60357	4	6064	60	66421	3395919
英国	29(35)	14090	1	1200	30(36)	15290	1305690
印度	9	2035	5	1175	14	3210	87892
伊朗	—	—	2	2600	2	2600	—
日本	48	39641	6	5887	54	45528	2500910
加拿大	22	16713	—	—	22	16713	1118343
哈萨克斯坦	1	150	—	—	1	150	—
韩国	9	7616	5	4600	14	12216	432156
古巴	—	—	2	880	2	880	—
立陶宛	2	3000	—	—	2	3000	—
墨西哥	1	675	1	675	2	1350	15217
荷兰	2	538	—	—	2	538	76967
巴基斯坦	1	137	—	—	1	137	6992
罗马尼亚	—	—	5	3500	5	3500	—
俄罗斯	29	21242	6	5600	35	26842	—
瑞典	12	10386	—	—	12	10386	889258
瑞士	5	3141	—	—	5	3141	351484

续表

国家或地区	正在运行堆数	正在运行总功率(兆瓦)	正在建造堆数	正在建造总功率(兆瓦)	总计堆数	总计总功率(兆瓦)	至1993年总发电量(吉瓦·小时)
斯洛伐克	4	1760	4	1760	8	3520	—
斯洛文尼亚	1	664	—	—	1	664	50050
西班牙	9	7400	—	—	9	7400	550212
南非	2	1930	—	—	2	1930	85467
捷克	4	1782	2	1962	6	3744	—
乌克兰	15	13818	6	6000	21	19818	—
匈牙利	4	1840	—	—	4	1840	—
美国	109	104809	6	7650	115	112459	7938413
总计	422(428)	356235	61	55866	483(489)	421101	21817679

(资料来源:德国《原子经济》,1994年3月)

找提高铀资源利用率的新技术,这就是已经过40多年研究开发的快中子增殖堆(简称快堆)核电站。有了它,相当于把铀资源的利用率提高了50~60倍,这样能源的供应将出现新的奇迹,在今后上千年内,人类完全可以靠快堆发电,保证有富足的能源可用。

2

放射性同位素的应用

放射性同位素能自发产生对物质具有穿透能力的 α 射线、β 射线、γ 射线或中子射线，其制备的主要方式是利用核反应堆生产的丰中子同位素、带电粒子加速器生产的贫中子同位素和从核燃料后处理料液中分离提取的裂片同位素。

放射性同位素技术已经广泛应用于国民经济的许多领域，在医学、工业、农业、资源环境、考古等多领域的应用已获得了显著的经济效益、社会效益、环境效益，成为核能利用的一个重要方面。

2.1 在医学上的应用

放射性药物影像诊断

γ 照相机

γ 照相机是核医学科最基本的显像仪器。由直径 30~60 厘米的 γ 闪烁探测器、计算机操纵运算台和显示器等部件组成。口服或静脉注射进入脏器的放射性同位素制剂所放出的 γ 射线被 γ 闪烁探测器探测到后，形成电脉冲信号由计算机采集和处理，最后以不同的灰度或颜色和不同方式显示出脏器和病变的影像。

单光子发射计算机断层扫描仪（SPECT）

SPECT 是利用放射性核素的检查方法，将放射性药物注入脏器，γ 射线会由体内向外发射，而 XCT 是将 X 线从体外穿透人体到达接收器，故 XCT 属穿透型 CT（TCT）。

正电子发射计算机断层扫描仪（PET）

PET 是专为探测体内正点在发射体湮没辐射时同时产生的方向相反的能量为 0.511 兆电子伏特的两个 γ 光子的显像仪器。数十个直至上百个小的 γ 闪烁探测器环形排列，在人躯体四周同时进行探测。它的其他部件基本上与 SPECT 相同。PET 是目前所有放射性显像技术中分辨率最高的显像装置，特别适用于心脏、脑神经和肿瘤的代谢显像，进行肿瘤的早期诊断。但因设备和正电子发射体价格较贵，难以推广应用。

骨密度仪

骨密度仪是利用放射性同位素对人体骨骼中的钙、磷含量进行无损检测的仪器，可诊断原发性、继发性骨质疏松等，并能做到早期发现。仪器由计算机控制，测量速度快，操作简便。一般使用的放射性核素镅-241，活度为 3.7 吉贝可。

放射源治疗

近距离治疗

近距离治疗分为表浅治疗和腔内治疗。表浅治疗一般利用 β 放射源，常将磷-32、锶-90/钇-90、钷-147 等密封，制成各种敷贴器，贴在患部，治疗血管瘤、皮炎等皮肤病。其中以锶-90/钇-90用得最多，活度可达3.7吉贝可。

腔内治疗常用的放射性核素为镭-226、铱-192、碘-125、钴-60等。放射源的外形一般制成丝状、针状、哑铃状或颗粒状（中子源），尺寸很小，外径零点几毫米至2或3毫米，长几毫米至几十毫米。过去用镭针和钴针放入腔内治疗较多，目前更趋向用铱-125作为永久性"种子"植入组织中治疗癌症。每个碘-125中子源的活度约为$3.7×10^7$贝可。

远距治疗

体外远程治疗即用强γ射线或β射线照射肿瘤组织，达到治疗目的。只要按肿瘤部位、大小和深度等计算出并准确地控制肿瘤吸收剂量，就可以杀死或抑制癌症细胞的生长。远距治疗方法主要用于乳腺癌、肺癌、食管癌、甲状腺癌等浅表肿瘤的治疗。

体外放射免疫分析

放射免疫分析技术是当前医学临床诊断中，将同位素标记技术与抗原、抗体反应的特异性相结合的检测方法。将同位素标记的抗原与未标记的相同抗原按比例混合，与定量的响应抗体反应，则标记与未标记的抗原相互竞争与抗体形成免疫复合物。作为标准蛋白或待测样品而引入的未标记抗原竞争性地抑制了标记抗原与抗体结合，未标记抗原的量越大，抑制程度就越大，这种特异性抑制的数量关系就是放射免疫测定的定量基础。这种分析方法具有精确、灵敏度高、特异性强、检测迅速、应用广泛的特点，是临床诊断的一种重要手段。多用于测定体内激素、蛋白质、抗原、抗体和维生素等各种微量生物活性物质，在很多领域起着重要的作用。

癌症治疗

癌症治疗是用适度的射线剂量对癌细胞进行适当的照射，达到杀死癌细胞的目的。放射性核素的治疗作用主要是通过放射性核素衰变产生的放射线来实现的。一方面机体组织的蛋白质、染色体和酶等生物大分子受到电离辐射作用后正常生理功能受破坏，同时可以通过射线作用于机体内的水分子，使其发生电离，产生自由基和过氧化物，间接地导致生物大分子的损害。另一方面在核酸、染色体及酶损害的基础上，进一步引起广泛的组织细胞生理、生化及形态的改变，从而使细胞死亡、凋亡或者失去进一步分化增殖的能力。放射性核素在肿瘤组织中的分布越多则产生的效果越强；癌症组织对于放疗越敏感，肿瘤细胞对放射线越敏感，则治疗效果越好。

2.2 在工业上的应用

同位素监控和分析仪表

放射性同位素放出的射线作为一种信息源可取得工业过程中的非电参数和其他信息。根据这一原理制作的各种同位素监控仪表，如核子秤、料位计、测厚仪、密度计、水分计、γ射线探伤机、集装箱检测和离子感烟火灾报警器等可用来监控生产流程，实现无损检测、成分分析，以及探知火情等。

核子秤

核子秤是利用γ射线穿透输送机上的物料时一部分被吸收的原理而进行工作的计量仪器，放射源及γ射线探测器均不接触输送机和物料。其优点，一是不受物料的物理化学性质的影响，不受输送机的振动、厚度、惯性、磨损等因素的影响。动态测量精度高，性能稳定，工作可靠。结构简单、安装维修方便，不影响输送机的正常工作，也不需要对原有输送装置做较大的改动。可在恶劣的环境下工作。适用范围广，除皮带输送机外，还可以用于其他结构的物料输送机。微机的功能强，可显示多种监测参数，进行打印与报警，并可给出多种模拟量或开关量信号供用户使用。二是像任何一种计量仪器一样，核子秤也有一定的局限性与适用范围。核子秤是利用物料对γ射线的吸收进行计量的，如果物料厚度、粒变、成分、堆积形状变化过大，对γ射线的吸收就不完全相同，从而可能影响核子秤的精度。但根据大量的实验结果，如果实物定标时的流量与正常流量相似，那么，即使物料的物理形状有较大的变化，流量在正常流量附近相当宽的范围内变化时，核子秤仍能保证秤的精度。

料位计

料位计是利用γ射线通过介质后被吸收减弱的程度不同，对各种形态物料的位置进行非接触无损检测的仪表。它具有安装简单、指示可靠、仪器本身坚固耐用并易实现生产过程自动控制的特点。特别适用于高温、高压、密闭容器、强腐蚀等条件下物料位置的测定及远距离自动测量和控制。

测厚仪

测厚仪用于测定纸张、胶片、塑料、金属薄膜等的厚度。将测厚仪安装在生产线上，对产品的厚度进行定量自动控制，可使产品厚薄均匀，提高产品的质量。

测厚仪使用的常用放射源为β射线源和γ射线源。一般测量纸张厚度使用β粒子能量较低的钷-147源。测量塑料薄膜用氪-85源，而测量金属薄膜选用β粒子能量较高的锶-90源，其活度在0.37吉~18.5吉贝可之间。测量胶板、木材、钢板则常用镅-241、铯-137源，活度为0.37吉贝可。

核子湿度密度仪

核子湿度密度仪用于快速、准确地测量各种土、沥青混凝土等建筑材料的密度和含水量，还可测量铁路和公路路基的湿度、密度。此外，核子湿度密度仪经常用于沥青路面测量，以确定混合料的压实率。一般是在铺覆路面时，跟在铺路车后面进行测量。压路机每走一次，就在路面进行一次测量，直到把沥青材料压实到设计要求的程度。

放射性测井

放射性测井是利用γ射线和中子与钻井周围岩石和井内介质发生作用，研究钻井剖面的特性，寻找有用矿藏及研究油井工程质量的一种矿场地球物理方法。在地质勘探中，特别在石油的地质勘探中得到广泛的应用。

放射性测井法中目前常用的γ放射源为铯-137源，活度一般为7.4吉~74吉贝可；常用的中子源为镅铍-241中子源，活度为185吉~740吉贝可。

γ射线照相（探伤）机

γ射线照相（探伤）机也是利用放射性同位素发出的射线具有穿透性这一特性，来检验大型铸件或管道焊接的质量的。因为不需要电源，搬运方便，所以特别适合在野外和施工现场使用。

其他应用

通过辐射接枝交联技术进行改性，可得到新的高分子化合物；利用放射性同位素钋-210、钚-238等制作的放射性静电消除器，具有结构简单、安装容易、使用方便和不用电的优点。

利用放射性同位素发出的α射线使空气电离，中和静电可达到消除静电的目的，利用该原理可清除唱片、幻灯片、照相底片、摄影镜头上的灰尘。

工业同位素示踪

放射性同位素的探测灵敏度极高，这是常规的化学分析无法比拟的。利用微量同位素动态追踪物质的运动规律是放射性同位素示踪不可替代的优势。目前，这一技术已广泛用于石油、化工、冶金、水利水文等部门，并取得显著的经济效益。

同位素电池

放射性同位素在进行核衰变时释放的能量，可以用作制造特种电源——同位素电池。这种电池是目前人类进行深空探索唯一可用的能源。其特点是不需外界能源，小巧紧凑，使用寿命长。

辐射加工方面

辐射加工是利用射线电离辐射作为一种先进的手段对物质和材料进行加工处理的一门技术。这种加工方式目前已在交联线缆、热缩材料、表面固化、医疗用品消毒以及食品辐照保藏等领域取得显著成效，形成产业规模。

2.3 在农业上的应用

辐射育种

应用原子反应堆产生的热中子或加速器产生的快中子，以及放射性同位素放出的射线都可以使生物细胞内遗传物质的结构发生改变，因而引起生物形形色色的性状突变，获得有价值的新突变体，从而育成优良品种。

中国辐射突变育种的成就突出，育成的新品种占世界总数的1/4，特别是粮、棉、油等作物的推广，取得了显著的增产效果。

进行辐射育种的辐射可以是X线、γ射线和中子，用得最多的是钴-60源。X线和γ射线辐照时，一般使用的剂量范围为$(1.3\sim3.5)\times10^2$戈；对于中子辐照，一般使用的剂量范围为$10^{10}\sim10^{13}$中子数/平方厘米。

农业示踪技术

示踪方法是引入少量放射性同位素，并随时观察其行踪的方法。常用的放射性核素为碳-14、磷-32、碘-125等。

同位素示踪在农业中的应用主要包括肥料与农药的效用和机制研究、有害物质的分解与残留探测、畜牧兽医研究以及农用水利方面检查测定堤坝、水库的泄漏等。把放射源同位素标记在农药或化肥上，施在土壤中，可测定作物在吸收过程中的标记物分布情况，了解其在植物体内的吸收途径、作用部位和机制等，以便选择最佳的农药和化肥。另外还可以用于生物固氮、家畜疾病诊断及其妊娠预测等方面的研究。

农副产品的辐照保鲜

利用放射性同位素或低能加速器放出的射线对食品进行辐射处理，可以达到长期保存食品的目的。辐照灭菌是利用放射性同位素发出的射线彻底灭菌，是射线杀伤力的一种最直接的利用。辐照保鲜用源主要为钴-60 源，活度 3.7×10^{14} 贝可以上。

昆虫辐照不育

电离辐射照射昆虫可使昆虫丧失生殖能力，从而降低害虫的数量，进而达到防治甚至根除害虫的目的。

昆虫辐照不育是一种先进的生物防治方法，与农药相比，不存在环境污染问题。使用昆虫辐照不育技术在大面积根除地中海果蝇以及抑制非洲彩蝇方面取得了重大成果。而中国用昆虫辐照不育法对玉米螟、小菜蛾、柑橘大实蝇等害虫进行不育研究，也取得了较好的防治效果。

2.4 在食品加工中的应用

放射性同位素在食品加工中主要用于灭菌保鲜。食品辐照①会产生某些辐射化学与辐射生物学效应，可抑制发芽、延迟或促进成熟、杀虫、杀菌、防腐或灭菌，达到食品保鲜、延长保质期、减少损失或提高食品卫生品质等目的。关于辐照食品的安全性，各国科学家分别进行了一些生物学试验研究，结果表明辐照食品没有明显的遗传毒性。联合国粮农组织（FAO）、国际原子能机构（IAEA）和世界卫生组织（WHO）专家委员会关于辐照食品安全性的报告中提出，辐照饲料和膳食应用于家禽生产及免疫学缺陷患者均未引起不良影响。为此 FAO、IAEA 和 WHO 于 1980 年做出结论，认为辐照食品在总辐照剂量 10 千戈以下者，无需进行任何毒理学试验，营养学和微生物学上也是安全的，此剂量称为"国际安全线"。

为保证辐照食品卫生安全，保障消费者的健康，中国先后颁布了《中华人民共和国放射性同位素与射线装置放射防护条例》和《辐照食品卫生管理办法》，规定国家对食品辐照加工实行许可制度。与此同时，制定了辐照豆类、谷类及其制品卫生标准，辐照新鲜水果、蔬菜类卫生标准，辐照香辛料类卫生标准，辐照薯干酒卫生标准，辐照干果果脯类卫生标准，辐照熟畜禽肉类卫生标准，辐照冷冻包装畜禽肉类卫生标准和辐照猪肉卫生标准。

---

① 食品辐照，是利用电离辐射辐照食品或食品配料的一种食品加工工艺过程。

2.5　在考古中的应用

放射性同位素碳-14被考古学家称为"碳钟",它可以用来断定古生物体死亡至今的年代。考古学家通常采用放射性碳定年法推算地质年代和出土文物至今的年代。

放射性碳定年法,又称碳测年,是由美国放射化学家利比[①]建立的。放射性碳定年法是根据生物体死亡后停止新陈代谢和该生物体中碳-14的量因衰变不断减少的规律建立起来的推算生物体死亡年代的方法,可测定早至5万年前有机物质的年代。对于考古学是一个准确的定年法技术。

放射性碳定年本质上是一种用来测量剩余放射能的方法。通过了解样品中残留的碳-14含量,就可以知道有机物死亡的年龄,进而确定原先存活的人、动物和植物的年龄的一种方法。值得指出的是,放射性碳定年结果表明的是有机物死亡的时间,而不是源自该有机物的材料的使用时间。碳-14的衰变需要几千年,正是大自然的这种神奇,形成了放射性碳定年的基本原理,使碳-14分析成为揭示过去的有力工具。

自采用放射性碳定年法以来,已进行过碳定年的样品包括木炭、木材、树枝、种子、骨头、贝壳、皮革、泥炭、湖泊淤泥、土壤、头发、陶器、花粉、壁画、珊瑚、血液残留、布料、纸或羊皮纸、树脂和水等。曾被认为是法国画家费尔南·莱热(Fernand Leger)的画作,被证明是赝品。

[①] 威拉得·利比(Willard Libby),美国物理化学家,他在后第二次世界大战之后时代领导一支科学家团队开发了一种测量放射性碳活性的方法。他被认为是第一位说明生命物质中可能存在名为放射性碳或碳-14的不稳定碳同位素的科学家。1960年,威拉得·利比被授予诺贝尔化学奖,以此承认他在开发放射性碳定年法中做出的努力。

3

砷的应用

3.1 砷及其化合物的医疗价值

白砷在医疗中的早期应用

尽管白砷有剧毒,但迄今它仍以 0.5~5 毫克的量在顺势疗法中应用,治疗萎黄病、佝偻病、神经痛、神经性哮喘、身体虚弱和神经性衰竭状态。在牙的医疗学中,以前经常使用 0.5~1 毫克的砒霜杀死牙神经。

在中世纪,做马匹生意的吉卜赛人,在出售衰弱的老马之前,给它们服用白砷,以使其在短短的几个小时以内达到目光有神、皮毛光滑、身体较为饱满的样子。据说一些衰老的女人在"选夫"时也会使用这种药物。

在奥地利的施泰尔马克(Steiermark)和蒂罗尔州(Tirol)的北部和西北部,以及萨尔茨卡默古特山地(Salzkammergut),20 世纪的登山者、伐木工和守林人中,还有服白砷的。他们慢慢增加服用量,以便更好地应付山区的艰苦生活。经过较长时间的习惯,这些人一次可以服用 0.4 克(即正常致死量的 4 倍)。其原因是那里的人的肠壁很难吸收砷,即所谓"吸收免疫力"。但是注射很小的量或饮用易溶性砷化合物,这些人就会立即患病。

"六〇六"的发明与应用

有机砷化合物的最有名的治疗用法是德国医生保罗·埃利赫[1]发明的砷疗法,即洒尔佛散(Salvarsan,"六〇六")药剂,最初应用于梅毒的治疗。

1899 年,保罗·埃利赫被任命为新成立的法兰克福实验医疗研究所所长后,开始带领一批专家攻克"非洲昏睡症"。当时人们刚刚发现这种传染病的病原体是锥体虫,而锥体虫也能感染老鼠,因此可以用老鼠来做实验动物试验药物。保罗·埃利赫和他的助手秦佐八郎[2]应用各种新的砷苯化合物在实验动物身上做试验,试验了 500 多种新的砷苯化合物仍未达到目的。1908 年他与秦佐八郎对几百个新合成的有机砷化合物进行了筛选,在上万只兔子身上做试验。直到 1909 年用到第 606 号化合物(胂凡纳明),才将老鼠血液中

---

[1] 保罗·埃利赫(Paul Ehrlich,1854—1915),德国免疫学家,化学疗法的奠基者之一。1910 年发现抗梅毒药"六〇六",因免疫学方面的贡献获 1908 年诺贝尔生理学或医学奖。

[2] 秦佐八郎(1873—1938),生于日本岛根县美浓郡都茂村,1895 年毕业于冈山医大前身的第三高等学校医学部,在冈山县医院任职。1898 年进入内务省传染病研究所研究霍乱菌,普及霍乱预防注射。1908 年赴德国留学,在柏林科赫研究所从事免疫学研究,之后在国立实验医疗研究所保罗·埃利赫指导下从事"六〇六"研究。回国后于 1912 年获得博士学位,1914 年在北里研究所任主任,1923 年应洛克菲勒财团招聘,任日美医学交流会员,1938 年 11 月 22 日去世,享年 65 岁。

的锥虫杀死。

恰好在这个时候，梅毒的病原体——密螺旋体被发现了，而且秦佐八郎找到了用梅毒螺旋体感染兔子的方法。埃利赫就让秦佐八郎用第606号化合物治疗梅毒，结果对兔子梅毒的治疗获得成功，证明第606号化合物具有抗梅毒活性。1909年8月"六〇六"成为治疗梅毒的特效药，被称为"神弹"。此时，埃利赫委托阿鲁托（K. Alt）在人身上试验，半年间对23例晚期梅毒、27例早期梅毒治疗证实有效。

1910年3月保罗·埃利赫在学会报告，同年12月"六〇六"上市，商品名"洒尔佛散"（Salvarsan）①，这是第一个治疗梅毒的有机药物，开化学治疗的先河。1912年，溶解性更好、更易操作，但疗效稍差的新胂凡纳明（同为砷化合物，"九一四"）上市。

20世纪40年代，青霉素的发现取代了砷剂治疗梅毒。国际禁止使用"六〇六"的原因是其副作用太大，同时由于抗生素的发现，有了更加安全有效的药物治疗梅毒，因此不再使用"六〇六"和"九一四"。

1977年，尼泊尔发行的诺贝尔奖获得者纪念邮票中有以保罗·埃利赫和他的共同研究者秦佐八郎的肖像为图案的邮票。

三氧化二砷治疗肿瘤的研究

砷剂作为药物在医学中的应用历史悠久，20世纪中期较高剂量的砷因为有严重不良反应而退出市场。砷制剂再次应用于临床主要归因于从传统混合制剂中提纯出的三氧化二砷和低剂量给药对急性早幼粒细胞白血病（APL）具有治疗作用。

三氧化二砷被血液肿瘤学界公认是20世纪最重要的里程碑式的药物之一。20世纪70年代，哈医大一院中医科和血液科的医生创造性地将三氧化二砷应用于急性早幼粒细胞白血病（M3型）的患者，之后又拓展到经维A酸治疗复发的M3型病例上，其完全缓解率（CR）突破90%以上。在此临床报告的基础上，上海陈竺、王振义等学者首次从分子生物学及基因水平揭示了三氧化二砷诱导早幼粒白血病细胞凋亡的机制。此后，全世界的学者开始将三氧化二砷引入肝癌、淋巴瘤等多种肿瘤的研究领域，取得了一项又一项科研成果。

在2010年召开的中国第11届全国血液学会议期间，上海血研所所长陈赛娟②报告了一项最新观察结果：三氧化二砷在慢性粒细胞白血病（CML）的治疗上，是直接作用于苯丁酸氮芥（CBL）基因。这就意味着，三氧化二砷同样也可以应用到与CBL相关的肠癌等多种肿瘤的治疗上。这一结果说明，中国学者首次证实三氧化二砷对肿瘤细胞有灭杀和消除作用。在肿瘤细胞研究领域，三氧化二砷已成为受关注程度最高的"明星"药物，也是目前证据最为充分的能够靶向诱导肿瘤细胞凋亡的药物。

三氧化二砷是传统中药砒霜中的主要

---

① "洒尔佛散"（胂凡纳明），据说是因为试制它到第606次时才获得成功，由此得名。另一种说法是"六〇六"是一种新药的代号，即第606号化合物，即二氨基二氧偶砷苯。

② 陈赛娟（1951—　），浙江省鄞县人。遗传学家，中国工程院院士。1989年毕业于法国巴黎第七大学，获博士学位。现任上海交通大学医学基因组学国家重点实验室主任、上海交通大学医学院附属瑞金医院血研所执行所长。中国科学技术协会第八届全国委员会副主席。

成分。据了解，目前的癌症全身性综合疗法常无法遏制晚期肿瘤，即使早期患者在几乎痊愈的情况下，还会有相当一部分病例复发和转移。面对这一现状，科学家们提出肿瘤细胞（CSCs）新理论，该理论的观点主要有三个：首先，肿瘤起源于组织细胞或祖细胞，由于自我更新过程中的失调而产生；其次，在肿瘤发生过程中CSCs驱动着肿瘤生长；第三，当前的化疗药和放疗手段大多针对构成肿瘤主体的增殖和分化的细胞，而不是相对静止、耐药的CSCs，因此，这种静止状态和耐药性最终导致转移和复发，使许多治疗无果而终。

2010 年，上海血研所张晓伟及陈竺[①]等人在《科学》杂志上发表了白血病领域的最新科研成果，揭示早幼粒细胞白血病（PML）基因是三氧化二砷的直接作用靶点。这一结果不仅成功阐述了三氧化二砷对急性早幼粒细胞白血病（APL）的作用靶点和分子机制，更为深远的意义在于发现几乎所有肿瘤的发生都与 PML 的异常定位有关，而三氧化二砷靶向作用于 PML 基因，这同样提示三氧化二砷可能通过锁定 PML 来治疗多种恶性肿瘤。

上述研究结论与美国、日本、意大利联合科研小组发表在《自然》杂志上的结果不谋而合。该科研小组认为：三氧化二砷相关的 PML 基因下调是清除白血病细胞（LICs）的有效方法，传统的化疗并不能影响休眠的 LICs，而三氧化二砷可以通过降低 PML 水平来消除 LICs。换言之，LICs 来源于造血细胞，也就是说三氧化二砷有可能通过消除 LICs 治愈包括粒系统、淋巴系统的恶性肿瘤。三氧化二砷因清除 LICs 治愈急性早幼粒细胞白血病，此项成果已由德、美等多国学者的试验研究证实。而对于三氧化二砷可通过清除 LICs 来治疗甚至治愈淋巴瘤，已由法国、伊朗学者的一项基础与临床相结合的试验初步验证，并在《科学》杂志上发表。

专家评价指出，迄今为止，三氧化二砷已是目前证据最为充分的能够靶向诱导肿瘤细胞凋亡的药物。

2005 年 4 月 1 日出版的《临床肿瘤学》（Journal of Clinical Oncology）上发表的研究论文认为，三氧化二砷对某些肿瘤有治疗作用，如果与其他化疗药物相结合，可以提高对肿瘤的治疗效果。

有机砷化合物用于兽医

自从 1909 年保罗·埃利赫发明有机砷化合物用于各种治疗以来，在兽医实践中，将有机砷化合物用于鸡传染性盲肠肝炎（黑头病）的治疗和一般的强壮药。最知名的制剂有醋酰胺胂、新胂凡纳明和硫胂凡纳明（Sulpharsphenamine），这些都是通用的专利商标名。某些有机砷制剂，被加入动物饲料中。如果猪和家禽的饲料含对氨基苯胂酸达到 150 毫克/千克时，屠宰前 10 天应停止给药。[②]

---

① 陈竺（1953— ），江苏镇江人。遗传学家，中国科学院院士。1989 年在法国巴黎第七大学圣·路易医院血液中心实验室担任外籍住院医师并攻读博士学位，后做博士后研究。1989 年后历任瑞金医院内科主治医师，上海血液学研究所分子生物学中心实验室主任、研究员，上海血液学研究所所长，中国科学院副院长（2000—2007）。2007 年任卫生部部长。2012 年 12 月 10 日，当选中国农工民主党主席。2013 年当选为十二届全国人大常委会副委员长。

② CLARKE E G C, CLARKE M. Veternary toxicology. London: Bailliere Tindall, 1978.

3.2 含砷矿物中药雄黄与雌黄的应用

含砷矿物雄黄与雌黄

雄黄与雌黄是共生同矿，二者性状相似，所含化学成分相似，目前可通过红外光谱图鉴别雄黄（主要含有五硫化二砷）与雌黄（主要含有三硫化二砷）。在医药方面，含砷矿物雄黄、雌黄均可作为中药。雄黄可内服或外用，雌黄只能外用。对雄黄和雌黄要严格检验，准确鉴别，保障用药安全，防止事故发生。

南北朝时刘宋等著的《雷公炮炙论》认为，"雌黄，软如烂金者佳，其夹石及黑如铁色者不堪用"；陶弘景认为，"今雌黄出武都仇池者，谓为武都仇池黄，色小赤。扶南林邑者，谓昆仑黄，色如金，而似云母甲错，画家所重。依此言，既有雌雄之名，又同山之阴阳，于合药便当以武都为胜。"自然界雌黄和雄黄常共生在一起，因此人们称其为鸳鸯石。

雌黄及其应用

雌黄是一种单斜晶系矿石，主要成分是三硫化二砷，有剧毒。别名黄金石、石黄、黄石、鸡冠石、天阳石等。雌黄矿石为块状或粒状集合体，呈不规则块状，深红色或橙红色，条痕淡橘红色，晶面有金刚石样光泽，断面具树脂样光泽，微有特异的臭气、味淡。精矿粉为粉末状或粉末集合体，质松脆，手捏即成粉，橙黄色，无光泽。单晶体呈板状或短柱状，集合体呈片状、肾状、土状等。板状解理极完全。摩氏硬度低，为1.5~2，比重3.49。柠檬黄色，条痕鲜黄色，油脂光泽至金刚光泽。与自然硫相似，但自然硫不具完全解理。捶打敲击或燃烧会发出酸臭味。历史上中国最早在造纸中使用雌黄作为防腐剂和在印刷中作为涂改液[①]。

雌黄的临床外用

雌黄药性温，味辛，归肝、大肠经，有解毒杀虫，燥湿祛痰，截疟的功效。主治痈肿疔疮、蛇虫咬伤、虫积腹痛、惊痫。外用适量，研末调敷或制膏涂。阴亏血虚及孕妇禁用。

3.3 砷在工农业领域的用途

砷用作合金添加剂，生产印刷用合金、黄铜（冷凝器和蒸发器）、蓄电池栅板（硬化剂）、耐磨合金、高强度结构钢以及耐海水腐蚀用钢。

砷在冶金工业上，用于熔炼砷合金，制造硬质合金，黄铜中含有微量的砷可以

---

① 王连科. 雌黄在造纸印刷中的应用. 黑龙江造纸, 2008, 36 (3): 68-68.

防止脱锌。砷铅合金用以制弹头；砷铜合金用于制造汽车、雷达零件。

砷在木材防腐、制革、制乳白色玻璃、军用烟火等方面亦有广泛用途。高纯砷主要用于生产化合物半导体如砷化镓、砷化铟、镓砷磷、镓铝砷以及用作半导体掺杂剂。这些材料广泛用于制作二极管、发光二极管、隧道二极管、红外线发射管、激光器以及太阳能电池。

此外，砷在农业上用作杀虫剂和除草剂。

4
铅的应用

4.1 铅在古代的应用

在古文明时代，含铅或铅制的水管、铅制器皿、铅铜容器、釉彩陶器和颜料等已经得到广泛应用。铅制的水管在西南亚的美索不达米亚、古埃及、古希腊和庞贝遗址均被发现。著名的罗马水管引水系统更使得铅声名卓著。据记载，仅建造里昂的一个泵站就用了 12000 吨铅。铅质厨具最早起源于印度、波斯湾地区、埃及和美索不达米亚。古罗马王朝盛行使用铅质器皿，并将其用作酿酒的容器。特别是用铅制作小容器或锤成薄片，做铅质水管用于引水系统，这些行为成为后来铅中毒的祸根。

在公元前 2500 年，大量的铅在西亚和欧洲被开采出来。在印度和中国，铅被用于化妆品、药品、容器、彩陶和颜料。

在古埃及和印度，铅曾作为治疗疾病的药物，如氧化铅和硫酸铅用作制造治疗眼疾的软膏。在那些地区，铅还作为化妆品广为应用。铅的毒性作用也就是在此时开始被人们所认识。

在中国，早在远古时期，就有人使用含铅和汞的"万应灵药"（金丹）；在东汉时期，这种制品已被非常普遍地应用。据传，这种"万应灵药"可以治疗癫痫，也可使人长命百岁。

商代中期在青铜器铸造中已使用铅，青铜器含铅量可能超过 30%。西周的铅戈，含铅达 99.75%。汉朝（甚至可能是周朝）之前，在制作餐具时用含铅的釉彩作为装饰。

4.2 铅的现代用途

随着现代工业的发展，铅已用在各行各业。大量铅合金用于制造蓄电池极板，铅管和铅板用作防腐材料。

在制酸工业和冶金工业上用铅板、铅管做衬里保护设备。利用铅锌能强烈地和氧、氮、氯、硫等反应的性质，充当脱氧剂和脱硫剂。在铅的冶炼过程中，加入十万分之一到万分之一的铅锌，能改善铜的内部结构，使之变得更加致密，从而提高铜的导电性。以铅锌合金为原料制成的钥匙、门锁，美观耐用。

电气工业中，铅用作电缆包皮。铅与锑的合金熔点低，可用于制造和熔断保险丝。

此外，含锡、锑的铅合金在印刷术中用作活字版。等量的铅与锡组成的焊条可用于焊接金属。铅板和镀铅锡薄钢板用于建筑工业。以四氧化三铅为原料生产保护家具与墙壁的油漆、涂料。铅对 X 线和 γ 射线有良好的吸收性，制造铅砖或铅衣作为防护 X 线机和原子能装置的保护材料。汽油内加入四乙基铅可提高其辛烷值。用作颜料的铅化合物有铅白（$2PbCO_3 \cdot Pb(OH)_2$）、铅丹（Pb_3O_4）、铅黄（$PbCrO_4$）、密陀僧（PbO）等。盐基性硫酸铅、磷酸铅和硬脂酸铅用作聚氯乙烯的稳定剂。铅还用在橡胶、玻璃、陶瓷工业，醋酸铅用于医药。大炮发明之后，铅大量用在枪炮武器的制造上，用于制造铅弹。

据报道，美国 1979 年用铅量比例为：蓄电池 61%，汽油添加剂 12%，颜料 6%，弹药 4%，建筑材料 3%，电气 2%，其他 12%。中国 2009 年铅产量 377 万吨，占世界总产量的 42.5%。[1]

2007 年，全世界用铅量比例为：汽车蓄电池 69.7%，电缆护套 2.5%，轧制材和挤压材 6.5%，弹药、军火 6.9%，合金 2.8%，染料和其他化合物 8.9%，其他 2.7%。

---

[1] 刘溟. 铅期货上市有望为相关企业提供避险工具. 经济日报，2011-02-23.

5 汞的应用

5.1 汞用于医药

早期汞化合物曾被用作药物

汞化合物和许多别的毒物一样也曾一度被用作药物。1529 年，帕拉塞尔苏斯[①]发表了两篇研究"梅毒"的论文，由于他的思想受制于当时的占星术—医学思想[②]的影响，因此，他建议用汞治疗梅毒，而且是以软膏的形式（在猪油中均匀地掺33%的微粒汞）。这种治疗方法无疑会引起许多中毒现象。

帕拉塞尔苏斯是第一个制造出"沉淀物"（从升汞和氨水溶液中沉淀出的氯化铵汞〔$HgNH_2Cl$〕）和碱性汞盐并将之用作药物的人。在 19 世纪，其他汞制剂（例如甘汞、升汞）也得到应用，首先是用作利尿剂和灭菌剂。直到今天，尽管汞金属的使用在医学界仍有争议，但汞仍然以汞齐的形式用于牙填充。

中国古代还把汞作为外科用药。1973年长沙马王堆汉墓出土的帛书中有《五十二病方》，专家判断其成书时间约在秦汉之际或战国时代，其中有四个药方应用了汞。如用汞与雄黄混合，治疗疥疮等。古时江湖医生用其作堕胎的药，但是对人体有害，会导致不育甚至中毒死亡。

中国古代用作矿物药

中国传统医学认为，汞的归经是入心、肝、肾经。《玉楸药解》记载：入手少阴心、足少阴肾经。《本草再新》记载：入肝、肾二经。主治：杀虫、攻毒。治疗痹、梅毒、恶疮、痔瘘。《本草拾遗》记载："人患疮疥，多以水银涂之，性滑重，直入肉，宜慎之。"

现代含汞药剂

汞的一些化合物在医药上有消毒、利尿和镇痛作用。汞银合金是很好的牙科材料，口腔科以银汞齐填补龋齿。中医学将汞用作治疗恶疮、疥癣药物的原料。中药用来安神镇静的朱砂，也是属于汞的无机化合物。氯化亚汞，又称甘汞，有时还在医学中被应用。氯化汞，又称升汞，是一种腐蚀性极强的剧毒物品。汞作为药物，口服、过量吸入其粉尘及皮肤涂抹时均可引起中毒，需谨慎使用。

[①] 帕拉塞尔苏斯（Paracelsus，1493—1541），瑞士医师。
[②] 占星术—医学思想，即维纳斯（Venus，罗马神话中爱与美的女神，也指金星）的箭对流行性梅毒承担责任，因此应通过墨丘利（Mercurius，罗马神话中众神的信使，司商业、手工技艺、智巧、辩才、旅行以至诈骗和盗窃的神，相当于希腊神话中的 Hermes，也指水星）——金属汞的力量防治梅毒。

5.2 汞的工业用途

用于汞化合物的合成

汞的无机化合物如硝酸汞、升汞、甘汞、溴化汞、砷酸汞、硫化汞、硫酸汞、氧化汞、氰化汞等，用于汞化合物的合成，或作为催化剂、颜料、涂料等。

汞用于化学、电气、仪表及军事工业

汞广泛用于化学、电气、仪表及军事工业。在汞的总消费量中，金属汞约占30%，化合物状态的汞约占70%。美国1979年汞用量的比例为：电气仪表45%，电解氯碱工业19%，防腐油漆17%，工业控制仪表6%，其他13%。

冶金工业中常用汞齐①法提取金、银、铊等有色金属。化学工业中，用汞作阴极电解食盐溶液，制取高纯烧碱和氯气。汞常用于制造汞弧整流器、水银真空泵、水银灯以及各种测温、测压仪表。汞与酒精、浓硝酸溶液混合加热可制成良好的起爆剂——雷汞。日光灯管及水银灯填充汞化合物可以增加亮度。气态汞被用在汞蒸气灯中。

汞用作原子核反应堆的冷却剂（钚反应堆的冷却剂）和防原子辐射材料，也用于制造精密铸件的铸模。

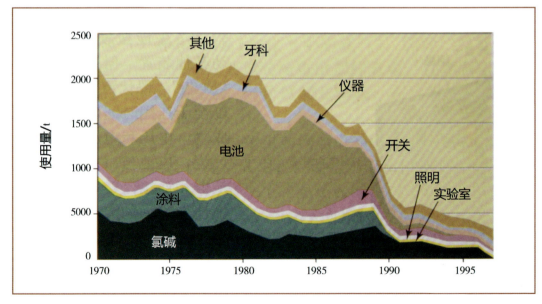

图104 美国1970—1998年金属汞使用情况（汞在电池制造业中的应用呈下降趋势）②

---

① 汞齐又称汞合金，是汞与一种或几种其他金属所形成的合金。汞有一种独特的性质，它可以溶解金、银、钾、钠、锌等多种金属，溶解后便组成了汞和这些金属的合金。含汞少时是固体，含汞多时是液体。天然产的有银汞齐和金汞齐。人工制备的有钠汞齐、锌汞齐、锡汞齐、钛汞齐等。

② 根据美国《地质勘探矿物年报》，摘自化学与工程新闻，2001年2月22日。

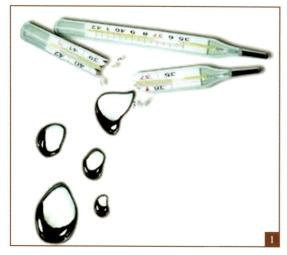 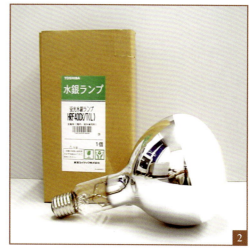

图 105 汞用于温度计和电气 (1. 汞与汞温度计；2. 水银灯泡)

5.3 汞的其他用途

汞在自然界中分布量最小，被认为是稀有金属。天然的硫化汞又称为朱砂，是一种质素很高的颜料，常用作印泥。在中国古代由于朱砂具有鲜红的色泽，因而很早就被人们用作红色颜料。根据中国殷墟出土的甲骨文上涂有丹砂，可以证明中国在殷商时期就使用了天然的硫化汞。

此外，硝酸汞可用于水泥粉煤灰中氯离子含量的测定。

6

硒的用途

6.1 硒的医疗价值

硒是人体必需的微量元素，位于化学元素周期表第 34 位，在自然界中其含量仅为地壳质量的 0.000005%，因此，硒是微量元素。据 WHO 公布的资料，全球有 40 多个国家属于低硒和缺硒地区，调查表明中国有 72%的县（市）属低硒和缺硒地区，只有陕西省紫阳县等个别地区为富硒地区，湖北省恩施土家族苗族自治州是高硒地区[①]。

硒作为一种微量元素是在 1817 年被瑞典化学家伯奇利厄斯[②]发现并命名的。当时硒一直被认为是一种毒素，因为一些含硒高的植物能引起家畜的"碱病"[③]。到 20 世纪 50 年代中期，克莱伊达（Claytan）在重复硒毒性实验时发现，硒可以抑制二甲基偶氮苯的致癌作用。1957 年，德国科学家施瓦茨（Schwarz）发现微量亚硒酸钠可作为拮抗大鼠肝坏死的保护剂，并确认硒对肝脏有很强的保护作用。世界卫生组织和国际营养组织在 1973 年确认硒是人体和动物体内必需的微量元素。

1980 年，第二届国际硒大会上，中国预防医学科学院杨光圻[④]教授宣布，应用硒防治克山病[⑤]取得成功。

硒是带负电的非金属离子，可以与带电的有害金属离子结合为金属硒蛋白质复合物，于是硒成为天然解毒剂。

---

① 据 1982 年中国科学院地理所环境与地方病组在中国《营养学报》上的首次报道：中国有 72%的地区属于缺硒或低硒地区，2/3 的人口存在不同程度的硒摄入不足。

② 伯奇利厄斯（Berzelius），有译为贝尔泽柳恩。

③ "碱病"即硒中毒，也称为"蹒跚病"，当动物采食大量含硒的牧草、饲料或补饲硒过多，会引起中毒，表现为精神沉郁、呼吸困难、步态蹒跚、脱毛、脱蹄壳等。"碱病"曾在美国、加拿大、爱尔兰、德国、法国、以色列、澳大利亚、新西兰、南非等国发生。

④ 杨光圻（1919—1994），四川成都人，中国著名营养学家。1945 年毕业于南京中央大学农学院农业化学系。1948 年毕业于南京中央大学医学院生物化学研究所，获理学硕士学位。1950—1956 年任中央卫生研究院（中国医学科学院前身）营养学系助理研究员。历任中国医学科学院卫生研究所研究员、中国预防医学科学院营养与食品卫生研究所副研究员、研究员，国际理论及应用化学联合会硒中毒及有害物评价委员会委员，国际营养学会微量元素及人体营养组副主席（1986—1990）。他证实了 1961—1964 年湖北省恩施县暴发的原因不明脱发掉甲病是由于石煤含硒量高所致的硒中毒；还证实缺硒是克山病的生物地球化学因素，但克山病是一种由多因素引起的营养缺乏病。

⑤ 克山病是一种地方性心肌病，1935 年在中国黑龙江克山县发现。克山病在东北地区发生率比较高，在周恩来总理的指示下，中国营养学及微量元素研究专家对克山病进行了多年的研究，发现缺硒是诱发克山病的主要原因。他们对 10 多个省区的 310 个病区进行补硒，使流行于缺硒地区的克山病得到控制，这项研究奠定了中国科学界在世界硒研究领域的重要地位。

6.2 硒的保健作用

硒能延长人的寿命

众多科学家研究发现：硒与心血管病、动脉硬化、高血压、克山病、大骨节病、家畜白肌病、肝脏疾病、胰脏疾病、肌肉系统病、婴儿突然死亡、儿童营养阻滞后的恢复有密切关系。硒有多种免疫与生物学功能，在预防心血管病、抗肿瘤、对抗病毒性疾病以及抗衰老等方面的作用尤为明显。硒可提高白细胞杀菌能力、延长白细胞寿命、清除细胞衰老氧化物以及动脉壁损伤处堆积的胆固醇、防止动脉粥样硬化、刺激免疫球蛋白以及抗体产生和增强机体抗病能力。

20 世纪 60 年代，美国达托马斯医科大学研究人员发现硒能延长人的寿命，他们发现百岁老人的血硒含量为常人的 3 倍。德国科学家认为，人体缺硒是患心血管疾病的重要因素之一。他们对数百名冠心病、动脉硬化、心肌梗死、高血压患者的研究结果表明，这些人的血硒、发硒水平比健康人低得多。

1988 年 10 月，中国营养学会推荐的《每日膳食中营养素供给量与我国的膳食指南》中，将硒列为 15 种每日膳食营养素之一。指出人体每天应像摄取一定的蛋白质、脂肪和淀粉一样，摄取一定量的硒营养素。硒主要是通过蛋白质，特别是与酶蛋白结合发挥抗氧化作用，目前已知硒是谷肽过氧化物酶的活性中心，该酶是人和动物体内重要的抗氧化酶之一。硒在甲状腺素稳态的维持中起至关重要的作用，硒缺乏能加重碘缺乏效应，使机体处于甲状腺功能低下的应激状态。因此，应该像补碘一样补硒。

补硒可使肝癌发生率下降

硒的防癌作用发现于 20 世纪 40 年代。1949 年，凯尔顿和鲍曼首次报告硒能够防止二甲基氨酸苯对大鼠的致癌作用。

1969—1971 年，莎姆贝格（Shamberger）等经过一系列流行病、实验、临床研究后指出，低硒地区及血硒低的人群中癌症发病率高，消化道及乳腺癌尤为显著。

1982—1990 年，中国科学家杨光圻等在低硒的克山病地区和高硒的湖北恩施地区开展了八年的硒的需要量和安全量的研究工作。结果表明：硒的生理需要量为 40 微克/日，硒的界限中毒量为 800 微克/日，由此建议推荐膳食硒供给量范围为每日 50~250 微克，最高硒安全摄入量为每日 400 微克。以上数据已为 FAO、WHO、IAEA 三个国际组织所采用。

1986—1994 年，中国的医学专家于树玉[①]

[①] 于树玉（1926—1994），吉林省永吉市（现吉林市）人，中国营养学、生物化学基础理论及肿瘤生物化学科学家。1947 年毕业于北平私立辅仁大学化学系。1948 年为北平私立协和医学院生化科研究生。1949—1954 年任北京中央卫生研究院营养学系助理研究员。1955—1958 年在前苏联莫斯科大学生物系动物生化研究室学习。1959—1969 年任北京中国医学科学院实验医学研究所生化系助理研究员、副研究员。1972—1994 年任北京中国医学科学院肿瘤研究所生化系主任、副研究员、研究员。曾任中国营养学会微量元素与营养学会副理事长，卫生部微量元素营养重点实验室学术委员会副主任委员，国际维生素与营养肿瘤学协会学术顾问。

等人对肝癌高发现场进行流行病学调查发现，肝癌高发区的居民血液中的硒含量均低于肝癌低发区，肝癌的发生率与血硒水平呈负相关。在江苏启东县13万居民中进行补硒预防肝癌实验证实，补硒可使肝癌肝炎发生率下降35%，使有肝癌家庭史者发病率下降50%。

1983—1996年，美国亚利桑那大学"亚利桑那癌症中心"的克拉克（Clark）教授进行了为期13年的补硒双盲干预试验，受试者1312名，其中653人每天服硒，结果表明，每日补充200微克硒，癌的发生率和死亡率分别降低了37%和50%，其中硒对前列腺癌、肺癌和直肠癌防治效果十分明显，其发生率分别降低了63%、46%、58%。医学界将此项研究称为"硒防癌里程碑"研究。

1997年，科学家调查了27个国家后发现：硒与结肠癌、直肠癌、前列腺癌、乳腺癌、肺癌和白血病呈负相关，同时发现肝硬化、慢性肝炎以及病毒性肝炎患者血清硒浓度低于常人。

由此可见，硒对人体的营养作用以及补硒对某些疾病的预防作用十分明显。

关于硒的推荐摄入量，不同国家、不同地区根据自己的情况，制订了不同的硒摄入标准：

英国：70微克；日本：88微克；加拿大：90~224微克；新西兰：56微克；美国：50~200微克；中国：50微克。

中国湖北省恩施土家族苗族自治州是高硒地区。该地区产出的各种农作物和中草药里含有硒元素，经常食用可以保护视力，提高免疫力，防癌，抗衰老。著名的特产食品有：富硒茶、硒矿泉水、莼菜、魔芋、葛仙米、凤姜。富硒药材主要有板党、鸡爪黄连、黄芪、杜仲、贝母、贯叶连翘等，均得到了国际市场的认可。2011年9月19日，在第14届国际人与动物微量元素大会（TEMA-14）上，会议学术委员会主席、加拿大多伦多大学教授玛丽·拉碧（Mary L'abbe）女士向恩施市政府颁发了"世界硒都"荣誉证书。

6.3 硒的工业用途

在冶金工业上，硒可以改善碳素钢、不锈钢和铜的切削加工性能。纯硒用作玻璃的着色和脱色颜料，高质量信号用的透镜玻璃含硒2%，加入硒的平板玻璃用作太阳能的热传输板和激光器窗口红外过滤器。硒以高纯形式（99.99%）与其他元素制成合金，用于制造低压整流器、光电池、热电材料以及各种复印复写的光接受器。硒以化合物形式用作有机合成的氧化剂、催化剂、动物饲料微量添加剂（硒以化合物形式用作动物饲料微量添加剂，在饲料中的含量中约0.1毫克/千克，可以预防动物的硒缺乏病）。硒加入橡胶中可增加耐磨性质。硒及硒化物加入润滑脂中，可用于超高压润滑。

7

氟的用途

7.1 加氟防龋

加氟防龋于1945年在美国开始应用,以后推广到其他国家。早期主要使用饮用水氟化方法,随后又发展为食盐加氟、牛奶加氟、服用氟片剂等其他方式。之后,又发明了加氟牙膏、氟化物含漱剂、氟凝胶、含氟涂料等局部用氟方式,并有逐渐取代饮用水加氟的趋势。据估计目前全世界约2亿人饮用氟化自来水。

关于饮用水加氟防龋的历史和争论,中国学者魏赞道主编的《饮水加氟和防龋问题的特别报告》[1]中,对美国、英国、日本、俄罗斯、乌克兰、新西兰、新加坡、马来西亚及中国广州的饮用水加氟情况做了详细评述。

加氟防龋的得失利弊,从一开始就存在争议。一些学者认为加氟根本不能防龋。多数人的意见倾向于:

第一,饮用水氟化是一项经济、有效的集体防龋方法。这在一些发达国家龋齿发病率很高,而居民营养状况较好、耐氟能力较强的情况下是适用的。中国居民普遍钙营养状况较差,耐氟能力较低,故对饮用水氟化问题应十分慎重。

第二,口腔局部应用氟化物有良好的防龋效果。

第三,加氟防龋的主要不良反应是轻至中度氟斑牙发生率的升高。因此要控制摄氟总量,使之既能有效地发挥其防龋效能,又能使氟斑牙的发生减少到最低程度。

第四,有资料提示加氟地区人群的骨癌或其他癌的患病率增加,但很多资料不支持这种推论。美国一个评估氟对健康影响的专业委员会认为,加入目前推荐浓度的氟,从大多数美国人血浆中的浓度来看不会有遗传毒性,不致伴有人类癌症的增加[2]。

7.2 氟的工业用途

氟化物广泛应用于航空航天、金属冶炼、化工医药、电子军工、新能源、农药化肥、玻璃电镀、塑料人造革等产业。氟用于制造氢氟酸和塑胶。含氟塑料和含氟

---

[1] 魏赞道. 饮水加氟和防龋问题的特别报告. 贵阳:贵州人民出版社,2000:1-57.
[2] ZIEGLER E E, FILER L J. 现代营养学. 7版. 闻芝梅,陈君石,译. 北京:人民卫生出版社,1998:317-320.

橡胶等高分子物质，具有优良的性能，用于氟氧吹管和制造各种氟化物。此外，氟化氢（或氢氟酸）可用来雕刻玻璃。氟化钠还可用作杀虫剂。

在原子能工业方面，氟作为分离铀-235及铀-238的氟化剂，以氟气使铀氧化，生成六氟化铀，利用两种同位素的铀氟化合物的扩散速度不同而得到同位素分离的结果。

8

其他有毒矿物元素的利用

8.1 钼的用途

钼主要用于钢铁工业，用作生产各种合金钢的添加剂，并能与钨、镍、钴、锆、钛、钒、钛、铼等组成高级合金，可提高其耐高温强度、耐磨性和抗腐蚀性，其中的大部分是以工业氧化钼压块后直接用于炼钢或铸铁，少部分熔炼成钼铁后再用于炼钢。低合金钢中的钼含量不大于1%，但这方面的消费却占钼总消费量的50%左右。不锈钢中加入钼，能改善钢的耐腐蚀性。在铸铁中加入钼，能提高铁的强度和耐磨性能。

含钼18%的镍基超合金具有熔点高、密度低和热胀系数小等特性，用于制造航空和航天的各种高温部件。金属钼在电子管、晶体管和整流器等电子器件方面得到广泛应用。

氧化钼和钼酸盐是化学和石油工业中的优良催化剂。二硫化钼是一种重要的润滑剂，用于航天和机械工业部门。钼和钨、铬、钒的合金钢适用于制造高速切削的刃具，军舰的甲板、坦克、枪炮、火箭、卫星等的合金构件和零部件。

金属钼大量用作高温电炉的发热材料和结构材料、真空管的大型电极和栅极、半导体及电光源材料，因钼的热中子俘获截面小，具耐高温高持久强度，还可用作核反应堆的结构材料。钼的化合物在颜料、染料、涂料、陶瓷玻璃、农业肥料等方面也有广泛的用途。

8.2 铊的用途

铊灭鼠剂

铊是无味无臭的金属。铊与淀粉、糖、甘油与水混合即可制造一种很有效的灭鼠剂。硫酸铊就是一种烈性灭鼠药。

铊的工业用途

铅铊合金（含铅72%，锡15%，铊8%）可以制造轴承。汞铊合金（含铊8.5%），其熔点为-60℃，比汞的熔点低20℃，可用于低温仪表。

铊及其化合物可用作光学玻璃、放射线的屏蔽窗以及电子元件的玻璃密封。

在电子工业中，硫化铊和硫氧化铊可以制造对红外线很灵敏的光电管。用铊激活碘化钠晶体可制作光电倍增管。溴化铊或碘化铊的固溶体单晶能透过红外线，可用于红外线通信。

8.3 硼的用途

硼的工业用途

硼是微量合金元素，约公元前200年，古埃及、古罗马和古巴比伦曾用硼砂制造玻璃和焊接黄金。

硼钢在反应堆中用作控制棒。由于硼在高温时特别活泼，因此被用作冶金除气剂，用来进行锻铁的热处理和增加合金钢的高温强固性，硼还用于原子反应堆和高温技术中。棒状和条状硼钢在原子反应堆中广泛用作控制棒。

含硼添加剂可以改善冶金工业中烧结矿的质量，降低熔点、减小膨胀、提高强度和硬度。硼及其化合物也是冶金工业的助溶剂和冶炼硼铁、硼钢的原料，加入硼化钛、硼化锂、硼化镍，可以冶炼耐热的特种合金。

硼可用作良好的还原剂、氧化剂、溴化剂、有机合成的掺和材料、高压高频电及等离子弧的绝缘体、雷达的传递窗。此外，硼及其化合物可用于油漆干燥剂、焊接剂、造纸工业含汞污水处理剂等。

硼用作新型材料

硼可用作火箭燃料、火箭发动机的组成物及高温润滑剂、原子反应堆的结构材料。硼与塑料或铝合金结合，是有效的中子屏蔽材料；硼纤维可用于制造复合材料。

由于硼具有低密度、高强度和高熔点的性质，可用于制作火箭中的某些结构材料。硼酸盐、硼化物是搪瓷、陶瓷、玻璃的重要组分，具有良好的耐热耐磨性，可增强光泽，调高表面光洁度等。

硼酸、硼酸锌可用作防火纤维的绝缘材料，是很好的阻燃剂，也应用于漂白、媒染等方面；偏硼酸钠用于织物漂白。

在高新材料方面，硼化镁作为高温超导材料，价格低廉，导电率高；稀土硼化物已经成功用于雷达、航空航天、冶金、环保等20多个军事和高科技领域。硼化物金属陶瓷具有高温耐摩擦性能，良好的抛光性能和抗化学腐蚀性能。含硼推进剂是高能洁净推进剂。

生物玻璃是一类性能优良的生物材料，它具有良好的生物活性和生物相容性。将硼元素引入生物玻璃，既增加了生物玻璃的活性，同时也提高了其生物降解性，因此硼酸盐玻璃具有成为第三代生物材料的潜质。

硼用于农业

硼可用作杀虫剂、防腐剂、催化剂和含硼肥料等。

8.4 镉的用途

鉴于镉对盐水和碱液有良好的抗腐蚀性能，过去它曾被用作钢构件的电镀防蚀层，以及钢、铁、铜、黄铜和其他金属的电镀，但因镉的毒性较大，此类用途呈现逐步减缩的趋势。与之相比，由于镍-镉和银-镉电池的体积小、电能容量大，可用于制造体积小和电容量大的电池。因而，镉在电池制造中的用量呈现增长的趋势。

镉是制造钎焊合金和易熔合金的主要成分之一。鉴于镉具有较大热中子俘获截面（$2.45×10^{-25}$ 平方米），因此含银80%、铟15%和镉5%的合金可用作原子反应堆的控制棒。

在铜中加入 0.05%~1.3%的镉，可改进铜的机械性能，尤其是冷加工性能，因导电率下降很少，故对电导率影响不大。

此外，镉的化合物曾经广泛用于制造颜料、塑料稳定剂和荧光粉。硫化镉（CdS）、硒化镉（$CdSe$）、碲化镉（$CdTe$）具有较强的光电效应，常用于制造光电池。

8.5 磷的用途

磷的用途甚广。在制造火柴、焰火、爆竹、信号弹、某些合成染料、人造磷肥杀虫剂、灭鼠药及医疗用药中，均应用了磷。目前生产的日用火柴头药内无磷，但在有些火柴盒的边药中含赤磷40%左右。

磷矿石的用途

磷矿石可用于制取磷肥，也可以制取纯磷（黄磷、赤磷）、磷酸及其他化工原料。含氟的磷矿石，在制肥过程中，还可以回收氟。赤磷可作火柴的原料。黄磷有剧毒，可以制造农药。磷酸是制取高效磷肥及各种磷酸盐的原料。磷酸盐用于制糖、陶瓷、玻璃、纺织等工业。如磷酸钠、磷酸二氢钠可作净化锅炉用水的净化剂，后者还可以制造人造丝。六聚偏磷酸钠可做水的软化剂和金属防腐剂。磷的有机衍生物可用于医药工业。此外，在冶金工业中炼制磷青铜等都要用磷。

黄磷的用途

黄磷是一种重要的基础工业原料，主要用作制取赤磷、磷酸及磷化合物，并用于生产热法磷酸、三化氯磷、三氯氧化磷、五硫化二磷等磷化合物，以及作为制造美曲膦酯、甲胺磷、敌敌畏等有机磷农药和灭鼠药的原料。

白磷的军事用途

白磷是一种无色或者浅黄色、半透明蜡状物质，具有强烈的刺激性，其气味类似于大蒜，燃点极低，一旦与氧气接触就会燃烧，发出黄色火焰的同时散发出浓烈的烟雾。白磷燃烧弹即是应用此性质来制造的威力很强的燃烧弹。它一旦沾到皮肤上则很难及时去除，燃烧温度可以达到1000℃以上，足以在有效的范围内将所有生物体消灭。同时，它产生的烟雾对眼、鼻的刺激极大。第二次世界大战期间，美国人曾用它对付在太平洋诸岛工事里的日本军人。1980年通过的《联合国常规武器公约》中将其列为违禁武器，不允许对平民或在平民区使用。

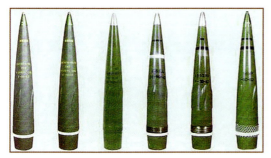

图 106 白磷弹

8.6 锑的用途

锑是一种有毒的化学元素，也是一种有金属光泽的类金属，在自然界中主要存在于硫化物矿物辉锑矿中。金属锑在古代被误认为是铅。大约17世纪时，人们才知道锑是一种化学元素。

锑化合物在古代就用作化妆品。现在60%的锑用于生产阻燃剂，而20%的锑用于制造电池中的合金材料、滑动轴承和焊接剂。

阻燃剂

锑的最主要用途是它的氧化物三氧化二锑用于制造耐火材料。除了含卤素的聚合物阻燃剂以外，锑与卤化物阻燃剂一起使用。三氧化二锑形成锑的卤化物的过程可以减缓燃烧，即为它具有阻燃效应的原因。这些化合物与氢原子、氧原子和羟基自由基反应，最终使火熄灭。商业中这些阻燃剂应用于儿童服装、玩具、飞机和汽车座套，也用作玻璃纤维复合材料（俗称玻璃钢）工业中聚酯树脂的添加剂，例如轻型飞机的发动机盖。树脂遇火燃烧，但火被扑灭后它的燃烧就会自行停止。

合金材料

锑能与铅合成用途广泛的合金，这种合金硬度与机械强度相比锑都有所提高。大部分使用铅的场合都加入数量不等的锑来制成合金。在铅酸电池中，这种添加剂可改变电极性质，并能减少放电时副产物氢气的生成。锑也用于减摩合金、子弹、铅弹、网线外套、铅字合金、焊料（一些无铅焊接剂含有5%的锑）、铅锡锑合金，以及硬化制作管风琴的含锡较少的合金。

医药用途

含锑药剂（Antimonial）是一种催吐剂。锑化合物也用作抗原虫剂。从1919年起，酒石酸锑钾（俗称吐酒石）曾用作治疗血吸虫病的药物，后来逐渐被吡喹酮所取代。安修马林（硫代苹果酸锑锂）用作反刍动物的皮肤调节剂。锑对动物角质化的组织有滋养和调节作用。含锑的药物也用于治疗家畜的利什曼病，例如葡甲胺锑酸盐。但由于治疗指数较低，而且难以进入一些利什曼原虫无鞭毛体所在的骨髓，也就无法治愈影响内脏的疾病。

其他用途

锑还应用作生产聚对苯二甲酸乙二酯的稳定剂和催化剂、去除玻璃中显微镜下可见的气泡的澄清剂（主要用途是制造电视屏幕，因为锑离子与氧气接触后阻碍了气泡继续生成），以及用作颜料。在一些安全火柴的火柴头中使用了三硫化二锑。锑的硫化物已被证实可以稳定汽车刹车片材料的摩擦系数。锑也用于制造子弹和子弹示踪剂。

8.7 溴的用途

溴是卤素之一，纯溴也称溴素。溴蒸气具有腐蚀性，并且有毒。2007年全球溴产量约为55.6万吨。溴与其化合物被用作阻燃剂、净水剂、杀虫剂、染料等。

应用领域

溴可用于制备有机溴化物，也可用于制备颜料与化学中间体。溴与氯配合使用可用于水的处理与杀菌。

溴曾经作为乙烯和重碳氢化合物的吸收剂、水的消毒剂，以及用来漂白丝绸纤维。

溴的化合物用途也是十分广泛的，溴化银是一种重要的感光材料，被用于制作胶卷和相纸等。使用老式相机时，当你"咔嚓"按下快门的时候，相片上的部分溴化银就会分解出银，从而得到人们所说的底片。

医学应用

医院里曾经使用的镇静剂"三溴片"是用溴的化合物溴化钾、溴化钠、溴化铵配成，用于治疗神经衰弱和歇斯底里症，现在"三溴片"已经被更好的药品（巴比妥类）所取代。过去用的"红药水"，也是溴与汞的化合物汞溴红。

阻燃物

含溴阻燃剂的重要性与日俱增，当燃烧发生时，阻燃剂会生成氢溴酸，它会干扰在火焰当中所进行的氧化连锁反应。高活性的氢、氧与氢氧根自由基会与溴化氢反应生成活性较弱的溴自由基。含溴的化合物可以借由在聚合过程中加入一些被溴化的单体或在聚合后加入含溴化合物的方法加入聚合物中。添加四溴双酚A可以制造聚酯与环氧树脂，用于印刷电路板（PCB）的环氧树脂通常都是由阻燃剂制成的，并且在产品缩写中以FR来表示（如FR-4与FR-2）。溴乙烯可以用来制造聚乙烯、聚氯乙烯与聚丙烯。

汽油添加剂

1,2-二溴乙烷是添加在含铅汽油中的一种汽油添加剂，它借由产生挥发性的溴化铅来移除引擎中的铅，此类用法在美国占了1966年全部溴用量的77%，但这种用途在1970年代因为会污染环境而被禁止了。此种化合物也曾被当作杀虫用的熏剂，但此种应用之后也一样被禁止了。

杀虫剂

溴甲烷曾被广泛地用作烟熏土地用的农药，但《蒙特利尔公约》决定到2005年逐渐淘汰这种会破坏臭氧层的化合物。在1991年，有约35000吨此种化合物被用来对付线虫动物、真菌、杂草的危害。

其他用途

溴也可以用来生产含溴植物油，含溴植物油在许多橘子口味的软性饮料中被用作乳剂。此种化合物于20世纪40年代发现后被广泛地使用，直到20世纪70年代中期，英国与美国限制了它的使用并且研发出了替代用的乳剂。但1997年美国的软性饮料仍然可以含有含溴植物油。

8.8 锂的用途

锂是一种银白色的金属元素，质软，是密度最小的金属。急性锂中毒可出现精神和神经肌肉症状，并可能发生意识障碍和昏迷。锂肾病是由锂制剂引起的肾脏损害。

工业用途

锂最早的工业用途主要是以硬脂酸锂的形式用作润滑剂的增稠剂，锂基润滑脂兼有高抗水性、耐高温和良好的耐低温性能。如果在汽车的一些零件上加一次锂润滑剂，就足以用到汽车报废为止。

锂化物用于陶瓷制品中，以起到助溶剂的作用。在冶金工业中也用来作脱氧剂或脱氯剂，以及铅基轴承合金。氟化锂用于核工业、搪瓷工业、光学玻璃制造、干燥剂、助熔剂等。

在冶金工业上，利用锂能强烈地和氧、氮、氯、硫等物质反应的性质，将锂充当脱氧剂和脱硫剂。在铜的冶炼过程中，加入十万分之一到万分之一的锂，能改善铜的内部结构，使之变得更加致密，从而提高铜的导电性。锂在铸造优质铜铸件中能除去有害的杂质和气体。在现代需要的优质特殊合金钢材中，锂是清除杂质最理想的材料。如果在玻璃制造中加入锂，锂玻璃的溶解性只是普通玻璃的1/100（每一普通玻璃杯热茶中大约有万分之一克玻璃），加入锂后可使玻璃"永不溶解"，并可以抗酸腐蚀。

锂也是铍、镁、铝轻质合金的重要成分。纯铝太软，在铝中加入少量的锂、镁、铍等金属熔成合金，既轻便，又特别坚硬，用这种合金来制造飞机，能使飞机减轻2/3的重量，一架锂飞机两个人就可以抬走。锂-铅合金是一种良好的减摩材料。

航天工业

锂成为举世瞩目的金属，是在锂的优异的核性能被发现之后。由于它在原子能工业上的独特性能，人称它为"高能金属"。锂可用于原子反应堆、制轻合金及电池等。将质量数为6的锂同位素（^6Li）放于原子反应堆中，用中子照射，可以得到氚。氚能用来进行热核反应，有着重要

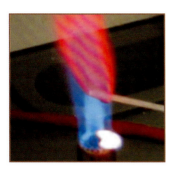

图 107 锂的焰色

的用途。1千克锂燃烧后可释放42998千焦的热量,因此锂是用来作为火箭燃料的最佳金属之一。1千克锂通过热核反应放出的能量相当于2万多吨优质煤燃烧产生的能量。若用锂或锂的化合物制成固体燃料来代替固体推进剂,用作火箭、导弹、宇宙飞船的推动力,不仅能量高、燃速大,而且有极高的比冲量。火箭的有效载荷直接取决于比冲量的大小。

第二次世界大战期间,美国飞行员备有轻便应急的氢气源——氢化锂丸。当飞机失事坠落在水面时,只要一碰到水,氢化锂就会立即溶解并释放出大量的氢气,使救生设备充气膨胀。

用氘化锂和氚化锂来代替氘和氚装在氢弹里充当炸药,可以达到使氢弹爆炸的目的。中国于1967年6月17日成功爆炸的第一颗氢弹里就利用了氘化锂。

商业用途

锂与生活日用品息息相关,个人携带的笔记本电脑、手机、蓝牙耳机等数码产品中应用的锂离子电池中就含有丰富的锂元素。锂离子电池是高能储存介质,由于锂离子电池的高速发展,衍生带动了锂矿、碳酸锂等公司业务的蓬勃发展。金属锂电池在军用领域也有应用。

氟化锂对紫外线有极高的透明度,用它制造的玻璃可以洞察隐蔽在宇宙最深处的奥秘。锂玻璃可用来制造电视机显像管。

其他用途

硼氢化锂和氢化铝锂在有机化学反应中被广泛用作还原剂,硼氢化锂能还原醛类、酮类和酯类等。氢化铝锂是制备药物、香料和精细有机化学药品等中的重要的还原剂。氢化铝锂也可用作喷气燃料。氢化铝锂是对复杂分子的特殊键合的强还原剂,这种试剂已成为许多有机合成的重要试剂。

有机锂化合物与有机酸反应,得到能水解成酮的加成产物,这种反应被用于维生素A合成的一步。有机锂化物加成到醛和酮上,得到水解时能产生醇的加成产物。由锂和氨反应制得的氨基锂被用来引入氨基,也被用作脱卤试剂和催化剂。

8.9 铝的用途

铝被广泛应用于食品包装业,且越来越向家用产品领域扩展。铝和其他有毒金属元素一样,会和许多重要的维生素和矿物质结合,严重威胁人们身体的营养状况。铝元素能损害人的脑细胞,损害大脑功能和记忆力,引起智力衰退和早老性痴呆症。铝还与婴儿的肾问题和儿童的行为问题以及自闭症有关。

主要用途

铝及铝合金（如硬铝、超硬铝、防锈铝、铸铝等）重量轻、耐腐蚀，是用途十分广泛、最经济实用的材料之一。世界铝产量从 1956 年开始超过铜产量，一直居有色金属之首。铝的产量和用量（按吨计算）仅次于钢材，成为人类应用较多的第二大金属。而且铝的资源十分丰富，据初步计算，铝的矿藏储存量约占地壳构成物质的 8%以上。

铝合金广泛应用于飞机、汽车、火车、船舶等制造工业。此外，宇宙火箭、航天飞机、人造卫星也使用大量的铝及其铝合金。一架超音速飞机约由 70%的铝及铝合金构成。一艘大型客船的用铝量常能达到几千吨。

铝的导电性仅次于银、铜和金，虽然它的导电率只有铜的 2/3，但密度只有铜的 1/3，所以输送同量的电，铝线的质量只有铜线的一半。铝表面的氧化膜不仅有耐腐蚀的能力，而且有一定的绝缘性，所以铝在电器制造工业、电线电缆工业和无线电工业中有广泛的用途。

铝是热的良导体，它的导热能力比铁强三倍，工业上可用铝制造各种热交换器、散热材料和炊具等。

铝有较好的延展性，铝箔广泛用于包装香烟、糖果等，还可制成铝丝、铝条，并能轧制各种铝制品。

铝的表面因有致密的氧化物保护膜，不易受到腐蚀，常被用来制造化学反应器、医疗器械、冷冻装置、石油精炼装置、石油和天然气管道等。

铝粉具有银白色光泽（一般金属在粉末状时颜色多为黑色），常用来做涂料，俗称银粉、银漆，以保护铁制品不被腐蚀，而且美观。

铝在氧气中燃烧能放出大量的热和耀眼的光，常用于制造爆炸混合物，如铵铝炸药（由硝酸铵、木炭粉、铝粉、烟黑及其他可燃性有机物混合而成）、燃烧混合物（如用铝热剂做的炸弹和炮弹可用来攻击难以着火的目标或坦克、大炮等）和照明混合物（含硝酸钡 68%、铝粉 28%、虫胶 4%）。

铝热剂常用来熔炼难熔金属和焊接钢轨等。铝还用作炼钢过程中的脱氧剂。铝粉和石墨、二氧化钛（或其他高熔点金属的氧化物）按一定比例均匀混合后，涂在金属上，经高温煅烧制成耐高温的金属陶瓷，它在火箭及导弹技术上有重要应用。

铝板对光的反射性能也很好，反射紫外线比银强，铝越纯，其反射能力越强，因此常用来制造高质量的反射镜，如太阳灶反射镜等。

铝具有吸音性能，音响效果也较好，所以广播室、现代化大型建筑室内的天花板等也采用铝。

铝耐低温，在温度低时，铝的强度反而增加而无脆性，因此它是理想的用于低温装置的材料，如冷藏库、冷冻库、南极雪上车辆、氧化氢的生产装置。

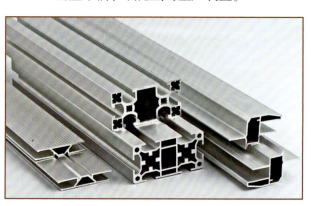

图 108 铝型材

8.10 镓的用途

镓（Gallium，Ga）是灰蓝色或银白色的金属。镓的毒性是和生物的种类相关的。服用浓度高于 750 毫克/千克时，镓会表现出对人肾脏的毒性。对老鼠的实验表明，镓会导致镓、钙和磷酸盐在肾脏中的沉积。

工业用途

纯镓及低熔合金可作核反应的热交换介质、高温温度计的填充料、有机反应中二酯化的催化剂。液态镓的宽温度范围以及它很低的蒸气压使它可以用于高温温度计和高温压力计。镓化合物，尤其是砷化镓、氮化镓、磷化镓用于电子工业制造半导体。镓-68 会发射正电子，可以用于正电子断层成像。镓铟合金可用作汞的替代品。

医学应用

在观察到癌组织对镓-67 有吸引力之后，美国国家癌症学会指出稳定的镓对于啮齿动物的肿瘤很有疗效。这曾在癌症患者身上试验过。

第69卷

有毒化学品的应用

本卷主编 史志诚

卷首语

有毒化学品的应用十分广泛。在医疗方面，19世纪氧化亚氮、乙醚和氯仿三个重要的有毒化学品成为外科手术不可缺少的麻醉药。微量毒物砷和汞也可以用来治疗疑难病症。

20世纪40年代至80年代的40多年里，农药工业迅速发展成为精细化工的一个大的行业，以无机化合物为主的第一代化学农药，延续了近百年的历史。以滴滴涕的出现为标志的第二代化学农药，使化学防治成为人类粮食安全和植物保护的主要手段之一。然而，由于农药的毒性，引起的负面影响也非常严重。农药不仅造成人畜中毒、食物污染，而且使害虫的抗药性不断增强，在这种新的形势下，科学家开始探索第三代农药，于是，生物农药得到发展。化学毒物用作农药的历史与农业发展的历史相伴，人们为了保障农业的丰收而利用天然有毒物质和某些化工产品毒杀农作物害虫，现代农药工业的发展又将毒物农药推向更新的阶段。

属于哺乳动物啮齿目的鼠类有3000多种。老鼠是人类的大敌，据有关资料统计，历史上死于老鼠传染的30多种疾病的人数比死于战争的人数还要多。全世界粮食产量约有1/5被老鼠毁掉，同时还给人类的生命财产带来了巨大的损失。科学家研发的各种有毒杀鼠剂取得了突出成效。

在工业和交通运输方面，氰化物用于提金工艺，甲醇替代汽油等新技术，以及有毒化学品在其他方面的用途，都为人类获取财富、降低环境污染、防治疾病做出了重大贡献。

值得指出的是，化学毒物用于注射死刑，成为当今一些国家刑法的一个重要选项，变化了的死刑执行方式，不仅以快速、无痛苦和费用低而著称，而且彰显了当今社会文明的进步。

本卷基于对毒物两重性的认识，将历史上有毒化学品的应用事例加以整理，以供借鉴。

1 化学毒物用于医疗

1.1 化学麻醉剂的发明

在古代，中国、印度、巴比伦、希腊等许多国家虽然积累了麻醉法的经验，但主要是应用曼陀罗花、鸦片、印度大麻叶等植物性麻醉药。

19世纪以来，手术治疗的客观要求日益增长，对麻醉的要求也更加迫切，同时化学的发展为化学麻醉剂的探索和研究提供了有利的条件。

氧化亚氮麻醉作用的发现

1772年，约瑟夫·普利斯特里发现了氧化亚氮（Nitrous Oxide，一氧化二氮），也称作"笑气"，是一种无色有甜味气体，常用作氧化剂。

1799年，英国的化学家汉弗莱·戴维[①]最早发现了氧化亚氮的麻醉止痛作用，他在吸入氧化亚氮后，发现自己炎症部位的疼痛有所缓解，因而断定"氧化亚氮，可以在出血不多的手术中起到麻醉作用"。戴维在给朋友的一封信中，叙述了他吸入氧化亚氮以后产生的欢乐、快慰的感觉。但是这一发现却没能及时在临床上推广。

后来，美国牙科医生维尔斯用笑气作麻醉剂，成功地给不少患者做了拔牙手术。可是，1844年的一天，维尔斯在美国波士顿城做拔牙公开表演时，由于笑气用量不足，手术没有成功，患者痛得大声呼叫，一群保守的人借此机会把维尔斯当作"骗子"，将他赶出了医院。

1824年，希克曼用二氧化碳、氧化亚氮和氧气混合气对动物施行了麻醉，并进行了截肢手术。他要求进行人体实验，但未被应允。直到1893年，化学家斯考芬证实吸入多量笑气可使人呈醉态，甚至失去知觉。从此，开启了使用麻醉剂的时代。

乙醚和氯仿麻醉药的发明

1818年，英国科学家法拉第[②]在著作中曾指出："乙醚（Ether）有致人昏迷的作用，其效应与氧化亚氮很相似。"医生们从中受到启发。

1842年，美国罗切斯特一个叫威廉·克拉克的学化学的学生，给一个需要拔牙的妇女施用了乙醚，使她在拔牙时毫无痛苦。同年3月30日，美国的另一位医生克劳福德·郎格[③]应用乙醚吸入式麻醉方

[①] 汉弗莱·戴维（Humphry Davy，1778—1829），英国化学家和发明家。他发现了碱金属和碱土金属，发现了氯和碘元素的性质，发明了防止瓦斯爆炸的安全矿灯——戴维安全灯。
[②] 迈克尔·法拉第（Michael Faraday，1791—1867），英国物理学家、电磁学家、化学家，也是著名的自学成才的科学家。在化学方面，他制得了六氯乙烷和四氯乙烯，发现了苯。
[③] 克劳福德·郎格（Crawford Williamson Long，1815—1878），毕业于佐治亚大学，之后学医成为医师，在纽约医院工作，1842年在阿赛斯开业，因医术精湛为当地居民尊敬。

法，使患者在拔牙时进入睡眠状态，并成功地为一个颈背部肿瘤患者实施了切除手术。随后他继续用乙醚麻醉实施了许多小手术。由于当时郎格居处偏僻，他的成就未能被世人所知。

1844年夏天，维尔斯有个名叫莫顿[①]的学生到波士顿实习。一个偶然的机会，莫顿来到他的校友杰克逊[②]处学习化学知识。一次闲谈中，莫顿谈到拔牙时如果能破坏牙神经就好了。杰克逊说，有一次在做化学实验时，他不慎吸入一大口氯气，为了解毒，他立即又吸了一口乙醚。不料，开始他感到浑身轻松，可不一会儿便失去了知觉。他说，他有些乙醚，这种物质可减轻牙痛，说着随手给了莫顿一些。听了杰克逊的叙述，勤于思索的莫顿深感兴趣。他大胆设想，能否用乙醚来作为一种理想的麻醉剂呢？于是，他便动手在动物身上试验，随后又在自己身上试验，结果证明乙醚的确是一种理想的麻醉剂。后来，一位患者找莫顿拔牙，并希望不要太痛。于是莫顿将蘸有乙醚的手帕递给患者，让其吸入，使其渐渐失去知觉，然后在助手的帮助下，将牙拔掉。莫顿拔完牙后，问患者有何感觉，患者高兴地说："真是奇迹！一点儿疼痛感都没有。"他的这次成功引起很大轰动。从此，麻醉药开始得到越来越多的医生的承认和应用。

1846年10月16日，莫顿在马萨诸塞州综合医院实施了一例乙醚麻醉手术，从一个患者的脖子上割下一个肿瘤，仅历时8分钟，首次证明在进行大手术时，能用乙醚来进行全身麻醉（图109）。这次手术成功的消息在美国迅速传开，而后又传遍了全世界。1845年，莫顿获得华盛顿大学名誉博士学位和1000美元奖金。他又从法国医学科学院获得5000法郎，与杰克逊平分，并在当年施行乙醚麻醉的综合医院建了乙醚纪念堂。

之后，各国相继采用乙醚麻醉实施手术，结束了患者必须强忍剧痛接受手术的时代。中国和俄国都是在莫顿成功的次年即开始采用乙醚麻醉的国家。后来，苏格兰的妇产科大夫辛普森（J. Y. Simpson, 1811—1870）把乙醚用在产科手术中，但是过了一段时间后，他发现用氯仿比乙醚

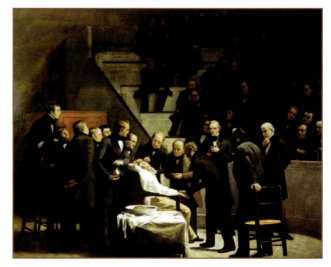

图109 1846年10月16日，莫顿在美国马萨诸塞州综合医院第一次应用乙醚作为麻醉剂进行外科手术并向公众示范（作者 Robert Hinckley, 1880）

---

① 莫顿（William T. G. Morton, 1819—1868），美国牙科医生，世界上最早将乙醚麻醉用于外科手术的人。1819年8月9日生于马萨诸塞州查尔顿，1868年7月15日卒于纽约。在麦克·哈特所著《影响人类历史进程的100名人排行榜》中，莫顿被排在第37位。

② 杰克逊（C. T. Jackson, 1805—1880），化学家。毕业于哈佛大学医学院。

的麻醉效果更好，所以氯仿成了继氧化亚氮、乙醚之后第三种重要的麻醉药。

乙醚麻醉剂的发明是医学外科史上的一项重大成果，也是美国医学史上的一项巨大业绩，是对人类的巨大贡献。今天，乙醚和氯仿仍是全身麻醉最常用的麻醉剂。

然而，因为在世界上第一次使用乙醚施行麻醉外科手术的公开表演成功，医学院二年级的学生莫顿出名了。当莫顿以乙醚麻醉剂发明者的身份向美国政府申请专利时，他的老师维尔斯和曾经启发他发明的化学教授杰克逊都来与莫顿争夺专利权。后来，这场官司打到法院，但多年一直毫无结果，他们为此都被搞得狼狈不堪。最后，杰克逊因此得了精神病，维尔斯自杀身亡，莫顿则患脑出血死去。

乙醚麻醉剂的发明造福了人类，可是，因此项发明而减轻了人们痛苦的三位科学家却因名利的争夺而在科学史上演出了一场令人遗憾的悲剧。

局部麻醉药物的发明

1860年维勒首次提取到可卡因（古柯碱，Cocaine）。1878—1879年，俄国人安利泼发现可卡因有麻醉作用。1884年，德国眼科专家卡尔·科勒（Karl Koller）发明了黏膜局部可卡因麻醉法，用于角膜和结膜手术麻醉。科勒还发现将可卡因放在舌黏膜上能使舌麻木。可卡因1885年被用于神经阻滞麻醉，1890年作为局部麻醉药用于临床，1897年被用于皮下注射局部麻醉。从此，可卡因成为外科手术和诊断性手术中最重要的麻醉药物之一。

后来因毒性大、易成瘾，水溶液不稳定、易分解，资源受限等缺点，加之有关法律的规定，作为麻醉药的可卡因不再使用。

1904年人们发现普鲁卡因并使其成为优良的局部麻醉药。临床常用其盐酸盐，又称"奴佛卡因"，为白色结晶或结晶性粉末，易溶于水，毒性比可卡因低。注射液中加入微量肾上腺素，可延长作用时间。用于浸润麻醉、腰麻和"封闭疗法"。

发明麻醉药的历史意义及其影响

美国诗人兼医生霍姆斯建议将具有镇痛作用的化合物称为麻醉剂（Anesthetic Agents），麻醉剂一词源于希腊语，意思是"无感觉"。当时的一些人认为，是上帝要使人类遭受痛苦，使用麻醉剂来逃避这种痛苦则是一种亵渎神灵的行为。但是，后来人们之所以认为使用麻醉剂是高尚的，是因为苏格兰医生辛普森在英国维多利亚女王分娩时用它来镇痛。

可卡因的特殊意义在于它是一种局部麻醉剂，它只使人体的一定部位失去痛觉，而不是像全身麻醉剂乙醚那样，使人完全丧失意识和感觉。

麻醉剂最终使外科手术不再像屠宰场一样使患者极端痛苦，至少是变得较为人道，如果手术在消毒条件下施行，甚至能挽救患者的生命。因此，麻醉学的任何进展都引起了医生们的极大关注。

如果没有麻醉剂，对于要动手术的患者而言，那是一种怎样的痛苦的煎熬：撕心裂肺的号叫和痛彻骨髓的感觉。医生手术的效果也会大打折扣，无数的患者将惨死在手术台上。这些悲剧，在没有发明麻醉剂之前，是非常正常的。特别是在战争时期，成千上万的受伤士兵都要面对这种悲惨的结局，本来可以挽救的生命，往往就此失去。

麻醉剂的发现，减轻了人类的痛苦，挽救了更多患者的生命，提高了人类生存的能力和生活的质量，造福人类身体本身，进而造福后世。

1.2 微量毒物的医疗价值

阿恩特－舒尔茨定律

微量毒物治疗疾病的历史可追溯到很久以前。罗马的历史学家就记载了亚细亚地区某国王日常服用小剂量砒霜以增强自己对毒物的抵抗能力，从而免遭暗杀的故事。19世纪初，德国的精神病学家鲁道夫·阿恩特和药理学家雨果·舒尔茨通过各自的试验得出了著名的阿恩特－舒尔茨定律：当小剂量服用时，毒药是兴奋剂。

现代的毒物学家研究认为，小剂量的砷（砒霜）和汞具有一定的医疗价值。

小剂量砒霜用于医疗

尽管砒霜（三氧化二砷）是一种"一级"毒药，但它也并不是一无是处。砒霜在治疗人类疾病的历史上起到了一定作用。很早以前就有将砷的化合物用于治疗昏睡病、肺结核、皮肤病等顽疾的记载。1909年发现的胂凡纳明长期被用于治疗梅毒、雅司病及其他螺旋菌感染，直到20世纪40年代才被青霉素所代替。阿拉伯医生曾建议把白砷用作治疗贫血的药物。

德国医生保罗·埃利赫发明了闻名于世的砷疗法。他应用有机砷化合物——二氨基二氧偶砷苯（亦称胂凡纳明、洒尔佛散〔Salvarsan〕六〇六）治疗梅毒，于1910年3月发表报告，同年12月在市场出售。这一成就建立了最初的全面有效防治梅毒的基础，标志着科学战胜人类的苦难——梅毒的一次胜利。埃利赫开创的研究化学结构作用关系的新观点，有力地推动了后来几十年制药工业的发展。

中国上海的医学专家的研究表明，三氧化二砷对口腔鳞癌具有很好的抑瘤效果和治疗作用。尤其在用于治疗急性早幼粒细胞性白血病方面，具有显著疗效。中国台湾的医学专家还应用三氧化二砷治疗急性前骨髓性白血病。2005年4月1日出版的《临床肿瘤学》（*Journal of Clinical Oncology*）上发表的研究论文认为，三氧化二砷对其他肿瘤也有治疗作用，它还可以与其他化疗药物相结合，以提高它们的疗效。

小剂量汞的医疗价值

汞化合物曾被用作药物。中国古代还把汞作为外科用药。1973年长沙马王堆汉墓出土的帛书中有《五十二病方》，抄写年代在秦汉之际，是现已发掘的中国最古老的医方。其中有四个药方就应用了水银。例如用水银、雄黄混合，治疗疥疮等。在西方国家用汞或汞化合物作为药物已经有1000多年的历史，阿拉伯国家应用含汞的软膏治疗慢性皮肤病、麻风等。哥伦布远航归来后，欧洲流行梅毒，汞剂成为治疗梅毒的唯一有效药物。在英联邦，婴儿用的牙粉、尿布漂洗粉中含有汞和汞化合物，并曾经广泛地使用甘汞（氯化亚汞）作为婴儿的轻泻剂和驱虫剂。

16世纪瑞士医师帕拉塞尔苏斯将汞用作药物。19世纪，相关汞制剂被用作利尿剂和灭菌剂。

自从20世纪50年代日本"水俣病"的真相曝光之后，俗称水银的汞对人体的危害几乎已经成为人所共知的常识。然而，在一次学术会议上，亚特兰大毒性物质和疾病登记中心的丹尼斯·琼斯却引用了美国疾病控制中心一项研究的数据，证明低剂量的汞不但无害，而且有益。这项研究跟踪了10万名注射了水杨乙汞（Thimerosal，一种疫苗中常用的防腐剂）的婴儿。一些研究人员原本担心过多地注射疫苗，过多地接触汞的有机化合物会伤害婴儿，但琼斯却发现，适量地摄入汞实际上却降低了儿童患上神经痉挛、语言障碍及其他疾病的可能性。

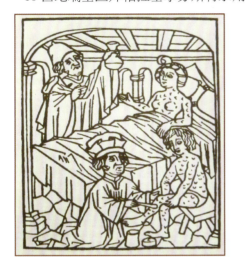

图110 15世纪初水银外用治疗梅毒（两个患者明显是一对夫妇，满身是丘疹。医生在观察女患者的尿液，他的助手给男患者涂抹水银）

1.3 化学毒物用于医疗的探索

亚硝酸盐治疗镰状细胞贫血症

亚硝酸盐作为肉质食品的防腐剂一直被认为是致癌物，但是美国国家卫生研究院的科学家发现，这种致癌物可以制作成药物，用来治疗镰状细胞贫血症和心脏病等多种疾病。

据美国全国广播公司报道，马克·T.格拉德温博士和心脏病专家理查德·坎农博士在研究一种与亚硝酸盐相关的化合物——一氧化氮时，意外发现了亚硝酸盐的药用价值。一氧化氮可以扩张血管，进而增加血流量，但无法用作药物。而食品防腐剂亚硝酸盐却有着和一氧化氮相似的功效，而且可以入药。

随后，科学家进行了临床试验。他们给健康的志愿者注入微量亚硝酸盐，结果志愿者体内血流量增加，而当志愿者运动时，体内的亚硝酸盐含量马上直线下降，说明身体正在积极利用亚硝酸盐。所以，科学家认为，亚硝酸盐可以用作药物，用来治疗镰状细胞贫血症、心脏病、脑动脉瘤等和血流量有关的疾病。

但是，专家提示，目前治疗心脏病方面的药物，多是硝酸酯类的化合物，而亚硝酸盐和硝酸酯类化合物具有相似的作用机制，它们都能产生一氧化氮，但由于误食亚硝酸盐极易发生中毒事件，因此，目前亚硝酸盐还不能作为药物使用。

"反应停"[①]治疗麻风病皮肤损害的探索

"反应停"对胚胎有灾难性的致畸作用，但1964年以色列医生谢斯金（Jacob Sheskin）将"反应停"作为镇静剂用于一位患结节性红斑（Erythema Nodosum Leprosum，ENL）的麻风患者，惊奇地发现使他非常痛苦的ENL症状很快得到了缓解。随后更多的实验被用来研究"反应停"对ENL的治疗作用。1991年，来自洛克菲勒大学的麻风病专家凯普兰（Gilla Kaplan）研究发现，"反应停"对ENL的抗炎作用是因为它能抑制患者体内的一种免疫蛋白阿尔法肿瘤坏疽因子（Alpha Tumor Necrosis Factor，α-TNF）的合成，降低它的产出水平。α-TNF是一种细胞因子，即化学信使，由在感染中产生的白细胞释放，帮助对抗入侵的生物体。它能刺激免疫系统，存在于很多恶性疾病中，然而α-TNF的过度生成往往会导致患者病情进一步恶化。"反应停"对α-TNF的抑制作用使得它可能成为一种免疫调节药物（Immunomodulatory Drugs，IMiDs）和抗发炎药物（Anti-inflammatory Drug）。

随后在委内瑞拉进行了双盲临床试验，173名受试者中92%的人的症状消除了。在世界卫生组织领导的另一个大规模的有4552个ENL患者参与的临床研究中，99%的患者的病情得到了改善。对于麻风患者，"反应停"是一个有着极佳疗效的神奇药物。

鉴于大量临床试验证明，"反应停"有治疗麻风病皮肤损害的效果，1998年7月16日，美国FDA在医学界的强烈要求及大量临床试验的有力支持下，批准将"反应停"用于治疗麻风病的皮肤损害，但是因为其胎儿致畸性，孕期或者准备怀孕的妇女用药都有非常严格的限制。2006年，美国FDA又审查并且通过了"反应停"用于治疗多发性骨髓瘤或骨髓瘤（Multiple Myeloma，MM）。

尽管如此，人们对"反应停"这个药物仍相当谨慎，直到最初发现这个作用的34年后，1998年7月16日，塞尔基因（Celgene）公司获得FDA的批准将"反应停"以治疗ENL的作用在美国重新上市。而且美国是世界范围内第一个将它重新上市的国家。但是，此药的去向在严格调节控制之下：药物必须由执业医生开处方才能获得，给出药物的医生必须注册登记，开出的每一个处方以及得到处方的患者的名字、地址都必须记录下来，而且医生必须反复教育患者关于它可怕的致畸副作用。这一称为STEPS（System for Thalidomide Education and Prescribing Safety）的调控和教育策略由FDA和塞尔基因公司共同制定执行。塞尔基因公司特意将这个药物命名为Thalomid，非常近似于它最初的名称，以警醒人们关于它的"不堪的过去"。

不仅如此，塞尔基因公司还专门设立了一项名为"'反应停'健康教育与处方安全"的培训计划，向美国国内的临床医生客观地介绍"反应停"。

[①] "反应停"的化学名为沙利度胺，又称为酞咪哌啶酮（Thalidomide）。1957—1963年的一次全球性药害事件中，"反应停"造成新生儿出生缺陷，呈现海豹样畸形，仅原西德就造成约1万名畸胎儿，5000余人死亡。历史上将这一事件称为"反应停灾难"。

2

化学毒物用作农药[①]

人们把用于防治危害农林牧业生产的有害生物（害虫、害螨、线虫、病原菌、杂草及鼠类等）和调节植物生长的化学制品称为农药。化学毒物用作农药的历史与农业发展的历史相伴，人们为了保障农业的丰收而利用天然有毒物质和某些化工产品毒杀农作物害虫，现代化学农药工业的发展又将毒物农药推向更新的阶段。

2.1 古代天然化学毒物用作农药

人类为了防治危及人类粮棉生产和损害人类健康的病虫害，不断寻找各种防治方法，在利用植物、动物、矿物等有毒天然物质方面，积累了许多经验并流传下来，这就是化学防治和农药的起源。

早在3000多年以前，古希腊诗人荷马就曾提到硫黄的熏蒸作用，并在《奥德赛》中提到"硫黄避害"。中国西周时期的《诗经·豳风·七月》里有熏蒸杀鼠的叙述，成书于约公元前240年的《周礼》载有专门掌管治虫、除草的官职及所用的杀虫药物及其使用方法。成书于公元前5—前2世纪的《山海经》中，有礜石（含砷矿石）毒鼠的记载。公元900年前，中国已知道利用砒石防治农业害虫。15世纪时，天然化学毒物——砷、汞、铅等有毒化合物被用于农作物害虫的防治。砒石在中国北方地区已大量用于防治地下害虫和田鼠，在南方地区用于水稻防虫，这在明代宋应星所著《天工开物》里有详细记述，当时砒石已有工业规模的生产。

1761年硫酸铜被用来防治谷物腥黑穗病。1763年法国报道推荐使用含有尼古丁的烟草和石灰粉防治蚜虫。1836年，新英格兰塞缪尔·格林（Samuel Green）指出，烟草是一种杀虫剂。

16—18世纪，世界各地陆续发现一些杀虫力强的有毒植物，其中最著名的有烟草、鱼藤酮和除虫菊，至今仍在大量应用。

[①] 农药，美国最早称其为"经济毒剂"（Economic Poisons），农药和化学肥料合称为"农业化学品"（Agriculture Chemicals），欧洲多称其为"农业化学品"，德国又称之为"植物保护剂"，法国曾称其为"植物药剂"，日本称之为"农药"。目前在国际交流中，已经统一使用"农药"一词，其含义和范围也大体趋于一致。农药用于农业病、虫、草等有害生物防除的称为化学保护或化学防治；用于调制植物生长发育调节的称为化学控制。

2.2 化学毒物在近代农药中的应用

近代化学工业出现以后，化工产品逐渐增加，其中不少作为农药被试用。与此同时，为了取得利用有毒化学品作为农药的科学依据，农业科学实验也开始发展起来。从此，农药的应用逐渐有了科学依据。

以无机化合物为主的第一代化学农药

以无机化合物为主的第一代化学农药，延续了近百年的历史。除早期应用硫黄粉外，1814 年发现石硫合剂的杀菌作用，1867 年又发现巴黎绿（含杂质的亚砷酸铜）的杀虫作用。19 世纪中期，当欧洲的葡萄酿酒业因遭遇葡萄霜霉病的严重流行而发生危机之时，法国人米亚尔代于 1882 年发现用硫酸铜和石灰配制的波尔多液，具有良好的防治葡萄霜霉病的效果，及时拯救了酿酒业，米亚尔代因此被誉为民族英雄[①]，他拯救酿酒业的事件成为化学农药发展史上一个著名的事例。

1892 年，美国开始用砷酸铅治虫，1912 年开始以砷酸钙代替砷酸铅。化学农药逐渐从一般化工产品的利用发展到专用品的开发，在化工产品中农药作为一个分类的概念开始形成。

有机农药发展的开端

20 世纪初，随着有机化学工业的发展，农药的开发逐渐转向有机化合物领域。1914 年德国的里姆发现对小麦黑穗病有效的第一个有机汞化合物——邻氯酚汞盐，1915 年由拜耳股份公司投产，这是专用有机农药发展的开端。

20 世纪 20—30 年代，有机合成化学和昆虫学、植物病理、植物生理等生物科学的进步，为有机农药的研究开发创造了条件。20 世纪 30 年代以后，有机农药品种开始增多，在用途上杀虫剂、杀菌剂、除草剂等分类概念也逐渐确立。尽管一些早期品种的药效不够理想，应用规模不大，但农药作为专用化学品已相当明确。1931—1934 年美国的 W. H. 蒂斯代尔等发现了二甲基二硫代氨基甲酸盐类的优良杀菌作用，开发出有机硫杀菌剂的第一个品种系列福美双类，标志着农药研究开发已达到专业化、系统化阶段。其时，农药工业迅速发展的条件业已成熟。

---

① 1882 年秋天，法国人米亚尔代（Millardet）在法国波尔多城附近发现各处葡萄树都受到葡萄霜霉病的侵害，只有公路两旁的几行葡萄树依然果实累累，没有遭到危害。他感到很奇怪，就去请教管理这些葡萄树的园工。他了解到园工把白色的石灰水和蓝色的硫酸铜溶液分别撒到路旁的葡萄树上，让它们在葡萄叶上留下白色的蓝色的痕迹，使过路人看了以为是喷洒过了毒药，从而打消偷食葡萄的念头。在园工的启发下，米亚尔代进行反复试验与研究，终于发明了几乎对所有植物病菌均有效力的杀菌剂。为了纪念在波尔多城得到的启发，米亚尔代就把由硫酸铜、生石灰和水按 1∶1∶100 比例制成的溶液叫作"波尔多液"。

2.3 化学毒物在现代农药中的应用

20世纪初,人类对付害虫的方法主要是使用除虫菊、鱼藤酮、无机砷化剂等天然植物农药和矿物农药。由于砷化物对人畜有剧毒,而除虫菊、鱼藤酮的杀虫效果和供应量又都很有限,不能满足农业生产的需要,于是,大量杀虫剂、杀真菌剂、除草剂和其他的一些化学物质得以合成应用。随着人工合成农药和杀虫剂发现和使用,农药生产很快形成一个新的精细化工行业,而无机农药因无法与之竞争而用量锐减。

以滴滴涕为标志的第二代化学农药

1925年,瑞士化学家保尔·赫尔曼·米勒①开始了合成杀虫剂的研究。有一天,米勒接到他的妹妹从奥尔坦家乡寄来的信,从信中得知,家乡又闹起了严重的虫灾。米勒想起小时候听老人说起的中国人的名言"以毒攻毒",决心要发明一种威力超群的杀虫剂,帮助乡亲们消除虫灾。

经过认真思考之后,米勒认为,理想的杀虫剂应具备七个条件:一是对昆虫有剧毒;二是中毒迅速;三是对哺乳动物和植物无毒或只有微毒;四是无刺激性,没有气味或仅有微弱的气味,在任何情况下都不会使人产生不愉快的感觉;五是毒杀范围应当尽可能广泛,包括尽可能多的节肢动物;六是长效,即有很好的化学稳定性;七是价格便宜,经济实惠。

按照这些要求,米勒经过三年多的研究探索,不用胃毒剂,而用一种触杀剂,也就是虫子一接触到就能穿透昆虫体壁的药物,起到毒杀作用。米勒查阅了大量的资料并经过实验研究,找到了双苯基三氯乙烷的制备方法,并从氯代甲基的毒性出发,进而证实三氯代甲基的触杀效果。1939年9月,米勒正式公开了他的研究成果:新型的杀虫剂对家蝇有惊人的触杀作用。随后,他又制备了这一药物的各种衍生物,终于合成了双对氯苯基三氯乙烷,即威力超群的滴滴涕。

滴滴涕的化学结构是由苯环和三氯乙烷基构成的,其中苯环是致毒部分,三氯乙烷基是脂溶性部分,它对害虫几丁质层有高度亲和力,能使滴滴涕透过体壁进入虫体,起到触杀作用。滴滴涕发明后,瑞士政府将这种新型杀虫剂用于防治马铃薯甲虫,结果非常成功。1942年正式投放市场。1943年,美国农业部进行了试验,也证实了滴滴涕具有较好的杀虫效果。1943年10月,正值第二次世界大战时期,斑疹伤寒在意大利南部港口城市那不勒斯流行起来,这种病是由虱子作媒介的急性传染病,死亡率较高。在当时战争条件下,让人们脱掉所穿的全部衣服,将其焚毁,再换上新衣服是难以做到的,于是,有人想到了滴滴涕,考虑能否用它来毒死虱子。1944年1月,人们在那不勒斯开始大

---

① 保尔·赫尔曼·米勒(Paul Hermann Müller,1899—1965),瑞士化学家,他发现并使用了杀虫剂滴滴涕,因在控制疟疾和黄热病方面取得成就而闻名世界。后来滴滴涕被禁用。

面积使用滴滴涕，无论军人还是老百姓，都要排起队来喷洒滴滴涕溶液。三周以后，虱子被彻底消灭了，人类历史上第一次制止了斑疹伤寒病的流行，从而有力地显示了滴滴涕在防治斑疹伤寒及由其他节肢动物传播的疾病方面的重大功效，从此，滴滴涕名扬世界。

滴滴涕的出现，标志着第二代化学农药的诞生。然而，在使用中人们发现，滴滴涕对害虫的杀伤力在逐渐降低，因此，只得逐渐加大用量。随着人们对滴滴涕的大量、过度使用，它对生态环境的负面影响日益显露出来。滴滴涕的化学性质稳定，不易降解，在自然界及生物体内可以较长时间存在，通过食物链富集，毒性增大，导致鱼类和鸟类的死亡，甚至在南极大陆定居的企鹅体内都有滴滴涕的存在，对人类的健康也构成了威胁。美国海洋生物学家蕾切尔·卡逊出版的《寂静的春天》一书中，列举了大量的事实，说明滴滴涕对生态环境的严重影响。这些问题的出现给人们敲了警钟，许多化学家开始重新审视农药的作用和后果。①

有机磷与其他杀虫剂的发现

从1938年起，德国法本公司的G. 施拉德②等在研究军用神经毒气过程中，系统地研究了有机磷化合物，发现许多有机磷酸酯具有强烈的杀虫作用，于1944年合成了第一个有机磷杀虫剂——对硫磷

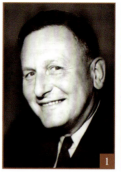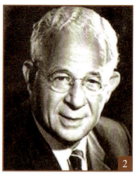

图111 有机杀虫剂的发明者（1. 滴滴涕的发明人保尔·赫尔曼·米勒；2. 2,4-滴的发明人夸斯特尔）

(Bladan, E 605)。1946年，对硫磷首先在美国氰胺公司投产。

1946年，夸斯特尔③发明了2,4-滴并第一次将其作为除草剂广泛用来控制阔叶植物和农业杂草。

农药的喷洒方式的改进

值得一提的是农药的喷洒方式也在不断地改进。初期使用的喷洒工具比较简单，如，扫把、刷子等泼洒器具。压力雾化的手动喷雾器的使用始于1850—1860年间，在美国首先用手动喷雾器喷洒药液防治农作物病虫害。1895年美国首先制成带风扇的手动喷粉器。手动喷雾器和手动喷粉器的应用，标志着现代农药喷洒技术的开始。1900年开始使用小型汽油机为动力的喷雾机，1925年后，随着中耕型拖拉机的问世，开始使用拖拉机牵引式喷雾机。1944年开始使用湿润喷粉和低压高浓度低容量喷雾技术。1950年日本研制成功

---

① 20世纪70年代起，美国及西欧等发达国家开始限制和禁止使用滴滴涕，中国于1983年宣布停止生产和使用滴滴涕，从此滴滴涕这一曾经为人类健康和农业发展做出过杰出贡献的农药退出了历史舞台。

② 吉哈德·施拉德（Gerhard Schrader, 1903—1990），德国化学家。先后发现新杀虫剂和用于战争的沙林和塔崩毒剂。

③ 夸斯特尔（Juda Hirsch Quastel, 1899—1987），生物化学教授。出生在英国约克郡谢菲尔德（Sheffield）。1921年获伦敦帝国学院学士学位，1926年获剑桥大学科学博士学位，1940年当选伦敦皇家学会院士。1987年在温哥华去世。

背负式机动喷雾喷粉机,20世纪60年代初又发明了薄膜喷粉管。20世纪70年代以后,喷洒技术进入了一个非常活跃的发明时期。在规模农作物生产中,防治病虫害采用小型飞机喷洒作业。

农药行业的形成

20世纪50—60年代是有机农药的迅速发展时期,新的系列化品种大量涌现。继有机氯杀虫剂滴滴涕、六六六之后,又出现了氯代环二烯和氯代茨烯系列。有机磷杀虫剂的品种有对人畜毒性较低的马拉硫磷(1950)、美曲膦酯(1952)、杀螟硫磷(1960)等。1956年氨基甲酸酯类的第一个重要品种甲萘威投产,随之不断有新品种问世。其后,有机砷杀菌剂系列相继问世。在除草剂方面,开发的品种系列更多,重要的有苯氧羧酸、氨基甲酸酯、酰胺、取代脲、二硝基苯胺、二苯醚、三嗪、吡啶衍生物等系列。众多农药品种的生产和广泛应用,日益扩大了农药工业在国民经济中的作用,农药工业出现繁荣发展的局面,产量和销售额均有较大增长(表69-2-1,表69-2-2)。

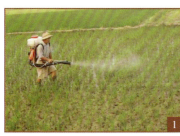
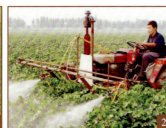
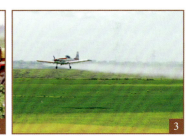

图112　农药使用方法的改进（1. 农民在田间喷洒农药；2. 小型机械喷洒农药；3. 在比较宽阔的农田农用小型飞机喷洒农药）

表69-2-1　世界农药产量的增长

年　份	1945	1955	1965	1975	1985
产量(千吨,有效成分)	100	400	1000	1800	2000以上

表69-2-2　世界农药销售额的增长

年　份	1950	1960	1970	1980	1985	1990
销售额(亿美元)	5	10	45	115	137.8	160

目前,全世界正在生产的有机磷农药种类很多,其中,美国有61种,占其品种总数的21.8%。丙溴磷、丙硫磷等防治抗棉铃虫正显示出很高的活性。化学农药每年可挽回全球农作物损失的15%~30%,为保障和发展社会生产做出了巨大的贡献。

以生物农药为标志的第三代农药

化学农药广泛应用以后,滥用引起的人畜中毒事故增多,环境污染和生态失调加重,有害生物的抗药性问题也严重起来。在此背景下,农药工业从20世纪70年代起加快了品种更新,新农药开发的重点转向以高效、安全为目标。一些药效较低或安全性差的品种如有机氯杀虫剂（包括滴滴涕、六六六），某些毒性高的有机磷杀虫剂、有机汞和有机砷杀菌剂都逐渐被淘汰，而代之以相对高效、安全的新品种，如拟除虫菊酯杀虫剂、高效内吸性杀菌剂、农用抗生素和新的除草剂。在新的形势下，科学家开始探索第三代农药的发展，于是，生物农药[①]概念逐步形成。

20世纪50年代，世界上第一个微生物杀虫剂BP（日本金龟子芽孢杆菌）在美国注册登记。到20世纪60年代，Bt（苏云金芽孢杆菌）杀虫剂在美国及其他国家相继注册登记。20世纪90年代以来，全世界生物农药的产量每年以10%~20%的速度递增，迄今已有十几种用于防治600多种农林害虫、十几种植物病害的生物农药在世界各国取得注册登记。在生物农药中，相当一部分是生物毒素。

进入21世纪，农药的发展特别是生物农药的发展正在进入"高效、无毒和无污染"的新时期。然而，由于农药的毒性，引起的负面影响也非常严重。农药不仅造成食物污染，而且害虫的抗药性不断增强，农药的功过众说纷纭。

有人预言21世纪未来农药市场的格局中，曾一统天下的高毒农药甲胺磷、久效磷及甲、乙基对硫磷等化学农药风光不再，并将逐步限产和淘汰，取而代之的是低毒、低残留化学农药和迅速崛起的生物农药。

---

① 生物农药（Biopesticides），是指生物源（动物、植物、微生物）的农药。特点是：不通过固有的毒性作用发挥作用的药剂；不易产生抗药性，对天敌昆虫危害较小，对人畜安全；与化学农药相比，生物农药具有无残留、无公害、不污染环境、专一性作用于靶标有害生物的优点，是农业持续发展理想的农药品种。包括微生物农药（如细菌、病毒和真菌等）、农用抗生素、植物源农药、生化农药（如动物激素、植物生长调节剂等）、天敌农药（如天敌昆虫等）和转基因农药（如抗病虫的转基因植物等）。

3 化学毒物用于灭鼠

3.1 化学杀鼠剂的发展历程

鼠类属于哺乳动物的啮齿目，有3000多种，常见的有500~600种。鼠类繁殖力极强，世界卫生组织曾估计，全球鼠类数目与人口数目相当，分布数量之多以亚洲为冠。老鼠是人类的大敌，它可传播30多种疾病，据有关资料统计，历史上死于老鼠传染疾病的人数比死于战争的人数还要多。全世界粮食产量约有1/5被老鼠毁掉。另外老鼠破坏森林、草原、农田，以及啃咬建筑、通信设施、家具衣物、仓储物品等，给人类的生命财产带来了巨大的损失。

杀鼠剂（Rodenticide）包括通过胃毒和熏蒸作用直接毒杀或通过化学绝育和趋避作用间接防治的各种药剂，是用于杀灭仓鼠、家鼠和田鼠等鼠类的药物，主要是用于配制毒饵的毒剂，是杀灭老鼠采用最多、应用最广、效果最佳的方法。

化学杀鼠剂的研发成果

早期使用的杀鼠剂主要是无机化合物如黄磷、亚砷酸、碳酸钡、磷化锌等，以及植物性药剂如红海葱、马钱子等，其药效低、选择性差。

1920年美国M&Tchem.Inc公司开发了有机硅杀鼠剂——杀鼠硅RS-150（Silatranes），为无味的白色粉末，后来禁止使用。

20世纪30年代后期陆续出现了种类繁多的有机合成杀鼠剂。1933年，第一个有机合成的杀鼠剂甘氟（Gliftor）问世，为无色或微黄色液体，能与水、醇互溶。此药后来禁止使用。

1940年，美国研制出化学合成的杀鼠剂氟乙酸钠（1080），20世纪50年代又出现氟乙酰胺（1081），二者均为剧毒。急性口服大鼠LD_{50}为0.22毫克/千克（1080）、15毫克/千克（1081），因对一切动物有剧毒且有二次及多次毒性而被禁用。之后，德国拜耳公司又研制了大量的氟乙酰胺衍生物，如鼠立死、毒鼠强、安妥等毒性更强的杀鼠剂，但是这类品种都是急性单剂量的杀鼠剂，在施药过程中需一次投足量使用，否则，就易产生拒食现象。

1944年，林克等在研究加拿大牛的"甜苜蓿病"时发现双香豆素有毒，后来合成第一个抗凝血杀鼠剂。以杀鼠灵（即华法令）为代表的多种抗凝血剂，称第一代抗凝血杀鼠剂，曾大量推广使用，开辟了一个新的杀鼠剂类型，提高了大规模灭鼠的效果，并减少了对其他动物的危害，也不易引起人畜中毒。这类杀鼠剂按其化学结构分为茚满二酮类、香豆素类以及其他类。与早先的杀鼠剂相比，具有鼠类中毒慢，不拒食，可连续摄食造成累积中毒死亡，不易发生二次中毒的特点，误食可用维生素K_1解毒，是目前世界上使用最多的杀鼠剂。

20世纪40年代出现的杀鼠剂有敌鼠（Diphacinone）、氯敌鼠（Chlorophacinone），是茚满二酮类中的代表药。20世纪50年代末期鼠类对这类杀鼠剂形成了严重的抗药性及交互抗性，使其应用效果受到严重影响。1958年英国首先发现褐家鼠对杀鼠灵产生了抗药性，其他品种的杀鼠效果也在降低，为此许多国家开始探求新的杀鼠剂，其他急性杀鼠剂相继问世。如德国拜耳公司生产的毒鼠磷，1965年取得专利；1972年美国罗门哈斯（Rohm & Hass）公司发明的氨基甲酸酯杀鼠剂RH-945（灭鼠安，LH-104）、RH-908（亦称LH-106）；1974年该公司又报道了一脲类化合物——RH-787或vacor（灭鼠优，LH-105）。

20世纪70年代中期，英国Sorex有限公司首先合成了能克服第一代抗凝血性杀鼠剂抗性的药剂鼠得克，随后，1977年，法国Lipha化学公司开发出溴敌隆。20世纪70年代末，英国又试验成功大隆等新抗凝血杀鼠剂，其特点是杀鼠效果好，且兼有急性和慢性毒性，对其他动物安全，称第二代抗凝血杀鼠剂。从作用机制来看，抗凝血杀鼠剂会抑制鼠体内的凝血酶原，使血液失去凝固能力，引起其血管出血及内出血死亡。20世纪80和90年代分别合成了杀它仗和LM2219以及"超级华法林"（Superwarfarin），它们都属于第二代抗凝血杀鼠剂。这些杀鼠剂兼有急性和慢性毒性，比第一代抗凝血剂的急性毒性更大，尤其可以更有效地毒杀对第一代有抗药性的鼠种，同时对其他动物安全，是目前被推荐使用最广泛的一种杀鼠剂。

目前使用的生物杀鼠剂主要有C型毒梭菌素（博多灵）。化学杀鼠剂主要是磷化锌（耗鼠净）、氟鼠林（杀它仗）、杀鼠灵（灭鼠灵、华法灵）、杀鼠醚（立克命、鼠毒死、杀鼠萘）、敌鼠钠盐（野鼠净）、溴敌隆（乐万通）、溴鼠灵（溴鼠隆、杀鼠隆、溴联苯、大隆）。

已停止使用的杀鼠剂

目前，已停止使用的杀鼠剂有：亚砷酸（砒霜、白石比）、安妥（1-奈基硫脲）、灭鼠优（抗鼠灵、鼠必灭）、灭鼠安、士的宁（马钱子碱、番木鳖碱）和红海葱（海葱）。[①]

化学毒物用于灭鼠的发展趋势

根据鼠类的生物学特性，未来新研发的杀鼠剂除需具有强大的毒力外，还应具备以下条件：第一，选择性强，对人、畜、禽等动物毒性低；第二，鼠类不拒食，适口性好；第三，无二次中毒危险；第四，在环境中能较快分解；第五，有特效解毒剂或中毒治疗法；第六，不易产生抗药性；第七，易于制造，性质稳定，使用方便，价格低廉等。

兼具上述特点的杀鼠剂是新品种开发的方向。现在，兼有急性和慢性毒性的第二代抗凝血剂正在得到大力开发和研制。不育剂、驱鼠剂、鼠类外激素、增效剂等新的化学灭鼠药剂也正在广泛探索。

---

① 中国目前已禁止使用的杀鼠剂有：氟乙酰胺（1081、敌蚜胺等）、氟乙酸钠（1080）、毒鼠强（没鼠命、424）和毒鼠硅（氯硅宁RS-150、硅灭鼠）。

3.2 化学急性灭鼠剂

急性灭鼠剂又称速效灭鼠剂或单剂量灭鼠剂，是鼠类一次或在较短时间里多次摄入毒饵很快就能致死的灭鼠剂。研究开发的主要品种是：

硫酸亚铊

硫酸亚铊（Ti_2SO_4）对褐家鼠半数致死量为 16 毫克/千克，对鼠积累有毒性，对人不安全，有二次中毒现象。

磷化锌

磷化锌（Zn_3P_2）为灰黑色粉末，比重 4.72，有较强的类似大蒜的气味，不溶于水，稍溶于碱和油，在干燥状态下，化学性质稳定，遇酸则分解，产生剧毒的磷化氢气体。对大鼠半数致死量为 40~47 毫克/千克，对小鼠半数致死量为 3~5 毫克/千克，有二次中毒现象。

磷化锌适口性好，但如果食后未死，就会产生再遇拒食现象。因此，在一地区连续使用，效果会逐次下降，应与其他灭鼠剂交替使用。

使用时，一般配制成毒饵，使用浓度，家鼠为 3%~5%，野鼠为 10%~15%。其次，还可配成毒水（药物占液体表面积的 5%~10%）、毒粉（浓度为 10%~20%）、毒糊（5%~10%）等，主要用于消灭家鼠。

甘氟

甘氟（Glifor）为无色或微黄色液体，能与水、醇互溶。褐家鼠半数致死量为 4~30 毫克/千克，黄鼠半数致死量为 4.5 毫克/千克。此药已禁止使用。

杀鼠硅

杀鼠硅 RS-150（Silatranes）是 1920 年美国 M&Tchem.Inc 公司开发的有机硅灭鼠剂，为无味的白色粉末，熔点 199℃~200℃，溶于有机溶剂，微溶于水（<0.002 克/100 毫升），无二次中毒现象。对大鼠半数致死量（急性经口）为 1~4 毫克/千克。此药已禁止使用。

毒鼠强

毒鼠强（Tetramine）又叫 424。1949 年由拜耳（Bayer）公司开发生产。为粉状，熔点为 255℃~260℃，微溶于水、丙酮、乙酸、酸碱等。对大鼠半数致死量为 0.1~0.3 毫克/千克，鼠喜食性好。此药已禁止使用。

毒鼠磷

毒鼠磷（Phosacetim，$C_{14}H_{13}C_{12}N_2PS$）是 20 世纪 60 年代拜耳公司开发的鼠药。毒鼠磷为白色粉末，熔点为 107℃~109℃，不溶于水，溶于乙醇、氯仿等。对雌、雄大鼠半数致死量分别为 3.5 毫克/千克和 7.5 毫克/千克，使用浓度分别为 0.2%~0.5%，0.05%~0.5%。

毒鼠磷适口性较好，从取食到毒性发作之间有 12 小时以上的潜伏期，无反射性再遇拒食现象。毒鼠磷可经健康皮肤吸收，其毒力约为经消化道吸收毒力的 1/10~1/5。使用时应避免与皮肤和黏膜接触。据文献报道，毒鼠磷不会引起二次中毒，但中国的试验结果证明，仍有发生二次中毒的可能性。

毒鼠磷系广谱灭鼠剂，可用于毒杀各种家鼠和野鼠。一般可配成 0.1%~1.0% 的毒饵使用。在消灭褐家鼠和小家鼠时，使用浓度可为 0.1%~0.3%。

鼠立死

鼠立死（Crimidine）是拜耳公司 20 世纪 50 年代开发的品种，化学名称为 2-氯-4-二甲氨基-6-甲基嘧啶。为白色结晶，熔点 87℃，不溶于水，溶于有机溶剂。对大鼠半数致死量（急性经口）为 1.25 毫克/千克，使用浓度为 0.25%~1%。

灭鼠优

灭鼠优（Pyrinuron，$C_{13}H_{12}N_4O_3$）的商品名有 Vacor、RH-787 等。灭鼠优为淡黄色粉末，不溶于水，微溶于有机溶剂，熔点 223℃~225℃，对大鼠半数致死量为 4.8 毫克/千克，对小鼠半数致死量为 45 毫克/千克，使用浓度为 1%~2%。灭鼠优的毒力具高度的选择性，对许多鼠种的毒力较强，对家畜家禽的毒力甚弱，使用时相对比较安全。适口性较好，从进食到发挥作用一般需 2~4 小时，鼠在 8~12 小时内死亡，无反射性拒食现象。二次中毒概率较低。多用于防治家栖鼠种。毒饵浓度为 0.25%~2%，也可用作舔剂，浓度为 10%。烟酰胺为特效解毒剂。

灭鼠安

灭鼠安（RH-945，$C_{13}H_{11}O_4N_3$）为淡黄色粉末，无臭、无味，不溶于水，微溶于苯、氯仿等，熔点为 230℃~235℃，对大鼠半数致死量为 17.8 毫克/千克，对小鼠半数致死量为 23.0 毫克/千克。为广谱强力灭鼠剂，选择性很强。与灭鼠优相似，多用于防治家栖鼠种，毒饵浓度 0.55%~2%。

安妥

安妥（Antu）为白色结晶，微臭味，不溶于水，易溶于沸乙醇。熔点为 198℃，对大鼠半数致死量为 6.9 毫克/千克，对小鼠半数致死量为 50~100 毫克/千克。

溴杀灵

溴杀灵（Bromethelin）是美国礼来制药公司（Eli Lilly and Company）20 世纪 20 年代研究筛选，到 20 世纪 80 年代初发现的一个高效灭鼠剂 EL-614。为淡黄色结晶，不溶于水，溶于有机溶剂。熔点 50℃~152℃，对雌、雄黑家鼠半数致死量（急性经口）分别是 8.13 毫克/千克和 5.5 毫克/千克，使用浓度为 50~200 毫克/千克。

3.3 化学慢性灭鼠剂

慢性灭鼠剂又称缓效灭鼠剂，是老鼠摄入毒饵经过数天才致死的灭鼠剂。由于中毒缓慢，可使老鼠连续摄食多次以达到致死量。目前世界上使用最多的鼠药是抗凝血灭鼠剂。抗凝血灭鼠剂的优点是使用浓度低，毒饵含量为 0.005%~0.25%，不用预饵，老鼠不易警觉，可多次摄食，直到中毒死亡。对人畜相对安全，不易发生二次中毒，误食可用维生素 K_1 解毒。

鼠完

鼠完（Pindone）是 1962 年美国辉瑞公司（Pfizer Inc.）开发的，化学名称为 2-（2-三甲基乙酰基）-1,3-茚满二酮。为黄色结晶，熔点为 108.5℃~110.5℃。溶于多种有机溶剂。对大鼠半数致死量为 30~50 毫克/千克，使用浓度 0.025%，或 0.005%~0.006%（毒液）。

杀鼠酮

杀鼠酮（Valone）是基尔戈（Kilgore）化学公司推广品种。化学名称为 2-异戊酰-1,3 茚满二酮。为黄色结晶，熔点为 67℃~68℃，不溶于水，溶于有机溶剂，使用浓度为 1.1%（液剂）、1%（粉剂）、0.055%（饵剂）。

敌鼠

敌鼠（Diphacinone，$C_{23}H_{16}O_3$）的化学名称为 2-（2,2-二甲苯基乙酰基）-1,3-茚满二酮。敌鼠为黄色结晶，熔点 145℃~147℃，溶于丙酮、乙醇等有机溶剂，对大鼠半数致死量约为 30 毫克/千克，使用浓度为 0.005%~0.025%（毒饵）。

敌鼠钠盐

敌鼠钠盐是敌鼠的钠盐形式，化学名称为 2-（2,2-二甲苯基乙酰基）-1,3-茚满二酮钠盐。敌鼠钠盐纯品为黄色结晶，可在 325℃碳化，溶解于有机溶剂，使用浓度为 0.005%~0.025%。与其他抗凝血剂一样，敌鼠及其钠盐具有连续多次投药毒力增强的特点，使用中最好连续数次投药，如一次性投药，其致死量需相当于三至四次投药的十至数十倍。一般投放毒饵后 3 天才出现死鼠，5~8 天为死鼠高峰，到第 15 天还可以出现死鼠。

敌鼠钠盐的使用浓度较低，多次投毒时，可用 0.025%~0.05% 的毒饵。一次投毒，浓度应提高到 0.2%~0.3%。若浓度在 0.5% 以上，适口性下降。

由于敌鼠钠盐的作用缓慢，投饵总量应超过速效药物。投饵方法以分散为好，既可以避免毒饵被少数个体吃尽，又可以使鼠多次少量取食，发挥敌鼠钠盐多次服药毒力增强的特点。应用敌鼠钠盐时，可根据消灭对象，配制毒饵、面块、毒粉和毒水使用。用毒水消灭仓库内害鼠时，毒水的含药量以 0.1%~0.5% 为宜。因敌鼠钠盐的水溶液呈黄色，故不必加警戒色。

氯鼠酮

氯鼠酮（Chlorophacinone，$C_{23}H_{15}ClO_3$）又叫氯敌鼠，是法国里昂制药公司（Lyonnaise Industrielle Pharmaceutique，LIPHA）于 1961 年开发的品种，化学名称为 2-（2,2-〔4'-氯苯基〕-苯基乙酰基）-1,3-茚满二酮。

氯鼠酮为黄色结晶，熔点 138℃~140℃，难溶于水，微溶于丙酮、乙醇，溶于甲苯。对大鼠半数致死量（经口）为 20.5 毫克/千克，使用浓度为 0.005%~0.025%（毒饵）。

与其他第一代抗凝血剂比较，氯敌鼠的最大特点是急性毒力强。对人和禽、畜的毒力比较小。除了具有典型的抗凝血作用外，还有抗氧化磷酸化作用。

由于氯敌鼠急性毒力很强，适用于一次投毒法杀灭野鼠。使用浓度为 0.005%~0.025%。氯敌鼠是唯一的油溶性抗凝血灭剂，用油脂配制毒饵比较方便。

大隆

大隆（Brodifacum，$C_{31}H_{25}BrO_3$）是英国帝国化学工业集团（Imperial Chemical Industries，ICI）开发的产品。化学名称为3-（3-〔4′-溴联苯基〕-1,2,3,4-四氢萘-1-满基）-4-羟基香都素。有顺式和反式两种异构体，工业品为异构体的混合物，两种异构体的生物活性，包括毒力和适口性都没有显著差别。大隆为白色粉末，不溶于水，溶于有机溶剂，熔点228℃~230℃。大隆是目前所有抗凝血剂中毒力最强的一种，它既有急性毒力，又有慢性累积毒力。受试的各种啮齿动物急性半数致死量都不超过1毫克/千克。兼有急性灭鼠剂和慢性灭鼠剂的优点，尤其对抗性鼠的毒力亦强，试验时可收到98%~100%的灭效率。处理6~10天完全可以控制鼠害。对大鼠半数致死量为0.26毫克/千克，对小鼠半数致死量为0.4毫克/千克。

大隆对褐家鼠的潜伏期为4~12天，小家鼠为1~26天。二次中毒的危险较大。防治野鼠，可用0.005%毒饵一次投毒或一周投毒一次，以节约毒饵和劳动力。防治家鼠，可以用0.001%~0.005%的毒饵，按抗凝血剂使用的一般方法处理6~10天。

由于大隆的急性毒力特别大，所以对人、畜，特别是鸡、狗和猪比较危险，使用中应该注意安全。为此，英国已禁止在城市中使用。

光灭鼠

光灭鼠是美国联合碳化公司的产品。化学名称为3-（α-丙酮基糖基）-4-羟基香豆素。为白色粉末，熔点121℃~123℃，不溶于水，溶于有机溶剂乙醇。对大鼠半数致死量为25毫克/千克，使用浓度为0.025%（毒饵），或0.005%~0.006%（水剂）。

噬鼠灵

噬鼠灵（Difethialone）是1988年法国Lipha公司研制的产品。化学名称3-（3-〔4′-溴联苯基〕-1,2,3,4-四氢萘-1-茚满基）-4-羟基-1苯并硫杂环己烯-2-酮。对大鼠半数致死量为0.56毫克/千克，对小鼠半数致死量为1.29毫克/千克（急性经口）。对非靶动物较其他抗凝血灭鼠剂安全。

杀它仗

杀它仗（Focoumafen，$C_{32}H_{25}O_4F_3$）又叫氟鼠酮，1984年由美国壳牌公司研制。化学名称为4-羟基-3-（1,2,3,4-四氢-3-4-〔4′-三氟甲基苄氧基〕苯基）-1-萘基香豆素。杀它仗纯品呈灰白色结晶粉末。熔点161℃~162℃。几乎不溶于水，微溶于乙醇，溶于丙酮。为第二代抗凝血灭鼠剂，毒力极强，对各种鼠类均有很好的杀灭效果，对抗性鼠毒力较强。可作为大隆一次投毒或脉冲式投毒的替换药物。

杀它仗毒力有一定的选择性，对大鼠半数致死量为0.25毫克/千克，对小鼠半数致死量为0.8毫克/千克。对禽类较其他抗凝血灭鼠剂的毒力低，半数致死量大于100毫克/千克，可以在居民区使用。用0.005%浓度的毒饵一次投饵灭效率可达92%~98%。

4

氰化物用于提金工艺

4.1 氰化物：浸金溶剂

氰化物与氰化浸出

氰化物是黄金工业的重要浸金溶剂。工业上用于氰化法浸出金的氰化物主要是氰化钾、氰化钠、氰化钙和氰化铵。

氰化钠为无色透明晶体，常因含杂质而呈灰黄色，易溶于水，剧毒。其水溶液酸化至 pH 值为 7 时，氰化物几乎全部分解为易挥发的氰氢酸气体。氰氢酸气体是一种无色剧毒气体，存在于溶液中的氰氢酸是弱酸，难电离，对金、银无浸出作用。当 pH 值为 12 时，溶液中的氰化物几乎全部解离为氰根。因此，氰化作业必须在碱性介质中进行。一般认为在氧存在的条件下，氰化浸金是一个电化学腐蚀过程。

由此可见，氰化浸出（Leaehing by Eyanide）是用氰化物溶液做浸出剂，从含金银的矿物原料中提取金银的矿物浸出的工艺。用含氧的氰化物溶液把矿石中的金溶解出来的过程称为氰化浸金。氰化浸金的反应过程是按照在氧参与下生成过氧化氢的方向进行。

氰化浸金的化学方程式可表示为：

$4Au + 8NaCN + 2H_2O + O_2 = 4Na(Au(CN)_2) + 4NaOH$

$2Na(Au(CN)_2) + Zn = 2Au + Na_2(Zn(CN)_4)$

氰化浸出的发展历程

以氰化物溶液溶解金的最早记载始于中国五代时期，近代氰化浸金于 1887 年用于工业生产。早期氰化浸金使用氰化钾水溶液，近代则无例外地使用氰化钠或氰化钙的水溶液，氰化钠具有较大的溶金能力和较高的稳定性，价格也较低廉。

传统的提金工艺采用氰化法，通过浸出（矿石中固体金溶解于含氧的氰化物溶液中的过程）、洗涤（为回收浸出后的含金溶液，用水洗涤矿粒表面以及矿粒之间的已溶金，以实现固液分离的过程）、置换（即沉淀，用金属锌在含金溶液中使其还原、沉淀，回收金的过程）三个工序得到贵重的金属——金。

20 世纪 60 年代以来，氰化浸出提金技术从工艺、设备、管理或操作等方面都已日臻完善，成为当今世界提取金、银的主要方法。但当含金矿物原料中的铜、砷、锑、硫、碳等组分含量高时，不宜直接采用氰化法提金，需将含金矿物原料进行相应预处理后才能采用氰化法。

氰化浸金的主要方法分为渗滤氰化浸出法和搅拌氰化浸出法两种。渗滤氰化浸出法有槽浸和堆浸两种。渗滤氰化指标取决于金粒大小、硫化物含量、矿块粒度、渗浸速度、浸出时间、氰化药剂浓度及浸渣洗涤程度等因素。处理含金石英砂时，金的浸出率可达 85%~90%；粒度粗时，金的浸出率则降至 60%。

搅拌氰化浸出法常用于浸出粒度小于 0.3 毫米的含金矿物原料，浸出在压缩空气搅拌槽、机械搅拌槽或混合搅拌槽中进行。采用搅拌氰化工艺的选矿厂多数采用洗涤法使贵液和浸渣分离。洗涤法可分为倾析法、过滤法和流态化洗涤三种，最常用的为连续逆流倾析法（CCD 法）。

在理论上，溶解 1 克金，需消耗 0.5 克氰化钠，但在实际生产中，氰化物的消耗量为理论量的 20 倍，甚至更高。

氰化浸银

氰化浸银的方法与氰化浸金方法相似，但一般仅用于处理单一银矿。银呈自然银、金银矿、角银矿、辉银矿等独立银矿物形态存在时，氰化浸银才能获得满意的银浸出率。为了强化氰化浸出过程，20 世纪 70 年代后期开始在工业上陆续应用氰化炭浆法、氰化炭浸法和氰化树脂矿浆法。

未来展望

氰化浸出工艺流程的主要缺点是，氰化物的毒性高，氰化物大多数属于剧毒或高毒类，可经人体皮肤、眼睛或胃肠道迅速吸收。另外还有氰化物与铜和锌的硫化矿相互反应问题，并且含氰污水的无害化处理问题尚未得到最终解决。因此，采用无氰工艺是未来的一项现实任务。

4.2 氰化物制造企业

德国 CyPlus 有限公司

德国 CyPlus 有限公司（CyPlus GmbH）是一个生产氰化物、氰化物解毒药、氰化物分析检测器材和开展有关氰化物咨询业务的企业，也是第一个经过生产评估，与国际氰化物管理协会就实施《国际氰化物管理规范》（International Cyanide Management Code, ICMC）签订议定书，并由德国认证管理机构认可的生产者。

德国 CyPlus 有限公司向世界黄金开采企业供应氰化物，对氰化物生产、运输、销毁、储存，工人的安全、应急培训、解毒和中毒治疗等提供全程服务。同时对开采金矿、堆浸方法、黄金提取、黄金回收率的优化以及企业风险管理与应急管理等提供技术服务。

中国安徽曙光化工集团

中国安徽曙光化工集团成立于 1995 年，是以氰化物产品为龙头，集科、工、贸于一体的企业集团，为中国乃至亚洲规模最大的氰化物生产基地，也是中国首家通过《国际氰化物管理守则》认证

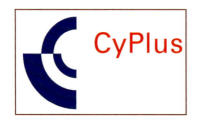

图 113 德国 CyPlus 有限公司标识

企业。

集团生产的"庆宜"牌高纯度固体氰化钠被评为安徽省"名牌产品""质量信得过产品"和"免检产品",占据国内市场1/2的份额,并远销到南美洲、非洲、澳大利亚和中亚、东南亚的众多国家和地区。

集团大力实施名牌战略,产品质量保持国内领先水平和国际一流水平,通过了ISO9001质量管理体系、ISO10012测量管理体系、ISO14001环境管理体系和GB/T28001职业健康安全管理体系认证以及安全标准化二级企业认证。2009年,实现工业总产值11.67亿元。

5

甲醇替代汽油

5.1 甲醇替代汽油技术

甲醇替代汽油技术业已成熟

在常温常压下,甲醇为无色、透明、易流动、易挥发的液体,具有与乙醇相似的气味。甲醇替代汽油技术中所讲的是由煤、焦、天然气、轻油、重油等为原料合成生产的工业甲醇,工业甲醇有毒、易燃、易爆。

能源与环境问题,特别是石油能源危机和环境污染两大问题,已成为当今影响世界经济和社会发展的重要因素。因此,积极寻求和发展清洁能源已成为世界各国的头等大事。改变石油短缺、污染严重的唯一方法,就是减少对石油的依赖,开发绿色高效清洁替代能源。

原油是全球最主要的一次性能源,当前能源短缺的实质是原油短缺。车用燃料是原油最主要的应用领域,占全球原油总消耗量的70%以上。

甲醇汽油(Methanol Gasoline;Carbinol Gasoline)是车用燃料的替代品,是新能源的重要组成部分。甲醇汽油是一种"以煤代油"的途径,可以作为汽油的替代物,从而实现对原油的部分替代。

在技术层面,甲醇汽油由甲醇、汽油和核心添加剂配制而成,在动力性能上完全可以替代汽油和柴油。甲醇替代汽油技术业已成熟。

现在,"节能减排""低碳生活""绿色能源"理念已深入百姓日常生活,推广使用甲醇汽油,可直接替代普通汽油,缓解汽油紧张的局面,同时有很好的环保效益,对国家生态经济的可持续发展、社会的进步都具有十分重要的意义。

甲醇汽油产品系列分类

甲醇汽油由基础汽油、甲醇和相关添加剂组成。甲醇与汽油的混合物,也包括甲醇、乙醇、正丙醇、正丁醇和异丙醇的混合醇等与汽油的混合物。甲醇掺入量一般为5%~30%。以掺入15%者为最多,称M15甲醇汽油。甲醇与汽油混合通常称为"汽油掺烧甲醇",并以甲醇的含量作为燃料标记,甲醇汽油产品系列按照甲醇的含量分为三类,即低醇汽油(M3~M5)、中醇汽油(M15~M30)和高醇汽油(M85~M100)[①]。

第一,低醇汽油。甲醇含量超过3%时,应标明甲醇的含量。由于甲醇在汽油中的溶解性与环境温度、含水量及基础汽油组成有关,为了保证甲醇与汽油能够完全互溶,要适当添加助溶剂。低醇汽油应该能够完全与汽油通用。

第二,中醇汽油。由于甲醇含量占据

---

① M后的数字表示甲醇汽油中甲醇的体积百分比。

一半左右，必须添加一定量的助溶剂。甲醇汽油在使用时，发动机可以完全不用改造，直接与汽油通用即可。

第三，高醇汽油。在使用高醇汽油时，不能与汽油通用，除甲醇汽油能车外，发动机必须进行结构改造。应充分提高压缩比，以发挥甲醇的性能优点，降低甲醇的消耗量。要求甲醇汽车与甲醇汽油同步配套发展，高醇汽油只能用于甲醇燃料专用车。

甲醇汽油产品的主要特点

环保、清洁性突出

产品生产过程采用清洁化工艺，无"三废"。甲醇汽油不含铅，燃烧后排出的气体清洁无害，有利于改善城市环境。

使用方便，无需改动装置

汽车如果使用石油液化气燃料需增加特制装置，增加了汽车成本。而甲醇汽油可与石油产品装置同时使用，不仅节省汽油费用，还可节约改制装置费用，单独使用或混合使用均可，一举三得。

成本低，原料易购，来源广泛

与乙醇汽油相比，甲醇汽油成本低，原料易购，来源广泛。乙醇（俗称酒精），主要来源于粮食，材料来源单一，一旦遭灾、减产，原料来源就成为问题。甲醇是化肥和制药、煤炭等行业生产的副产品，也可利用化工原料合成，价格低廉，来源极为广泛。乙醇市场售价4000多元/吨，而甲醇一般不超过2000元/吨，乙醇比甲醇贵一倍之多。同时，乙醇汽油是将10%的乙醇兑入汽油中，由于乙醇本身较贵，汽油售价比甲醇化工原料还贵，综合成本每吨乙醇汽油比甲醇汽油贵800元以上。

生产不受季节和规模限制

甲醇汽油一年四季均可生产，与生产汽油、润滑油等产品相比，无需加温、加压，可在无水状态中生产。生产规模可根据本单位或个人的经济状况、市场等因素决定，可大可小。

甲醇汽油产品可广泛适用于各种燃用汽油的机动车辆

如：轿车、客运车、叉车、吊车、助力车、农用车、摩托车、装载机等。

甲醇汽油的性能，一是在动力性方面，通过改变发动机的供油系统，增加喷油量以弥补甲醇热值低的不足，再通过增加压缩比（甲醇辛烷值RON106~115，远高于汽油并且气化潜热大）就可以在很大程度上增加发动机的功率和扭矩，动力性较之同排量的汽油机会有很大的提高。二是在经济性方面，制造甲醇的成本相对燃油来讲一般很低，而利用高硫煤"多联供"生产甲醇，按甲醇与汽油5:1的替代比计算，使用甲醇燃料在经济性方面仍有非常大的优势。另外，因为采用了高压缩比发动机，油耗进一步降低，从而进一步提高了甲醇发动机的经济性。三是在环保性方面，甲醇汽油的火焰传播速度快，分子含氧量达50%，所以甲醇汽油混合气的燃烧非常充分，排放远低于汽油。

甲醇汽油标准

2009年7月2日，中国国家标准化管理委员会发布《车用甲醇汽油（M85）》（GB/T 23799—2009）标准，并于12月1日起实施。业界对此表示欢迎，因为这份标准推出之后，意味着甲醇汽油有了国家标准意义上的"合格产品"。国家《车用甲醇汽油（M85）》标准的颁布使甲醇汽油迎来了在全国全面推广和发展的契机。之后，浙江、山西、陕西、黑龙江等省出台了地方标准，全面或试点推广甲醇燃料。

5.2 甲醇燃料产业化推广

甲醇汽油中的甲醇既是一种能源，又是汽油品质的改良剂和绿色增氧剂。由于甲醇含氧原子，可使汽油充分燃烧，能有效降低汽车尾气排放，有利于保护大气环境。所以甲醇汽油环保、成本低、节省资源，节省外汇，市场竞争力强，具有极好的发展前景。

国际实践表明，甲醇汽油应用中遇到的技术问题已经解决。甲醇汽油的常规排放低于常用汽油，非常规排放在现有技术下可以达到甚至超过常用汽油排放水平。甲醇汽油毒性在可控范围内，在遵守操作规范情况下甲醇汽油可以大规模推广。

美国相关研究人员在加利福尼亚州经过七年的推广后得出结论，推广甲醇汽油可以作为减少空气污染的一项战略性的措施。

中国将甲醇作为一种汽油的替代能源并大规模进行推广，将其纳入新能源汽车发展战略中的重要组成部分，属于醇醚类汽车的代表，2007年甲醇燃料与二甲醚被国家发改委确定为今后二三十年过渡性车用替代燃料。相对于"电动汽车""氢燃料汽车"等，甲醇汽油具有技术可行性、大规模应用可行性、经济可行性等多方面优势，是更加现实的新能源路径之一。

目前，山西、陕西、四川、宁夏、内蒙古和甘肃六省区已经开始着手共建晋陕川甘宁蒙煤基醇醚燃料试验示范区，通过联片推广甲醇汽油的方式，推动醇醚燃料（甲醇汽油）推广提速。

浙江省政府对醇醚燃料的推广比较领先，专门成立省醇汽办来领导监督管理醇醚燃料行业，规划成为"全国醇醚燃料新能源推广示范基地"。浙江省政府正式批准浙江赛孚能源科技有限公司为浙江省第一家高清洁甲醇汽油生产经营的企业，并于2010年4月13日于衢州市正式启动浙江省甲醇汽油的试点推广。

山西、陕西、黑龙江、福建、浙江等地出台地方标准，全面或试点推广甲醇燃料。其中，山西是国内最早开展甲醇汽油产业研究和推广的省份，煤制甲醇掺混车用燃料已经在该省运作了26年。山西省推广甲醇燃料工作已从"试验示范阶段"进入到"产业化推广阶段"，将成为中国汽车产业"未来燃料基地"。

6

化学毒物用于行刑

6.1 化学毒物用于注射死刑

死刑执行方式变化彰显社会进步

20世纪80年代,死刑的执行方式发生了巨大的变化,从电椅、毒气室到枪决,再到注射死刑,每一次变化都意味着人类文明程度的提高,意味着社会的进步。

枪决要设立专门的刑场,行刑过程中必须将死刑犯从看守所中提出,到法院宣判后押赴刑场执行,在途时间长、途经地点多,出于安全的考虑,往往兴师动众,浪费了极大的人力物力。不仅如此,行刑过程较为血腥,给罪犯和参与行刑的人在心理上都造成了极大的压力。与枪决相比,注射死刑的执行则较为简单,在羁押场所内即可执行。受刑人的感觉如同生病时打针一般,不会给受刑人造成痛苦。对于行刑人而言,行刑过程中不见血腥且无法确认致死药物由谁注入,因此,不会给行刑人员造成很大的心理压力。

注射死刑过程通常需要注射三种药物。首先注射麻醉剂硫喷妥钠[①],起到麻醉的作用;接下来注射致瘫剂泮库溴铵[②],让肌肉放松;最后注射毒性剂氯化钾[③],让心脏停止跳动。

具体执行时有三个步骤。首先,死刑犯被带进执行室或执行车,执行法警将其固定在注射床上,连接好心率测量仪器。注射时,执行人员将与注射泵相连的针头扎进死刑犯的静脉血管,与平时的静脉注射完全相同。这一过程,执行人员需要经过专门的培训。接下来,执行人员对注射泵进行适当调节,执行号令发出后,执行人员按一下注射泵上的注射键,药物开始注入死刑犯体内。很快,电脑显示屏上的脑电波从有规律的波动变成几条平行的直线,脑电波的前后变化被清晰地印在纸上。这将作为死刑报告的主要内容。最后,将由法医根据心跳、呼吸等来确认罪犯死亡。

相关的社会评论

2001年世界上大约有120个国家和地区允许某种形式的死刑。然而,根据国际特赦组织的统计,在这些国家和地区中,有大约20个在过去10年或更长的时间里没有执行过一例死刑。也只有一小部分已

[①] 硫喷妥钠 (Sodium Thiopental),商品名为喷妥撒 (Pentothal),是一种巴比妥酸盐,静脉给药时具有引起一般性麻醉的作用。它使囚犯进入昏睡状态。根据国际特赦组织的报告,在大脑中这种药品可以在30秒内达到有效临床浓度。

[②] 泮库溴铵 (Pancuronium Bromide),又称巴夫龙 (Pavulon),是一种肌肉松弛剂,它的注射剂量可以麻痹横膈膜和肺,从而导致呼吸停止。

[③] 氯化钾以致死剂量注射以中断与心脏功能有关的重要电信号,使心脏停止跳动。

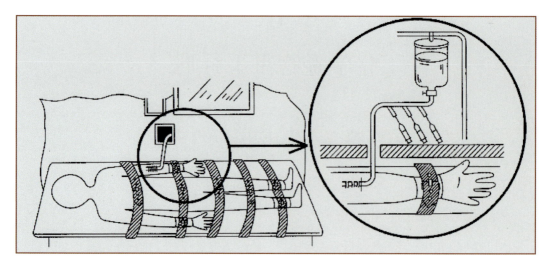

图 114 美国应用毒物执行死刑图（执行死刑时由隔壁房间送来三种注射药品）（采自杜祖健：《中毒学概论》，2003）

开始采用注射死刑作为执行死刑的方法。

2009年世界上有99个国家实行死刑，而执行死刑的形式主要有枪决、绞刑、斩首、电刑、毒气、石刑、注射等，其中采用枪决的国家有86个，采用绞刑的国家有77个。采用注射死刑的国家有美国、中国、菲律宾、危地马拉、泰国等国家。

相关的评论认为，注射死刑是一种直接源于医学科学的方法，是先民使用毒刑的延续。注射死刑方法快速、无痛苦且费用低，是迄今为止替代枪决的一种更为文明的死刑执行方式。

与枪决相比，注射死刑有着安全、执行简单、人性化等优点，但也有人认为注射死刑执行的软、硬件要求较高，投资较大。

6.2 实行注射死刑的国家

注射死刑是世界上最新的死刑执行方法，并且正在迅速普及成为最常见的方法。1982年，美国成为第一个采用注射死刑作为死刑执行方式的国家。1997年，在美国首次采用注射死刑的15年后，中国成为第二个采用注射死刑处决罪犯的国家。危地马拉、菲律宾、泰国和越南等国家，也允许通过注射死刑进行处决。

美国

在美国，注射死刑最初是纽约在1888年提出来的一种死刑执行方式，但该州最后还是选择使用电刑。1977年5月11日，俄克拉何马州成为世界上第一个使用静脉注射作为合法死刑执行方式的地方。该州是第一个将注射死刑立法的州。五年后的1982年，得克萨斯州也通过了法令，第一次以注射死刑的方式处决罪犯。之后，美国有19个州在法令中规定可以使用注射死刑这种形式，其中一些州也允许犯人选择其他的方式。而其他一些州，仍然用毒药（例如氢氰酸）执行死刑。

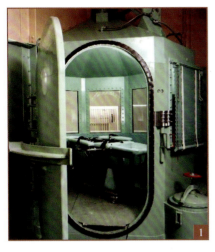 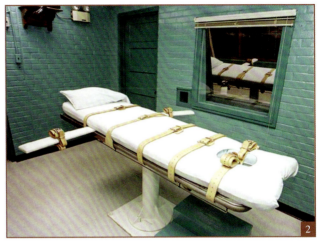

图 115　美国的注射死刑执行室（1. 加利福尼亚州圣金廷州立监狱注射死刑执行室；2. 得克萨斯州一个监狱的药物注射死刑执行室）

在美国 38 个有死刑刑罚的州中，有 34 个州采用注射死刑作为处决的首选方式。美国联邦政府及美国军方也采用注射死刑的方式。根据美国司法部的统计，2004 年美国有 59 人被处决，除其中 1 人外，其他都是通过注射的方式执行的。授权进行注射死刑的州的数目从 1994 年的 27 个增加到 2004 年的 37 个。①

中国

中国是继美国之后，世界上第二个正式采用药物注射死刑的国家。中国 1996 年修订的《中华人民共和国刑事诉讼法》，首次将"注射执行死刑"列入其中②，确立了采用注射方法执行死刑的合法地位，并从 1997 年 1 月 1 日起实施。昆明市中级人民法院在 1997 年 3 月 28 日首次采用注射方法执行死刑。之后，长沙、成都、北京、上海、广州、南京、重庆、杭州、沈阳等城市的人民法院也相继采用注射方法执行死刑。

菲律宾

1996 年，菲律宾政府通过法案批准以注射死刑的方式处决罪犯。在蒙廷卢帕国家监狱建立了注射死刑执行室。该建筑由两个 18.2 米高的金属货物集装箱组成，分

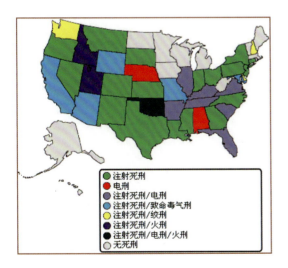

图 116　美国各州采用的不同处决方式

---

① 另有报道，至 2009 年，美国有 19 个州在法令中规定可以使用这种形式，其中一些州也允许犯人选择其他的方式。但自从有人提出注射处死无效、残忍以及提出了种种问题后，美国已有 11 个州暂停注射处死。
② 修订后的《中华人民共和国刑事诉讼法》第 212 条规定："死刑采用枪决或者注射等方法执行。"

为五个房间。一个房间作为死刑执行室，另外四个分别由技术人员、政府官员、聆听忏悔的神父和目击者使用。菲律宾第一起注射死刑是在 1999 年 2 月执行的。

危地马拉

危地马拉的法律规定对那些杀害国家总统或副总统的罪犯、杀害直系家庭成员的罪犯、杀害被绑架者或强奸 10 岁以下幼女的罪犯判处死刑。只有在所有上诉机会都用尽后才能执行死刑。危地马拉在 1998 年 2 月 10 日首次以注射死刑的方式执行死刑。

泰国

2003 年 10 月，泰国成为采取注射死刑作为主要处决方式的国家。其首例注射死刑是在 2003 年 12 月执行的，有四名犯有贩毒罪和谋杀罪的男性被处死。

越南

越南于 2011 年立法实施注射死刑。所执行的首个案例是在首都河内对一名 27 岁的死刑犯执行了药物注射死刑。

7

化学毒物的其他用途

7.1 尿素的科学应用

尿素,又称碳酰胺(Carbamide),是一种白色晶体,是最简单的有机化合物之一,为碳酸的二酰胺,是哺乳动物和某些鱼类体内蛋白质代谢分解的主要含氮终产物,也是目前含氮量最高的氮肥。作为一种中性肥料,尿素适用于各种土壤和植物。它易保存,使用方便,对土壤的破坏作用小,是目前使用量较大的一种化学氮肥。工业上用氨气和二氧化碳在一定条件下合成尿素,可与酸作用生成盐,有水解作用,在高温下可进行缩合反应,生成缩二脲、缩三脲和三聚氰酸。加热至160℃分解,产生氨气同时变为异氰酸。因为在人体的尿液中含有这种物质,所以取名尿素。

尿素是1773年由伊莱尔·罗埃尔(Hilaire Rouelle)发现的。1828年,德国化学家弗里德里希·维勒首次使用无机物质氰酸铵与硫酸铵人工合成了尿素。本来他打算合成氰酸铵,却得到了尿素。尿素的合成揭开了人工合成有机物的序幕。

在推行尿素蛋白饲料的过程中,发现当适当饲喂尿素时即呈现蛋白效果,但当饲喂方法错误,会引起尿素中毒(Urea Poisoning)。一是当尿素的饲喂量超过所需蛋白的1/3,会引起中毒;二是将尿素作为水溶液饲喂,由于尿素未经过菌蛋白化而引起中毒[①]。

尿素的医学应用

皮肤科以含有尿素的某些药剂来提高皮肤的湿度。非手术摘除的指甲使用的封闭敷料中,含有40%的尿素。测试幽门螺杆菌存在的碳-14呼气试验,使用了含有碳-14或碳-13标记的尿素。因为幽门螺杆菌的尿素酶在胃里使用尿素来制造氨,以提高其周边的pH值。同样原理也可测试生活在动物胃中的类似细菌。

尿素的农业应用

尿素是一种高浓度氮肥,属中性速效肥料,也可用于生产多种复合肥料。在土壤中不残留任何有害物质,长期施用没有不良影响。但在造粒中温度过高会产生少量缩二脲,又称双缩脲,对作物有抑制作用。中国规定肥料用尿素缩二脲含量应小于0.5%。缩二脲含量超过1%时,不能作种肥、苗肥和叶面肥。尿素是有机态氮肥,经过土壤中的脲酶作用,水解成碳酸铵或碳酸氢铵后,才能被作物吸收利用。因此,尿素要在作物的需肥期前4~8天施用。

[①] 因为牛和羊属于反刍动物,胃的结构是由一、二、三、四胃组成,尿素水溶液不在第一胃里停留,直接流入第四胃导致尿素被直接吸收而中毒。

此外，尿素、洗衣粉、清水 4:1:400 的比例，搅拌混匀后，可用于防治果树、蔬菜、棉花上的蚜虫、红蜘蛛、菜青虫等虫害，杀虫效率达 90%以上。

尿素的商业应用

尿素在商业上的应用主要有：作为特殊塑料的原料，如尿素甲醛树脂；某些胶类的原料；肥料和饲料的成分；取代用于防冻的盐撒在街道上，优点是不会使金属受到腐蚀；加强香烟的气味；某些洗发剂、清洁剂的成分；急救用制冷包的成分，因为尿素与水反应会吸热；处理柴油机、发动机、热力发电厂的废气，尤其可降低其氮氧化物的含量；催雨剂的成分（配合盐）；过去用来分离石蜡，因为尿素能形成包合物；耐火材料；环保引擎燃料的成分；美白牙齿产品的成分；化学肥料；染色和印刷时的重要辅助剂。

尿素的实验室应用

尿素能非常有效地使蛋白质变性，尤其能非常有效地破坏非共价键结合的蛋白质。这一特点可用以提高某些蛋白质的可溶性，其浓度可达 10 摩尔/体积。尿素也可用来制造硝酸尿素。

尿素作为饲料添加剂

1897 年，韦斯克（Waesk）等人提出反刍动物能转化非蛋白氮为菌体蛋白质的想法。1949 年，沃森（C. J. Watson）等人给绵羊喂食含有氮-15 标记的尿素胶囊，四天后在绵羊血液、肝脏、肾脏中检验出含有氮-15 的蛋白质。这证实了反刍动物可以利用非蛋白氮。同年卢利（J. K. Looli）等人以尿素当作唯一氮源喂食绵羊，发现绵羊能够保持正氮平衡，表明绵羊胃里的微生物能利用尿素合成其生长所需的 10 种必需氨基酸。自此，尿素及尿素化合物成为反刍动物的饲料添加剂。

尿素在化妆品中的应用

尿素是一种很好用的保湿成分，它就存在于肌肤的角质层当中，属于肌肤天然保湿因子 NMF 的主要成分。对肌肤来说，尿素具有保湿以及柔软角质的功效，所以也能够防止角质层阻塞毛细孔，借此改善粉刺的问题。因此可用于面膜、护肤水、膏霜、护手霜等产品中作为保湿成分添加，添加比例为 3%~5%。

尿素的工业应用

尿素对钢铁、不锈钢化学抛光有增光作用，在金属酸洗中用作缓蚀剂，也用于钯活化液的配制。尿素可以大量作为三聚氰胺、脲醛树脂、水合肼、四环素、苯巴比妥、味精等多种产品的生产原料。

7.2 从有毒黄磷到无硫火柴

有毒黄磷火柴的发明

火柴是根据物体摩擦生热的原理，利用强氧化剂和还原剂的化学活性制造出来的一种能摩擦发火的取火工具。

中国南北朝时期（420—589），将硫黄蘸在小木棒上，借助于火种或火刀火石，能很方便地把"阴火"引发为"阳火"。这可视为最原始的火柴。

1669年，德国人H.布兰德提炼出了黄磷。人们利用黄磷极易氧化发火这一特性，在小木棒一端蘸上硫黄，然后再蘸黄磷而发光。1805年，法国人钱斯尔将氯酸钾和糖用树胶粘在小木棒上，浸蘸硫酸而发火。这些都是现代火柴的雏形。

1826年，英国化学家约翰·华尔克发明了火柴。在一次偶然的机会中，华尔克发现用砂皮纸摩擦氯化钾和硫化锑的混合物能产生火焰。于是，他把氯酸钾和三硫化锑用树胶粘在小木棒端部做药头，装在盒内，盒侧面粘有砂纸。手持小木棒将药头在砂纸上用力擦划，便能发火燃烧。这是最早具有实用价值的火柴。1827年，华尔克出售第一盒氯化钾和硫化锑制作的火柴。当时每购买一盒火柴，免费奉送一块砂皮纸。

1831年，法国人C.索里亚以黄磷代替三硫化锑掺入药头中，制成黄磷火柴。这种火柴使用方便，但发火太灵敏，容易引起火灾，而且在制造和使用过程中，因黄磷有剧毒，严重危害人们的健康。

上述早期生产的火柴有两个非常致命的缺点：一是黄磷非常稀少且遇热容易自燃，非常危险；二是黄磷有毒，造火柴的工人一不小心就会中毒身亡。

无毒赤磷火柴的发明

1845年，奥地利人A.施勒特尔研制出赤磷（也称红磷），它是黄磷的同素异形体，性能比较稳定，且无毒。1855年，瑞典人J.E.伦德斯特伦创制出一种新型火柴，将氯酸钾和硫黄等混合物粘在火柴梗上，而将赤磷药料涂在火柴盒侧面。使用时，将火柴药头在磷层上轻轻擦划，即能发火。由于把强氧化剂和强还原剂分开，大大增强了生产和使用中的安全性，故称之为安全火柴，应用广泛。

1898年，法国人H.塞弗纳和E.D.卡昂以三硫化四磷取代黄磷制成火柴，称为硫化磷火柴。这种火柴与黄磷火柴一样随处可以擦燃而没有黄磷的毒性，但仍不如安全火柴安全。

无硫火柴的发明

安全火柴是用硫黄作为药头中的主要还原剂的，燃烧时产生的二氧化硫有毒气体会污染环境，危害人体健康。一根安全火柴在25平方米高4米的房间里燃烧，产生二氧化硫造成的污染为16.8微克/立方米，如果擦9根普通火柴，则有151.2微克/立方米的污染量。[①] 而国际卫生组织二级标准规定二氧化硫日平均不得超过150微克/立方米。

为了减少二氧化硫对人体的危害，在20世纪60年代，瑞典和日本在世界上率先生产不产生二氧化硫公害的火柴——无硫火柴。

无硫火柴（Sulphurless Match）火柴头药料中不含硫黄，免除了擦燃时产生的二氧化硫气体对呼吸系统的刺激，有利于人体健康。

火柴工业的发展

火柴工业始创于欧洲。1833年，瑞典卡尔马省的贝里亚城建立了世界上第一个火柴厂，但因黄磷造的摩擦火柴容易自燃，直到1855年改用赤磷，才生产出安全火柴。

[①] 李保钧. 火柴与人体健康. 西安晚报，1987-01-24.

1865年，火柴开始输入中国，当时它作为由外国人向清朝嘉庆皇帝进贡的"珍品"而传入，所以称为"洋火"或"自来火"。中国的第一家火柴厂是卫省轩[①]于1879年在广东省佛山县创办的巧明火柴厂，生产"舞龙"牌火柴。到1900年，中国开设了19家火柴厂。1921年，刘鸿生[②]在苏州创办鸿生火柴厂，改进了火柴配方，改善了生产管理，生产出质优价廉的"美丽"牌火柴。刘鸿生于1930年又创建了上海大中华火柴公司。1949年后，中国火柴生产逐步实现了机械化和半自动化。1967年，第一台火柴自动连续机试制成功。1982年在济南火柴厂建成了中国第一条连续生产线。

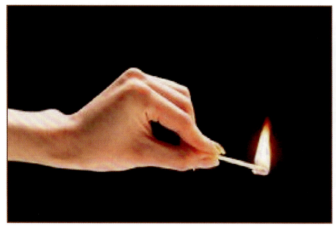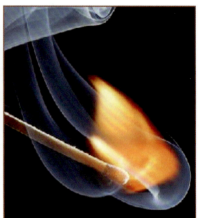

图117 现代安全火柴

7.3 化学毒剂控制毒草灾害

草原生长的毒草面积大、数量多，化学防除能够有效地灭除毒草，达到改良退化草地、提高草地质量的目的。

中国科学院寒区旱区环境与工程研究所研发的灭狼毒、灭棘豆、狼毒净等除剂单独及混合使用，可以有效地灭除狼毒。在新疆维吾尔自治区昌吉市阿什里乡草场上使用草甘膦（浓度1:200）进行喷洒对孕穗期的醉马芨芨草，灭除率可达93.1%，大面积防除灭除率可达85%以上，有效地控制了醉马芨芨草的蔓延。[③]在伊犁哈萨克自治州的特克斯县喀拉峻草地、

[①] 卫省轩是肇庆人，青年时期到日本留学，目睹当时的火柴从东洋输入，致令财源外流，于是决心学习火柴生产技术。回国后，看中佛山的工商条件，于1879年在文昌沙创办巧明火柴厂。

[②] 刘鸿生（1888—1956），祖籍浙江定海。早年在上海圣约翰大学肄业。清末为开平矿务局上海办事处买办。第一次世界大战期间，刘鸿生以经营开滦煤炭起家。此后，将其资本投资大中华火柴公司以及水泥、毛织、码头、搪瓷、航运、金融及保险等产业。1949年后，历任上海市人民政府委员、全国政协委员、全国人大代表、全国工商业联合会常务委员、中国民主建国会中央常委等职。

[③] 付爱良，马来书. 醉马芨芨草清除示范与推广. 新疆畜牧业，1992（6）：35-37.

新源县那拉提草地上，使用24%氯氨吡啶酸EC灭除毒草纳里橐吾及白喉乌头，有较好的防治效果，株防率高达96.15%，且不影响优质牧草生长，草地植被生态环境得到明显改善。[1][2]

19世纪末，美国科罗拉多州曾采取过人工挖除的方法治理有毒植物，但人工挖除费时费力，有时还会引起人的中毒。后来采用2,4-滴、二氯吡啶酸、毒莠定、草甘膦、使它隆等化学除草剂灭杀，取得比较明显的效果。美国西南部和西部常见有毒植物的化学控制方法见表69-7-1。

表69-7-1　美国西部常见有毒植物的化学控制

有毒植物名称	分布	有毒成分	危害家畜	控制方法
夹竹桃	全美国	糖苷	各种家畜,主要是羊	2,4-滴
马利筋属	全美国	糖苷	各种家畜,主要是羊	2,4,5-涕;杀草强;2,3,6-三氯苯甲酸;毒莠定
黄芪属和棘豆属	美国西部	苦马豆素	各种家畜	2,4-滴
毒芹属	全国潮湿地带	毒芹毒素	各种家畜和人	2,4,5-涕;2,4-滴
芹叶钩吻	全美国	生物碱	各种家畜和人	2,4,5-涕丙酸
翠雀属	全美国	生物碱	各种家畜,尤其是牛	2,4,5-涕丙酸
荷莲豆属	美国西南部,墨西哥	生物碱	各种家畜,尤其是牛	挖除;2,4-滴
羽扇豆属	全美国,加拿大	生物碱	各种家畜,鹿	2,4-滴;2,4,5-涕
栎属(哈佛栎、甘比尔栎)	美国西南部和中西部	栎丹宁	多种动物,特别是牛	2,4,5-涕丙酸;2,4,5-毒莠定
狗舌草	美国西南部,墨西哥	生物碱	多种动物,牛和马中毒最多	2,4-滴或挖除

---

[1] 李宏, 陈卫民, 王华, 等. 24%氯氨吡啶酸EC对草地毒草纳里橐吾的药效试验. 农药, 2010, 49(10): 771-772.

[2] 李宏, 陈卫民, 王华, 等. 四种吡啶类除草剂防除白喉乌头的筛选试验. 现代农药, 2010, 9(3): 48-50.

8

世界主要精细化工企业

8.1 德国巴斯夫公司

化工企业：德国巴斯夫公司

德国巴斯夫公司（BASF）是世界上最著名的化工企业之一。产品范围包括化学品、塑料、特性化学品、农用产品、精细化学品以及原油和天然气。巴斯夫在40个国家设有生产基地，与170多个国家的客户有商务往来。2004年，巴斯夫全球员工人数约为82000人，销售额超过370亿欧元。巴斯夫的股票在法兰克福（BAS）、伦敦（BFA）、纽约（BF）和苏黎世（AN）证券交易所上市。

德国巴斯夫公司也是全球最大的饲料添加剂供应商之一。产品包括单项维生素、复合维生素、类胡萝卜素、赖氨酸、酶他富和饲料防霉剂。

位于路德维希港的巴斯夫集团总部和巴斯夫股份公司像一座"小城市"。这座"小城市"共有1750座建筑，100千米的街道，200千米的铁轨，2500千米的管道，建有5座发电站，此外，巴斯夫还有自己的医院、旅行社、火车站。在路德维希港工作的职工共有5.5万人。

巴斯夫集团发展历程

1834年，德国一名化学家发现，若在提炼煤油时加上漂白剂，苯胺会释放出鲜蓝的色彩，这奠定了日后发展苯胺染料的基础。1885年巴斯夫派遣一名代表梅耶尔前往上海推销染料，从此巴斯夫染料在中国成为畅销产品，由那时候开始，巴斯夫正式涉足中国市场。

1982年，巴斯夫在香港成立巴斯夫中国有限公司，负责统筹中国的销售业务活动。巴斯夫中国有限公司秉承巴斯夫传统，为客户提供可改善素质与效率的专业知识和服务，以增强其市场竞争力。为加强中国业务的运作，巴斯夫于1996年成立控股公司巴斯夫（中国）有限公司。这家在北京注册的新公司为所有巴斯夫在中国的合资企业提供物料储运统筹、电子数据处理、采购、人力资源、财务和销售方面的服务，并已在上海及广州设立分公司。

巴斯夫的业务主要以化学品及塑料为核心，范围十分广泛，从原料（例如天然气）到植保剂和医药等。1997年销售额所占比重为：保健及营养20%，染料及整理剂23%，化学品16%，塑料及纤维26%，石油及天然气11%，其他4%。

8.2 德国拜耳公司

化工和医药公司:德国拜耳公司

德国拜耳公司(Bayer)于1863年成立于德国,是全球最大的化工和医药公司之一。公司的四大支柱产业为高分子、医药保健、化工及农业。从简单的硫酸到高科技的诊断试剂,产品多达1万余种。拜耳在五大洲150个国家拥有350家公司,员工总数超过145000人。拜耳以科学研究为主导,几乎所有的业务活动都基于拜耳自己的发明。拜耳公司的目标是环保、安全、质量和效率。

拜耳集团是全球最为知名的世界500强企业之一,在材料创新、作物科学及医药保健等众多领域位居业界前列。中国是拜耳在亚洲的第二大市场,拜耳公司对中国市场未来的发展潜力更是充满信心。

2001年11月,拜耳集团着手在上海化学工业园区进行大规模划时代的投资,建设一个世界级的一体化化工基地。同时,其材料创新集团的高性能产品在中国地区的销售额也大幅增长。在未来,拜耳公司将继续以它优质的产品和服务造福于人类,用创新科技使生活充满活力。

德国拜耳公司发展史

拜耳公司在Wuppertal-Elberfeld设立了科学实验室(1878—1912年为公司总部),制定了行业研究的新标准。经过不懈的努力和探索,拜耳研发出了众多中间产品、染料和药品。1899年3月6日,拜耳获得了阿司匹林的注册商标,该商标后来成为全世界使用最广泛、知名度最高的品牌,被人们称为世纪之药。在这一时期,拜耳已在国际上占有一席之地,出口远至中国,并在俄罗斯、法国、比利时、英国和美国设立了分公司。

1912年,公司总部迁至勒沃库森。第二次世界大战以后,拜耳又一次集中精力投身研发工作,为重新建立业务运营奠定了基础。聚氨酯化工的进一步发展、新作物保护产品、聚丙烯腈纤维等纤维、热塑材料模克隆、新合成纤维染料和其他诸多发明均在公司的扩张进程中发挥了举足轻重的作用。心脑血管药、皮肤抗真菌药、广谱抗生素等新产品相继在拜耳的制药实验室诞生。

1988年,拜耳庆祝成立125周年。同年,拜耳集团成为首家在东京股票交易所上市的德国公司。1994年,拜耳收购了Sterling Winthrop的北美自我药疗企业,使公司得以在美国重新使用"拜耳"作为公司名称。1995年,美国的Miles Inc.被重新命名为拜耳公司。

2002年,拜耳股票以BAY为股票代号在全球最重要的证券市场——纽约证券交易所上市。同年7月1日,拜耳集团开始公司历史上最大规模的一次重组,从而形成了公司目前的组织结构。

2010年拜耳集团的销售额增长了12.6%,达到350.88亿欧元。经货币与资产组合调整后,销售额增长了8%。

8.3 德国德固赛公司

德国德固赛（Degussa）是世界上最大的特种化学品公司，公司总部位于德国杜塞尔多夫。其下属5个分部21个分公司，生产包括树脂玻璃塑料板在内的特种化学用品。

2001年2月，德固赛·赫斯（Degussa Huels）和斯卡维（SKW Trostberg）两家股份公司合并。2002年，47623名员工实现了117.65亿欧元的年销售额。

1988年，德固赛开始在中国生产特种化工产品。至今，德固赛在中国设立了23个公司，生产基地分别位于安丘、北京、长春、广州、湖州、济宁、辽阳、南宁、南平、青岛、日照、上海、台湾、香港、营口等地。德固赛的产品品质卓越，种类繁多，其中包括炭黑、氨基酸、聚氨酯泡沫添加剂、高性能水处理化学品、化学建材以及塑料制品生产引发剂等，客户遍及中国和亚洲其他地区。2005年，德固赛中国的2600名员工为公司创造了3.2亿欧元的销售总额。

8.4 美国杜邦公司

杜邦公司（Dupont）成立于1802年，是一家以科研为基础的全球性企业，提供能提高人类在食物与营养、保健、服装、家居及建筑、电子和交通等生活领域的品质的科学解决之道。该公司在全球70个国家有经营业务，共有员工79000多人。

杜邦公司发展史

1788年，E.I.杜邦只有6岁，他在法国埃松省的化学家安东尼·拉瓦锡的实验室当学徒。年轻的杜邦很快掌握了火药生产技术。

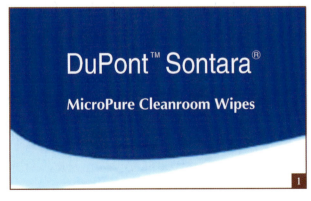
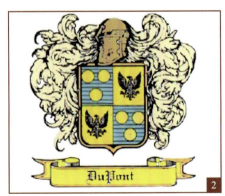

图118 杜邦公司注册商标（1. 杜邦公司及其关联公司的早期注册商标；2. 现在的注册商标）

1802 年 7 月 19 日，杜邦从法国移民到美国特拉华州后，在白兰地酒河边买了一块地，开始建造他自己的火药厂。公司发行股票 18 股，每股 2000 美元，共集资 3.6 万美元。

1804 年 5 月 1 日，杜邦开始生产并销售火药。1805 年第一批火药出口到西班牙。

1902 年，公司总裁尤金·杜邦去世后，合伙人决定将股票出售给出价最高者。公司创始人的三个曾孙托马斯·克莱蒙·杜邦，阿尔弗雷德·伊雷尼·杜邦和皮埃尔·塞缪尔·杜邦买下了杜邦公司。这三兄弟制订了杜邦公司向新的方向发展的计划。他们建立了东部实验室，这是美国最早的工业实验室之一。

1903 年，在白兰地酒河畔老火药厂边上他们建起了第二个主要的研究中心——中央实验站，利用公司在化学纤维素方面的优势来扩大公司的产品品种。

1904 年，杜邦开始生产清漆和其他非炸药类产品。

1923 年，杜邦从一家法国公司获得玻璃纸生产权后成立了杜邦玻璃纸有限公司。四年后杜邦的研究人员黑尔·查尔查使得玻璃纸能够防潮，使玻璃纸从简单的装饰性包装材料一变而成为大受欢迎的有效的食品包装材料。另外，对薄膜和喷漆的研究产生了一种新的快干型汽车喷漆 Duco，这加快了汽车生产的速度，并带给消费者更多的色彩选择。

1930 年，杜邦研究人员阿诺德·科林斯和华莱士·卡罗瑟斯发明了一种通用合成橡胶——氯丁橡胶。两周后，研究人员朱利安·希尔首次发明了一种合成纤维，这种纤维成为尼龙的前身。

1934 年，在实验站设立了哈斯克尔工业毒理学实验室，该实验室于 1935 年建成，开始时有 20 个研究人员。

1935 年，研究人员杰拉尔德·伯切特和华莱士·卡罗瑟斯发明了尼龙，一种新的"合成真丝"。经过多年紧张的开发，终于在 1939 年纽约世界博览会上向公众展示了尼龙。

1937—1938 年，研究人员发明了一种坚韧的多用材料氟聚合物树脂——杜邦特富龙，和一种用于汽车安全玻璃的新塑料——杜邦 Bautacite PVB 中间膜，以及丙烯酸类树脂杜邦 Lucite。

1942 年 6 月，美国总统罗斯福批准了研究原子弹的"曼哈顿计划"，并签署了关于杜邦公司全面协助曼哈顿计划的契约：杜邦公司负责全部计划所需工程的设计、建造、安全转运，并享有关于研究与制造原子弹的所有技术。杜邦公司为了这项工程，将全体职工 6 万人，从东至西搬迁了 4345 千米。

第二次世界大战打断了尼龙的生产，战后当百货店开始销售这种光滑的尼龙长筒袜时，女士们为了购买它而排起了长队，有时甚至到了疯狂的程度。

1952 年，杜邦开发出一种特别结实、耐用的塑料薄膜——杜邦 MYLAR 聚酯薄膜，使用范围包括录音带、紧密包装和电力绝缘材料。新成立的纺织纤维部的业务非常成功，很大程度上是因为开发出新的防皱且洗后不用熨的合成纤维，如杜邦 Dacron 和杜邦 Orlon 丙烯酸纤维。

1958 年，国际部成立，公司开始进行大规模海外投资。

1959 年，推出了杜邦莱卡牌弹性纤维。莱卡可以伸长到其原长度的五倍，放松后能恢复原状。

1967 年，新的绝缘产品杜邦特卫强牌防护材料和杜邦 Nomex 牌纤维开始投产。

特卫强是一种非常结实、耐用的片材，可用于包装、信封、旗帜和建筑密封。Nomex阻燃纤维和片材是用于劳保服装、高性能水管和高温电路的理想材料。

1968年，杜邦Riston干膜已经商业化，极大地提高了印刷线路板的生产效率。

1969年，开发出杜邦可丽耐面材，该材料是无缝隙材料，防污、防刮和防烫，可用于柜台表面、水池和其他建筑材料。在月球上行走的宇航员穿着的25层夹层制成的太空服，其中23层是杜邦材料。

1971年，用杜邦凯芙拉牌纤维制作的防弹背心经过15个警察局的测试，证明其张力是钢的五倍，适用于电缆、强力轮胎、船壳和喷气机翼。

1981年，杜邦收购了大陆石油公司（CONOCO INC.），使公司的资产和收入增加了一倍。80亿美元的收购当时是美国史上最大的收购。

1982年，杜邦扩大了其农业产品品种，开发出新一代成本低、毒性小的杀虫剂——杜邦Glean。

1987年，查尔斯·彼德森获得诺贝尔化学奖。

1990年，杜邦同默克制药公司成立医药合资企业。

1997年，作为公司投资生物科技战略的一部分，杜邦收购了世界领先的种子生产公司——先锋种子国际公司的部分股份。杜邦还收购了大豆蛋白主要供应商国际蛋白质技术公司。

1998年，杜邦收购了默克制药公司在合资企业中的股份。杜邦医药公司首次推出了每天只需服用一次的治疗艾滋病的新药Sustiva。

1999年，美国食品药品监督管理局批准了杜邦公司的申请，认为大豆蛋白同减少心脏病有关，在大豆蛋白食品上可贴上健康食品标签。食品公司开始将杜邦生产的杜邦Supro品牌的纯大豆蛋白作为一种添加剂来使用。

2001年，杜邦的总收入达247亿美元，净收入为43亿美元。雇员有7.9万人，其中大约一半工作在美国本土以外。在美国有40多个研发及客户服务实验室，在11个国家有超过35个实验室。

2002年，公司庆祝成立200周年，为增强公司持续发展的能力，杜邦公司于2002年2月组建了五个根据市场和技术划分的业务增长平台，并设立了一家纺织品和室内饰材全资子公司。这五个增长平台是：杜邦电子和通信技术、杜邦高性能材料、杜邦涂料和颜料技术、杜邦安全防护、杜邦农业与营养五个业务集团。

2004年，出售英威达公司。

2005年，首个生物基材料生产设施在田纳西州投产。

杜邦的未来发展方向

回顾杜邦的历史，200年前，杜邦主要是一家生产火药的公司。100年前，业务重心转向全球的化学制品、材料和能源。现在，进入第三个百年时，杜邦提供的是能真正改善人们生活、以科学为基础的解决方法。

杜邦聚合科学、化学、数学、物理学和工程方面的优势造就了现代的杜邦公司。目前生物（生物材料、农业和食品）和电子已占杜邦业务的20%以上，并将在未来有快速的发展。

杜邦通过对生物技术的基础性和应用

研究进一步扩展公司在化学和材料科学领域的传统技术平台。基于生物技术的产品能提高农业生产率，增加食品营养，能利用可再生的材料生产现代材料，以及能减少对环境的污染。

8.5 美国联合碳化物公司

美国联合碳化物公司（Union Carbide Corporation）最早于1917年由林德气体产品公司、国民碳素公司、普雷斯特-奥-利特公司、联合碳化物公司以及它们的子公司在纽约合并而成，称联合碳化物和碳素公司。1920年建立了碳化物和碳化学公司，成为美国最早生产石油化工产品的企业之一。1957年改名联合碳化物公司。在努力发展业务的过程中，联合碳化物公司不断兼并一些企业，经营逐步多样化，业务范围也不断扩大。

该公司设有14个美国生产部和5个国际地区产品部，产品和经营范围包括碳化制品和金属制品，化学制品和塑料，工业用气体及有关产品，各种电池、家庭用品、食品加工、医疗用品等。从1979年起，公司改变经营方针，把资本集中于具有技术与市场力量的核心业务上，使盈利有所增长。该公司在全世界拥有700个工厂、实验室和矿山设施。该公司在世界上处于领先地位的技术有：Unipol聚烯烃技术；低压碳基化工艺；环氧乙烷/乙二醇生产技术；乙丙橡胶生产工艺；在工业油漆和涂料的生产中，消除烟雾50%~80%，大大降低了空气污染的Unicarb喷雾技术；Unigard阻燃电线和电缆绝缘与护套料生产技术。

毒气泄漏事件

1969年，美国联合碳化物公司在印度中央邦博帕尔市北郊建立了联合碳化物（印度）有限公司，专门生产滴灭威、西维因等杀虫剂。这些产品的化学原料是一种叫异氰酸甲酯的剧毒气体。

1984年12月3日0时56分，这家工厂储存液态异氰酸甲酯的钢罐发生爆炸，45吨毒气很快泄漏。事故发生的第一个星期里，就有2500人死亡，20多万人受伤需要治疗，50多万人受到伤害，约占该市总人口的一半[①]，世界为之震惊。事后调查，事故造成12.5万人中毒，6495人死亡，20万人受伤，残留的有毒气体不但影响存活者的健康，还威胁着他们下一代的健康，许多人都因此患上了严重的精神疾病和身体疾病。废弃的工厂化合物被埋在当地的不同地点，联合碳化物公司排出的有毒废物渗透到地下，给周边地区居民的饮水带来了极大危害。

印度中央调查局在灾难发生后曾对12名相关人士提出指控，包括联合碳化物（印度）有限公司时任主席沃伦·安德森和公司的8名印度籍高管，以及公司本身和

---

① 另据统计，事件直接致使3150人死亡，5万多人失明，2万多人受到严重毒害，近8万人终身残疾，15万人接受治疗。十年之后的1994年统计，死亡人数已达6495人，还有4万人濒临死亡。

旗下的两家小公司。由于一名遭到起诉的印度籍高管已经死亡，这家法院以玩忽职守致他人死亡判决余下 7 名印度籍高管有罪，这些人在当时已经是 70 多岁高龄。

1989 年，美国联合碳化物公司向印度政府支付了 4.7 亿美元的赔偿金。

1996 年印度检察机关向法院提出减轻对安德森等人起诉的罪名，将原先的"应受处罚的谋杀罪"降为"疏忽伤人罪"，后者最高只需被判处两年以下徒刑。

联合碳化物公司被陶氏化学公司收购

1999 年联合碳化物公司被陶氏化学收购。2001 年，在美国联邦贸易委员会有条件地予以批准后，美国陶氏化学公司完成了对联合碳化物公司的并购，从而组成了美国第二大化工企业。

8.6 美国陶氏化学公司

陶氏化学公司（Dow Chemical Company，DOW）是一家创建于 1897 年的多元化的化学公司，运用科学、技术以及"人元素"的力量不断改进推动人类进步的基本要素。公司将可持续原则贯穿于化学与创新领域，致力解决当今世界的诸多挑战，如满足清洁水的需求、提高能源效率、实现可再生能源的生产、提高农作物产量。

陶氏化学以其领先的特种化学、高新材料、农业科学和塑料等业务，为全球 160 个国家和地区的客户提供种类繁多的产品及服务，应用于电子产品、水处理、能源、涂料和农业等高速发展的市场。

自从 2001 年美国陶氏化学公司以 11.6 亿美元的天价收购联合碳化物公司后，该公司单方面宣布拒绝承担任何责任。一场针对美国陶氏化学公司的旷日持久的诉讼，在位于美国纽约的联邦第二巡回上诉法院展开，该诉讼案受到来自印度博帕尔医疗投诉协会、毒气泄漏事件幸存者和其他团体的资助，不过至今仍悬而未决。

2009 年，陶氏化学年销售额为 450 亿美元，在全球拥有 52000 名员工，在 37 个国家运营 214 个生产基地，产品达 5000 多种。

早在 20 世纪 30 年代，陶氏化学就已经在中国开展业务。2009 年陶氏在大中华区的销售额为 37 亿美元。陶氏在大中华地区共有五个业务中心和 20 个生产基地，员工约 3900 名，就销售额而言，中国已成为陶氏化学的第二大市场。

陶氏化学自 20 世纪 50 年代在大中华地区开展业务以来，为区内化工业界带来了在环保、健康和安全方面的全球最高标准和专业经验，同时也在区内积极推动责任关怀观念。陶氏制订了实现无事故、无工伤和无环境破坏的"零目标"。

围绕 2011 年"世界地球日"，陶氏化学公司携手全球 10 亿多公众，广泛宣传保护地球的重要意义。陶氏员工积极参与世界各地的各类活动，包括教育活动、社区活动、协助市政府清扫街道、植树、恢复林间小径，以及废弃物回收再利用的宣传等。

第70卷

毒害气体与废物的利用

本卷主编 史志诚

WORLD HISTORY OF POISON
世界毒物全史

卷首语

  现代社会虽然拥有光鲜亮丽的物质文明，却也伴随着大量有毒有害气体和有毒废弃物的产生。面对环境中废弃物的不断增加，国际社会选择了焚烧与掩埋方式加以处置，然而在近千年的博弈中，人们逐渐认识到焚烧与掩埋方式所带来的种种弊病，并开始觉醒。随着现代科技文明的进步，有毒有害气体与有毒废物的资源化利用成为一种新的潮流。

  煤层气（瓦斯）的开发开始用于民用燃气、工业锅炉和煤层气发电；利用垃圾制造能源，发展沼气，进而发电；有毒易爆的焦炉煤气用来制造甲醇；利用废物修复土壤污染；从含硫天然气中回收硫黄，从含汞废品中回收水银等技术的成熟，有力地推动了有毒有害气体与有毒废物的资源化利用。特别是随着人们对温室效应认识的提高，世界各国特别是工业发达国家开始重视对各种矿物燃料（如煤、石油、天然气等）燃烧利用后所排放的二氧化碳进行回收、固定和利用，从而实现变废为宝。

  本卷将世界各国有毒有害气体与有毒废物的资源化利用所取得的成果汇集在一起，以彰显为变废为宝做出贡献的科学家和管理专家的丰功伟绩，同时鼓励那些有志于人类的清洁生产和化害为利的人们，继续研发更多更好的先进技术和更新的精细设备，消除未来有毒有害气体与有毒废物造成的危害问题，以及可能出现的影响人类健康的新问题，为人类的未来再创辉煌！

1

煤层气(瓦斯)的利用

1.1 煤炭共伴生能源:煤层气

煤矿瓦斯是煤层的伴生物,主要成分是甲烷,储量丰富,与天然气储量相当。

每个石煤层都存在天然的甲烷和空气的混合物,这种煤层气俗称为"瓦斯"。矿井瓦斯是有机物在约2.5亿年的碳化过程中形成的。这种无色无味的混合物虽然无毒,但当浓度在4%~16%时却具有高爆炸性。矿井一旦发生瓦斯爆炸,就会引起人员伤亡。

历史上煤矿灾难中,瓦斯的危害程度位列第一,被称为"煤矿第一杀手",故有"瓦斯不治,矿无宁日"之说。然而,煤层气(瓦斯)是煤炭共伴生能源,现代研究表明,瓦斯同样是一种热值高、无污染的清洁新能源,是常规天然气最现实、最可靠的替代能源。

煤矿瓦斯大部分从通风系统随主风机排出,瓦斯与风混在一起,其甲烷含量一般都低于1%,很难直接用作燃料。因此,人们通过一台可调速的空气压缩机对瓦斯进行压缩,然后使瓦斯在通常的气体内燃机中进行燃烧,内燃机带动发电机发出电能。在燃烧过程中内燃机的热量还被再次利用。输入的燃料能量中41%转变为电能,45%转变为热能。德国老煤炭基地鲁尔区的一家德国企业研发生产的设备能有效地把矿井内的瓦斯抽到地面,而且还能利用矿井瓦斯生产再生能源。

全球埋深浅于2000米的煤层气资源约为240万亿立方米,是常规天然气探明储量的两倍多。随着煤层气新洁净能源的深入研究和技术的不断创新,人们将煤层气作为石油、天然气强大的补充资源,使煤层气产业逐步形成并得到快速发展。无论是高浓度的瓦斯,还是低浓度的瓦斯都可以用来发电。人类在预防瓦斯灾害的同时,对瓦斯进行开发与利用,将祸端变成福源,既使背着"第一杀手"罪名的瓦斯变为清洁能源,又使煤矿提高了安全生产系数,减少了温室气体排放,为煤炭行业的节能减排开辟了新的广阔空间。

1.2 煤层气的资源化利用

煤层气(瓦斯)的资源化开发,主要用于民用燃气、工业锅炉和煤层气发电。

全世界煤层气总资源量91万~260万亿立方米。俄罗斯、加拿大、中国、美国、澳大利亚依次位列前五位。中国储量约为30万亿立方米,居世界第三位。中国有近一半矿井为高"瓦斯"或较高"瓦斯"矿井,每年因采煤而从矿井中抽放的煤层气在130亿立方米以上。

自19世纪80年代美国成功打出第一口地面垂直煤层气井并进行商业性开发以来,许多国家已尝试进行煤层气的开发利用,并取得了显著成果。20世纪70年代煤层气的开发成为新兴的能源工业。

20世纪80年代初,美国开始试验应用常规油气井(即地面钻井)开采煤层气并获得突破性进展,标志着世界煤层气开发进入一个新阶段。在美国煤层气商业性开发成功范例的鼓舞下,澳大利亚、加拿大、英国、俄罗斯、印度、波兰、法国、乌克兰、哈萨克斯坦、南非等主要产煤国纷纷开展煤层气勘探开发试验,并制定了相应的鼓励和扶持政策,以促进本国煤层气产业的形成与发展。在大力开发煤层气作为能源的同时,有的国家还把煤层气转化成内燃机燃料、甲醇产品,或用于发电或制氨。

目前,世界各工业国家在采煤的同时,都实行打钻抽出瓦斯,将抽出的瓦斯用管道输送出来加以利用,每年抽取量超过35亿立方米,其中俄罗斯12.3亿立方米,德国6.9亿立方米,美国5亿立方米,中国3亿立方米,日本2.8亿立方米。如果以生产1吨煤抽取瓦斯的量计算,日本每采1吨煤平均可抽取15.2立方米的瓦斯,法国为7.4立方米,德国为5.7立方米,中国为0.5立方米。

美国

美国是世界上率先形成煤层气商业化开发的国家。20世纪70年代起步,20世纪80年代大力发展,20世纪90年代技术已经成熟,成为独立于煤炭工业的一门新兴的能源工业。从1983年到1995年的12年间,煤层气年产量从1.7亿立方米猛增至250亿立方米,基本形成产业化规模。2003年,美国煤层气年产量已超过450亿立方米,2004年产量达500亿立方米,煤层气占气体能源(天然气)总量的8%~10%,成为重要的能源资源。

美国煤层气能够迅速发展,主要得益于政府在煤层气产业发展初期的宏观调控政策,特别是卓有成效的财政支持和政策激励。1980年美国颁布的《能源意外获利法》中的非常规能源开发税收补贴政策,使煤层气成为政府鼓励和支持的主要清洁气体能源。

美国拥有完善的全国性天然气管道系统,煤层气的销售主要通过天然气管道供应给各类用户,实施天然气管道市场开放政策,煤层气生产商可拥有多种选择来出售煤层气,可直接销售给附近市场的分销商或终端用户,还可以通过市场中间商销售煤层气。

美国专家提出的煤层气回收增强技术把二氧化碳注入不可开采的深煤层中加以储藏,同时排挤出煤层中所含的甲烷加以回收。这种做法一举两得:既利于电厂二氧化碳的处理,也有助于煤层气的开采利用。

加拿大

1978—2001年,加拿大仅有250口煤层气生产井。由于多年来加拿大政府一直支持煤层气的发展,一些研究机构的多项技术取得了重大进展,降低了煤层气开采成本;加上北美地区常规天然气储量和产量一度下降,供应形势日趋紧张,天然气价格日益上升,给煤层气的发展带来了机遇。仅2002—2003年就增加了1000口左右的煤层气生产井，使煤层气年产量达到 5.1 亿立方米。到 2004 年，煤层气生产井已达 2900 多口，年产量达到 15.5 亿立方米。

澳大利亚

早在 1976 年澳大利亚就开始开采煤层气，主要在昆士兰的鲍恩盆地。1987—1988 年已经用地面钻井方法在煤层中采出了煤层气。目前，煤层气的勘探和生产已经成为昆士兰的石油和天然气工业的基本部分。煤层气生产以矿井煤层气抽放为主，生产的煤层气主要供给建在井口的煤层气发电站。

欧洲

俄罗斯拥有丰富的煤层气资源，主要集中在库兹涅茨克、通古斯、勒拿等八个煤层气盆地，其煤层气储量约为 5 万亿立方米。[1]

德国于 20 世纪末已经掌握了大规模利用煤层气的技术，但煤层气发电一直得不到大规模的开发。2000 年 4 月生效的德国《可再生能源法》不仅使煤层气发电在经济上具有可行性，而且鼓励企业在相关设备上开展中长期投资。该法规定，今后 20 年内，500 千瓦以上的煤层气发电设备每生产一度电补贴约 7 欧分。2000 年 10 月，德国政府出台了"国家气候保护计划"，制定了到 2005 年二氧化碳排放比 1990 年减少 25% 的目标。减少煤矿煤层气的排放、加强煤层气的开发利用也在这项计划之列。

中国

中国煤层气资源分布广泛，但相对集中于中部地区。以沁水盆地和鄂尔多斯盆地煤层气资源量最大，超过 10 万亿立方米，是集中开发利用的重要地区。

据测算，中国埋深 2000 米内的浅煤层气资源量为 31.46 万亿立方米，相当于 450 亿吨标煤，相当于中国陆上常规天然气资源总量（30 万亿立方米），并与天然气在区域分布上形成良好的互补。特别是在西气东输和陕、京两条天然气输送主干管线两侧分布有多个煤层气富集区。

中国基于改善煤矿安全生产的角度，从 20 世纪 50 年代开始井下抽放煤层气，近几年抽放量约为 6 亿立方米/年，利用量 4 亿~5 亿立方米/年。将煤层气作为一种新能源进行勘探开发则始于 20 世纪 80 年代中期，中国矿井分布范围广，各个矿区已逐渐开采利用煤层气用于城镇燃气供应与发电，收到了较好的经济效益。

从 1981 年以来，抚顺、焦作、鹤壁、阳泉等煤矿开始进行采煤前先抽取瓦斯的操作，然后将瓦斯用管道输送给工厂和居民使用。

辽宁省抚顺矿区是中国最早进行矿井煤层气抽放的矿区之一，煤层气开采分井下抽放和地面开采两种，年抽放量自 1983 年以来一直都在 1 亿立方米以上，2000 年抽放量达 1.26 亿立方米。抚顺煤层气开发利用项目分为两期。一期工程于 2000 年 12 月完成，以井下抽放煤层气为主，利用现有老虎台矿井瓦斯抽放能力，将富余的

---

[1] 吕玉民，等. 俄罗斯三大煤盆地煤层气地质特征及开发条件分析. 资源与产业，2012，14（1）：86-91.

瓦斯向沈阳供气。二期工程以地面开发为主，将地面钻井开采的高浓度煤层气与井下抽放的煤层气混合，达到沈阳市供气质量要求，供气规模为6184万立方米/年。辽宁省铁法矿区①的煤层气利用始于20世纪80年代初期，经过近20年的建设，煤层气用户已发展到近10万户。该矿区每年抽放的甲烷（纯量）总量约为4000万立方米，有10个瓦斯抽放站和7个储气罐总储气能力为10.75万立方米。2002年12月实现了向铁岭市供气，累计供应煤层气达900万立方米。辽宁省还专门成立了矿业公司煤层气开发和利用组织——中联阜新煤层气有限公司。从1993年开始，先期在王营煤矿南风井建成一套煤层气抽放利用系统（包括泵站、贮气罐），并于1997年6月向阜新氟化学总厂供气，现日供气量为1万立方米，日供气能力可达3万立方米以上。

山西省阳泉矿区的煤层气资源极为丰富，全矿区煤层气资源总面积2668平方千米，煤层气资源量6448亿立方米。为了充分利用这些煤层气，保证矿井的安全生产，阳泉煤业集团1957年就开始利用从井下抽出的煤层气。1970年，开始将煤层气供至居民用户。1984年，以阳泉煤业集团抽放的矿井煤层气为气源的阳泉煤气化工程项目开始启动。各矿共建有八个完善的矿井煤层气抽放系统。2002年，抽放量达1.5亿立方米（纯甲烷）。截至2004年，共建有六座储配站，总储配能力达到16万立方米。

安徽省淮南煤田煤层气赋存总量高达5928亿立方米。淮南矿区1959年谢二矿煤层气抽排获得成功，1962年建罐开始综合利用。2004年淮南矿业集团已建立煤层气储气罐六座，主要用于民用燃气、工业锅炉、煤层气发电。

煤层气（瓦斯）的开发意义

煤层气开发显示重要的战略意义

加快开发利用煤层气，可大大降低采煤死伤率，利用煤层气的巨大商业价值，可缓解能源供需矛盾，改善能源供给结构，减少环境损害。

改善煤矿安全生产状况

据1992年统计，中国2351个主要矿井（国有重点煤矿701个）中，有1034个为高瓦斯或易突出矿井，占矿井总数的44%。瓦斯爆炸和瓦斯突出事故在煤矿重大恶性事故中一直占有很大比重，瓦斯事故已构成煤矿安全的最大威胁。抽放煤层气是减少矿井瓦斯涌出量，防止瓦斯爆炸和突出事故的根本性措施。

改善能源供给结构

煤层气资源丰富，是最主要的非常规天然气资源，也是最现实的接替常规天然气的后备资源。世界一次能源生产构成中，天然气占25%。消费构成中，天然气占22%。煤层气的开发利用可提高天然气在能源消费构成中的比重。因而，加强常规天然气和非常规天然气的勘探和开发仍为当务之急。

改善大气环境

甲烷是一种主要的温室气体，是导致全球变暖的一个重要因素。随着人类环保意识的不断加强和全球变暖对国际社会影响的不断加重，煤矿煤层气排放所面临的

---

① 铁法矿区位于辽宁省沈阳市以北，地跨铁岭、法库两市县。东起西营盘，西至调兵山，北自昌图县通江口，南至汪荒地，南北长29.5千米，东西宽17.4千米，面积513.3平方千米。

社会压力将越来越大,全球对煤层气排放的限制也将逐渐严厉。因此,煤层气开发的环保意义不亚于对汽车尾气的治理。

此外,开发利用煤层气可拉动相关产业的发展,增加就业机会,提高人民的生活水平。

1.3 瓦斯发电及其贡献

瓦斯发电大有作为

据澳大利亚BHP[①]煤矿分公司采矿与岩土工程部 P. 埃迪报道,在利用煤层气就地发电方面,澳大利亚居世界领先水平。1995年5月,澳大利亚开始在高瓦斯涌出矿井建造两座发电厂,每座电厂有一组1兆瓦燃气发动机,陶尔矿设计安装40台,阿平矿设计安装54台,电厂总输出功率持达94兆瓦,这些电售予能源总公司。[②]

中国江西丰城矿务局属于高瓦斯矿区。1977年2月24日,丰城矿务局坪湖煤矿发生瓦斯爆炸,造成114名矿工死亡。正是因为丰城矿务局拥有丰富的瓦斯资源,丰城矿务局、江西新余源隆发展有限责任公司和丰城市金洲能源发展有限责任公司三家合资建设了源洲瓦斯发电厂。据测算,该发电厂全面运转后,不仅将减少向大气排放瓦斯4000余万立方米,而且每年可创造400万元的经济效益。同期建成的还有中国贵州青龙煤矿瓦斯发电厂。(图119)

2006年2月,黑龙江省首座瓦斯发电站在鸡西矿业集团公司城子河煤矿投入使用,该电站三台发电机组总装机容量1500千瓦,每天耗瓦斯气1万立方米。

2006年10月,四川省第一个瓦斯发电厂在宜宾市筠连县投产[③]。筠连县煤炭探明储量为35.8亿吨。鲁班山北矿是筠连煤田大规模开发建设的第一个大中型矿井,该矿井属于高瓦斯矿井,矿井瓦斯总储量为25亿立方米。鲁班山北矿所属的川南煤业公司投资1657万元,修建矿井

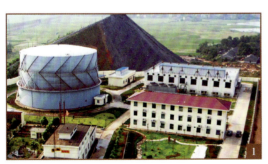
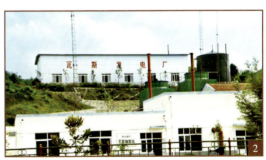

图119 中国瓦斯发电厂(1. 江西源洲瓦斯发电厂;2. 贵州青龙煤矿瓦斯发电厂)

---

① 必和必拓公司(BHP Billiton Ltd.–Broken Hill Proprietary Billiton Ltd.),总部在墨尔本。BHP于1885年在墨尔本成立。Billiton于1860年成立。2001年6月,两公司合并,拥有员工3.5万人,是经营石油和矿产为主的著名跨国公司。
② 埃迪. 澳大利亚煤层气发电项目. 徐会军,译. 中国煤层气,1997(1).
③ 梁小琴. 变废为宝 瓦斯发电. 人民日报,2006-07-13.

地面集中抽采瓦斯系统和瓦斯发电利用工程，将瓦斯转化为矿井供电电源。投产后年发电量可达3153.6万千瓦时，利用纯瓦斯1051.2万立方米。同时，利用发电机组的余热产生蒸汽，可节约燃煤，改善空气质量。

德国为鼓励开发再生能源，出台了一系列优惠政策给予支持。德国政府于2000年4月颁布的《可再生能源法》，规定电网运营商在较长时期内必须以固定价格（高于市场电价）收购所有可再生能源①生产的电能，其中包括瓦斯发电的电源。利用煤矿瓦斯的供暖发电厂家还可享受退税优惠政策，这既能促使这类电厂的电力并入公共电网，也促进了瓦斯发动机的推广。此外，这种有利于环保的项目还能得到德国环保研究基金会的资助。

美国制定的《原油意外获利法》的第29条税款补贴政策，确保了在石油跌价时期，包括煤矿瓦斯在内的非常规燃料生产仍具有竞争力。美国联邦能源管制委员会于1992年5月又颁布了636号法令，使煤矿瓦斯顺利进入天然气管道。在政策鼓励下，美国的瓦斯发电在短期内形成了商业化运作。目前，在美国能源构成中，煤矿瓦斯已经成为重要的能源产业。

2008年，张国昌介绍世界瓦斯发电现状，并对燃气轮机和燃气内燃机应用条件进行了比较，提出了煤矿瓦斯发电需要解决的"技术安全、瓦斯浓度的适应性和压力的变化"三大技术问题和10项关键技术，并就瓦斯发电市场前景进行了展望。②

瓦斯发电做出的贡献

开发利用煤矿瓦斯发电，具有安全、节能、环保、增效的特点，是煤矿瓦斯资源综合利用的有效途径，不仅可以促抽瓦斯，减少环境污染，保护矿工生命安全，有利于煤矿安全生产，而且可变废为宝，生产新的能源，带来可观的利润。

减少环境污染

在许多国家，矿井的瓦斯被排出后直接释放到大气中去，对环境造成严重污染。矿井瓦斯中天然形成的甲烷与二氧化碳相比，形成温室效应的潜力高23倍。而瓦斯发电可为减少环境污染做出贡献。一台发电功率为1.35兆瓦的矿井瓦斯设备每年能减少约5.2万吨二氧化碳的排放。

增加经济效益

瓦斯虽然是可怕的矿井杀手，但同时也是一种非常洁净的能源，如果将瓦斯转变为热能，进而再转换为电能，则会带来可观的利润。

提供了双电源

煤矿瓦斯发电除了可以解决瓦斯安全以外，还提供了双电源，当总电网出现问题时，瓦斯发电的电源还可以起作用。

---

① 可再生能源指风力、太阳能和矿井瓦斯能源。
② 张国昌. 煤矿瓦斯发电技术综述. 车用发动机, 2008 (5).

2 焦炉煤气制造甲醇

2.1 有毒易爆气体：焦炉煤气

焦炉煤气，又称焦炉气，为有毒和易爆性气体，空气中的爆炸极限为6%~30%。

焦炉煤气可燃成分多，属于高热值煤气、粗煤气或荒煤气，是用几种烟煤配制成炼焦用煤，在炼焦炉中经过高温干馏后，在产出焦炭和焦油产品的同时所产生的一种可燃性气体，是炼焦工业的副产品。焦炉煤气是混合物，其产率和组成因炼焦用煤质量和焦化过程条件不同而有所差别，一般每吨干煤可生成焦炉气300~350立方米（标准状态）。其主要成分为氢气（55%~60%）和甲烷（23%~27%），另外还含有少量的一氧化碳（5%~8%）、两个碳以上不饱和烃（2%~4%）、二氧化碳（1.5%~3%）、氧气（0.3%~0.8%）、氮气（3%~7%）。其中氢气、甲烷、一氧化碳、两个碳以上不饱和烃为可燃组分，二氧化碳、氮气、氧气为不可燃组分。

2.2 焦炉煤气制甲醇的技术进展

焦炉煤气是合成气气源，因此，对它的利用（图122）一是需将焦炉煤气中含有的一定量的硫和氮等污染物进行深度净化处理，以消除对催化剂的影响；二是对煤气中含有的焦油和烃类组分采取技术措施使其饱和，以减少过程升温；三是煤气中的甲烷需进一步转化成合成气体；四是焦炉煤气中的氢气含量较高，可形成多种工艺组合，合成反应中一氧化碳与氢气的理论比有一定要求；五是甲醇合成属气相反应，一般要在高压、高温、催化剂存在的条件下进行。

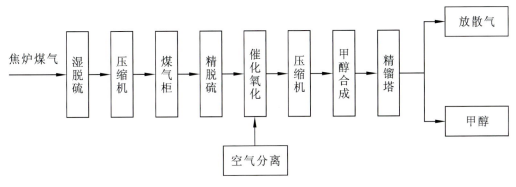

图120 焦炉煤气制甲醇的基本工艺过程

具体的工艺步骤是：

第一，精脱硫。焦炉煤气中的有机硫和无机硫为1~3克/立方米，湿法脱硫后一般只能达到20毫克/立方米左右，干法脱硫和加氢再脱硫是常用的精脱硫方法。脱硫后使硫含量≤0.1毫升/立方米。

第二，催化氧化。又称焦炉煤气增碳，是使煤气中的甲烷和烃类等通过氧化转化为一氧化碳，转化工艺有蒸气转化法、催化部分氧化法和间歇催化转化法等。常采用纯氧催化部分氧化转化工艺。

第三，甲醇合成。分为高压、中压、低压法。常采用低压合成技术（图121）。

第四，甲醇精馏。由于合成产品中含有一定量的杂醇、粗甲醇，因此需经过多塔精馏获得精甲醇。

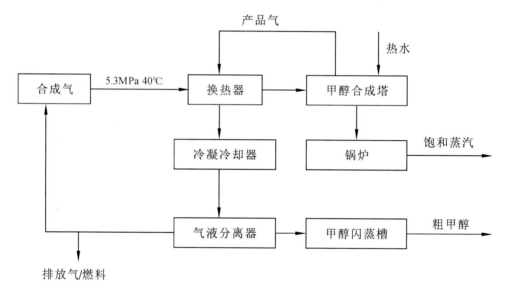

图121 粗甲醇合成工艺流程

2.3 焦炉煤气制甲醇产业及其未来

中国焦炉煤气制甲醇的历史与发展

中国2003年的焦炭产量高达1.78亿吨，2004年达到2.2亿吨，2006年接近3亿吨。煤在炼焦过程中产生大量的焦炉煤气，以年产2亿吨焦炭计算，可副产900亿立方米焦炉煤气，除部分用于煤气焦炉自身的加热、供城市煤气和发电外，还有约290亿立方米富余煤气。由于焦炉煤气含氢量高达55%~60%，甲烷含量也在23%~27%，提供了优质的碳、氢资源，因此，大力发展煤焦化的联产技术将成为具有中国特色的煤洁净、高效开发与利用之路。

2004年年底，化学工业第二设计院首次在云南曲靖制供气公司建成了焦炉煤气制甲醇装置，年产甲醇8万吨。2005年河北建滔公司年产10万吨的焦炉煤气制甲醇装置投产。国内第三套装置为山东滕州盛隆煤焦化公司年产10万吨的焦炉煤气制甲醇装置。中国焦炉煤气制甲醇装置——山东兖矿国际焦化公司200万吨焦炭暨20万吨甲醇项目，于2006年12月16日全面建成投产。开滦精煤公司的30万吨焦炉煤气制甲醇项目也于2007年年初投入使用，该项目采用了中国独有的纯氧转化工艺[1]。2007年，中国兖矿集团、巴西淡水河谷公司和日本伊藤忠商事株式会社三方合资在山东兖矿国际焦化公司建成"焦炉煤气制甲醇装置"，年产甲醇20万吨[2]。

展望与发展

焦炉煤气制甲醇工艺的研发，特别是焦炉煤气制甲醇工艺中的净化工艺和转化工艺的研发成功，不仅可以有效利用焦炉气资源，同时可生产甲醇原料气[3]。焦炉煤气作为甲醇生产的原料气，煤气中的氢含量高。因此，今后在发展其他化工产品时可考虑从合成气中提取氢气，使合成气中氢碳比达到最佳，以提高装置的利用率，同时，更有效地发挥焦炉煤气的作用。根据世界能源状况和未来的市场需求，甲醇的需求将有很大的增长。因此，开发焦炉煤气转化为合成甲醇的原料气的前景可观。

---

[1] 郑明东. 焦炉煤气制甲醇技术的发展. 燃料与化工，2008 (3).
[2] 吕福明. 我国煤气制甲醇项目在山东投产. 中国环境报，2007-01-09.
[3] 刘建卫，张庆庚. 焦炉煤气生产甲醇技术进展及产业化现状. 煤化工，2005 (5).

3

二氧化碳的用途

3.1 二氧化碳的获取与利用

二氧化碳资源的获取

利用二氧化碳的前提是持续稳定地获取二氧化碳资源。世界各国的碳捕集、分离与净化技术已经基本成熟,其中二氧化碳可以从水泥厂、燃煤火力发电厂、炼钢厂、炼油厂、化肥厂的废气中大规模回收。

目前,二氧化碳产品主要是从合成氨制氢气过程气、发酵气、石灰窑气、酸中和气、乙烯氧化副反应气和烟道气等气体中提取和回收,商用二氧化碳产品的纯度不低于99%(体积)。

利用二氧化碳变废为宝[①]

二氧化碳是一种重要的工业气体,在食品工业、化学工业、机械工业、石油开采、国防、消防等部门,二氧化碳有着十分广泛的用途。以气体、液体、固体等各种形式存在的二氧化碳在国民经济各部门具有广泛的使用价值。自1995年起全世界回收的二氧化碳中,大约40%用于生产其他化学品,35%用于提高油采收率,10%用于制冷,5%用于饮料碳酸化,其他应用占10%。

20世纪利用二氧化碳和氨合成尿素是二氧化碳资源利用的最成功典范。而以尿素为基础,又可利用二氧化碳产出碳酸二甲酯等重要化学品,尿素因而成为利用二氧化碳的有效载体。以二氧化碳替代光气合成高附加值的系列重要化工原料(碳酸二甲酯、异氰酸酯、甲基丙烯酸甲酯等),不仅可实现清洁生产,还可在温和条件下实现反应,提高生产过程的经济性和安全性。全世界每年有近1.1亿吨二氧化碳被化学固定,尿素是固定二氧化碳的最大宗产品,每年消耗的二氧化碳超过7000万吨;其次是无机碳酸盐,每年达3000万吨;将二氧化碳加氢还原合成一氧化碳也已经达到600万吨;此外,每年还有2万多吨二氧化碳用于合成药物中间体水杨酸及碳酸丙烯酯等。

进入21世纪,随着人们对温室效应[②]认识的提高,世界各国特别是工业发达国家开始重视对各种矿物燃料(如煤、石油、天然气等)燃烧利用后所排放的二氧化碳进行回收、固定和利用,从而实现变废为宝的目标。

美国是世界上最大的二氧化碳生产国和消费国,有90多套生产装置。主要回收合成氨、石化厂、火电厂、天然气加工厂的副产品二氧化碳,每年生产量450

---

① 向南. 二氧化碳行业:变废为宝用途广 市场放量路漫长. 证券时报,2011-06-14.
② 温室效应即指地球变暖,其主要原因之一是排放于大气中的各种工业废气中的二氧化碳气体。

万~750万吨，其中46.8%用于食品冷却、冷藏、研磨和惰化，19.5%用于饮料碳酸化，11.0%用于油井、气井操作，9.6%用于碳酸盐、青霉素的生产及冷却，4.9%用于焊接、冷收缩装配等金属加工，8.2%用于灭火剂、气雾剂等方面。

日本每年二氧化碳生产能力116.5万吨，其中44%用于气体保护焊接，17%用于碳酸饮料、啤酒，12%用于食品冷却、冷冻，8%用于炼钢，4%用于铸钢砂型硬化剂，其他占15%。

20世纪80年代初期，中国的合成氨厂、酒精厂开始回收利用排放的二氧化碳。1997年，中国55家中型合成氨厂中已建成34套二氧化碳回收装置，总生产能力约23万吨/年；百余家酒精厂、啤酒厂已安装了二氧化碳回收装置，总生产能力约18万吨/年；装置规模为2万吨/年的炼油厂、石化厂建成数套二氧化碳回收装置，总生产能力约15万吨/年；另外还有天然二氧化碳气井产气、石灰窑尾气回收等领域。2000年，二氧化碳产销量已达83万吨/年。

中国二氧化碳主要应用在饮料、冶金、食品、烟草、石油、农业、化工、电子等领域。2010年，二氧化碳消费结构中，碳酸型饮料、啤酒占70%，碳酸二甲酯与降解塑料加工占10%，二氧化碳保护焊占6%，超市食品冷藏保鲜占5%，油井注压采油占4%，烟丝膨化及其他占5%。

3.2 二氧化碳用于医药食品工业

二氧化碳作为饮料添加剂

二氧化碳作为汽水、啤酒、可乐等碳酸饮料的充气添加剂已经得到广泛的应用。据报道，全球的饮料人均消耗量大约为每年21.3千克。美国人均消耗饮料为每年147千克，中国1998年饮料人均消耗仅为4.5千克，之后逐年增长。广州氮肥厂年产1万吨的食品级二氧化碳全部供给健力宝饮料使用。

二氧化碳作为食品冷藏保鲜剂

二氧化碳气调保鲜是注入高浓度二氧化碳，降低氧气含量，以抑制果蔬中微生物呼吸和制止病菌发生的技术。这种方法不含化学防腐剂，且冷藏食品解冻时其温度、味道、质地、营养及外观均不改变。因此，应用二氧化碳自然降氧气调保鲜是国际上广泛采用的现代化的冷藏保鲜技术。据中国华南农学院研究表明，用二氧化碳气调贮藏荔枝，二氧化碳气体浓度15%~30%的条件下可贮存30~40天，基本保持荔枝原有的色泽和风味。

二氧化碳用于超临界萃取

利用二氧化碳超临界萃取可以提纯100多种生物的精素，尤其是在生物制药领域和食品保健品方面已经有成熟的工艺装置。

二氧化碳作为灭菌剂

利用临界状态二氧化碳对液体食品进行杀菌处理可节省约2/3的电力成本。

3.3 二氧化碳的工业用途

二氧化碳在工业方面的用途

炼钢吹炼气

应用二氧化碳代替氩（Ar）用于转炉炼钢吹炼气可大幅度降低炼钢成本。该技术已在日本普遍应用并已获得可观的经济效益。

焊接保护气

二氧化碳保护焊接是一种公认的高效率、低成本、省时省力的焊接方法，并具有变形小、油锈敏感性低、抗裂、致密性好的优点。与手工电弧焊相比，自动二氧化碳气体保护焊接的功效可提高25倍，半自动可提高12倍。

烟丝膨胀剂

传统的烟丝膨胀剂是用氟利昂制作。由于氟利昂破坏臭氧层而被全面禁止使用以来，改用二氧化碳做烟丝膨胀剂，这可使烟丝膨化过程中降低焦油和尼古丁的含量，提高香烟等级，同时，可节省烟丝，降低成本。烟丝膨胀技术已成为卷烟厂技术改造的重点，应用于多家大型卷烟厂。

抑爆充加剂

利用二氧化碳抑爆理论对化工系统动火可避免停车置换隔绝气源等烦琐操作，可节省大量人力、物力。二氧化碳还作为优良灭火剂广泛应用于消防行业。

二氧化碳在化学工业方面的用途

二氧化碳是一种重要的化工原料，二氧化碳化学已成为碳化学的重要分支。尿素、纯碱、碳酸氢钠、白炭黑、碳酸钡、碳酸钾、碱式碳酸铅、晶体碳酸钙、农用碳酸氢铵、食用碳酸氢铵、水杨酸、双氰胺、硼酸钠、碳酸丙烯酯、轻质碳酸镁等重要的化工产品都大量利用了二氧化碳。

二氧化碳用于生产有机化工产品。如：双氰胺、水杨酸、碳酸丙烯酯、碳酸乙二醇酯、对羟基苯甲酸及其酯、甲醇（由二氧化碳和氢气直接合成甲醇）、甲醇衍生物以及甲烷等。

二氧化碳合成有机高分子化合物。自1979年首次发表利用二氧化碳做原料合成高分子化合物的研究报道以来，许多品种的高分子化合物得到迅速合成，其中有的已经进入实用化阶段。如：碳酸酯、聚脲（由二氧化碳和芳香族二胺发生缩合反应制得，是一种优良的工程塑料，具有独特的生物分解性，可用作医用高分子材料）、聚氨基甲酸酯、聚酮、聚醚、聚酮醚酯、液晶聚合物等。

3.4 二氧化碳干冰的用途

液体二氧化碳蒸发时或在加压冷却时可凝成固体二氧化碳，俗称干冰。干冰升华时可吸收大量热，因而是一种低温制冷剂，可用于人工降雨，舞台中用于制造烟雾（镁在二氧化碳中燃烧）。

干冰在石油化工的应用，主要是主风机、气压机、烟机、汽轮机、鼓风机等设备的清洗及各式加热炉、反应器等结焦结炭的清除。清洗换热器上的聚氯乙烯树脂，清除压缩机、储罐、锅炉等各类压力容器上的油污、锈污、烃类及其表面污垢，清理反应釜、冷凝器，复杂机体除污，炉管清灰等。

干冰可有效清洁烤箱、混合搅拌设备、输送带、模制品、包装设备、炉架、炉盘、容器、辊轴、冷冻机内壁、饼干炉条等。干冰清洗的益处是排除有害化学药剂的使用，避免生产设备接触有害化学物和产生二次垃圾；抑制或除掉沙门菌、利斯特菌等细菌，更彻底地消毒、洁净；排除水力清洗对电子设备的损伤；最低程度的设备分解；减少停工时间。

干冰在印刷工业的应用，主要是清除油墨污垢。齿轮和导轨上的积墨会降低劣的印刷质量。干冰清洗可去除各种油基、水基墨水和清漆，能清理齿轮、导轨及喷嘴上的油污、积墨和染料，避免危险废物和溶液的排放，以及危险溶剂造成的人员伤害。

干冰在电力行业的应用，主要是对电力锅炉、凝汽器、各类换热器进行清洗；可直接对室内外变压器、绝缘器、配电柜及电线、电缆进行带电载负荷（37千伏以下）清洗；发电机、电动机、转子、定子等部件无破损清洗；汽轮机、透平上叶轮、叶片等部件锈垢、烃类和黏着粉末清洗，不需拆下桨叶，省去重新调校桨叶的动平衡。干冰清洗的益处是使被清洗的污染物有效地分解，由于这些污染物被清除，减少了电力损失，减少了外部设备及其基础设备的维修成本，提高了电力系统的可靠性。干冰清洗是非研磨清洗，能保持绝缘体的完整，更适合预防性的维护保养。

干冰在汽车工业的应用，主要是清洗

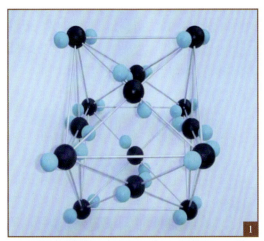

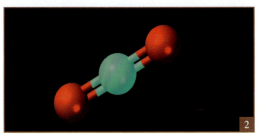

图 122　干冰固态二氧化碳（1. 二氧化碳分子模型；2. 二氧化碳球棍模型）

门皮、篷顶、车厢、车底油污等，无水渍，不会引致水污染；汽车化油器清洗及汽车表面除漆等；清除引擎积碳。如处理积碳，用化学药剂处理时间长，最少要48小时以上，且药剂对人体有害，干冰清洗可以在10分钟内彻底解决积碳问题，既节省了时间又降低了成本，除垢率达到100%。

干冰在电子工业的应用，主要是清洁机器人、自动化设备的内部油脂和污垢、集成电路板、焊后焊药、污染涂层、树脂、溶剂性涂覆、保护层以及印刷电路板上光敏抗腐蚀剂等。

干冰在航空航天工业的应用，主要是导弹、飞机喷漆和总装的前置工序；复合模具、特殊飞行器的除漆；引擎积碳清洗；维修清洗（特别是起落架—轮仓区）；飞机外壳的除漆；喷气发动机转换系统。可直接在机体工作，节省时间。

干冰在船舶业的应用，主要是清洁船壳体、海水吸入阀、海水冷凝器和换热器、机房、机械及电器设备等。比一般用高压水射流清洗更干净。

干冰在核工业的应用，主要是核工业设备的清洗，若采用水、喷砂或化学净化剂等传统清洗方法，水、喷砂或化学净化剂等介质同时也会被放射性元素污染，处理这些被二次污染的介质就需要时间和资金。而使用干冰清洗工艺，干冰颗粒直接喷射到被清洗物体上，干冰可瞬间升华，不存在二次污染的问题，需要处理的仅仅是被清洗掉的有核污染的积垢等废料。

干冰在美容行业的应用，主要是有的皮肤科医生用干冰来治疗青春痘，即所谓的冷冻治疗。因为它会轻微地把皮肤冷冻。冷冻治疗可以减少发炎，减少青春痘瘢痕的产生（但并不用来去除瘢痕）。

干冰在食品行业的应用，主要是在葡萄酒、鸡尾酒或饮料中加入干冰块，饮用时凉爽可口，杯中烟雾缭绕，十分怡人。制作冰激凌时加入干冰，冰激凌不易融化。干冰特别适合外卖冰激凌的冷藏。星级宾馆、酒楼制作的海鲜特色菜肴，在上桌时加入干冰，可以产生白色烟雾景观，提高宴会档次，如制作龙虾刺身等。干冰不会化水，较水冰冷藏更清洁、干净，在欧洲及美国、日本等国家和地区得到广泛应用。

干冰在冷藏运输领域的应用，主要是低温冷冻医疗用途以及血浆、疫苗等特殊药品的低温运输，电子低温材料、精密元器件的长短途运输，以及高档食品的保鲜运输（如高档牛羊肉等）。

干冰在娱乐领域广泛用于舞台、剧场、影视、婚庆、庆典、晚会效果等制作放烟，如国家剧院的部分节目就是用干冰来制作效果的。

干冰在消防行业用来消防灭火，如部分低温灭火器，但干冰在这一领域的应用较少。

3.5 二氧化碳作为气体肥料

二氧化碳是绿色植物光合作用不可缺少的原料，植物叶绿素在光合作用下吸收二氧化碳产生植物淀粉，这是植物生长的自然规律之一。因此，二氧化碳是最好的植物气体肥料（气肥），温室中常用二氧化碳做肥料。在一定范围内，二氧化碳的浓度越高，植物的光合作用也越强。如果用二氧化碳制成气肥加大植物生长空间中二氧化碳的浓度，可增加植物的干物质，从而达到增产的目的。

美国科学家在新泽西州的一家农场里，利用二氧化碳对不同作物的不同生长期进行了试验研究，发现在农作物的生长旺盛期和成熟期使用二氧化碳，可以增加产量。如果在这两个时期中，每周喷射两次二氧化碳气体，喷上 4~5 次后，蔬菜可增产 90%，水稻增产 70%，大豆增产 60%，高粱可以增产 200%。

中国山东农科院、大连人工公司研制成二氧化碳气体肥，在山东、河北、河南、辽宁、吉林、黑龙江等省大面积推广，推广使用的效果显著，每亩蔬菜大棚的增产幅度在 20%~60%。

尽管气肥发展前途很光明，但目前科学家还难以确定每种作物究竟吸收多少二氧化碳后效果最好。除了二氧化碳外，科学家正在观察和研究其他气体肥料[①]。

3.6 二氧化碳驱油技术的应用

二氧化碳驱油技术

二氧化碳驱油（EOR）[②]，就是把二氧化碳注入油层中以提高原油采收率的技术。由于二氧化碳是一种在油和水中溶解度都很高的气体，当它大量溶解于原油中时，可以使原油体积膨胀，黏度下降，还可以降低油水间的界面张力。与其他驱油技术相比，二氧化碳驱油具有适用范围广、驱油成本低、采收率高等显著优点。

将二氧化碳注入能量衰竭的油层，可提高油气田采收率，已成为世界许多国家石油开采业的共识。二氧化碳驱油技术的应用具有重大意义。目前世界上大部分油田采用注水开发，都面临着两大问题，一是需要进一步提高采收率，二是水资源缺乏的问题。因此，研发和应用二氧化碳驱油技术，一方面可以满足油田开发的需

---

① 据报道，德国地质学家埃伦斯特发现，凡是在地下天然气冒出来的地方，植物生长得特别茂盛。他将液化天然气通过专门管道送入土壤，结果这种特殊的气体肥料在两年中都一直有效。他认为天然气中甲烷燃气能帮助土壤微生物的繁殖，而这些微生物可以改善土壤结构，帮助植物充分吸收营养物质。

② EOR（Enhanced Oil Recovery），提高原油采收率。

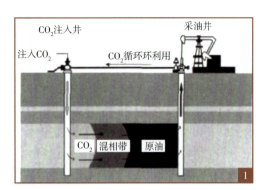
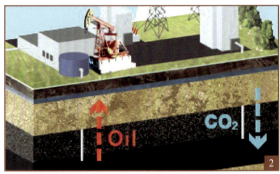

图 123 二氧化碳驱油技术（1.二氧化碳混相驱油技术操作简易图；2.二氧化碳混相驱油技术）

求，不仅适用于常规油藏，还适用于低渗透、特低渗透油藏，可以明显提高原油采收率。国际能源机构评估认为，全世界适合二氧化碳驱油开发的资源为3000亿~6000亿桶。另一方面，不仅能缓解水资源短缺问题，还可以解决二氧化碳的封存问题，保护大气环境。

二氧化碳驱油简史[①]

自20世纪50年代以来，许多国家就开始把二氧化碳作为一种驱替溶剂进行现场和实验研究。由于二氧化碳能溶解于原油，降低界面张力，降低原油黏度，在一定的条件下还能与原油混相，进行混相驱油，从而提高原油的采收率。二氧化碳驱油特别是二氧化碳混相驱油已经成为现在低渗透油藏开发的主要方式之一。

注入二氧化碳提高石油采油率已有30多年的历史。20世纪80年代开始，二氧化碳驱油技术得到广泛应用，最早应用二氧化碳驱油研究试验的国家是美国。20世纪90年代二氧化碳驱油技术日趋成熟。根据1994年《油气杂志》的统计，全世界有137个商业性的气体混相驱油项目，其中55%采用的是烃类气体，42%采用的是二氧化碳，其他气体混相驱仅占3%。

据报道，发达国家二氧化碳驱油的工业应用已趋于成熟，并占补采原油量的第二位。目前，采用二氧化碳驱油的国家主要是美国、俄罗斯、匈牙利、加拿大、法国和德国。2008年全世界二氧化碳驱油项目达到124个，年耗二氧化碳量2500万吨，每天产油27.4万桶，其中美国实施二氧化碳驱油项目108个，每天产油25万桶。通过大量的矿场开发和应用，二氧化碳驱油机制已经基本明确，并已形成了以二氧化碳混相驱/非混相驱和气水交替驱等为主导的二氧化碳驱油技术。

美国是二氧化碳驱油项目开展最多的国家。美国每年注入油藏的二氧化碳量约为2000万~3000万吨，其中有300万吨二氧化碳来源于煤气化厂和化肥厂的尾气。在西得克萨斯州，二氧化碳驱油一般可提高采收率30%左右。

加拿大能源公司利用从美国北达科他州一座煤气化厂输出的二氧化碳给一个老油田加压，以提高石油产量。这个项目将永久封存2000万吨二氧化碳，并使油田增产1.22亿桶石油。

英国石油公司（BP）通过240千米管

[①] 钱伯章.二氧化碳驱油大有可为.中国石化，2010（4）.

道向北海即将衰竭的 Miller 油田注入二氧化碳，以提高采油率和用于封存。这个项目注入和贮存了约 130 万吨/年二氧化碳，可回收约 4000 万桶石油，延长油田寿命 15~20 年。

2006 年 3 月，壳牌公司和挪威石油公司宣布建设捕集燃气发电厂产生的二氧化碳项目，并用于提高海洋油田石油产量。

道达尔公司每年把 15 万吨二氧化碳注入法国西南部衰竭的 Rousse 气田，以提高采收率，并减少温室气体排放。

日本三菱重工公司与壳牌公司联合捕集和压缩电厂二氧化碳注入约 1000 米深的油藏内。采用该技术，每注入 1 吨二氧化碳，可提高石油产量 4 桶。两家公司计划建设可捕集 1 万吨二氧化碳的设施，并使石油生产提高 4 万桶/天。

阿联酋于 2008 年 1 月下旬宣布，计划投资 20 亿~30 亿美元建设碳捕集和封存网络，以减少排放和提高阿联酋的石油产量。这个项目可减少阿联酋的碳排，阿联酋拥有廉价的能源，排放地区相对邻近于油田和丰富的大型油藏，利于贮存二氧化碳以提高石油采收率。

日本与中国几家公司合作，通过将燃煤电厂二氧化碳注入油田，以减少有害的工业气体排放和提高中国油田原油产量。按照计划，将哈尔滨的燃煤电厂排放的二氧化碳传送至大庆油田，除了可每年提高石油产量 150 万~200 万吨之外，这个油田还可贮留 1.5 亿吨二氧化碳。

3.7 二氧化碳的其他用途

二氧化碳用于干洗

20 世纪 90 年代，国际癌症研究所将四氯乙烯列为人类可能的致癌物。为了控制四氯乙烯对工人和公众的污染，科学家开始研究二氧化碳干洗机替代有毒的溶媒四氯乙烯干洗机。

1995 年的工业贸易展览会上，一台液态二氧化碳干洗机由研发单位做了展示。这项技术是由休斯（Hughes）环境系统公司与相关机构合作研制的。二氧化碳气体经过压缩后送到干洗店[①]。

1997 年 8 月，美国化学家也宣布研制出一种利用液态二氧化碳作溶剂的干洗机，液态二氧化碳是一种理想的干洗剂，因为液态二氧化碳在使用后，可以通过蒸发、收集、再液化后重复使用。由于二氧化碳作为干洗剂本身的去污能力有限，专家提示需要另外加入适当的去污剂。

二氧化碳用于灭火

目前，世界上使用的二氧化碳灭火器分为手提式和推车式二氧化碳灭火器两种。二氧化碳主要依靠窒息作用和部分冷却作用灭火。因此，二氧化碳灭火器适用于扑救一般 B 类火灾，如油制品、油脂等

[①] 孙占昌. 二氧化碳干洗技术将取代有毒的溶媒. 中国环境报, 1996-04-04.

火灾[①]，也可适用于 A 类火灾，但不能扑救 B 类火灾中的水溶性可燃、易燃液体的火灾，如醇、酯、醚、酮等物质引发的火灾，也不能扑救带电设备及 C 类和 D 类火灾。镁、钠、钾等燃烧时不能用二氧化碳来灭火，因为镁、钠、钾遇二氧化碳即点燃。

使用二氧化碳灭火器必须严格操作规程。如在室外使用的，应选择在上风方向喷射；在室内窄小空间使用的，灭火后操作者应迅速离开，以防窒息。

使用手提式二氧化碳灭火器灭火时，不能直接用手抓住喇叭筒外壁或金属连线管，防止手被冻伤。灭火时，如果可燃液体在容器内燃烧，使用者应将喇叭筒提起，从容器的一侧上部向燃烧的容器中喷射。但不能将二氧化碳射流直接冲击可燃液面，以防止将可燃液体冲出容器而扩大火势，造成灭火困难。

3.8 二氧化碳的市场前景

二氧化碳的市场潜力

二氧化碳既是一个来源很广的基本化工原料，又是一个回收利用的环保型产物，由于它的使用范围广，在国民经济中占有越来越重要的位置，特别是除了目前的产品之外，还有一些正处于摸索阶段的用途，将对二氧化碳使用量产生更大的影响。因此，二氧化碳产业的发展势头十分强劲，市场潜力巨大。

据 2010 年的资料显示，美国每年二氧化碳销售 1000 万吨，中国二氧化碳年需求总量为 150 万~200 万吨。就整体而言，二氧化碳行业依然处于前期竞争阶段，后期应用前景广阔。中国二氧化碳行业已发展多年，产品有诸多用途，如叶面肥料、注气驱油、降解材料等。中国第一个以销售二氧化碳为主业的上市公司——惠州凯美特气体有限公司，回收、净化、销售二氧化碳，2010 年销售额 1.2 亿元，实现净利润 4206 万元[②]。

二氧化碳的利用前景

二氧化碳驱油技术将极大地促进二氧化碳的需求。在世界能源紧缺和节能减排的背景之下，二氧化碳驱油有着广阔的推广利用前景。二氧化碳驱油技术不仅适用于常规油藏，尤其可以提高对低渗透、特低渗透油藏的原油采收率。鉴于油田地质情况的差异，每增产 1 吨原油需 1~4.2 吨二氧化碳，可增产油田总储量约 10% 的原油。资料显示，将二氧化碳注入油藏，可使原油采收率提高 15%。仅中国适合二氧化碳驱油的原油储量达 12.3 亿吨，若成功

---

① 火灾分为六类。A 类：固体物质火灾。这种物质通常具有有机物性质，一般在燃烧时能产生灼热的余烬。如木材、棉、毛、麻等。B 类：液体或可熔化的固体物质。如汽油、原油、沥青、石蜡等。C 类：气体火灾。如煤气、天然气、甲烷、乙烷、丙烷、氢气火灾。D 类：金属火灾。钾、钠、镁、钛、锆、锂、铝镁合金等。E 类：带电火灾。物体带电燃烧的火灾。F 类：烹饪器具内的烹饪物火灾。如，动植物油脂。

② 向南. 二氧化碳行业：变废为宝用途广　市场放量路漫长. 证券时报，2011-06-14.

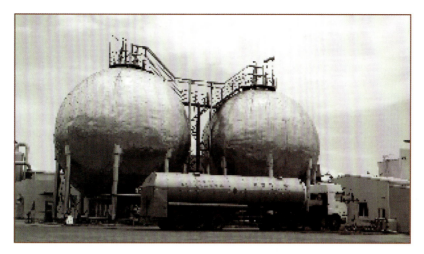

图124 惠州凯美特气体有限公司的二氧化碳储气罐（直径约15米，储气罐下停着专业货运车。向南/摄）

实施二氧化碳驱油可增加采储量1.6亿吨左右，如果10%的油田采用二氧化碳驱油，每年所需的二氧化碳将超过3000万吨。

二氧化碳作为农业气肥将有广阔前景。二氧化碳虽然是废物，但它却是植物的营养品，目前大量使用的化肥不能代替二氧化碳的作用。肥料专家认为，只要二氧化碳浓度提高一倍，农作物产量即可提高50%，蔬菜的病虫害减少，长相也好。如果蔬菜大棚使用二氧化碳作气体肥料，则二氧化碳需求量将会大大增加。

利用二氧化碳生产全生物降解塑料是今后塑料工业研发的一个重要方向，其市场前景看好。利用二氧化碳矿源或工业生产中二氧化碳废气为原料，与环氧丙烷或环氧乙烷催化合成得到的聚合物，可生产生物降解塑料，不仅能有效地解决由普通塑料带来的"白色污染"问题，而且有益于环境保护，减少温室气体二氧化碳排放，提高工业废气二氧化碳的附加值。其经济效益和社会效益十分显著。

4

有毒有害垃圾的利用

4.1 垃圾：被忽视的公害与资源

有毒有害垃圾：被忽视的公害

垃圾主要来源于日用品的包装。人类垃圾的日产量按每日人均产生垃圾 1 千克算，乘以全球 60 亿人口，垃圾的日产量就相当于地球质量的一千万亿分之一。

垃圾包括可回收的非生物垃圾（如纸制品、塑料制品、金属制品、玻璃制品等）、不可回收的垃圾（如腐烂垃圾、厨房垃圾、果壳、花草、衣服等）和有毒有害垃圾（如废旧电池，废荧光灯管、日光灯管、电灯泡、电子元件、放射性物质、水银温度计，废油漆，过期药品，杀虫剂容器，医疗废物，废电视机、电话、电脑等废旧电器的电子垃圾，以及焚烧物）等。

由于有毒有害垃圾是存有对人体健康有害的重金属、有毒的物质或者对环境造成现实危害或者潜在危害的废弃物，因此，必须将有毒有害垃圾以及盛装有毒物质的瓶罐等，投放在指定的垃圾填埋场，否则就会产生公害。

如果对有毒有害垃圾采取深埋、焚烧、包装堆放等处理方法，则会产生二次污染，且成本较高。有毒有害垃圾对大气、水体、土壤造成污染，从而影响生态环境及人们的生存环境。按照目前垃圾填埋、垃圾堆肥、制造衍生燃料、焚烧等垃圾处理方式，会带来一系列问题。其中填埋方法虽然投资少，但占地面积大，更重要的是在填埋的过程中产生的沼气会引起爆炸，从而导致严重的二次污染问题。焚烧处理则烧掉了可回收的资源，释放出二噁英、汞蒸气等有毒气体。

废旧电池，含有汞、铅、镉、镍等重金属及酸、碱等电解溶液，对人体及生态环境均有不同程度的危害。有关资料显示，一节一号电池烂在地里，能使 1 平方米的土壤永久失去利用价值；一粒纽扣电池可使 600 吨水受到污染，相当于一个人一生的饮水量。若将废电池混入生活垃圾一起填埋，或者随手丢弃，渗出的汞及重金属物质就会渗透进土壤，污染地下水，进而进入鱼类、农作物中破坏人类的生存环境，间接威胁到人类的健康。汞是一种毒性很强的重金属，对人体中枢神经的破坏力很大。镉在人体内极易引起慢性中毒，主要病症是肺气肿、骨质软化、贫血，很可能使人瘫痪，它还干扰肾功能、生殖功能。

资料显示，一台电脑中有超过 1000 种材料，其中很多材料是剧毒的；电视机的显像管含有易爆性废物，阴极射线管、印刷电路板上的焊锡和塑料外壳等都是有毒物质。因此，报废的电视机、洗衣机、电冰箱等废旧家电的危害性更加令人担忧①。

印刷电路板上含有铅和镉。铅能伤害人的神经系统，而镉则可能积累在人的肾脏中。它们的作用是缓慢的，只有长时间才能显现出来。平板显示器（液晶显示器）、电池、移动电话、开关、传感器都含有汞。当汞被排入水中后，会转化成甲基汞。随后，甲基汞进入食物链，经过一级一级的传递，最终进入人体内。作为导线的包裹材料聚氯乙烯（PVC）是有毒的塑料。燃烧PVC会产生含氯的有毒物质，在一定的燃烧温度范围内，它甚至可能产生致癌物质二噁英。废旧电子产品如果拆解不当，会使电器里的放射性和重金属元素等泄漏，严重污染环境；有的回收者将拆解下来无法利用的废家电零件直接扔掉或焚烧，也严重污染空气、土壤和水体。

有毒有害垃圾：被忽视的资源

据美国新兴预测委员会和日本科技厅等有关专家的预测，未来10年内，全球在能源、环境、农业、医药等领域将出现10大新兴技术，其中有关垃圾处理的新兴技术被排在第二位。垃圾处理产业将成为21世纪新的经济增长点。

据中国北京垃圾问题专家王维平②的调查，垃圾资源化潜力随着生活水平的提高和经济的发展也不断增长。在垃圾成分中，金属、纸类、塑料、玻璃被视为可直接回收利用的资源，占垃圾总量的42.9%，可直接回收利用率应不低于33%。但是，这需要国家花费巨资来进行清理。大量未经分类就填埋或焚烧的垃圾，既是对资源的巨大浪费，又会产生二次污染。以中国为例，按每年年产1.5亿吨的城市垃圾计算，被丢弃的"可再生资源"价值就高达250亿元。城市垃圾处理产业不仅可从垃圾中捞回250亿元的损失，还能新创经济效益数百亿元，并由此带来生活环境清洁与舒适的社会效益，还能创造可观的再就业机会。

据北京市环保基金会最新统计，北京市年产垃圾中有废塑料36.2万吨，而1吨废塑料可生产0.37~0.73吨油，每回收1吨饮料瓶塑料可获利润8000元；有废纸38.8万吨，每回收1吨废纸，可造好纸0.85吨，节省木材3立方米，节省碱300千克，比等量生产好纸减少污染74%；有废玻璃15万吨，利用碎玻璃再生产玻璃，可节能10%~30%，减少空气污染20%，减少采矿废弃的矿渣80%；有废电池2.37亿只，利用废电池可回收镉、镍、锰、锌等宝贵的重金属，同时可减少重金属对环境的污染及对人体健康的危害；有废金属3.5万吨，每回收1吨废钢铁，可炼好钢0.9吨，可减少75%的空气污染、97%的水污染和固体废物污染，比用矿石炼钢节约冶炼费47%；有废食品草木121.3万吨，每回收1吨这类垃圾，可生产0.6吨有机肥，也可生产垃圾燃料，作为发电、供热

---

① 由于信息技术产业发展的速度越来越快，产品的淘汰速度也随之加速。仅在中国每年需报废的电视机平均达500万台以上，洗衣机约500万台，电冰箱约400万台，每年将淘汰1500多万台废旧家电。

② 王维平（1949— ），致公党党员，高级工程师。现任北京市市政市容管理委员会固体废弃物管理处调研员。从事循环经济、环保、城市垃圾问题研究。兼任中国人民大学环境经济学兼职教授、博士生导师，南开大学客座教授，北方交通大学客座教授，中国环境科学学会常务理事。北京市第十二、十三届人民代表大会代表，北京市人民政府参事。王维平曾是北京大学第一医院的一名医生，1986年到北京市环境卫生研究所，从主治医师变成工程师。他认为，不治环境的病，就治不了人的病。环境病中，垃圾为首。

的燃料。由此可见，城市垃圾是一类相当具有价值的可利用的资源。

有毒有害垃圾的处理对策

20世纪70年代以来，各国政府的决策者和科学家都在苦苦的探索之中，回顾半个世纪各国处置有毒有害垃圾的历程，最根本的出路是实行垃圾从源头分类，提高回收利用效率，尽快实现垃圾的减量化、资源化、无害化。

当前处理垃圾的国际潮流是"综合性废物管理"，就是动员全体民众参与"3R行动"，即：减少浪费（Reduce）；物尽其用（Reuse）；回收利用（Recycle）。当全社会的消费者都这样做时，生活垃圾的总量和城市处理垃圾的负担就会大大减少，垃圾填埋场的使用寿命就会延长。由此节约了土地，降低了垃圾污染的威胁。

世界上对有毒有害垃圾，如废旧电池、含汞污泥的组合物，主要采取深埋、焚烧、包装堆放等处理方法，但会产生二次污染，且成本较高。尽管已经研发推广"汞污泥组合物净化处理法"，为处理有毒有害垃圾提供了新的思路，但仍然需要更多的低成本、处理彻底、无二次污染的处理有毒有害垃圾的科学方法。

过去用于处理医疗废物等危险垃圾的垃圾气化方法，由于在气化过程中，有机物质被高温加热时可能产生有毒废气，特别是气化垃圾过程中产生的氯气，可能在等离子气化的高温、缺氧情况下导致额外问题，因此遭到反对。反对者还认为气化仍然会产生二氧化碳。早期气化垃圾方法一直遭到诋毁，德国卡尔斯鲁厄（Karlsruhe）的商业性质垃圾气化发电厂有毒气体泄漏事故，导致该厂于2000年被暂时关闭，2004年正式关闭。目前看来，垃圾气化并非是解决垃圾处理和能源问题的灵丹妙药，只有等时间来揭示答案。

在回收再利用方面，许多科学家认为，有毒有害垃圾只是"放错了地方的资源"，利用垃圾发展沼气和发电将是最有前景的垃圾再生产业。但是，垃圾产业是一个投入巨大的产业。需要树立垃圾分类的观念，改造或增设垃圾分类回收的设施，封闭旧的垃圾道，在社区建立规范的垃圾回收站，改善目前的垃圾储运形式，大力开发垃圾回收利用的科学研究。需要全社会相关行业的互助，需要政府优惠的税收政策和贷款贴息对利用垃圾发展沼气和发电的企业进行支持。需要有相应的法律法规以保障利用垃圾发展沼气和发电产业的稳定性。

4.2 利用垃圾提供能源

据统计，目前全球已有各种类型的垃圾处理工厂近千家。科学家测算，垃圾中的二次能源如有机可燃物等，所含的热值高，焚烧2吨垃圾产生的热量大约相当于1吨煤燃烧产生的热量。

21世纪初，瑞典利用垃圾制造能源的计划取得了极大的成功，创造了利用垃圾制造能源的历史奇迹。瑞典利用垃圾为大约25万户家庭提供了能源，为1/5的集中供热系统提供了能量。

据瑞典废物处理协会统计，瑞典把垃圾转化为可再生能源的效率很高，瑞典全国只有4%的垃圾会最终进入垃圾填埋场。然而，目前存在的一个意料之外的问题是，垃圾不够用了。因此，瑞典开始从国外进口垃圾，每年的进口量约为80万吨[①]。进口的垃圾主要来自保加利亚、罗马尼亚和意大利，这些国家都严重依赖垃圾填埋法（这种处理体系效率极低，而且破坏环境），因此成为垃圾出口国。而挪威则是付钱让瑞典拉走挪威国内的垃圾。

4.3 利用垃圾发展沼气和发电

从20世纪70年代起，德国、法国、美国和日本等一些发达国家便着手运用焚烧垃圾产生的热量进行发电，之后发展中国家也开始利用垃圾发电，建起了垃圾发电站。据不完全统计，全世界已建成利用垃圾填埋气发电的发电站140多座。截至2012年7月，全球已有超过千家的各种类型的垃圾处理工厂，预计数年内，各种垃圾综合利用工厂将增至3000家以上。

美国利用垃圾发电

据美国环保局的数据，美国的24个州拥有共计87个垃圾发电站。亚利桑那州没有类似的发电设施，因此，亚利桑那州企业委员会（Arizona Corporation Commission）提议政府在凤凰城新建一座垃圾发电站，预计每年能为2750多户居民供电。

欧洲利用垃圾发电

整个欧洲大约有400座垃圾焚烧发电厂，其中丹麦、德国和荷兰是对此最为热衷的国家。2011年，在人口仅550万的丹麦，共有29座垃圾发电厂，正在规划或建设的有10座。丹麦的垃圾发电厂均采用了新型的焚化炉。垃圾发电厂各种废气、废水的排放完全满足了欧盟严格的环保标准，其排放量甚至只有欧盟规定上限的10%~20%。2013年3月，在芬兰中部瓦萨地区的一座燃煤火力发电厂附近，建立了一座发电能力达140兆瓦的沼气厂。沼气厂主要以芬兰庞大的木材行业产生的废料为原料，预计每年能减少二氧化碳排放23万吨，同时为居住在瓦萨地区的大约6.1万居民提供电力和供暖。此外，这个发电厂运行后，可以使该地区煤炭的使用量下降约40%[②]。这是芬兰政府寻求限制国内使用外国煤炭的具体措施之一。

德国利用垃圾和畜禽粪便发展沼气工程从20世纪90年代初开始建设，当时全国仅有139个沼气工程，2000年德国《可再生能源法》开始实施，通过示范工

[①] 垃圾发电，是把各种垃圾收集起来进行分类处理并进行焚烧发电的技术。其一，对燃烧值较高的进行高温焚烧，在高温焚烧中产生的热能转化为高温蒸汽，推动涡轮机转动，使发电机产生电能。其二，对不能燃烧的有机物进行发酵、厌氧处理，最后干燥脱硫，产生沼气（甲烷）。再经燃烧，把热能转化为蒸汽，推动涡轮机转动，带动发电机产生电能。

[②] 据法新社赫尔辛基3月11日电.芬兰建成全球最大沼气厂.参考消息，2013-03-13.

程建设，沼气工程建设快速增长。截至 2008 年已建成 3900 个沼气工程，遍布整个德国，总装机容量为 1400 兆瓦，装机容量在 2 兆瓦的沼气厂有 40 家，最小装机容量为 50 千瓦。德国沼气工程投资多以发电装机容量计，每千瓦装机容量为 3000~4000 欧元。有 470 个沼气公司从事沼气工程的设计、建造和设备供应。可再生能源已占德国整个能源消耗的 8.6%[1]。

德国沼气工程从原料收集、分类、进料、高温消毒、发酵、产气、脱硫提纯、发电上网、出料、沼渣沼液贮存、运输等全过程全部实现机械化和自动化管理。沼气工程所产的沼气用于发电上网（热电联产）、供热和自用，多余沼气通过专门燃烧装置直接烧掉，杜绝直接排入大气。也有部分企业生产的沼气除发电外，经过提纯进入天然气管网用作炊事、采暖或汽车燃料。沼渣、沼液贮存期为 3~6 个月，可施于周围农田。

德国沼气工程中的原料储存罐、高温消毒罐、发酵罐、储液罐罐体采用钢和不锈钢结构，钢筋混凝土结构，发酵罐保温层基础为 3~5 厘米厚苯板，上部为 10~15 厘米盐棉，贮气采用低压干式柔性气囊或发酵贮气一体化装置。

大多为混合原料发酵，所用原料为生活垃圾、厨余垃圾、工业加工废渣和废液、新鲜玉米秸秆等，畜禽粪便作为沼气生产原料的工程不足 20%，这主要与德国的畜禽养殖种类和饲养密度有关。这些畜禽粪便为主的沼气工程均为中心沼气厂，集中了周边大小规模不等的养殖农户的畜禽粪便，并联合其他加工业的有机废渣和废水作为沼气发酵原料，几乎所有的沼气厂均为混合原料综合处理。

大多数的沼气工程采用高浓度厌氧发酵，干物质浓度为 11%~18%，也有个别沼气厂的发酵料液干物质浓度为 5%~6%，发酵温度为 39℃~55℃，厌氧消化滞留期为 21~28 天。根据德国法律规定，所有的沼气工程均设有高温消毒的工艺过程。多数沼气工程采用生物脱硫和活性炭脱硫相结合的方法进行脱硫。

德国为了促进包括沼气在内的可再生能源的发展，制定了《可再生能源法》，该法于 2000 年开始实施，并在 2004 年进行了重新修订以加大对可再生能源的扶持力度。该法提出的目标是到 2010 年由可再生能源提供的电能要占德国总电能消耗的 12.5%，到 2020 年至少达到 20%。为实现该目标，该法制订了可再生能源发电补贴措施。根据发电设备装机容量的不同，制订了不同的上网电价补偿标准。此外，对利用能源植物做原料的电厂和采用热电联产工艺的电厂在上网电价基本补偿标准的基础上再给予不同额度的奖励。如果新建的热电联产工厂在生物质转换利用环节采用热化学气化技术、燃料电池等新技术，可以再增奖励。上述规定适用于 2004 年 1 月 1 日以后运行的沼气发电工程，保持 20 年不变，但在 2005 年 1 月 1 日后建设的电站其基本补偿价格每年递减 5%。电网运营商收购可再生能源电力增加的费用由全国分摊。《可再生能源法》被认为是最有效的环境保护措施，2003 年德国可再生能源对温室气体二氧化碳的减排量的贡献达到 5300 万吨，而其中的 2300 万吨

---

[1] 金成，刘凯. 关于赴德国芬兰沼气工程考察报告. 中国沼气，2009（2）．

应归功于该法的推动作用。除了《可再生能源法》外，其他一些法规，如《废弃物处理和循环利用法》《生物废弃物条例》都对沼气的发展起到了推动作用。此外，在解决沼气工程建设资金方面，政府可以为企业或农场主提供长期低息贷款。

在建立安全制度方面，由于有质量控制法规做依据，检查人员对工程的检查和验收相对比较简单，基本不需要检测仪器，特别是对机械设备的检查，只需检查工程是否按相关标准要求选用设备，判断的依据就是设备上的认证标识。如：对在易爆地点使用的设备，必须符合防爆要求，设备是否是防爆设备，检查时只需看该设备是否贴有 Ex 标识（即防爆标识）。只有通过 ATEX 认证的设备才允许贴 Ex 标识。对机械设备，生产商对该设备的说明必须与其实际性能相一致，并粘贴 CE 标识（即实行 CE 标识强制认证制度）。如果工程未通过检测，对于非关键性问题，检测机构将向业主提出整改建议，由业主解决后可以进入正常运行；但是对于存在比较严重问题的，问题解决后还必须通过检测机构的复查，才允许运行。

澳大利亚垃圾发电

1982 年，澳大利亚垃圾填埋管理服务公司（LMS）在澳大利亚开创了利用垃圾填埋场气体的产业，并使用专门技术从旧的已弃置不用的垃圾填埋场生产"绿色"电力。该公司的总执行经理约翰·法隆曾说："哪里有垃圾，哪里就有金钱。"随着越来越多的人了解了垃圾发电技术的经济价值和可行性，其他一些亚洲国家也逐渐开发垃圾的资源化利用，推动了利用垃圾发电产业的兴起。

中国利用垃圾发电

中国有丰富的垃圾资源，仅生活垃圾的年产量就为 2 亿多吨，存在极大的潜在效益。据报道，1998 年，中国首家垃圾填埋式发电厂——杭州天子岭垃圾填埋发电厂运行投产，安装两台发电机组，年发电量在 1600 万千瓦时左右，每天消化垃圾 2000 多吨。2005 年，海南海口罗牛山养殖场安装了一台"济柴"80GF-NK1 沼气发电机组，到目前已经稳定运行四年时间。2006 年，江苏南京川田乳业有限公司和常州康乐农牧公司分别安装了一台"济柴"80GF-NK1 沼气发电机组。2007 年，江苏徐州维维乳业安装了一台"济柴"500GF-NK1 沼气发电机组。山西临汾养殖场安装了一台"济柴"26GF-N 沼气发电机组。河北燕南集团安装了一台"济柴"500GF-NK1 沼气发电机组，用于公司污水处理厂沼气发电，供应污水站和车间用电。

2008 年 1 月 18 日，中国蒙牛建成的畜禽类沼气发电厂正式投入运行。这是中国乳业第一个大规模的沼气发电厂，项目总投资 4500 万元，年发电量可达 1000 万度，并直接接入国家电网。蒙牛畜禽类沼气发电厂的建成，形成了以蒙牛澳亚国际牧场为核心的集种植、养殖、生产、生物质能发电、有机肥良性循环为一体的绿色循环经济模式。建设沼气发电厂的关键技术及设备从德国引进，沼气发酵罐、发电机组及储气罐从德国和奥地利引进，采用德国沼气发酵计算机集中控制管理系统，实现了全自动运行。

蒙牛澳亚国际牧场存栏奶牛 1 万头，新建成的沼气发电厂日处理牛粪 280 吨、牛尿 54 吨和冲洗水 360 吨；生产沼气 1.2 万立方米，日发电 3 万千瓦时，每年生产有机肥约20万吨；向国家电网每年提供1000万千瓦时的电力；有机肥出售市场，种植高档菌类植物；所生产的中水全部用于园区绿化供水与灌溉牧草；发电产生的热能用来维持牧场的日常供暖①。

2008年，沈阳老虎冲垃圾填埋气发电项目，为意大利阿兹亚公司投资建设，于2008年年初建成发电，创造了垃圾填埋气发电领域国外投资商采用国产设备发电的先例，取得了极好的示范效应。同年，河南双汇集团沼气电站采用上网运行模式，创造了巨大的经济效益和社会效应。河北昌黎淀粉有限公司订购了一台"济柴"500 GF-NK1沼气发电机组，用于污水站沼气发电。山东龙力生物公司安装了一台"济柴"400 GF-NK1沼气发电机组。宜春畜牧科研所安装了一台"济柴"80GF-NK1沼气发电机组。山东八戒食品有限公司安装了一台"济柴"80GF-NK1沼气发电机组。

2009年5月19日，北京市延庆德青源鸡粪沼气发电厂竣工。电厂并网发电后，延庆每年可为首都北京提供1.9亿度绿电。德青源（北京）生态园存栏蛋鸡210万只、雏鸡90万只，每天产出鸡粪210余吨，生产、生活污水270余吨。为解决这些生产废弃物，德青源采用生物发酵技术和燃气发电技术，将所有鸡粪和污水收集起来，生产沼气用于发电，实现了废水废物零排放，解决了粪便和污水处理这一长期制约大型养殖基地建设和发展的难题。除了每年向电网提供1400万千瓦时的绿电外，发电厂还产生相当于4500吨标准煤的余热用于供暖，并且减少温室气体排放8万多吨，同时还为当地农民提供优质有机肥18万吨，每年向张山营镇水峪村173户360余人提供沼气73万立方米，供村民炊事用。

2010年，北京高安屯垃圾填埋场安装了两台1000千瓦沼气发电机组。

2011年，南京轿子山垃圾填埋场安装了五台1000GF-NK沼气发电机组，发电上网，为用户创造了巨大的经济效益。

目前，仅浙江省八家垃圾焚烧供热发电企业每天就"吃进"400多吨生活垃圾，日产出36万度电量。

葡萄牙利用垃圾发电

2000年，葡萄牙面对人口和环境两大难题，制订了《2000—2005年国家废物管理计划》。在垃圾处理方面，改变过去单一掩埋垃圾的办法，在百万人口的里斯本市和波尔图市建立垃圾发电厂，年处理垃圾分别为60万吨和30万吨，总供电量达到5.2万千瓦时，成为欧洲再生能源利用率较高的国家之一②。

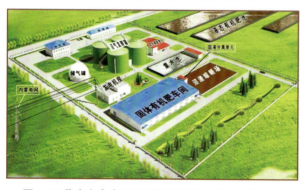

图125 蒙牛畜禽类生物质能沼气发电厂设备分布图

---

① 蒙牛建成全球最大畜禽类生物质能沼气发电厂. 新浪财经，2008-01-18.
② 严文. 葡萄牙：要当垃圾利用大国. 中国环境报，2000-08-19.

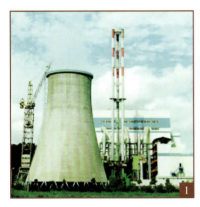
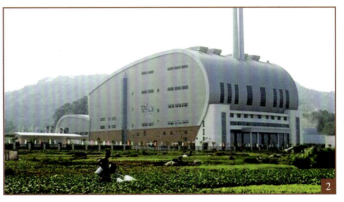

图126 中国的垃圾发电厂（1. 宁波垃圾发电厂；2. 广州李坑垃圾填埋场的发电装置）

日本

1965年，大阪西淀工场建2×200吨/天垃圾焚烧炉和5400千瓦发电机，将蒸汽过热到350℃后，发电效率曾达到20%。后因过热器腐蚀严重，为保证长期运行被迫降到300℃运行，发电效率降到了10%左右，垃圾灰10%做填埋处理。

1995年，埼玉县东部清扫组合1号工场，建成2.4万千瓦垃圾发电，过热汽温380℃，发电效率达20%，由于过热器改用不锈钢，保证了正常运行。

垃圾发电面临的技术难点

世界垃圾发电进展较慢的主要原因是受一些技术或工艺问题的制约。一是发电时燃烧产生的剧毒废气长期得不到有效解决。垃圾焚烧发电和生活垃圾焚烧的烟气中含有二噁英类剧毒物质[①]，对环境造成很大危害，如何有效控制二噁英类物质的产生与扩散，直接关系到垃圾焚烧及垃圾发电技术的推广和应用。二是垃圾发电的成本仍然比传统的火力发电高。

专家认为，解决上述技术难点只是时间问题。近年来，日本推广一种超级垃圾发电技术，采用新型气熔炉，将炉温升到500℃，发电效率也由过去的一般10%提高为25%左右，有毒废气排放量降到0.5%以内，低于国际规定标准。专家认为，随着垃圾回收、处理、运输、综合利用等各环节技术的不断发展，工艺日益科学先进，垃圾发电方式很有可能会成为最经济的发电技术之一。从长远效益和综合指标看，垃圾发电将优于传统的电力生产。

---

① 二噁英中毒性最强的成分2,3,7,8-多氯代二噁英的毒性为氰化钾的1000倍。

5

利用废物修复土壤污染

5.1 利用家畜粪便和废纸清理土壤中的杀虫剂

英国、瑞士和加拿大科学家利用鸡、牛的粪便和废纸清理被滴滴涕和其他危险的杀虫剂污染的土地,这种生物技术比焚烧法、掩埋法所需的费用要少,而且对环境治理有利。

这种净化系统是利用以鸡、牛的粪便和废纸等有机废物为食的微生物或细菌来分解污染物,将滴滴涕等分解为无害的副产品[1]。

5.2 利用工业铁废料治理含氯溶剂污染的土壤

据《世界报》报道,生产半导体的工厂的土地往往受到含氯溶剂的污染。如果应用旧的方法清理需要耗巨资进行消毒。美国的科学家利用工业废料铁屑,将其铺在受污染的土地上,作为一个过滤层,铁屑能同含氯溶剂发生化学反应,使坏氯原子变成无害的盐类,所剩部分极易为土壤微生物所分解,从而达到治理土壤污染的目的。工厂切削下来的铁屑是一种工业废料,经过近10年的试验,不仅成本极低,而且获得满意的效果。

---

[1] 路透社英国舍菲尔德1999年9月16日报道,《参考消息》转载,题目:德用有机废物清除滴滴涕污染,1999-09-18.

6 毒害气体与废物的其他用途

6.1 从含硫天然气中回收硫黄

从含硫天然气中回收硫黄是一举两得、变害为利的重大举措。全世界硫黄产量的 50% 来自含硫天然气①。中国四川从含硫天然气中回收的硫黄，约占中国硫黄产量的 30%。

早在 20 世纪中期，法国世界级大气田——拉克气田②就开始回收硫黄。该气田的原始可采储量为 2600 亿立方米，天然气中硫化氢组分量高达 15.3%，从 1957 年开采天然气的同时开始回收硫黄，每年回收硫黄 5000 吨，使法国成为世界第三大产硫国。

含硫天然气经过脱硫后的尾气，其含硫量均在 300 毫升/立方米以下，对尾气再次脱硫后可使尾气中的硫回收率高达 99.8%，实现无害排放。所以，居民、用户使用的天然气，不是原始天然气，而是经过净化处理后的天然气，其硫化氢含量在环保标准之内，用户闻到的气味只是为防漏气而人工添加的臭剂。

6.2 从含汞废品中回收水银

废汞物件的处理

汞（水银）具有挥发性和毒性，汞对妇女的生育和儿童的神经发育会造成很大的伤害，特别是汞对妇女和儿童的健康伤害是不可逆转的。因此，在处理部分汞设备、废旧汞电池，或汞的部分玻璃仪器时，千万不要简单地扔到垃圾箱内，一定要找专业的水银回收单位做汞的最后提纯处理。非专业人员千万不要擅自打开。就是专业人员在处置含汞废物时也要带上汞专用防毒口罩，在通风的地方，于常温下进行操作。废汞的提纯要采用高温密闭容器加压蒸馏作业过滤的方法，非专业人员

---

① 张子枢. 天然气中硫化氢的来龙去脉. 石油知识，2005（6）.
② 拉克气田位于法国西南部的阿杜尔地区。境内水陆交通发达，森林资源丰富，经济偏重于农业。1949 年拉克地区发现一个小型油藏，以后进一步勘探，于 1951 年惊人地发现在地下 3200 米处有一个长 15 千米、宽 9 千米、储量 2600 亿立方米的巨型气藏。直到 1981 年年产 5 万吨原油。这就是举世闻名的拉克气田。自从拉克气田开发以来，工业随之发达，化学工业职工人数 2.7 万人，其他尚有航空、机械、建材、矿业、冶金、轻工、印刷等工业。

禁止操作。

洒落水银的收集与回收

如果不小心将水银洒到地面上后，会形成很细微的小颗粒，附着在墙壁、衣物、地面上，如果不进行处理在未来几年甚至几十年的时间里将仍然存在，如果没有特殊温度的变化它的挥发速度则很慢。收集洒到地面上的水银，可将工业级硫黄粉洒到地面上，待硫黄粉与汞的小颗粒完全融在一起，形成固态的硫汞齐①，变成无毒的废料，然后把它收集起来放到一个容器里密封起来。密封时要在水银的液体里面放入一部分水，再用盖子拧紧。

---

① 汞泄漏之后立即覆盖硫粉，硫粉是为了和液态汞生成无毒的硫汞齐，形成固态。因常温下汞难以和硫化合，故不能除去汞污染，只能起到减少挥发的作用，达到便于清理和回收的目的。